新药研发安全性评价与上市后药物警戒实用手册

Pragmatic Manual for New Drug Development Safety Assessment and Post-Marketing Pharmacovigilance

杨毅 编著

带您走出用药误区，
提升您的药物安全评估和
上市后药物警戒专业水平

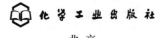

化学工业出版社

·北京·

内 容 简 介

本书以全面而深入的视角探讨了药物从研发到上市后整个生命周期的安全评价和监测。作者凭借其20余年的跨领域工作经验，为读者呈现了一个系统性和实用性兼备的药物安全评估指南。书中首先阐述药物安全及其评价的基本概念，随后深入介绍临床前及临床安全性评价、药物安全相关的质量管理，以及药品上市后的安全警戒，特别对生物制品的临床药物安全评估给予重点关注，并探讨了药物安全评价和警戒实践中的技术难题。本书讨论了传统中医药的安全性评价，还为药物安全评估的未来发展如人工智能、大数据分析、数字化监测等提供了前瞻性的视角。

本书以其系统性、简明性、新颖性和实用性，不仅适合作为医学和药学院校的教材和备考参考书，也适合药物研发人员、学者和行业从业者，以及生物医药风投公司的项目评估人员等阅读参考。

图书在版编目（CIP）数据

新药研发安全性评价与上市后药物警戒实用手册 / 杨毅编著. -- 北京 : 化学工业出版社，2024. 11.
ISBN 978-7-122-46232-9

Ⅰ. R97-62

中国国家版本馆CIP数据核字第2024BX6640号

责任编辑：邵桂林　　　　　　　　　　　装帧设计：孙　沁
责任校对：宋　玮

出版发行：化学工业出版社（北京市东城区青年湖南街13号　邮政编码100011）
印　　装：河北鑫兆源印刷有限公司
787mm×1092mm　1/16　印张27　字数653千字　2024年10月北京第1版第1次印刷

购书咨询：010-64518888　　　　　　　售后服务：010-64518899
网　　址：http://www.cip.com.cn
凡购买本书，如有缺损质量问题，本社销售中心负责调换。

定　　价：128.00元

序言

当今时代，随着医药科技的不断发展，药物安全评估与药物警戒逐渐成为药物研发和上市后监管的关键环节。随之，我们也面临着许多新的挑战和机遇。对于从业人员来说，如何准确、高效地完成药物安全评估，保证药物被安全地使用，是一项永恒的任务。为此，杨毅博士应时而作，为我们带来了这本《新药研发安全性评价与上市后药物警戒实用手册》。

药物的发现与研发是人类健康领域中的一项至关重要的工作。然而，新药的研发不仅需要科学家的智慧与汗水，更需要一套系统性的药物安全评估与监测策略，以确保新药的安全性和有效性。本书汇聚了药物安全评估领域的精华，旨在提供一份实用的指南，帮助读者更好地理解、应对、提升药物安全评估与监测的专业水平。

本书涵盖了从药物安全评估的基础知识到最新趋势的广泛领域，包括非临床和临床药物安全评估、数字监测、人工智能的应用等。全书内容详尽，罗列了很多药物安全评价的重要概念，厘清了很多复杂药物评价问题。另外杨毅博士还根据自己的工作经验及对法规的理解，结合临床前和临床药物安全评估的要点和难题，提出了要特别考虑关键要点和切实可行的解决方案的建议。

杨毅博士是临床医生出身的药物安全领域的资深专家。他不仅在国际药企从事药物安全评价 20 余年，而且在中国曾经担任赛诺菲亚太地区药物安评负责人 6 年，对全球及中国的新药研发环境和药物安全评价的技术平台以及相关法规要求，既全面了解，又有实战经验。

杨毅博士具有 20 余年的从业经历，涉足药物研发生命周期中的三个关键阶段：临床前安全评价、临床安全评估和上市后药物警戒。专业的教育背景和丰富的实践经验，使他对药物安全评估有全面而深入的见解。本书内容涵盖了药物安全评估的全流程，从基本概念和术语入手，详述非临床或临床前的药物安全评价，探讨临床药物安全与药物警戒的实施，分析新药申报者或市场授权持有人与药品监管机构之间的互动，并涵盖项目外包或合作中的药物安全尽职调查，直至探讨药物安全和药物警戒的新趋势。每一章都紧密围绕实际工作需求，为从业者和研究者提供思考的方向和实用的建议。

特别值得一提的是，本书也关注了药物安全和药物警戒新的挑战和发展趋势，如人工智能应用、生物机器人及人机链接治疗的安全评估，生态药物警戒，大数据分析、数字化监测等，展望了药物安全评估的未来方向。值得我们对未来的药物安全评价重新定义，认真思考和准备。

对于新药研发机构和药企的工作人员而言，本书提供了全面而深入的指导，涵盖了从药物安全评估的基本概念到最新的数字监测趋势。无论是刚刚进入这一领域的初学者，还是经验丰富的专业人士，都可以在本书中找到相关药物安全评估的宝贵信息。通过更好地了解并应用本书中的知识，能够更高效、更可靠地进行药物研发或技术服务，为患者提供更安全的药物选择。

临床前 CRO 和临床 CRO 在药物研发中扮演着关键的角色。本书提供了关于非临床和临床药物安全评估的详细指南，帮助您更好地满足客户的需求，提供高质量的服务。

对于药学院的师生，本书不仅提供了广泛的药物安全知识，还为您提供了实践指南和案例研究，帮助您更好地理解学术理论与实际工作的结合。给年轻的学子们积累实践经验，为将来药物安全评估领域做更完善的知识储备。

生物医药风投公司通常需要评估潜在投资项目的风险和潜力。本书将帮助您更全面地了解药物开发过程中的安全性问题，帮助您做出明智的投资决策。在竞争激烈的生物医药领域，深入了解药物安全评估是取得成功的关键之一。

最后，对于关心药物安全的普通民众，本书将提供有关药物安全的重要信息，帮助您更好地理解自己或家人所使用的药物，以及如何安全地使用药物。每个人都应该有权知晓他们所用药物的风险和好处，本书将帮助您做出明智的健康决策。

相信本书能够得到广大读者的喜爱，也期待它能够推动药物安全评估领域各专业的持续发展，为患者的安全用药保驾护航。

中国毒理学会副理事长，
中国药理学会药物毒理专业委员会名誉主任，
上海泰楚生物技术有限公司董事长
马　璟　博　士

引言

　　几年前，在重庆一个朋友聚会上，重庆精典书店创始人杨一先生得知我在国际药物公司工作 20 余年，提议我写一本关于新药研发的药物安全评价和药物上市后如何安全使用以及药物安全相关的监管方面的读物。我深深感到随着人民生活水平的极大提高，普通民众对于保健知识和安全用药的关注也相应增强。再加上目前国内药企对于不同适应症的赛道创新药的研发也如雨后春笋，立足中国、走向世界申请临床试验和新药审批呈现空前的紧迫性，于是我便利用业余时间拾起笔，根据自己的药物安全评价和药物警戒的实战经验，参考药物安全的相关文献和指导原则的学习心得，集结成册，今天方以此书与读者见面。再次对杨一先生的当时鼓励表示由衷的感谢！

　　我们生活在一个充满巨大科学创新并有望快速改善人类健康的时代。随着对疾病机理深入了解和相关新靶点的更多识别，我们对人类疾病的治疗的路径正在极大地扩展。然而，药物发现和开发却是一个漫长、昂贵且高风险的过程，需要 10 ～ 15 年以上的时间，每种新药平均研发成本超过 20 亿美元。随着药物安全监管要求提高，药物开发成本和时间继续上升，成功的可能性继续下降。总的来说，世界排名前 20 家制药公司每年在药物开发上的支出约为 600 亿美元，将药物推向市场（包括药物失败）的估计平均成本现在为 26 亿美元，在过去 10 年中增长了 140%[1,2]。对于任何一家制药公司或学术机构而言，在临床前阶段对候选药物进行严格优化后，将候选药物推进到 I 期临床试验已经是一项巨大的成就。然而，进入临床研究后的 10 个候选药物中有 9 个会在临床 I、II、III 期试验和药物批准过程中失败。也就是说，新药研发的失败率甚至高于 90%。有分析表明，90% 的药物开发临床失败归于四大原因：缺乏临床疗效（40% ～ 50%）、难以控制的毒性（30%）、治疗特性差（10% ～ 15%），以及缺乏商业需求和战略规划不佳（10%）[3]。由上可见，几乎 1/3 新药研发失败来自药物安全的隐患。

　　什么是药物安全（drug safety）？药物安全（又称"用药安全"）指的是药物在使用过程中对人体的安全性。这一概念主要关注药物的质量、疗效以及可能引发的不良反应，其核心目的是确保患者或药物使用者在使用过程中能够安全有效地接受治疗，避免不必要的健康风险。药物安全的范畴包括但不限于正确的药物使用方法、剂量控制、监测和管理潜在的药物相互作用以及及时识别和处理药物不良反应。如何对药物的安全性进行评估？药物安全评估是从药物安全有效的角度进行考量，这是一个综合利益 / 风险评估的过程，即药物的剂量既要能对大部分人有效，还要对大部分人没有毒副作用或只有可接受的副作用。药物警戒（pharmacovigilance），是指除了在药物研发和临床使用过程中对药物安全性的评估，还要包括对上市后风险监测、检测、预防和管理的内容。药物安全评估和药物警戒这两个关键主题将贯穿本书始终。

人类使用药物治疗疾病的历史非常悠久，可以追溯到史前时期。最早的记载出现在公元前约 5000 年的苏美尔泥板上，上面记载了草药的使用。古埃及的《埃伯斯纸草书》（约公元前 1550 年）是已知最早、最完整的医学文献之一，详细描述了许多草药和其他治疗方法。《神农本草经》被认为是中国最早的药学经典之一，其成书时间通常被认为是在东汉时期，大约是公元 1 世纪到 2 世纪之间。此外，李时珍在《本草纲目》里对历代本草中药进行了综述和增补，共收载毒药 361 种，并按毒性大小分为大毒、有毒、小毒、微毒四个级别，并且提出了"识毒 - 用毒 - 防毒 - 解毒"的药物警戒的最初思想[4]。然而，系统的药物安全评价的历史比起人类开始使用药物治疗疾病相比显得非常年幼。药物安全评估的诞生如同许多促使人类进步的历史事件一样，也伴随着人类药物副作用伤害的代价乃至于惨痛的教训，药物安全评估的认可是历史经验教训的总结，从而演变成今天我们所有医药科学工作者不可推卸的使命。

在新药发现和开发领域，业界人士可能注意到，过去 20 多年中，"有效安全的药物"这一表述逐渐演变为"安全有效的药物"。这一变化反映了药物安全重要性及其优先级的显著转变。虽然无法确切指出这一转变发生的具体时间，但显然，这一变化背后的原因与当今制药行业对药物安全性态度的转变和相关法规的演进密切相关。在药物开发中，安全优先于疗效的原则符合"首先，不造成伤害"的基本医学原则。安全是药物开发的首要关注点，因为即使是有效的药物，如果不安全也可能造成超过疗效的重大伤害。这一原则在 20 世纪 50 ～ 60 年代悲剧性药物事件（如沙利度胺灾难）后受到大众更多关注，导致更加严格的药物安全性评估规定。其次是越来越强调药物安全的重要性，还有医疗保健领域出现了向以"患者为中心（patient-centered）"的原则性转变。

沙利度胺灾难（Thalidomide disaster）是 20 世纪医药史上最严重的药品安全事件之一。它发生在 20 世纪 50 年代末至 60 年代初，对药物监管和药物安全评估产生了深远影响。沙利度胺最初由德国制药公司 Chemie Grünenthal 开发，作为一种镇静剂和催眠药于 1957 年上市。由于它在前期动物实验中显示出极低的毒性，所以被认为是安全的。不久后，沙利度胺开始被用于治疗孕妇的早孕反应（恶心、呕吐）。沙利度胺的广泛使用很快导致了一系列严重的后果。妇女在怀孕期间使用沙利度胺后，出生的婴儿常常会有严重的畸形，特别是四肢发育不全（被称为"海豹肢"）。在该药上市的短短几年，全球出生了数千余名短肢畸形的婴儿。FDA 审查员凯尔西（Frances Kelsey）博士在审查该药物的上市申请时，在一项研究中看到沙利度胺有神经系统副作用，坚持要求厂商补充试验资料。正是这样的坚持，使得美国避免了这场悲剧，凯尔西女士也因此获得了肯尼迪亲自授予的"杰出联邦公民总统奖"。在凯尔西女士的大力推动下，美国通过了《柯弗瓦哈里斯修正案》，该法案要求：新药上市前需向 FDA 证明产品的有效性和安全性。沙利度胺灾难引起了国际社会的广泛关注，成为药物安全历史上的一个转折点。这一事件同时暴露出当时药物审批和监管的严重不足，特别是在评估药物对胎儿的潜在危害方面。作为对这一灾难的直接回应，许多国家也同期加强了药物审批的严格性，增加了对药物安全性的要求，特别是对孕妇和儿童使用的药物。沙利度胺灾难也促使了药物警戒体系的建立和发展，以及相关法规和指导原则的制定，以确保药物的安全性和有效性。沙利度胺灾难是典型的药物治疗的严重不良事件（serious adverse event）和不良的药物反应（adverse drug reaction）。

直到近几年，基于对多个随机临床试验的国际合作的荟萃分析显示 [5]，在新型冠状病毒感染（COVID-19）患者中，使用羟氯喹（Hydroxychloroquine）治疗在没有显示明显的疗效的同时还增加患者死亡率，而且还增加腹泻、恶心、腹痛、嗜睡和头痛的风险。这些逐渐积累的药物安全数据促使美国 FDA 取消羟氯喹治疗新型冠状病毒感染患者的应急批文，同时世界卫生组织（WHO）也明确指出不建议使用羟氯喹来预防或治疗新型冠状病毒感染患者。

以上药物的严重副作用和不良反应的发现和纠正，都经历了一个比较漫长且复杂的认知过程。因此，如何早期识别、评估、监测，避免或减少类似的药物安全风险是本书的宗旨。

几乎所有药品包括疫苗以及医疗器械，都不是一把刀，而是一柄双刃剑。对药品来讲，刃的其中一边是我们期待的治疗作用，我们称之为疗效（efficacy），另一边就是我们这本书着重要探讨和介绍的不良反应（adverse effects）。知识不仅是力量，也是视野，我们只能看见我们的知识容许我们能够看见的事物。这句话对药物安全来讲更有特殊的意义。毫不夸大地说，药物安全的知识有时就是生命。记得十几年前有一位世界著名的心脏毒理学家在一次学术会上分享自己起死回生的亲身经历。由于他在春天对花粉过敏，发生打喷嚏、流鼻涕和眼睛发痒等过敏症状，他服用了一种不引起嗜睡的抗组胺药——特非那定（Tofacitinib，那时特非那定还没有退市）。该专家由于前几天有甲沟炎，家庭医生给他开了一种广谱抗生素——红霉素（Erythromycin）口服，晚上他上楼洗澡，结果在洗澡间感觉心跳加速、头晕。他起初以为是洗澡间通风不好造成的，但开窗通气后症状并未减轻。该专家已知特非那定对心脏 IKr 离子通道有阻断作用，可以引起致命性的心律失常，而且此药在体内大部分是由肝脏细胞色素 P450 酶 CYP3A4 代谢的，肝脏功能不全或同时服用抑制 CYYP3A4 的药物或食物，可导致患者血中特非那定药物水平增高。而红霉素是较强的 CYP3A4 抑制剂。当他意识到这个危险性后的第一件事就是抓起电话打给 911 派救护车来接他去急诊室。经急诊室心电图检查显示多形性室性心动过速（polymorphic ventricular tachycardia，又称 "Torsade de Pointes"），是一种可以致命的严重心律失常。经过立即停服上述两种药物并及时展开急救，他才转危为安。一项旨在全球评估这些药物引起的不良事件发生率的系统性综述报告指出，由于药物不良事件而致使住院的病例占总住院人数的 7.3%。由此导致的死亡率可以高达每 10 万人中 7.88 例[6]。这些数据突显了药物不良事件对全球医疗系统和安全用药的重大影响。药物安全风险无处不在，了解药物安全知识，救己救人。

药物是人类文明进程的一个不可分割的部分。有关中国药物安全评价的历史，可以追溯到明朝万历六年（1578 年），李时珍以宋朝唐慎微的《证类本草》为资料主体增删考订，写出了《本草纲目》这部中国本草学大成的著作。书中已经关注药物的毒副作用及禁忌，特别指出对于有些中草药及一些方剂不能超量服用或长期服用。中国古代药学家的如上见解正暗合我们今天的毒理学对药物毒副作用的理解：

药物毒性 = 药物的毒性作用（强度和浓度）+ 其暴露时间 + 暴露对象的易感性（如免疫超敏反应）

这条至关重要的原则在对一个药物的安全评价过程中贯穿始终，特别是对药物的剂量的确定和疗程的考虑至关重要。比如最大耐受量（maxim tolerance dose）概念的引用；对于需要长期治疗的慢性病（如高血压）的药物安全性的要求原则上比短期治疗癌症的抗癌药物更加严格等。

几乎所有药瓶外面往往被贴上复杂的文字信息。有些文字的印刷甚至小到不用放大镜无法辨认的程度。我们应该如何理性对待这些药瓶上的用药注意事项和安全信息？是的，大部分上市的药物都是经过前期相关的动物模型以及后期健康志愿者或病人临床试验不断开发和遴选出来的佼佼者。但是我们一定要清楚地认识到这些受试动物不仅大部分是健康的动物模型（而我们病人不是健康的），而且与人的基因还是有相当的差异。临床试验虽然应用受试药物在健康志愿者和患有相关疾病的病人身上，但是该药物的人群暴露范围和观察时长是有限的，而且入选的受试者也是经过严格挑选和控制的，与上市后用药的各种各样的真实患者还是有很大的距离的。也就是说，由于这些差异性和局限性，动物实验和临床试验证明相对安全的药物在真实世界处方用药的过程中不一定安全。我们必须要持一定的警惕性，对批准上市后的药物进行进一步安全监测和药物副作用的报告、分析鉴定，才能尽量避免或减少副作用的发生。

除了从新药开发的科学层面来理解那些已经药审部门批准的用药指南和安全信息以外，从社会医学层面上来看，药物的使用者及其亲属还需掌握一些必要的药物安全的基本知识以鉴别虚假信息。当前，违法制造、经营假冒伪劣药物的行为仍然时有发生。面对那些依然猖獗只为追求暴利不顾人们生命安全的违法行为，如何提高自身的假药劣药识别能力也是本书的内容之一。此外，对于生活在信息时代的我们，开始习惯于从网上获得医疗和药物信息。但是网上的信息往往没有经过独立的同行评审，因此难免有信息的不平衡和偏颇。比如，枸杞（Wolfberry，Lycium barbarum）是中国乃至亚洲传统医药中一味著名的草药，如果你从百度百科里以"枸杞"作为关键词去搜索，你几乎得不到关于枸杞是否有与其他药物相互作用，以及是否有农药残留物等安全用药的信息。而这些信息恰恰是我们作为消费者在购买和服用之前有权知晓的。如果我们有药物安全的基本概念，就会在用药之前比较全面地去了解该药除了疗效以外的相关药物安全知识，避免盲目用药的后果。

药物安全隐患可以跨界存在，比如处方回扣和售药行贿势必引起过度医疗、非理性处方、以次充好、隐瞒已知的不良反应和夸大疗效，严重影响患者安全用药和健康利益。为了减少政府和民众就医服药的负担，各级政府实施以量换价、量价挂钩、带量采购。

近年来，中国医药行业发生了翻天覆地的变化。医药政策改革导致药物研发方向从仿制药转向创新，资本市场对医药行业的持续投资和海外医药人才的回流共同造就了今天中国的药物研发热潮。尤其近15年来，中国新药研发显示出井喷的发展趋势，特别在全球生物制药行业中已经占有重要地位。同时，中国新药审评审批改革的步伐持续迈进，国内新药上市显著提速。比如，在2005到2021年期间，国家药监局药品审评中心（NMPA）批准上市了103个抗肿瘤药物（其中35个为中国大陆自主研发）。此外，大型跨国药企创新药在中国上市的步伐已显著加快，其重磅产品进入中国医药市场的"时差"正逐渐抹平。自从2017年中国正式加入国际人用药品注册技术要求协调委员会（International Council for Harmonisation of Technical Requirements for Pharmaceuticals for Human Use，ICH），通过逐步落实ICH指导原则（又称ICH指南），系统地提升本土的药品注册要求和审批达到相应的国际标准，从而保障中国新药研发不仅数量而且质量双双提高。尽管中国的新药研发正在快速发展，但与全球标准相比，在技术、监管和市场接入方面还存在一些挑战和差距，药品安全监管队伍不仅年轻，而且体系还不够完善。这对于中国新药研发的未来发展和保障病患安全用药仍是瓶颈。中国政府对新药开发安全评估和药物安全监测非常重视，在《"十四五"国家药品安全及促进高质量发展规划》中，政府明确提出了加强新药安全监管的大政方针。为进一步科学指导新药安全性评价，国家药监局药品审评中心起草了《新药临床安全性评价技术指导原则》和《药物非临床研究质量管理规定（试行）》。虽然已经出台了这些重要的技术指导原则和管理规定，但在药物安全评价的理论水平、技术平台、标准操作程序、系统管理等方面，我国还存在一些需进一步改善的区块，以致力建立新的创新药物筛选评价体系，快速、高精度的早期安全性评价和检测平台。但愿本书能为未来中国药物安全评价的知识和技术进一步提高增添微薄的力量。

在本书中，药物安全的范围包括药物安全评估（侧重于临床前体外和体内动物研究）和药物警戒（侧重于临床人体研究或批准后安全性评估和监测以及风险缓解）。临床前的药物安全评估和临床开发及批准上市后药物警戒是整个药物安全不可或缺的重要组成部分，二者紧密联系，是一个有机的整体，药物安全的总体作用集中在药物不良反应的检测、评估、了解和预防上。它还将在评估产品的风险／收益方面发挥作用，以确保药品／医疗设备可以安全地使用。一般来讲，药物的安全评估是在各种法规指导下，在不同的 GxP（GLP、GCP、GMP）环境下进行的 SOPs。药物的安全评估既是新药评审的"规定项目"（往往不是选项！），也是批准上市后继续担责的承诺。因此本书也对那些与安全评估紧密相关的 GxP 的概念以及指导原则作相应的介绍。

在此我还想跟读者分享一下我写这本书的一些考量。考虑到本书读者的多样性，不同领域或不同层次的受众通常有不同的关注点和快节奏的当代人往往只有有限的阅读时间，本书将不以传统的方式对安全评价和药物警戒进行系统阐述，而是通过题目的形式，以尽量通俗的语言对问题予以快餐式解答，并对药物研发专业人士可能遇到的困惑和难题进行探讨或例证。为了将多维的知识穿珠成链，在对问题的归纳方面也尽量照顾内容的逻辑性和相关性，以尽量保证读者掌握知识的系统性。

本书先从药物安全密切相关的基本概念着手（第 1 章）以厘清一些容易混淆的名称，例如，不良病例（adverse case）和不良事件（adverse event）、反应原性（reactogenicity）与免疫原性（immunogenicity）。在此基础上侧重描述有关临床前及临床安全性评价、药物安全相关的质量管理、药品上市后安全警戒的前沿知识、技术平台及其相关法规要求（第 2 章和第 3 章）。立足于技术难点和实用性，必要时并予以实例进行说明。本书涵盖小分子和大分子药物（生物药）。由于生物制品在治疗重大疾病方面的研发需求不断增加，本书专门开辟一章（第 4 章）讨论生物制品的临床药物安全评估及其同时需注意的事项，力求包含当下所有的生物制品多样性和研发赛道。本书还着重讨论了抗体、抗体药物偶联物、免疫和细胞治疗的药物安全性评价特别考点。除了深入讨论主流药物种类安全评估的核心内容及相关注意事项外，本书还对其他非主流药物的安全评估进行了探讨，包括小分子仿制药（generic）和生物仿制药（biosimilar）、非处方药（OTC），以及新兴的生物医药平台开发产品，如 mRNA 和基因治疗，还有药物赋形剂的安全评估等方面也进行了一定程度的涉及。在第 5 章，本书尽量详细分析了药品安全信号监测和管理可能遇到的各种实际情况。本书也针对中国国情探讨了传统中医药的安全性评价（第 6 章）。此外，特别关注药物安全评价和药物警戒实践中面临技术难题的特殊考虑（第 7 章）。本书第 8 章也关注了药物安全和药物警戒的挑战和新趋势，如体外模型、替代动物、基因工程、自动化文本等，以及展望药物安全评估的未来方向。为了读者的实用和方便，本书不仅提供了如何具体进行新项目不同时期的尽职调查或外包流程及注意事项（第 2 章）、应对监管机构审计（第 9 章），还囊括了全球主要卫生当局法规要求、数据资源及指导原则（第9章）以便随时查看。此外，对于关心安全用药的普通读者，本书也介绍了可能感兴趣的话题，比如药物的有效期和价格是怎么确定的？药物的有效期在特殊情况下可以延长吗？如何在居家环境合理地储存药物？如何识别假药和变质的药物？总之，这本书全面覆盖了药物研发生命周期中的三个关键阶段：临床前安全评价、临床安全测试以及上市后的药物警戒。每个章节都紧密围绕实际的工作需求展开，向读者提供了深思熟虑的建议和思路指导。系统、简明、新颖、实用是笔者的目标。

药物安全是一个博大精深的动态体系，随着药物安全评价和药物警戒知识的日新月异、指导原则以及相关技术平台的不断更新，作者个人的阐述和见解是有限的，或者仅代表一个时段的立场和共识，鉴于不断进步的科学技术和监管环境，这些内容将随着时间的推移而更新。因此我希望今后有机会继续对本书所讲述的内容根据以后的政策法规改变而更新。此外，由于个人的工作经历和阅历的局限性，难免挂一漏万，或为一己之管见，若有不妥，还请读者和同仁谅解。

最后我想在此做如下几点说明：①尽管我们有严格的安全评价系统、审批流程和相关法规，但世界上没有一种药物是绝对安全的，因此任何药物的安全性都是相对的。一种新药的批准授权取决于多种因素，其中最重要的是"受益/风险评估"，例如抗癌药物与治疗非癌慢性疾病的药物安全评价门槛是不一致的、重大疫情下的社会急需性（比如像新冠病毒疫苗的紧急授权）、安全风险的可控性、药物社会经济学因素等。可以说每一种新药都有可能带着可接受的、不同程度的药物安全风险上市，继而最终进入药房和抵达所需要的病人的治疗环节。作为最高规则："患者安全是重中之重（Patient's safety is the priority）"，药物安全和药物警戒从根本上改变了制药行业的未来。药物安全和药物警戒已经成为生命科学和药学专业毕业生从事受人尊敬的职业平台。我很荣幸能够通过本书分享许多实用知识和经验，以帮助从事学术和制药科学领域未来的年轻药物安全科学工作者们。②本书着笔虽然尽量照顾与药物安全评价和药物警戒密切相关或不可忽视的面，但更着重于关键和实用的点。因此本书不是立足于一部关于药物安全评价的教科书，我希望本书对于从事新药研发的同仁以及医药行业的投资人是一本实用的参考书。③本书介绍了很多药物安全的"普世原则"，但是具体的新药申报安全评估和上市药物的药物警戒还需要根据当地的法规和指导原则进行规划实施。由于本书以题目要点的方式阐述探讨了药物研发和上市后整个生命周期的安全评价的相关节点，本书也许可以作为医、药学院药学教材的辅助书籍和备考参考资料，对于广大对安全用药感兴趣的普通读者是一部当代医药科普读物。最后，我期望读者通过阅读此书，与作者一起从如下几个角度，以问与答的途径出发同行：什么（What）是药物安全？为什么（Why）要做药物安全评价？如何（How）进行药物安全评价？何时（When）注意安全用药？由此我们能在药物安全评估的原则上达成共识，在安全用药的知识层面上互通有无。尽管本书无意作为在制药领域工作的同事们的"工作词典",但如果读者能从现实世界的反馈和工作经验中受益,我会为之感到满足和庆幸。最后,为了更加安全有效的药物研发和使用,让我们共勉吧!

最后,非常感谢马璟博士在百忙之中为本书写序,为此我感到十分荣幸。我也深深感谢王静女士和李春女士的热心帮助。同时感谢化学工业出版社对本书的精心编辑和大力支持!

将本书献给所有爱过我、帮助过我、启发过我的人。

参考文献

[1] G Agrawal,et al. The pursuit of excellence in new-drug development[R]. Mckinsey. https://www. mckinsey. com/industries/life-sciences/our-insights/the-pursuit-of-excellence-in-new-drug-development.

[2] D Sun,et al. Why 90% of clinical drug development fails and how to improve it[J]? Acta Pharmaceutica Sinica B. 2022,12(7):3049-3062.

[3] Hwang T J,et al. Failure of Investigational Drugs in Late-Stage Clinical Development and Publication of Trial Results[J]. JAMA Intern Med. 2016,176(12):1826-1833.

[4] 董一珠等.《本草纲目》中有毒中药的药物警戒思想:草部[J]. 医药导报,2019,38(1):37-41.

[5] WHO:Coronavirus disease(COVID-19):Hydroxychloroquine[R]. https://www. who. int/news-room/ques-tions-and-answers/item/coronavirus-disease-(covid-19)-hydroxychloroquine.

[6] FDA:Adverse Event Reporting System(FAERS)[DB]. https://www. fda. gov/drugs/drug-approvals-and-data-bases/fda-adverse-event-reporting-system-faers.

目录

第 1 章
药物安全评估和药物警戒的基本概念及术语　1

第 2 章
非临床（临床前）药物安全评价 45

第 3 章
临床药物安全和药物警戒 98

第 4 章
生物制品的临床药物安全和药物警戒　176

第 5 章
药品安全信号检测与管理　207

第 6 章
中国药物安全评价和药物警戒及中草药研究现状　235

第 7 章
药物安全评价和药物警戒的特殊考虑　260

第 8 章
药物安全评价和药物警戒的新趋势　334

第 9 章
全球主要国家和组织药品法规要求、数据资源及指导原则　356

第 1 章
药物安全评估和药物警戒的
基本概念及术语

1.1　药物

　　药物（drug or medicine）是指用于治疗、预防或诊断疾病或用于其他医学原因的任何合成、半合成或天然化学物质。世界卫生组织（WHO）规定，任何新开发的药物在获得各自监管机构批准之前必须满足三个关键条件：质量、预期目的效力、安全性。

1.2　新药研发的共同历程

　　药物发现和开发是一个漫长、昂贵且高风险的过程，每个新药获得批准用于临床使用通常需要 10～15 年的时间，平均成本超过 10 亿～20 亿美元。一般的药物开发遵循经典的过程，包括严格的遗传和基因组学靶点验证、药物候选分子的高通量筛选（HTS）、严格的活性和药物性质优化、临床前疗效和一系列非临床毒性测试、药物代谢动力学和药物制剂化学（CMC），以及生物标志物引导的患者选择和优化的临床试验设计和试验、药物监管部门授权审查与批准上市。

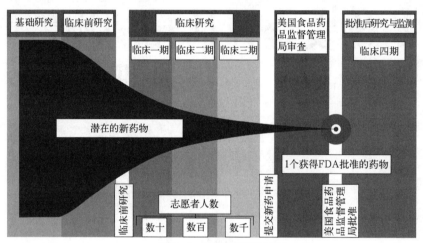

图 1-1　新药研发流程简图

　　图 1-1 为药物研发过程中主要安全评估研究的时间安排示意图，包括发现阶段、临床开发阶段以及批准后市场监测和药物监察。

1.3　药品的通用名和商品名

　　药物的通用名（generic name）和商品名（trade name）是用于识别药物的两个不同术语。

　　药物的通用名称是其非专利名称，它基于其活性成分。它是由药品监管部门分配给药物的名称，例如美国采用名称（USAN）委员会或国际非专有名称（INN）系统。通用名称一般用小写字母书写，并得到普遍认可。它代表药物的活性成分，用于识别不同国家和制药商的药物。例如，"布洛芬"（Ibuprofen）是一种常见止痛药的通用名称。

　　商品名，也称为品牌名称或专有名称，是开发和销售药物的制药公司给药物起的名称。与通用名称不同，商品名称通常大写并受商标法保护。它用作品牌标识符，并将特定产品与市场上的其他产品区分开来。例如，"Advil"是通用名为布洛芬（Ibuprofen）的药物的商品名。

　　需要注意的是，某制药公司的同一种药在不同市场可能有不同的商品名称；或者在同一市场上，不同的制药公司对单个仿制药可能取有不同的商品名。但是，无论品牌或制造商如何，通用名称都保持不变。此外，一个药物的通用名称不一定总有对应的商品名称。

1.4　候选药物

　　在药物开发中，候选药物（drug candidate）是指几种分子中的一种，已被证明具有足够的靶标选择性和效力，以及良好的类药物特性，并证明进一步开发是合理的。然后它将接受一系列新的测试、非临床研究和临床试验。

1.5　试验用药品

　　试验用药品（investigational medicinal product，IMP）指在临床试验中被测试或用作参考的任何医药产品或安慰剂。IMP 包括新开发的药物，也包括为针对新治疗条件、新配方或新包装而进行测试的药品，以及用于收集更多疗效和安全信息而进行测试的获得上市许可药物。试验用药品包括研究药物、生物制剂和其他供人类使用的产品，这些产品正在进行临床试验以评估其安全性、有效性、药代动力学或其他特征。

1.6　测试物品

　　测试物品或称试验品（test article，TA）是指在药物研究和开发过程中用于进行实验或临床试验的物质。它可以是药物候选化合物、新的药物分子实体、生物制剂、药物配方、治疗方案等。测试物品用于验证药物的疗效、安全性和药代动力学等关键特性。测试物品的使用受到严格的监管和伦理审查，确保研究和试验符合伦理和法律要求，并保护试验对象的权益和安全。

　　在临床试验中，"试验品"（Test Article）和"研究用药品"（Investigational Medicinal Product）是两个不同的概念。

　　试验品：这是一个广泛的术语，用于指代在临床试验中用于测试或比较的任何物质或产品。试验品不仅限于药物，还可以包括医疗设备、程序，或其他用于治疗、诊断、预防疾病的方法。

　　调查性药物：这个术语更具体，专指那些正在被测试或用作参照标准的药物，以确定其安全性、效果或者适应症。调查性药物通常是临床试验中的主要研究对象，用以评估其对特定疾病或症状的影响。

　　总的来说，所有调查性药物都可以被视为试验品，但不是所有的试验品都是调查性药物。试验品的范围更广，而调查性药物更专注于药物本身的研究。

1.7　仿制药和生物仿制药

　　仿制药（Generic Drug）和生物仿制药（Biosimilar）都是药品，但它们的性质和监管途径不同。

　　仿制药：仿制药是在品牌药专利保护期满后研发并上市的药物。仿制药含有与品牌药相同的活性成分，并且在剂型、规格、给药途径、质量、安全性和疗效方面相同或高度相似。它们提供与品牌药相同的治疗效果，但通常价格较低。要被批准为仿制药，药物研发单位必须向监管机构证明其产品与品牌药具有生物等效性和安全性。生物等效性意味着仿制药以与品牌药相同的速度和相同程度被吸收到血液中。这通常是通过对健康志愿者进行比较药代动力学研究来完成的。仿制药的监管途径通常比品牌药更短、成本更低。一旦获得批准，仿制药可以由多家制造商销售，从而导致竞争而降低价格。

生物仿制药：生物仿制药是一种与已批准的参考生物产品高度相似的生物产品，称为原研药或参考产品。生物仿制药被开发为在结构、生物活性、安全性和有效性方面与参考产品高度相似，但由于生物制品固有的复杂性，它们并不完全相同。开发生物仿制药是为了治疗与参考产品相同的疾病和病症。它们经过单独的监管途径，涉及广泛的可比性研究，包括分析表征、非临床研究和临床试验，以证明在安全性和有效性方面与参考产品的相似性。美国的 FDA 或欧洲的 EMA 等监管机构评估制造商提供的数据，以确定生物类似药与参考产品的相似性和互换性。考虑到生物制品的复杂性及其临床意义，生物仿制药的批准基于全部证据。一旦参考产品的独占期到期，生物仿制药提供了以可能更低的成本增加获得生物疗法的机会。

1.8　联合药物制剂／复方药品

联合药物制剂／复方药品（Combination Drug Product，CDP）是指包含两种或多种活性成分的单一剂型的药物产品。这些活性成分可能是药物、生物制品或两者的组合。这些成分在单一产品中的组合提供了单独使用单个药物无法实现的治疗效果。以下是复方药品的主要类型：

固定剂量组合（fixed dose combination，FDC）产品：FDC 产品包含两种或多种活性成分，以固定比例组合在单一剂型中。组合中的每种活性成分都有助于整体治疗效果。示例包括含有多种药物的复方片剂或胶囊剂，用于治疗特定疾病，例如针对 HIV/AIDS 的抗逆转录病毒疗法或复方口服避孕药。

共同包装的组合产品：共同包装的组合产品由两个或多个单独的产品组成，这些产品包装在一起以同时给药。一个例子是吸入器装置，它包含两种单独的药物，每种药物都在自己的容器中，用于治疗哮喘或慢性阻塞性肺病（COPD）。

药物-器械组合产品：药物-器械组合产品涉及药物或生物制品与医疗器械的组合。这些产品使用专门的设备或输送系统输送药物或生物制剂。示例包括药物洗脱支架、含有药物的透皮贴剂或用于胰岛素给药的胰岛素笔。

生物器械组合产品：生物器械组合产品将生物制品与医疗器械相结合。这些产品通常涉及使用设备递送或施用生物制剂。示例包括用于进行生物疗法的自动注射器，例如用于过敏反应治疗的肾上腺素或用于激素替代疗法的生长激素注射。

药物-生物组合产品：药物-生物组合产品涉及药物和生物制品的组合，它们可以是两个独立的实体或单一产品中的药物和生物成分。这些产品可能利用药物和生物成分来实现协同效应或增强治疗效果。例子包括用于癌症治疗的联合疗法，其中小分子药物与单克隆抗体结合以靶向癌细胞。

1.9　医疗设备

医疗设备（Medical Device）是用于诊断、预防、监测、治疗或减轻人类医疗状况或疾病的任何仪器、设备、机器、植入物或类似物品。医疗设备旨在用于医疗目的，范围从简单的工具到复杂的机械。它们在医疗保健服务、协助诊断、治疗和管理各种医疗状况方面发挥着至关重要的作用。

1.10 药物的剂量和用量

在药理学和医学中，术语"剂量（dose）"和"用量（dosage）"指的是与药物管理有关使用的不同概念。

（1）剂量 是指在特定时间或特定时期内给予药物的量。它表示药物单次给药中所含活性药物成分（API）的量。剂量通常以药物的质量（如毫克、克）或体积（如毫升）表示。药物的合适剂量取决于多种因素，包括患者的年龄、体重、医疗状况、期望的治疗效果和药物的药代动力学特性。人们的目标是给予达到所需治疗效果的剂量，同时将不良反应的风险降至最低。剂量可以分为不同的类型：

① 单次剂量：是指一次给药的药物量，通常是为了立即生效或作为特定治疗方案的一部分。

② 维持剂量：是指定期重复给药以维持稳定的治疗效果。维持剂量通常用于需要持续治疗的慢性疾病。

③ 负荷剂量：是指在治疗初期给予的较高初始剂量，目的是迅速达到体内所需的药物治疗浓度。这种做法通常适用于那些具有较长半衰期或需要迅速发挥效果的药物。

（2）用量 用量是指规定的给药方案或给药方案，它规定了给药的剂量和频率。它概述了在规定的时间内药物剂量的频率和时间，以达到预期的治疗效果。用量可以用多种方式表示：

① 固定用量：固定用量方案指定了设定的剂量和给药频率，例如全天定期服用特定数量的药片或特定体积的液体药物。

② 可变用量：可变剂量方案允许根据个体患者因素或治疗反应灵活给药。在这种情况下，可以根据患者的体重、年龄、肾功能或特定治疗目标等因素调整用量。

1.11 药物的剂量是如何确定的

药物的剂量及相关的给药方式的决定是一个十分复杂的过程，涉及多个步骤。以下是决定新药剂量和给药方式的基本步骤：

（1）从非临床安全研究确定用于人类临床试验的起始剂量

① 确定非临床研究中的无观察到不良效应剂量（NOAEL）：在进行动物研究时，首要任务是确定给药过程中未观察到不良效应的最高剂量，该剂量称为 NOAEL。此步骤对于评估药物的安全性边界至关重要。

② 进行体重或体表面积的转换：由于人与实验动物的体型差异，通常需要进行体重或体表面积的转换。这样可以确保在动物和人类之间得到合理的剂量对比。

③ 应用安全系数：为了确保人体的安全，将从动物研究中得到的剂量再除以一个安全系数（通常为 10 或更大），以得到预期的人类起始剂量。这个系数可以考虑到种间和个体之间的差异。

④ 考虑药代动力学和药效动力学：如果可用，考虑在动物中获得的药代动力学和药效动力学数据，以进一步指导起始剂量的选择。

⑤ 其他因素的考虑：例如，药物的性质、给药途径、治疗目标和预期的药物暴露时间等都可能影响起始剂量的确定。

⑥ 专家意见：在确定起始剂量时，通常需要多部门的合作，包括药代动力学、临床药理学、毒理学和临床医学等领域的专家，共同讨论并确定最合适的起始剂量。

这些步骤旨在确保患者在临床试验的初期阶段得到安全的药物暴露，同时为后续的剂量递增提供一个合理的基础。在实际操作中，每一个步骤都需要根据具体的药物和疾病背景进行详细的评估和调整。

（2）从临床安全及疗效研究确定用于病人治疗的剂量

① 药代动力学和药效动力学研究：这两个学科研究药物在体内的行为和效果。药代动力学主要关注药物的吸收、分布、代谢和排泄，而药效动力学研究药物的效果与剂量之间的关系。

② 早期临床研究：在第一阶段的临床试验中，通常会在小群体的健康志愿者中测试新药的安全性，同时也会评估最佳的给药方式和剂量。

③ 剂量递增研究：在这个阶段，研究者会逐渐增加药物剂量，直到出现不良反应或达到预期的治疗效果。

④ 疗效研究：在后续的临床试验阶段，研究者会在更大的患者群体中测试不同剂量的药物效果，并确定最佳的治疗剂量。

⑤ 安全性评估：在整个临床试验过程中，都会密切监测药物的安全性，以确保所选择的剂量不会导致严重的不良反应。

⑥ 特殊人群研究：有时，研究者还需要在老年人、儿童或具有特定健康状况的人群中进行研究，以确定是否需要调整剂量或给药方式。

⑦ 长期使用的评估：对于需要长期使用的药物，还需要评估长期给药的安全性和效果。

经过上述所有步骤后，研究者可以确定新药的推荐剂量和给药方式。但即使药物上市后，仍需要持续监测其安全性和效果，并根据新的数据调整剂量和给药建议。

1.12 药物的剂量和用量与药物安全的关系

药物安全性与药物剂量和用量之间的关系至关重要，因为药物的剂量和用量直接影响其安全性。以下是需要考虑的一些关键方面。

（1）治疗窗 每种药物都有一个治疗窗，即药物有效且安全的剂量范围。低于治疗窗的下限，药物可能无法产生预期的治疗效果，而高于上限，则出现不良反应的风险增加。确定合适的剂量对于确保药物保持在治疗窗内并在疗效和安全性之间取得理想的平衡至关重要。

（2）毒性 药物的剂量在确定潜在毒性方面起着重要作用。超过推荐剂量会增加不良反应或毒性的风险，因为身体可能无法充分代谢或消除多余的药物。有些药物的治疗指数很窄，这意味着有效剂量和毒性剂量之间的差距很小，这使得精确剂量对于安全性至关重要。

（3）个体差异 由于新陈代谢、遗传因素、年龄、体重和潜在健康状况等因素的差异，不同个体对相同药物剂量的反应可能不同。有些人可能对药物的作用更敏感或更容易出现不良反应。根据患者个体因素调整剂量有助于优化安全性和有效性。

（4）累积效应 某些药物可能具有累积效应，这意味着该药物会随着重复给药而在体内累积。随着时间的推移，这会增加不良反应的风险，特别是如果药物被缓慢消除，或者如果没有根据肾功能或肝功能等因素适当调整剂量。如有必要，定期监测和剂量调整可以帮助减轻这些风险。

（5）**剂型和给药途径**　给药的剂型和途径会影响药物的安全性。不同剂型或给药途径可能导致药物吸收、分布、代谢和消除的差异。例如，与速释制剂相比，缓释制剂可能会随着时间的推移缓慢释放药物，从而降低不良反应的风险。

1.13　药物剂型

药物剂型（drug formulation）是指设计和开发含有活性药物成分（Active Pharmaceutical Ingredient，API）和其他必要成分的剂型或制剂以创造稳定、安全和有效的产品用于患者给药的过程。制剂对于确定药物的物理形态、成分和特性至关重要，以确保最佳的药物输送和治疗效果。药物制剂的类型包括液体、片剂、胶囊、外用药物、栓剂、滴剂、吸入剂、注射剂／输液剂、植入剂等。

药物的剂型的设计是制药研发过程中的关键环节。它直接影响到药物的疗效、安全性和患者依从性。剂型设计的考虑要点包括：

（1）**目标效应的持续时间**　例如，需要快速缓解的疼痛可以使用快速释放剂型，而需要长时间维持血药浓度的疾病可以使用缓释或控释剂型。

（2）**药物的物理化学性质**　例如，不稳定的药物可能需要固体剂型，而水不溶的药物可能需要制成悬浮液。

（3）**患者便利性**　例如，儿童和老年人可能更喜欢液体或口服悬浮液。

这些设计经常需要进行多次迭代和优化，通常结合临床试验和其他实验室研究来确定最佳的方案。

1.14　药物剂型与药物安全的关系

药物安全性和药物剂型之间的关系非常重要，因为药物的剂型会影响其安全性。以下简述药物的剂型影响其安全性的一些关键点。

（1）**赋形剂**　赋形剂是包含在药物制剂中的非活性成分，用于促进药物递送、稳定性或提高患者的可接受性。虽然赋形剂通常被认为是安全的，但它们有时会在某些人身上引起不良反应或相互作用。评估赋形剂的安全性很重要，尤其是对于已知对特定成分过敏或敏感的患者。

（2）**给药途径**　药物的配方与其预期的给药途径密切相关。不同的给药途径需要特定的配方以确保最佳的药物输送。安全注意事项可能因路线而异。例如，外用制剂应仔细配制以避免皮肤刺激或致敏，而吸入制剂应考虑粒径和肺相容性。

（3）**剂型**　片剂、胶囊、液体、注射剂或透皮贴剂等剂型的选择会影响药物安全性。不同的剂型具有不同的药物释放、吸收和体内分布速率，这会影响药物的疗效和安全性。例如，缓释制剂可设计为随时间缓慢释放药物，与速释制剂相比可降低不良反应的风险。

（4）**生物利用度和药代动力学**　药物的配方会影响其生物利用度（即达到体循环的给药剂量的比例）。溶解度、粒径和配方设计等因素会影响药物的吸收和分布。生物利用度的变化会影响药物的疗效和安全性，以及所需的剂量调整。

（5）**稳定性**　药物的配方在保持其稳定性方面起着至关重要的作用，稳定性是指药物随着时间的推移保持其化学和物理特性的能力。正确的配方有助于确保药物在整个保质期内保持有效和安全。药物制剂的不稳定或降解会导致功效降低或形成潜在有害的副产物。

（6）**特殊人群**　药物的配方可能需要考虑特定的患者人群，例如儿科或老年患者，他们可能具有不同的生理特征和耐受性。应针对这些人群量身定制配方，以确保安全和适当的剂量。

1.15　给药途径

给药途径（drug administration routes）是指将药物输送到体内的不同方式。给药途径的选择取决于多种因素，包括药物的特性、所需的治疗效果、患者特征和所需的起效速度。比如：

（1）**药物的化学性质**　例如，不稳定的药物可能不适合口服给药，而需要静脉注射。

（2）**目标作用部位**　例如，呼吸系统疾病可能需要吸入剂型，而关节炎则可能需要局部外用药。

（3）**患者接受度和便利性**　例如，长期治疗可能更适合口服或植入式给药系统，而急性疾病可能需要注射或静脉输液。

以下是一些常见的给药途径。

（1）**口服途径**　药物通常以片剂、胶囊或液体的形式口服。口服给药很方便，通常是自我给药。药物通过胃肠道吸收并进入血液。这是许多药物的首选途径，但起效可能较慢，并受食物和胃酸度等因素的影响。

（2）**外用途径**　药物直接应用于皮肤或黏膜以产生局部作用。这包括面霜、软膏、凝胶、乳液和透皮贴剂。局部给药通常用于皮肤病、缓解局部疼痛或通过皮肤给药。

（3）**吸入途径**　药物被吸入肺部，在那里它们被迅速吸收到血液中。吸入可通过吸入器、雾化器或其他呼吸装置实现。该途径用于针对呼吸系统疾病的药物治疗或某些药物的全身给药。

（4）**注射途径**

① 静脉内（IV）注射或输液：将药物直接注射到静脉中，以便立即和完全全身吸收。该途径允许快速起效和精确的剂量控制。

② 肌内（IM）注射：药物被注射到肌肉中，在那里它们被吸收到血液中。IM 注射起效较慢，但可用于药物的持续释放。

③ 皮下（SC）注射：药物在皮下注射到脂肪组织中，从而能够吸收到血液中。皮下注射提供更慢和持续的药物吸收。

④ 皮内（ID）注射：将药物注射到皮肤的真皮层，通常用于皮肤测试或某些特殊药物。

（5）**直肠途径**　药物通过栓剂或灌肠剂经直肠给药。当口服给药不可能或不可行时，或者当需要局部效果时，可以使用该途径。

（6）**经黏膜途径**　药物通过特定区域的黏膜吸收，例如鼻子（鼻内）、眼睛（眼科）、耳朵（耳部）或口腔（舌下或口腔）。这些途径提供快速吸收和局部或全身作用。

（7）**经埋置的医疗器具缓释给药等。**

1.16　给药途径与药物安全的关系

药物安全性和给药途径之间的关系很重要，因为不同的给药途径可能对药物的安全性产生不同的影响。以下是给药途径可能对药物的安全性产生的影响。

（1）吸收和分布　给药途径影响药物在体内的吸收和分布。例如，口服药物必须通过胃肠道，在那里它们会受到食物、胃酸和肝脏首过代谢等因素的影响。这些因素会影响药物的生物利用度，并可能影响其安全性和有效性。

（2）起效和作用持续时间　给药途径的选择会影响药物作用的起效和持续时间。提供快速和直接进入血液的途径，例如静脉内注射，可以快速起效。然而，这也可能增加立即发生不良反应的风险。较慢的途径，如口服给药，可能会延迟起效，但可以随着时间的推移提供持续的药物水平。

（3）不良反应的风险　给药途径会影响不良反应的可能性和性质。某些途径，如静脉注射或吸入，由于药物快速直接进入全身循环，可能会带来更高的即时不良反应风险。局部给药途径，如局部应用或直肠给药，可能具有较低的全身不良反应风险，但仍可能与局部反应或致敏有关。

（4）患者因素和安全注意事项　药物给药途径的安全性还取决于患者特定因素，例如年龄、基础医疗条件、器官功能和个体耐受性。在某些患者人群中，某些途径可能是禁忌的或需要仔细考虑。例如，肝或肾功能受损的患者可能需要调整剂量或采用替代途径以确保安全的药物暴露。

（5）培训和专业知识　某些给药途径，如静脉内或肌内注射，需要专门的培训和专业知识，以确保安全和准确地给药。不正确的给药技术会导致并发症、感染或组织损伤。医疗保健专业人员应在所选择的给药途径方面接受充分培训，以最大限度地降低风险并确保患者安全。

1.17　活性药物成分

活性药物成分（Active Pharmaceutical Ingredient，API），也称为原料药，是药物中负责其治疗效果的生物活性成分，是对机体具有药理活性或直接作用的特定化学或生物物质。API 是药物中的活性成分，可对身体产生治疗病症所需的作用。API 是通过加工化合物生产的。在生物药物中，活性成分被称为散装过程中间体（Bulk Process Intermediate，BPI）。API 的一个例子是止痛片中所含的对乙酰氨基酚。API 是提供预期治疗作用的核心成分，通常与其他非活性成分（赋形剂）一起配制以形成药物产品的最终剂型。然而，在中国传统中草药的研究中术语"API"（活性药物成分）并不常用。相反，中国传统草药专注于"有效成分"或"活性成分"的概念。这些活性成分是草药中存在的特定化合物或物质，被认为有助于其治疗效果。中草药通常由多种植物材料组成，每种植物材料都含有不同的活性成分。这些活性成分可以包括生物碱、类黄酮、萜类化合物、多糖和其他生物活性化合物。

1.18　研究用药品

研究用药品（Investigational Medicinal Product，IMP）是指在临床试验中使用的尚未获得正式批准上市的药物。IMP 是用于评估药物在人体内的安全性、效力和药代动力学等特性的试验品。以下是关于 IMP 的一些重要信息。

（1）**目的**　IMP 的目的是通过临床试验评估药物的疗效和安全性，以便获取必要的数据支持并最终获得药物的市场批准。

（2）**制备**　IMP 的制备由药物的开发者或生产商负责。制备过程应符合相关的质量管理和制造规范，确保药物的质量、稳定性和一致性。

（3）**批准前状态**　在获得正式上市批准之前，药物被认为是一种未经批准的治疗药物。在临床试验中使用 IMP 时，其质量和效力必须符合一定的规范和要求，并且需要获得当地监管机构的批准。

（4）**临床试验**　IMP 被用于进行临床试验，以评估药物在人体中的疗效、安全性和适应症等方面的表现。临床试验需要遵循一系列严格的规范和指南，以确保试验的可靠性和可重复性。

（5）**质量控制**　IMP 必须符合严格的质量控制标准，确保其制造过程和质量控制措施与已上市的药物相似。这包括药物的制造方法、成分、标准和规范，以及对药物的稳定性和贮存条件进行评估。

（6）**药物安全性**　在使用 IMP 时，安全性是至关重要的考虑因素。临床试验的设计必须包括监测和报告药物可能的不良事件、副作用和安全性问题的方法。

（7）**法规要求**　IMP 的开发和使用必须符合适用的法规和伦理准则。在进行临床试验时，研究人员和开发者需要遵守伦理要求、知情同意程序、数据保护和适当的法规规定。

（8）**监管批准**　在完成临床试验并取得积极的安全性和疗效数据后，IMP 的开发者可以向监管机构提交新药上市申请。监管机构将评估临床试验数据和质量控制信息，以决定是否批准该药物上市。

（9）**IMP 的两点注意事项**

① GLP 非临床试验的 IMP 批次（batch）最好与 GCP 的临床试验所用的批次保持一致，以避免在后期申请 NDA 时因为 IMP 批次不一致引起的桥接试验。这需要预先计划好。

② IMP 的开发和使用必须遵守当地的法规和伦理准则，并受到监管机构的监管和批准。IMP 的研究需要经过详细的计划、试验设计和临床数据收集，以确保对药物的有效评估和监管的安全性评估。

1.19　CMC（化学、制造和控制）

在药物研发过程中，CMC（Chemical Manufacture Control）代表"化学、制造和控制"。这指药物开发过程中的一个重要方面，涵盖了药物的化学性质、制造工艺以及质量控制方法。整个 CMC 资料的准备和提交对于获得监管机构的批准非常关键，因为它们需要确保新药在生产过程中的一致性、质量和安全性。这也是为了确保患者能够获得高质量、安全有效的药物治疗。

CMC 在新药开发过程中扮演着不可或缺的重要角色。在新药的临床开发和上市申请阶段，CMC 相关资料都必须包括在 IND（研究性新药申请）和 NDA（新药上市申请）文件中。

在 IND 中：CMC 部分会涵盖新药的化学结构、物质特性、制造工艺、合成路线、质量控制方法等信息。这些信息有助于监管机构评估新药的质量和制造可行性。

在 NDA 中：CMC 部分会更详细地描述新药的制造过程、质量控制、稳定性数据、药物特性等，以确保新药在上市后能够保持一致的质量和效能。

1.20　CMC（化学、制造和控制）及与药物安全的关系

CMC（化学、制造和控制）与药物的安全评估和药物警戒之间存在密切的关系，尤其在药物的整个生命周期中。

（1）**安全评估**　CMC 数据对药物的安全性评估至关重要。药物的质量、稳定性和制造过程会直接影响患者的安全。如果药物在制造过程中出现变化或不一致，可能会影响其安全性和有效性。监管机构需要确保药物在生产过程中的一致性，以减少任何可能的风险。

（2）**药物警戒**　CMC 数据也在药物警戒中发挥作用。一旦药物上市，监管机构会继续监测其安全性。如果出现不良反应、质量问题或其他安全性问题，CMC 数据可以帮助确定问题的根本原因是否与药物的制造或质量控制有关。这有助于采取必要的措施，包括产品召回或修订药物警示。

国际人用药品注册技术要求协调委员会（ICH）发布了一系列指导原则（又称指南），涵盖了药物开发中的各个方面，包括 CMC 领域。其中一些与 CMC 相关的 ICH 指导原则包括：

① ICH Q8：药物开发中的药品质量设计。该指导原则强调了药品质量特性的定义、设计和控制策略的制定，以及如何在药物开发过程中进行质量风险评估。

② ICH Q9：质量风险管理。该指导原则强调在整个药物生命周期中进行质量风险评估和管理的重要性，以确保药物的安全性和有效性。

③ ICH Q10：药物质量系统。该指导原则强调建立和维护药物质量管理体系，涵盖了药品开发、制造和控制的各个方面，以确保一致的药品质量。

④ ICH Q11：药物物质质量开发。该指导原则关注药物物质（活性成分）的质量开发，包括物质的特性、制造工艺和控制策略。

CMC 在药物的安全评估和药物警戒中扮演着关键的角色，确保药物的质量和安全性得以维护，并且在药物的生命周期中持续得到监控和评估。

1.21　"原始数据"

在药物开发活动中，"原始数据"（raw data）是指从实验、研究或测试中直接获取的未加工、未编辑的数据。这些数据通常是最初收集的，没有经过加工、处理或解释。

以下是三个原始数据的示例：

（1）**临床试验数据**　在药物临床试验中，患者的医疗记录、检查结果、实验室数据等是原始数据的示例。这些数据反映了患者在试验期间的状态和反应。

（2）**制药生产数据**　在药物制造过程中，包括药品成分、原材料、反应条件和生产参数等数据都被视为原始数据。这些数据记录了药物制造的每个阶段的关键信息。

（3）**药物稳定性测试数据**　在药物稳定性测试中，药物在不同温度和湿度条件下的分解和降解情况的数据属于原始数据。这些数据有助于确定药物的稳定性和储存条件。

总之，原始数据在药物开发活动中具有关键意义，它们提供了对实验和研究结果的最初和准确的记录。

1.22　研究药物产品档案

研究药物产品档案（Investigational Medicinal Product Dossier，IMPD）是一份全面的文件，提供了有关用于临床试验的研究用药品（IMP）的详细信息。在评估临床试验申请期间，

IMPD 充当监管机构的中央信息来源。以下是关于 IMPD 的一些要点：

（1）**目的** IMPD 由研究产品的赞助商或制造商准备，并作为临床试验授权申请的一部分提交。它全面概述了与 IMP 相关的质量、非临床和临床数据。

（2）**内容** IMPD 包含与研究产品相关的广泛信息。这包括有关产品制造和质量控制、非临床（临床前）研究、临床试验方案、药理学和毒理学数据的详细信息，以及有关产品的拟议用途和剂量的信息。

（3）**质量和制造** IMPD 提供有关研究产品的成分、配方和制造过程的信息。这包括有关起始材料、制造方法、规格、稳定性和产品包装的详细信息。

（4）**非临床研究** IMPD 包括来自为评估研究产品的安全性、药理学和毒理学而进行的非临床研究的数据。这些研究提供了有关产品在人体试验前对动物的潜在风险和效益的重要信息。

（5）**临床试验** IMPD 概述了临床试验方案和设计，包括有关目标、研究人群、给药方案、终点和统计考虑的信息。它还可能包括以前使用相同或相关产品进行的临床试验的数据。

（6）**风险评估** IMPD 根据可用的非临床和临床数据评估与在人体中使用研究产品相关的风险。它提供了对产品安全概况、潜在不良事件和风险缓解策略的评估。

（7）**监管注意事项** IMPD 包含有关监管要求的信息，例如遵守良好生产规范（GMP）指南和相关法规。它还可以解决审查临床试验申请的监管机构的任何具体考虑或要求。

（8）**更新和修正** IMPD 是一份动态文件，可以在整个开发和临床试验过程中进行更新和修正。研究产品的重大变化或临床试验期间产生的额外数据通常作为 IMPD 的修正案提交。

IMPD 是临床试验授权监管审查过程中的重要文件。它提供了对研究产品及其支持数据的全面概述，使监管机构能够在对人体受试者进行测试之前评估产品的安全性、质量和有效性。

1.23 在新药开发过程中研究药物产品档案的准备节点

在新药开发过程中什么节点应该准备 IMPD？在新药开发过程中，制备 IMPD 的时间节点通常与临床试验的启动和提交临床试验申请相关。以下是通常考虑的时间节点：

（1）**在研究性新药（Investigational New Drug，IND）申请前** 在美国，通常在提交 IND 之前准备 IMPD。IND 是用于在美国进行临床试验的申请。IMPD 的准备需要提供足够的有关测试品的质量信息、非临床和临床数据，以支持药物的安全性和疗效。

（2）**临床试验启动前** IMPD 的准备也可以与临床试验的启动相关联。在计划启动临床试验之前，需要准备 IMPD 来提供有关药物的全面信息。IMPD 应包括药物的质量控制、非临床研究数据和临床试验计划等内容。

（3）**在提交临床试验申请前准备 IMPD** IMPD（研究用药品文件）通常作为临床试验申请的一部分提交给监管机构。在正式提交临床试验申请之前，必须编制 IMPD 以提供对药物的全面评估。IMPD 应详细描述药品的质量特性、非临床研究结果和临床研究数据，这些信息共同支持该药物在临床试验中的安全性和疗效。通过这样的详尽文件，监管机构能够评估即将进行的临床试验的合理性和安全性。

IMPD 的准备是一个综合性的任务，涉及药物的质量、非临床和临床方面的信息。在准备 IMPD 时，需要确保提供充分、准确和详尽的信息，以满足监管机构的要求。IMPD 应根据当地的法规和指导方针进行编制，并与监管机构进行沟通，以确保满足其要求和期望。

1.24　药物的疗效

药物疗效（Efficacy）是指药物在治疗或预防特定病症或疾病中产生所需治疗效果或临床效益的能力。它表示药物在疗效结果方面能够达到其预期目的的程度。

药物的疗效通常通过精心设计的临床试验和研究来评估，这些试验和研究将药物的效果与安慰剂或其他标准治疗进行比较。主要疗效终点（efficacy endpoint）是用于评估药物在达到预期治疗效果方面的有效性的特定测量指标。疗效终点可能因药物的性质和所治疗的病症而异。疗效终点的例子包括症状减轻、患者报告结果改善、疾病进展、存活率或达到特定生化或生理目标。

重要的是要注意，药物的疗效不是绝对衡量标准，而是与对照或比较药物相比的相对评估。药物疗效的大小受多种因素影响，包括药物的作用机制、药代动力学、药效学、患者特征和所治疗病症的性质。

疗效是药物开发中的一个重要考虑因素，因为监管机构在批准将其用于临床实践之前需要药物功效的证据。此外，医疗保健专业人员在做出治疗决定时会考虑药物的功效，同时考虑到个体患者的潜在利益和风险之间的平衡。

值得一提的是，仅凭疗效并不能全面反映药物的整体价值。其他因素，如安全性、耐受性、成本效益和患者偏好，在确定药物对特定个体或人群的整体临床效用和适宜性方面也起着重要作用。

1.25　药效学

"药效学"（Pharmacodynamics）是研究药物在生物体内的作用机制及其与生物体之间相互作用的科学。简而言之，它关注的是"药物对身体的作用"。它来自希腊语"pharmakon"，意思是"药物""dynamikos"，意思是"力量"。

在药效学中，主要研究内容包括：

（1）药物与靶标的相互作用　探讨药物如何与身体中的受体、酶、离子通道等分子结构相结合，从而产生治疗效果或副作用。

（2）药物的作用机理　了解药物引起的生物学或生理学变化，以及这些变化如何导致疾病的改善或恶化。

（3）剂量 - 反应关系　研究药物剂量如何影响其疗效和安全性，包括最小有效剂量和最大耐受剂量。

（4）时间 - 药效关系　分析药物作用的快慢和持续时间，以及这些因素如何影响治疗计划。

药效学是药学领域的一个重要分支，它与药代动力学紧密相连，共同决定了药物治疗的最终效果。药效学的研究对于新药的开发、药物治疗方案的优化以及药物安全性评估等方面都有重要意义。

1.26　药代动力学

"药代动力学"（Pharmacokinetics，PK）是药学中的一个重要分支，它研究药物在人体内的吸收、分布、代谢和排泄过程。简而言之，药代动力学关注的是"身体对药物的作用"。

药代动力学的核心可以概括为"ADME"四个方面。

（1）吸收（absorption）   研究药物如何从给药部位进入血液循环。这包括药物通过胃肠道、皮肤、呼吸道等途径的吸收过程。

（2）分布（distribution）   探讨药物在血液循环后如何在体内各个组织和器官中分布。这涉及药物与血浆蛋白的结合、穿过细胞膜等过程。

（3）代谢（metabolism）   研究药物在体内如何被化学转化，通常发生在肝脏。这个过程通常会将药物转化为更易于排泄的形式。

（4）排泄（excretion）   涉及药物及其代谢产物如何从体内排出，主要通过肾脏（尿液）和肝脏（粪便）等途径。

药代动力学的研究对于确定药物的剂量、给药频率、给药途径等有重要意义。它帮助医生和药师理解不同药物在不同个体中的行为差异，从而为患者提供个性化的治疗方案。此外，药代动力学数据对于新药的开发和临床试验也非常重要。

1.27   药代动力学与药效学的相互关系

药效学（PD）和药代动力学（PK）是药理学的两个分支，药效学研究药物对机体的作用，药代动力学研究机体对药物的作用。PK 和 PD 的关系可以概括如下。

（1）PK 影响 PD   药物在其靶位点的浓度由其 PK 特性决定。药物的吸收、分布、代谢和消除过程影响其生物利用度、血浆浓度和作用部位的浓度。PK 曲线决定了药物对其靶点的暴露，从而影响药理反应。

（2）PD 描述了药物浓度的影响   PD 描述了作用部位的药物浓度与药理作用的关系。它包括药物效力（特定效果所需的浓度）和功效（可达到的最大效果）等参数。药理反应取决于药物与其靶标相互作用并触发预期效果的能力。

（3）PK/PD 建模   PK/PD 建模是一种整合 PK 和 PD 数据以了解药物浓度与其效应之间关系的定量方法。该模型允许研究人员和临床医生通过将 PK 参数（如血浆浓度 - 时间曲线）与 PD 参数（如剂量 - 反应曲线）相关联来优化药物给药方案。它有助于预测治疗效果、确定合适的剂量以及了解药物反应的时间过程。

（4）治疗药物监测   治疗药物监测涉及测量生物样品中的药物浓度，以评估和优化药物治疗。它依赖于 PK 和 PD 关系的知识，以根据个人的 PK 参数和所需的 PD 反应来个性化药物剂量。TDM 有助于确保药物浓度在治疗范围内，以实现最佳疗效，同时最大限度地降低毒性风险。

了解 PK 和 PD 之间的关系对于合理用药、调整剂量、优化治疗结果和最大限度地降低不良反应风险至关重要。它允许更深入地了解药物如何与身体相互作用，并有助于指导药物的开发、剂量调整和监测。

1.28   药代动力学和药效学与药物安全的关系

药效学（PD）和药代动力学（PK）与药物安全之间存在密切的相互关系。主要表现在以下几个方面。

（1）用药效应与药物浓度关系   药代动力学参数确定了药物在体内的浓度，而药效学则研究了药物浓度与治疗效应之间的关系。合理的药物浓度与药效学反应之间的关联是确保药物安全和疗效的重要因素。

（2）**个体差异和药物安全**　药代动力学和药效学的研究也考虑了个体差异对药物安全性的影响。不同个体可能对药物的代谢、药效学效应或药物副作用的敏感性存在差异。了解个体差异可以帮助确定个体化的药物剂量和给药方案，以确保药物在疗效和安全性之间的平衡。因此临床治疗提倡个性化用药。

（3）**药物剂量和剂型选择**　药代动力学和药效学的研究还有助于确定适当的药物剂量和剂型。药代动力学研究可以提供药物的最佳给药途径和给药频率，以确保药物在体内的浓度保持在治疗窗口内。同时，药效学研究可以帮助确定最佳的药物剂量，以达到期望的疗效而最小化潜在的不良反应。

（4）**药物监测和调整**　药代动力学和药效学的研究也为药物监测和调整提供了基础。通过监测药物浓度和评估药效学反应，可以对药物治疗进行个体化调整。药物监测有助于确保药物在治疗范围内维持适当的浓度，从而最大限度地提高疗效，并减少药物毒性风险。

药效学和药代动力学是研究药物在体内作用的关键领域，对于药物的疗效和安全性具有重要意义。通过深入理解药物的药效学效应、药物浓度与效应的关系以及个体差异对药物代谢和反应的影响，可以更好地指导药物的使用、剂量调整和药物监测，以最大限度地提高药物的疗效并确保患者的安全。

1.29　药物的治疗时间窗口

药物的治疗时间窗口（Therapeutic time window）指的是在特定的时间范围内，药物的使用可以有效地治疗特定疾病。它表示药物在治疗过程中最有可能产生期望疗效的时段，体现了"时间就是生命"的治疗原则。

以用于治疗急性缺血性卒中的抗血栓药物为例，治疗时间窗口对于最大化治疗效果至关重要。它指的是药物应在其中一定时间范围内使用，以实现最佳的血栓溶解和受影响脑组织再灌注。抗血栓药物在急性缺血性卒中的治疗时间窗口取决于多种因素，如药物的作用机制和疾病的病理生理过程。通常，根据以下考虑确定治疗时间窗口：

（1）**缺血事件的发作**　治疗时间窗口通常从急性缺血性卒中的发作开始。它代表了在此期间最理想地使用药物以最大化疗效的时间范围。

（2）**疗效持续时间**　药物的疗效通常随时间递减。因此，治疗时间窗口仅限于药物最有可能产生期望治疗效果的时间段。

（3）**风险与利益的平衡**　随着急性缺血性卒中发作后时间的推移，与药物治疗相关的风险（如出血并发症）可能增加。因此，治疗时间窗口需要在药物的潜在效益与潜在风险之间进行平衡。

需要注意的是，急性缺血性卒中抗血栓药物的治疗时间窗口是有限期的。在这种情况下，时间至关重要，及时开始治疗并在最佳治疗时间窗口内使用药物可以显著影响患者的治疗效果。例如，对于用作急性缺血性卒中抗血栓药物的阿替普酶（组织型纤溶酶原激活剂，tissue Plasminogen Activator，tPA），治疗时间窗口通常是发病后的前几个小时（约4.5小时）。在这个时间范围内使用药物可以成功溶解血栓并恢复受影响的脑组织的再灌注，改善患者的治疗效果。

治疗时间窗口强调了早期识别中风症状、迅速就医和及时使用抗血栓药物的重要性，以实现最佳的治疗效果，并考虑与治疗相关的潜在风险。需要注意的是，治疗窗口可能因患者的年龄、体重、肾功能和同时使用的其他药物等个体因素而有所不同。医疗专业人员密切监测接受抗血栓治疗的患者，平衡利益和风险，根据需要调整剂量，优化治疗窗口，并取得急性缺血性卒中治疗的最佳效果。

1.30　药理学和毒理学

药理学（Pharmacology）是研究药物的学科分支，包括药物的作用、性质、用途和对生物体的影响。它包含药物如何与身体相互作用以及身体如何对这些相互作用作出反应的知识。药理学涉及药物各个方面的研究，例如它们的化学成分、作用机制、治疗用途。它旨在了解药物如何在分子、细胞和生理水平上发挥作用。药理学在药物开发中起着至关重要的作用，因为它涉及进行实验和研究以评估药物的安全性和有效性。药理学家还研究药代动力学，即药物在体内的吸收、分布、代谢和排泄。这些知识有助于确定最佳剂量、药物相互作用以及与药物使用相关的潜在风险。

毒理学（Toxicology）是一门交叉学科，结合了生物学、化学、药理学和医学的知识。它主要研究化学物质对生物体的不良影响，以及用于诊断和治疗药物的毒性。毒理学的主要目标是了解和表征化学品的毒性作用并评估其潜在危害。它涉及研究体内有毒物质的吸收、分布、代谢和消除（ADME）及其与生物系统的相互作用。毒理学家研究有毒物质对不同器官、组织和细胞的影响，以及它们对生理过程和整体健康的影响。他们还探索了物质的剂量与其毒性作用之间的关系，旨在建立剂量反应关系。剂量与其对暴露生物体的影响之间的关系在毒理学中具有重要意义。影响化学毒性的因素包括剂量、接触持续时间（无论是急性还是慢性）、接触途径、物种、年龄、性别和环境。

1.31　药理学和毒理学之间的关联性

药理学和毒理学是两个有所区别但又密切相关的学科领域。因为它们都涉及化学物质对生物体的影响，尤其是对药物和毒物的研究。药理学和毒理学都关注化学物质与生物体之间的相互作用和效应，但它们侧重点和研究目标有所不同。药理学和毒理学之间的关联还在于它们共享某些研究方法和技术，例如体外和体内实验、动物模型和细胞培养等。此外，在评估药物的安全性时，药理学的原理和方法也会被应用在毒理学。比如安全药理实验就兼用了药理学和毒理学的知识、方法和数据，对于药物研发和临床药物使用的安全性评估至关重要。尽管药理学和毒理学有一些重叠之处，但它们的研究重点和应用领域不同。药理学更专注于理解和优化药物的作用，而毒理学更关注有害化学物质对生物体的影响。然而，两个领域的知识和研究成果互相补充，共同促进了对化学物质与生物体相互作用的全面理解。

药理学和毒理学之间的关联性除了两者都涉及药物或化学物质与生物体的相互作用，并共享许多生物学和化学的基本原理，还在于：

（1）**剂量依赖性**　在药理学中，适当剂量的药物可以治疗疾病，但过量时可能具有毒性。毒理学研究的就是这种过量或有害作用。

（2）**安全性评估**　在药物开发中，毒理学研究对于评估药物的安全性至关重要。通过毒理学测试，可以确定药物的安全剂量范围和潜在的副作用。

（3）**风险管理**　药理学提供了治疗效果的信息，而毒理学提供了风险信息。药物治疗的决策往往基于效果与风险之间的权衡。比如在新药开发、药物安全评估和药物警戒（Pharmacovigilance，PV）中广泛使用的一个非常重要的概念：效益/风险比率（Benefit/Risk ratio，B/R）。

1.32　病理学

病理学（Pathology）是研究疾病的本质和过程的学科。它涉及对异常或病变组织和细胞的研究，以诊断疾病、了解疾病的发展机制和预测疾病进程。病理学可以进一步细分为以下领域：

（1）**解剖病理学（Anatomical Pathology）**　解剖病理学是研究通过组织学和细胞学方法对组织和细胞进行检查和诊断的领域。它包括病理标本的收集、处理、切片、染色和显微镜检查，用于确定病变的类型、性质和程度。常见的解剖病理学领域包括肿瘤病理学、神经病理学、肠道病理学等。

（2）**临床病理学（Clinical Pathology）**　临床病理学是研究通过实验室检查体液、细胞和分子标志物来诊断和监测疾病的学科。它包括血液学、免疫学、化学检验、微生物学等多个专业领域。临床病理学为医生提供了对患者进行诊断、治疗和监测的重要信息。

（3）**分子病理学（Molecular Pathology）**　分子病理学是应用分子生物学技术和方法研究疾病的分子机制和遗传变异的学科。它通过分析 DNA、RNA 和蛋白质的异常变化，揭示疾病的分子标志物、基因突变和表达模式等信息。分子病理学在癌症诊断、个体化治疗和预后评估等方面具有重要作用。

（4）**实验病理学（Experimental Pathology）**　实验病理学是通过动物模型和实验室研究方法，探索疾病的发展机制和病理生理学的学科。它通过研究动物模型或体外实验系统中的病理变化，推动疾病的基础研究和新治疗方法的发展。

1.33　病理学与药物安全评估的相关性

病理学在临床前和临床阶段的安全评价中都具有重要价值。以下是病理学在这两个阶段安全评价中的价值。

（1）**临床前安全评价**

① 毒理学评估：病理学在临床前毒理学评估中提供了对药物潜在毒性的重要信息。通过病理学检查和分析，可以确定药物对器官和组织的不良效应，并评估其安全性。

② 安全剂量确定：病理学数据有助于确定临床前阶段的安全剂量范围，以确定药物在动物模型中引起的病理变化的临界点。

③ 毒性机制研究：病理学提供了对药物毒性机制的了解。通过观察病理变化和分析病变的性质，可以揭示药物的潜在毒性机制，有助于改进药物设计和开发过程。

（2）**临床安全评价**

① 不良事件监测：组织病理学（Histopathology）和临床病理学（Clinical Pathology）在临床安全评价中帮助监测和评估治疗过程中出现的不良事件。通过对组织和细胞的病理学检查，可以确定药物引起的不良反应和病变，并评估其严重性和相关风险。

② 安全评估决策：病理学数据为临床安全评估提供重要的决策依据。通过分析病理学结果，可以确定药物的安全性和潜在风险，并为治疗决策和用药策略提供科学依据。

③ 病理学标记物：病理学在确定疾病进展和治疗效果方面具有重要作用。病理学标记物

可以用于评估药物的疗效和安全性，并为个体化治疗策略提供指导。

总体而言，病理学在临床前和临床安全评价中的价值在于提供对药物的毒性作用、不良反应和疗效的了解。它为药物的安全性评估、安全剂量确定、毒性机制研究以及临床决策和个体化治疗提供重要的信息和依据。病理学数据对药物的研发、注册和临床使用都起着关键作用，有助于确保药物的安全性和有效性。

1.34 药品安全

药品安全，也常被称为"用药安全"，指的是药物在使用过程中对人体的安全性。这一概念主要涉及药物的质量、疗效以及可能引起的不良反应等方面，目的是确保患者或药物使用者在使用过程中能够安全地接受治疗，避免不必要的健康风险。药品安全的监管和实践旨在提供充分的信息和预防措施，以保护公众免受药物潜在危害的影响。

药品安全涉及以下几个方面。

（1）**药物质量控制** 药品必须符合严格的质量标准，包括在制造、储存和分发过程中的各个环节。药品的成分应准确无误，纯度应达到规定的标准，且不得含有不良物质。

（2）**药物不良反应和副作用** 药品的使用可能会引发不良反应和副作用，包括轻微的反应如恶心、头痛，以及严重的副作用如过敏反应、器官损害等。药品的安全性评估需要充分考虑其预期的治疗效果和潜在的不良反应风险。

（3）**药物相互作用** 药物与其他药物、食物或化学物质的相互作用可能导致不良反应或降低疗效。药物安全需要评估药物之间的相互作用，并提供适当的使用建议，以减少潜在的危险。

药品安全的实施是由监管机构负责，如美国食品药品监督管理局（FDA）和欧洲药品管理局（EMA）。监管机构负责评估药品的安全性和疗效，并发布相关的准入规定和标准，以确保药品在市场上的安全使用。然而，患者和药品使用者也扮演着关键角色，他们应积极参与药品的正确使用和监测。这包括遵循医生或药师的建议、正确使用药品、报告任何不良反应或副作用，并咨询专业人员以获取关于药品安全的信息。

1.35 药物的副作用或不良事件

药物的副作用，也称为药物的不良事件（adverse event，AE）。通常是与药物的治疗效果同时出现的，因为药物在人体内会与许多生物化学过程相互作用，药物的副作用是指在使用药物期间可能出现的不良反应或不希望出现的额外效果。副作用可以是轻微的，如头痛、恶心或疲劳，也可以是严重的，如过敏反应、心律失常或器官损伤。

一些常见的药物局部副作用（主要发生在局部接触到药物的区域——皮肤、黏膜、血管）包括：

（1）**皮肤反应** 使用外用药物时最常见的局部副作用是皮肤反应，如红肿、瘙痒、皮疹、干燥或脱皮。

（2）**烧灼感或刺痛** 某些药物可能引起局部烧灼感或刺痛，特别是一些外用局部麻醉药物或刺激性药物。

（3）**局部溶解或腐蚀** 某些强酸或强碱性药物，如一些皮肤修复剂或去角质剂，可能导致局部组织溶解或腐蚀。

（4）**局部过敏反应（往往是非对称性的）**　有时药物成分或添加剂可能引起局部过敏反应，如荨麻疹、红肿或水疱。

（5）**局部刺激性效应**　一些药物可能引起局部刺激，如刺激性眼药水可能导致眼睛发红或痛感。

一些常见的药物全身副作用包括：

（1）**消化系统**　如恶心、呕吐、腹泻或便秘。

（2）**过敏反应（往往是对称性的）**　如皮疹、荨麻疹、瘙痒或呼吸困难。

（3）**神经系统**　如头痛、头晕、嗜睡或失眠。

（4）**心血管系统**　如心悸、血压升高或心律不齐。

（5）**免疫系统问题**　如免疫抑制或免疫过度反应。

（6）**肝脏或肾脏损伤**　某些药物可能对这些器官产生功能障碍、组织损伤。

（7）**血液系统**　如凝血问题或贫血。

副作用的严重程度因药物种类、个体差异和用药剂量而异。并非每个人都会经历相同的副作用，而且有些人可能对某些药物更容易产生副作用。大多数副作用是可以预测的，并且在每种药物的说明书中都有提及。然而，问题是，有些药物的副作用以前并不为人所知或未被注意到，真正的风险在于它们是否会对使用它们的患者产生严重的有害影响。因此，在使用任何药物之前，应与医生或药剂师讨论可能的副作用，并了解药物的正确用法和注意事项。

1.36　药物不良反应

药物不良反应（adverse drug reaction，ADR）是一个广义术语，指的是因使用药物而产生的不良、不舒服或危险的影响。ADR 的一个常见的例子便是糖尿病药物二甲双胍引起的乳酸性酸中毒。大多数 ADR 与剂量有关，其他人则过敏或异质。剂量相关的 ADR 通常是可以预测的；与剂量无关的 ADR 通常是不可预测的。

（1）当药物的治疗指数较窄时（如口服抗凝剂引起的出血），剂量相关的 ADR 尤其值得关注。ADR 可能是由于肾功能或肝功能受损患者的药物清除率降低或药物间相互作用所致。

（2）过敏性 ADR 与剂量无关，需要事先接触。当药物充当抗原或过敏原时，就会出现过敏。患者被致敏后，随后接触药物会产生几种不同类型的过敏反应中的一种。临床病史和适当的皮肤试验有时可以帮助预测过敏性 ADR。

（3）异质性 ADRs 是非剂量相关或过敏的意外 ADRs。它们发生在小部分服用药物的患者中。异质性是一个不精确的术语，已被定义为遗传决定的对药物的异常反应，但并非所有异质性反应都有药物遗传学原因。随着 ADR 的具体机制为人所知，该术语可能会过时[1]。

1.37　药物不良反应（ADR）和药物的不良事件（AE）的异同

首先，药物不良反应（ADR）是不良事件（AE）的一种类型。但是，ADR 是发生在适当使用药物的情况下直接由药物引起的不良事件，因故而名"药物不良反应（ADR）"，而药物与一般不良事件（AE）之间的因果关系可能不确定。AE 也可能与医疗程序（medical procedure）有关。比如一位参加临床药物试验的志愿者在去医院的路上摔倒了，虽然与受试药物没有直接关系，但是与参加该临床试验医疗程序有关。不良事件（AE）和药物不良反应（ADR）之间的区别还包括：ADR 一般是有害的，但是 AE 可能有益也可能有害。最有名的一个例子就是伟哥 [Viagra，通用名西地那非（Sildenafil）]。西地那非最初是作为治疗高血压（高血压）和心绞痛（胸痛）的药物开发的。然而，在临床试验期间，发现它有一个意想不到的副作用（AE）（通过抑制环磷酸鸟苷 cGMP 特异性磷酸二酯酶引起平滑肌松弛和血管舒张，增加血液流入阴茎的海绵状勃起组织），导致它的替代用途：治疗勃起功能障碍。此外，一旦发现 ADR，通常应向相关卫生当局加急报告（Expedited Report）（如通过MedWatch 程序向 FDA 报告），而且通常触发相关药物安全信息的药物标签变更，同时与医疗保健提供者和患者的相关药物安全信息进行及时沟通等。

1.38　药物依赖和药物滥用

药物依赖（Drug dependence）和药物滥用（Drug abuse）是两个不同的概念，但它们之间存在一定的关联。下面详细介绍药物依赖和药物滥用的区别以及它们之间的关系。

药物依赖是指一个人对某种药物产生了身体和心理上的依赖，需要不断地使用该药物才能维持正常的功能状态。药物依赖的发生率因不同类型的药物而异。一些药物，如鸦片类药物和镇静剂类药物，具有较高的依赖性。根据世界卫生组织的数据，全球有数百万人依赖吗啡、海洛因和其他类鸦片药物。此外，一些处方药物，如阿片类镇痛药和苯二氮䓬类药物，也有潜在的依赖性。

药物依赖通常包括两个方面：

（1）**身体依赖**　当一个人长期使用某种药物后，身体会逐渐适应该药物的存在，产生耐受性。这意味着为了达到相同的效果，他们需要增加用药剂量。此外，如果突然停止使用药物，会出现身体戒断症状，如恶心、呕吐、焦虑、抽搐等。

（2）**心理依赖**　除了身体上的依赖，药物依赖还涉及心理上的依赖。一个人可能产生对药物的强烈渴求和无法控制的欲望，他们感觉只有通过使用药物才能获得快乐、满足感或逃避现实。这种心理依赖使他们难以戒断药物的使用。

药物滥用是指一个人在无医学指导的情况下，以非法或不合理的方式使用药物，超过了医生建议的剂量或使用方法。药物滥用的发生率也因药物类型和地区而异。毒品滥用是其中一个显著的问题，包括可卡因、大麻、冰毒等。根据联合国的估计，全球约有 2750 万人滥用毒品，而这个数字还可能低估了实际情况。此外，滥用处方药物也是一个不容忽视的问题，特别是镇痛药、镇静剂和安眠药等。这些药物的非法使用和超量使用导致了滥用问题的加剧。药物滥用可能包括以下行为：

（1）**非法药物使用**　使用非法药物，如毒品或未经授权的药物，来追求药物带来的心理效应。

（2）**过量使用药物**　使用药物超过医生建议的剂量，或者在短时间内连续使用大量药物。

（3）**混合药物**　将不同类型的药物混合使用，以增强效果或产生新的心理效应。

药物依赖和药物滥用之间存在相互影响和重叠的关系。药物滥用可能导致药物依赖的发展，因为频繁和不合理地使用药物会使身体和大脑逐渐适应药物的作用。同时，药物依赖也可能促使药物滥用的继续进行，因为依赖者需要不断使用药物以避免戒断症状或满足心理上的欲望。

1.39　药物的毒性

毒性（toxicity）是一种化学物质或特定物质混合物对生物体造成损害的程度。药物的毒性指对整个生物体（例如动物、细菌或植物），以及对生物体子结构[例如细胞（细胞毒性）或器官（例如肝脏）（肝毒性）]的有害影响。毒理学（Toxicology）的一个核心概念是毒物的作用是剂量依赖性的；如果摄入的剂量过大，即使是水也会导致水中毒，而即使是毒性很强的物质，如蛇毒，也有一个剂量，低于该剂量就没有可检测到的毒性作用。毒性是物种特异性的，这使得跨物种分析存在问题。因此，衡量药物毒性大小的一般原则是：

药物毒性 = 药物的毒性作用（强度和浓度）+ 其暴露时间 + 暴露对象的易感性（如免疫超敏反应）

1.40　药物的副作用的相对性

药物副作用或药物不良反应指的是在正常剂量下使用药物时可能引起的有害反应。这些反应可能是意外的、有害的，亦可能是预期的、可接受的。尽管"副作用"通常被视为负面的，因为它们通常是不希望出现的，但从另一个角度来看，副作用只是治疗过程中的一个"次要结果"，其效果可能有益也可能有害，这取决于治疗的目的。

以下是一些药物副作用产生意外益处的例子：

（1）伟哥（Viagra）　最初开发用于治疗心脏病，特别是心绞痛。但在临床试验中，研究人员意外发现它能显著提高男性的勃起能力，从而使伟哥成为治疗勃起功能障碍的主流药物。

（2）米诺地尔（Minoxidil）　原本用于治疗高血压。使用后，患者出现加速头发生长的副作用，随后米诺地尔被用作外用药物治疗某些类型的脱发，尤其是雄激素性脱发。

（3）百忧解（Prozac，通用名：氟西汀）　最初作为抗抑郁药开发，用于治疗抑郁症。然而，其常见副作用之一是延迟射精，因此也被用来治疗早泄。

其他药物的副作用也展示了其相对性：

（1）艾司唑仑（Estazolam）　治疗焦虑和失眠，其副作用之一是减轻肌肉痉挛，有时被用于治疗癫痫和震颤疾病。

（2）硫酸吗啉胍（Epinephrine）　治疗哮喘，副作用之一是促进脂肪分解，有时被用于减肥和增加肌肉质量。

（3）哌拉西林（Piperacillin）　治疗耐药性结核病，副作用之一是促进骨骼生长，有时被用于治疗骨质疏松症。

（4）甲磺酸左旋多巴（Levodopa）　治疗帕金森病，副作用之一是增加性欲，有时被用于治疗性功能障碍。

（5）地塞米松（Dexamethasone）　用于治疗炎症和过敏，副作用之一是减轻恶心和呕吐，有时被用于辅助治疗化疗引起的恶心呕吐。

（6）苯妥英钠（Phenytoin）　治疗癫痫，副作用之一是抑制细胞增殖，有时被用于治疗某些类型的癌症。

这些例子展示了药物的副作用可以具有的奇特而有益的方面。然而，应当强调的是，药物副作用和不良反应的个体差异很大，因此在使用任何药物前，最佳的做法是咨询专业医生。例如，伟哥作为处方药，应在医生的指导下使用。

1.41　药物安全评价

药物安全评价（Drug Safety Evaluation）是指对药物在开发和使用过程中可能产生的不良反应和风险进行系统的评估和分析。这一评价过程通常涵盖药物的非临床试验（如动物试验）和临床试验阶段，以及药物上市后的监测。主要目的是确保药物在给患者带来治疗效益的同时，尽量降低对患者健康的风险。

药物安全性评价的主要内容包括：

（1）**非临床安全性评价**　在药物进入临床试验之前，先在动物模型上评估药物的毒性，包括急性毒性、慢性毒性、遗传毒性、致畸性和生殖毒性等。

（2）**临床安全性评价**　在药物的临床试验阶段，收集和评估药物在人体内的安全性数据，包括药物引起的不良反应、剂量与反应关系、特殊人群（如老年人、孕妇、儿童）的安全性等。

（3）**药物上市后安全性监测（药物警戒）**　药物上市后，继续监测和评估其安全性，包括收集不良反应报告、进行药物流行病学研究、评估药物相互作用等。

药物安全性评价的目的是在药物研发的各个阶段发现可能的风险，采取措施降低这些风险，以保护公众的健康。这个过程需要药物制造商、医疗专业人员和监管机构之间的密切合作。

1.42　非临床或临床前研究

在对测试物品进行人体测试之前，会进行广泛的非临床或临床前研究（Nonclinical or Preclinical Studies）以评估其安全性。该术语不包括利用人类受试者的研究或临床研究或动物现场试验。这些研究涉及在实验室动物和体外模型中测试药物，以评估其毒性、药代动力学和潜在的副作用。临床前数据用于指导后续临床试验的设计和安全考虑。

1.43　临床试验或临床研究

临床试验（Clinical Trials），也称为临床研究（Clinical Studies），是对人类受试者进行的科学研究，以评估试验品（TA）例如新药、医疗器械、治疗程序或治疗干预的安全性和有效性。临床试验的主要目标是生成、采集、分析有关受试品在健康志愿者或患者人群中的作用和潜在效益或风险的数据，以确定药物的安全性以及可能出现安全问题的任何特定人群或条件。临床试验分以下几个阶段进行：

（1）**第1期（Phase Ⅰ）**　第1期试验是在人体中测试新试验品的初始步骤。这些试验涉及少量健康志愿者或患者（通常为20～100名参与者），并侧重于评估受试品的安全性、耐受性和药代动力学（药物如何被吸收、分布、代谢和排泄）。第1期试验旨在确定安全剂量范围和任何潜在的副作用。

（2）**第2期（Phase Ⅱ）**　第2期试验涉及更大的参与者群体，通常为数百人。这些试验是在治疗特定疾病的患者中进行的。2期试验的主要目标是进一步评估受试品的安全性和有效性，确定最佳剂量范围，并收集有关其疗效的初步数据。

（3）**第3期（Phase Ⅲ）**　第3期试验的规模更大，涉及数千名患者。这些试验通常是双盲随机对照的，并在多个地点（国家、地区、医疗中心）进行，以确保更广泛的代表性。3期试验旨在进一步评估受试品在更大患者群体中的有效性和安全性，将其与现有标准疗法或安慰剂进行比较，并监测和记录不良反应。第 3 期试验的结果构成了监管提交和批准决定的基础。由于提供综合的药物效益和风险数据，为药品上市提供依据，因此第 3 期试验又称"关键性研究"（pivotal study）。

（4）**第 4 期（Phase Ⅳ）**　也称为上市后监督试验，第 4 期试验在受试品获得监管批准后进行。大量的患者可能涉及数千到数万人。这些试验旨在监测受试品在更大人群中的长期安全性和有效性，并检测在早期阶段可能未观察到的任何罕见或长期不良反应。第 4 期试验提供了有关在现实环境中测试物品的风险、收益和最佳使用的更多信息。可能导致药品使用建议的更新或药物的重新评估。

1.44　药物警戒

世界卫生组织（WHO）定义药物警戒（Pharmacovigilance，PV）为与检测、评估、理解和预防不良反应或任何其他药物 / 疫苗相关问题有关的科学和活动。所有药物和疫苗在获准使用前都通过临床试验对安全性和有效性进行严格测试。然而，临床试验过程仅限于在短时间内并且在相对较少的选定个体中研究这些产品。而且某些药物副作用只有在异质人群（包括患有其他并发疾病的人）长期使用这些产品后才会出现。药物警戒涉及在药物的整个生命周期（从上市前临床试验到上市后监测）中对药物的安全性和有效性进行持续监测和评估[4]。

药物警戒的主要目标是通过识别和评估药物在现实世界中使用的风险和效益来促进患者安全。它涉及收集和分析来自医疗保健专业人员、患者和其他来源的数据，以检测和评估任何药物不良反应（ADR）或药物的意外影响。

药物警戒的关键组成部分包括：

（1）**药物不良反应（ADR）报告**　鼓励医疗保健专业人员、患者和制药公司向监管机构或药物警戒系统报告药物的任何可疑不良反应或意外效果。这些报告为信号检测和进一步评估提供了有价值的信息。

（2）**信号检测和评估**　药物警戒活动涉及对报告的 ADR 进行系统分析和评估，以识别潜在的安全信号，这些信号表明以前未识别的风险或与特定药物相关的问题。信号检测方法包括数据挖掘、统计分析和时间关联评估。

（3）**利益 - 风险评估**　药物警戒在正在进行的药物利益 - 风险评估中起着至关重要的作用。对收集到的安全数据以及有关药物有效性和治疗效益的信息进行评估，以确保使用药物的效益超过其风险。该评估指导监管决策、标签更新和处方建议。

（4）**风险管理和最小化**　基于已确定的安全问题，药物警戒支持风险管理策略的制定和实施，以最大程度地减少与药物使用相关的风险。这些策略可能包括更新产品信息、禁忌症、警告、预防措施和风险缓解计划。

（5）**上市后监督**　药物获得批准并投放市场后，药物警戒活动将继续进行。上市后监测涉及持续监测药物在现实世界中使用的安全性，包括识别罕见或长期的不良反应以及评估用药错误和标签外使用（off-label use）。

药物警戒通过系统地监测药物的安全性、检测潜在风险并采取适当措施将危害降至最低，在确保安全有效地使用药物方面发挥着关键作用。它有助于提高患者安全、促进监管决策以及增强对药物效益和风险的整体理解。

1.45　安全信号

安全信号（safety signal）是指来自一个或多个信息源（包括观察和实验）的药物安全信息，或提示一种新的潜在的可能因果关系，或一种已知关系的新的层面，介于干预措施和事件或一系列相关事件之间，这些事件可能是不良的或有益的。安全信号并不等同于安全问题（safety issue）。安全信号可能代表了不寻常或意外的发现，暗示了新的安全关切点，并需要进一步地评估和/或行动；然而，安全信号未必与产品的使用一定有因果关系。

1.46　药物相互作用

药物间相互作用（drug-drug interaction，DDI）指在体内同时应用两种或更多种药物时，其中一种药物对另一种药物的吸收、分布、代谢或排泄产生影响，导致药物的药效、毒性或不良反应发生变化。DDI 是药物安全性评估中的重要因素，深刻影响药物治疗效果和安全性。

多药治疗中药物 - 药物相互作用的主要机制包括：①药代动力学相互作用，例如一种药物影响另一种药物的吸收、分布、代谢或排泄；②药效学相互作用，即两种药物的作用相互增强或减弱；③药物相互作用导致的毒性增加，如肝脏或肾脏损伤风险增加。在多药治疗中，了解和管理这些相互作用在药物安全性评估中的重要性不言而喻。

举例来说，假设患者同时正在接受利尿剂氢氯噻嗪（药物 A）和选择性 5- 羟色胺再摄取抑制剂帕罗西汀（药物 B）的治疗。氢氯噻嗪是一种用于降低血压的药物，而帕罗西汀是一种抗抑郁药物。在这个示例中，氢氯噻嗪通过促使尿液排泄来减少体内的盐分和水分，从而降低血压。然而，帕罗西汀可能通过抑制氢氯噻嗪在肾脏中的代谢酶的活性，影响了氢氯噻嗪的代谢。结果，氢氯噻嗪在体内的药物浓度增加，其降压效应可能加强。

于是，这种药物相互作用可能带来不良反应的风险。由于氢氯噻嗪的药效增强，患者可能会出现血压过低的不良反应，例如头晕、昏厥甚至心脏问题。因此，在患者同时接受氢氯噻嗪和帕罗西汀时，医生需要特别关注患者的血压，以避免不良事件的发生。

（1）如何尽量避免或减少 DDI 引发的 ADR？

① 详细药物历史记录：在开展新药治疗之前，医生需要详细了解患者正在使用的所有药物，包括处方药、非处方药和补充剂。这有助于识别潜在的 DDI 风险。

② 药物选择：在可能的情况下，避免同时使用具有潜在 DDI 风险的药物。选择药物时考虑药物代谢途径、酶的诱导或抑制效应等。

③ 药物监测：在开展药物治疗期间，定期监测患者的药物浓度和临床反应。药物浓度监测可以帮助识别药物浓度异常增高或减低的情况。

④ 个体化剂量：根据患者的个体特征和药物代谢情况，制定个体化的药物剂量，以减少 DDI 风险。

（2）处理 DDI 引发的 ADR 的基本原则

① 剂量调整：如果发现 ADR 与 DDI 有关，考虑调整药物剂量以减少不良反应的严重程度。有时，降低剂量可以减少 DDI 的影响。

② 暂停或更换药物：如果 DDI 引发的 ADR 严重，可能需要暂停其中一个药物或更换另一种没有 DDI 风险的药物。

③ 监测和调整：密切监测患者的临床状态和药物浓度。根据需要，调整药物剂量或治疗

方案，以达到最佳治疗效果和最小化 ADR 风险。

④ 专业指导：如果处理 DDI 引发的 ADR 存在困难，寻求医疗专业人员的建议。药师和医生可以提供针对具体情况的建议和指导。

⑤ 患者教育：对患者进行充分的教育，让他们了解正在使用的药物，包括潜在的 DDI 风险和可能的不良反应。

国际人用药品注册技术要求协调委员会（International Council for Harmonization of Technical Requirements for Pharmaceuticals for Human Use，ICH）制定了一些与 DDI 有关的指南来规范药物开发和注册。其中，ICH E22 指南关注药物相互作用研究，特别是药代动力学和药效动力学相互作用的评估。此外，ICH M3（R2）指南详细说明了在新药注册申请中如何评估 DDI 的风险，并提供了相关数据的要求和建议。预防和处理 DDI 引发的 ADR 需要医疗专业人员对 DDI 具备有关的知识和警惕。个体化的药物选择、监测和剂量调整可以帮助减少 DDI 风险，同时确保药物治疗的效果和安全性。

1.47　在临床药物安全评价报告中关于不良事件／病例叙述的模板举例

可靠的临床药物安全评价取决于良好的采集和描述。以下是一个描述不良事件／病例的通用模板举例：

"从药物安全数据库搜索发现 25 例皮下出血病例（5 例严重，20 例不严重），其中 18 例临床医学确诊，患者年龄介于 19 到 48 岁之间，平均年龄 37.5 岁，中位数 35.5 岁。PT 报告包括……不良事件的结果：15 症状消失，9 例无变化，1 例死亡"。

再用表格方式列出 25 例皮下出血病例中个案摘要（包括年龄、性别、报告的首选术语，副作用距开始药物治疗的时间、既往病史、家族史、相关检查结果、当前疾病状况、同时服用的药物）。在发病风险窗口之内（比如 14 天，具体取决于研究方案当初的定义）报告了 15 例病例，风险窗口之外 5 例，还有 5 例未报告风险窗口信息。25 例皮下出血病例中有 15 例缺少关键信息（如缺乏病史、伴随用药、诊断确认、医学影像结果或实验室数据、潜伏期、事件进程等）。25 例皮下出血病例中有 5 例不符合病例定义，5 例符合病例定义并在病例汇总表中详细说明。添加任何相关文献检索的结果（如果有）。最后是市场授权持有人的因果关系评估。

1.48　相对风险

相对风险（relative risk，RR）是一种用于评估和比较药物安全性的统计学指标。它表示在特定暴露（如使用某种药物）下发生某种健康事件（如不良反应）的概率与在没有这种暴露下发生该事件的概率之间的比值。简而言之，相对危险性用于比较两组人群（一组使用药物，一组不使用）中某一事件发生的风险。

相对风险的计算公式为：

相对风险 RR= 在暴露组中发生事件的概率 ÷ 在非暴露组中发生事件的概率

相对风险在药物安全性评价中的作用包括：

（1）风险评估：通过计算 RR，可以量化药物使用与特定不良反应之间的关联程度。RR 值大于 1 表示有增加的风险，而 RR 值小于 1 则表示可能有降低的风险。比如，RR=1.2 表示接触过的人患病的可能性增加 20%，RR=1.4 表示患病的可能性增加 40%。OR=1.2 意味着接触过的人患病的概率要高出 20%。

（2）**决策支持**　医生和医疗决策者可以利用 RR 值来评估药物治疗的利弊，特别是在权衡治疗效果与潜在的不良反应风险时。

（3）**制定指导原则和政策**　监管机构和卫生政策制定者可以使用 RR 来制定药物使用指南和政策，以确保公共健康安全。

（4）**临床研究设计**　在设计临床试验时，RR 可用于确定研究的样本大小和评估结果的统计显著性。

通过分析相对风险和比值比，临床研究人员和药物监管机构能够评估药物的安全性，并判断是否存在与药物使用相关的潜在风险。这些统计方法有助于制定决策，例如是否需要进一步的监测、警告标签的修改，甚至是否需要撤回药物。

在风险 - 效益评估中，相对风险可以通过比较接受药物治疗的患者与未接受治疗的患者之间发生某个不良事件的风险来衡量。如果相对风险较低，说明药物治疗能够降低患者出现不良事件的可能性，从而增加了治疗的效益。相反，如果相对风险较高，可能需要重新考虑药物的疗效和安全性平衡。

在药物安全评估中，使用相对风险（RR）有助于量化药物与不良事件以及风险 - 效益之间的关联程度，从而指导临床实践和药物监管决策。但是值得注意的是：①药物开发过程中的风险 - 效益评估不仅需要关注相对风险，还需要综合考虑其他因素，如药物的临床疗效、患者的病情严重程度、可接受的不良事件风险等。在决定是否继续开发药物或将其投入市场之前，研究人员和监管机构需要全面评估相对风险与疗效之间的平衡。②相对危险性仅表示关联，而不一定意味着因果关系。因此，在解读和应用 RR 值时需要谨慎，并结合其他证据和临床判断。

1.49　受试品或药物的安全数据以及收集和报告

受试品或药物的安全性数据（safety data）是指在临床前和临床研究期间收集的信息，用于评估与药物使用相关的潜在不良反应和风险。这些数据对于评估受试品或药物的安全性以及确定其总体利益 - 风险平衡至关重要。安全性数据收集自：临床前研究（动物安全性 / 毒理学研究或体外毒性研究）、临床研究（通过病例报告表，Case Report Form，CRF）进行的研究中不良事件报告、实验室测试和生命体征、安全性监测委员会，例如安全性监测委员会或数据安全监测委员会和患者报告的结果，上市后药物副作用（AE）报告（卫生专业人员或患者的自发报告、上市后安全性研究、文献、多媒体等）。报告来自临床前、临床和上市后环境的安全数据，包括不良事件，是药物警戒的一个重要方面。以下是报告安全数据所涉及的一般步骤：

（1）**临床前安全性数据**　包括在动物研究中观察到的不良事件，通常在临床前研究报告或毒理学报告中报告。这些报告提供了研究设计、测试物品管理、不良事件观察和任何相关发现的详细描述。临床前安全数据将作为研究性新药（IND）的申请程序包，以及安全机制探讨或为其他监管目的提交的报告的核心部分。

（2）**临床试验中的 AE**　通过结构化流程报告临床试验期间观察到的不良事件。研究人员负责记录研究参与者经历的不良事件。通常使用称为病例报告表（CRF）或电子数据捕获系统的标准化表格来捕获不良事件。根据标准化标准对不良事件进行分类和分级，例如不良事件通用术语标准（Common Terminology Criteria For Adverse Events，CTCAE）。研究人员或指定人员审查和分析收集到的不良事件数据并准备安全报告。临床试验中的个案安全报告（Individual Case Safety Report，ICSR）：严重不良事件和特别关注的不良事件报告为 ICSR。这些报告包含有关事件、患者人口统计、合并用药和结果的详细信息。定期安全报告：例如开发安全更新报告（Development Safety Update Report，DSUR）和定期安全更新报告（Periodic Safety Update Report，PSUR），提供特定报告期间积累的安全数据概览。对于重大安全问题或新出现的安全问题，无论定期报告时间表如何，MAH 可立即提交加急安全报告（Expedited Safety Reports）。安全报告通常会提交给监管机构，例如 FDA、EMA 或其他药监机构，以及伦理委员会和机构审查委员会。

（3）上市后 AE　药物获批上市后，营销授权持有者（Marketing Authorization Holder，MAH）将继续收集和监测安全数据。医疗保健专业人员、患者和消费者可以通过药物警戒系统直接向监管机构或制药公司报告不良事件。制药公司负责收集和评估上市后安全数据，并向监管机构提交安全报告。MAH 还需定期准备和提交上市后安全报告，例如定期收益风险评估报告（Periodic Benefit-risk Evaluation Report，PBRER）和风险评估和缓解策略（Risk Evaluation And Mitigation Strategy，REMS）。

1.50　监管事务部

监管事务（Regulatory Affair，RA）部门在药物研发领域，专门处理医疗和保健产品在开发、审批、营销和上市后监督过程中，所涉及的监管要求和合规性流程。医疗和保健产品包括药品、医疗设备、生物制剂、诊断产品和其他保健相关的产品。

RA 和药物安全 / 药物警戒通过确保医疗保健产品的安全性和有效性的共同理念和目标相互关联。RA 专业人员与药物警戒团队合作，确保遵守法规要求和承诺，促进安全数据收集和报告，支持风险管理活动、安全信号检测、标签变更，并为监测和确保安全使用药物的整体药物警戒工作通力协作。

1.51　医学事务部

医学事务（Medical Affair，MA）部是医疗设备或生物制药公司的一个部门，专注于与医疗保健提供者的沟通。许多从事医学事务的人都拥有高级学位，例如医学博士或药学博士学位，这让他们能够有效地传达关于制药和医疗器械的科学知识。医学事务部将成为临床开发和商业化工作中心的战略领导者，解决未满足的患者、付款人、政策制定者和提供者的需求，以推进临床实践并改善患者后果。

医学事务部与药物安全 / 药物警戒部门之间有密切的战略伙伴关系：

（1）科学专业知识　医学事务专业人士对公司的产品具有深入的科学知识和专业知识。他们随时了解与产品相关的最新临床数据、安全信息和监管指南。这些知识对于确保安全和适当使用药物很有价值。

（2）医疗信息和沟通　医疗事务团队负责向医疗保健专业人员、患者和其他利益相关者提供有关公司产品的准确和最新医疗信息。这包括共享有关产品安全性、功效和适当使用的信息。他们与药物安全和药物警戒团队合作，确保提供的医疗信息反映最新的安全数据和风险管理信息。

（3）**安全数据审查和评估** 医疗事务专业人员与药物安全和药物警戒团队密切合作，审查和评估从各种来源收集的安全数据。他们贡献自己的医学和科学专业知识来分析数据并评估与药物使用相关的潜在风险。这种协作有助于确保安全问题得到妥善解决，并采取适当的措施将风险降至最低。

（4）**风险管理和沟通** 医学事务部在制定和实施药物风险管理策略方面发挥着重要作用。他们与药物安全和药物警戒团队合作，制定风险最小化计划、更新产品标签，并向医疗保健专业人员和患者传达安全信息。医疗事务专业人员通常充当回答医疗查询和提供安全有效用药指导的资源。

（5）**医学教育和培训** 医学事务团队参与为医疗保健专业人员提供医学教育和培训。这包括教育他们正确使用药物、安全注意事项和监测不良反应。他们与药物安全和药物警戒团队密切合作，以确保培训材料和教育计划包含最新的安全信息和最佳实践。

1.52 效益 - 风险评估

效益 - 风险评估（benefit-risk assessment，B/R）是新药开发中的关键过程，旨在评估新治疗手段的潜在效益和风险。它涉及权衡药物潜在的治疗价值与其潜在风险和不良反应。效益 - 风险评估也作为监管机构（例如 FDA 和 EMA）药物批准过程的一部分。这些评估为监管决策提供指导、药物批准、标签和上市后监测。以下是新药开发中效益 - 风险评估的一些关键原则：

（1）**疗效** 评估药物在治疗目标疾病方面的有效性是评估的起点。这涉及查看来自临床前研究、临床试验和其他相关来源的数据，以确定药物实现预期治疗效果的能力。

（2）**安全性** 安全性考虑是效益 - 风险评估的重要内容。它涉及评估药物的潜在不良反应，包括常见和罕见的反应，并评估其严重程度、频率以及对患者福祉的潜在影响。安全数据来自临床前研究、临床试验和上市后监测。

（3）**患者群体** 评估考虑了药物所针对的患者群体的特征。评估因素包括疾病严重程度、年龄、合并症和其他相关人口统计学考虑因素，以确定与目标人群相关的潜在效益和风险。

（4）**未满足的医疗需求** 评估考虑新药是否满足未满足的医疗需求的程度。如果不存在现有治疗选择或新药与现有疗法相比具有显著优势，可能对效益 - 风险平衡产生积极影响。

（5）**风险管理** 效益 - 风险评估涉及对提出的风险管理策略的评估，这些策略包括药品标签、禁忌症、警告、预防措施及上市后的监测计划。这一过程的目的是最大限度地降低风险，确保药物在目标人群中的使用安全。通过实施这些策略，可以有效控制潜在的不良事件，确保患者在使用药物过程中的安全性和效益最大化。

（6）**定量评估** 除了定性评估，效益 - 风险评估通常涉及定量分析，以提供更系统化的方法。可以使用各种统计和分析工具来评估效益和风险的程度和概率，从而进行更客观的比较。

（7）**利益相关者观点** 效益 - 风险评估考虑了各种利益相关者的观点，包括患者、医疗提供者、监管机构和行业专家的观点。这些观点有助于通过考虑不同的观点和优先事项来形成整体评估。

（8）**不断更新的评估** 效益 - 风险评估是一个持续进行的过程，随着新信息的出现而不断更新。评估贯穿于药物开发的整个生命周期，从临床前阶段到上市后监测，以确保效益 - 风险动态平衡，以持续监测药物的安全性。

表 1-1 是美国 FDA 效益 - 风险评估工作框架表[5]。

表 1-1　美国 FDA 效益 - 风险评估工作框架表

方面（Dimension）	证据和不确定性 （Evidence and Uncertainties）	结论和理由 （Conclusions and Reasons）
状况分析（Analysis of Condition）		
目前的治疗方案 （Current Treatment Options）		
受益（Benefit）		
风险与风险管理 （Risk and Risk Management）		

1.53　药物有效期及过期药的安全隐患

药物的有效期是指药物在规定的存储条件下，药物能够保持其安全性、稳定性和效力的时间限。它是基于科学实验确定的。

那么，一个药物的有效期是如何计算出来的？其依据是什么呢？

自 1979 年以来，美国 FDA 开始要求制药商为生产的每种药物指定有效期。在药物开发阶段，制药公司会进行稳定性研究，测试药物在不同环境条件下的稳定性。通过模拟真实的存储条件，如温度、湿度和光照，研究药物的降解速率和变化趋势。根据这些数据，可以预测药物在规定的存储条件下的有效期。

与新药物质和产品稳定性相关的 ICH 指南 Q1 系列为稳定性测试提供了原则性建议，旨在保证药物在销售时的包装和可能用于临床试验中存储的环境下，其质量、安全性和有效性得到维护。

（1）Q1A（R2）- 新药物物质和产品的稳定性测试　该指南概述了注册申请所需的稳定性测试的类型、范围和持续时间等一般情况。

（2）Q1B- 稳定性测试　新药物物质和产品的光稳定性测试：这专门针对药物和产品暴露于光线时的测试。

（3）Q1C- 新剂型的稳定性测试　为修改释放的剂型提供稳定性测试的澄清。

（4）Q1D- 新药物物质和产品的稳定性测试的范围取样设计和矩阵设计　提供了如何仍然确保产品稳定性的同时减少测试的设计指导。

（5）Q1E- 稳定性数据评估　为如何评估稳定性数据以确定药物物质和产品的保质期或重新测试期提供了建议。

稳定性试验是有效期的主要科学实验依据，包括长期稳定性试验和加速稳定性试验。药物在不同的温度、湿度和光照条件下都会进行测试。实验的目的是确定药物在其标称含量、性状、溶解度等质量指标上的稳定性。

服用过期药物可能导致多种不良后果，这些后果可以归结为药物安全事件。以下是一些例子：

（1）降低药效　药物随时间推移可能会逐渐降低效力。例如，过期的抗生素可能无法完全杀死细菌，导致病情加重或持续。而且使用降解的抗生素可能导致耐药性的产生。这是使用过期抗生素的特殊风险！

（2）**毒性增加**　某些药物在过期后可能分解为有毒的化合物。例如，某些含有酚的药物在过期后可能分解生成有毒的酚类化合物。

（3）**不良反应**　药物分解产物可能导致不可预测的身体反应，如过敏、皮疹或其他严重的身体损伤。在过去，有报道称过期的四环素引起的副作用为急性肾炎。这种情况在 20 世纪 60 年代首次被报道，并引起了广泛关注。据认为，四环素在过期后会分解成有毒的化合物，可能导致严重的肾损伤。

（4）**失去稳定性**　例如，一些液体药物在过期后可能出现沉淀，如果不知情继续使用可能导致局部或全身反应。

（5）**药物相互作用**　过期药物的分解产物可能与其他药物发生不良的相互作用，导致预期外的效果或副作用。

（6）**阻碍治疗**　对于慢性疾病，如高血压或糖尿病，使用效力降低的过期药物可能导致疾病控制不佳，增加并发症风险。

总之，服用过期药物不仅可能无法达到治疗效果，还可能对身体造成伤害。因此，应始终检查药物的有效期，并按照建议的方式储存药物，确保其保持良好的效力和安全性。

如何避免使用过期药物呢？

（1）定期检查家中的药箱，丢弃过期药物。

（2）在购买药物时，检查其生产日期和有效期。

（3）存储药物时遵循说明书上的建议，如放在阴凉、干燥的地方，避免直射阳光。

（4）为常用和急救药物设置提醒，确保及时更换。

总之，为了确保药物的疗效和安全性，应遵循存储建议，并避免使用过期药物。

然而，世界上很难有绝对的正确，包括对于过期药物的安全性也要具体情况具体分析，比如服用过期 1 个月的抗过敏药物可能没问题，但服用心律药物存在一定风险，如果无效，可能会导致不稳定且危险的心脏问题。过期 1 个月的药物可能有效，而过期 5 年的药物则很可能无效[6]。大多数药品有效期信息来自各国食品和药物管理局要求进行的研究。从研究中发现，100 多种药物（包括处方药和非处方药）中的 90% 即使在有效期 15 年后仍然可以很好地使用。因此，有效期并不真正表明药物不再有效或使用变得不安全[7]。这种辩解似乎对非洲尤其是边远地区的卫生中心或重大自然灾害或战争期间来说尤为重要，因为在这些地方、这些时候，药物的供应和存储将是一个巨大的挑战。

这个观点强调了科学研究与政策制定在全球范围内的互动和应用。在药物管理方面，为了满足不同地区和国家及不同应急情况下的特定需求，也许人们需要灵活地调整和应用已有的知识和经验。因此，对药物保质期的重新评估和调整可以确保更多的药物被有效地利用，而不因为达到标签上的到期日期而被浪费。这不仅可以增加药物的使用效率，还可以为医疗机构节省资金、提高治疗的可达性和效果。

依从药物安全第一的原则，过期或失效药品不仅给人体健康带来安全隐患，而且极有可能危害生态环境。因此，《国家危险废物名录（2021 年版）》将过期药物明确列为危险废物，促进对包括过期、溢出、受到污染的药品、疫苗和血清，由政府、组织或企业进行统一收回处理。

过期药物问题不属于药物固有的副作用，而是由于药物被存储或使用超过其标明的有效期导致的问题。尽管如此，使用过期药物可能导致的风险和任何相关的不良反应都在药物警戒的监管和报告范围之内。这是因为这些情况直接关系到药物在实际使用中的安全性和效力，需要通过药物警戒系统来监控和评估。

1.54　不良病例和不良事件有什么区别

在很多情况下，我们看到不良病例（adverse case）与不良事件（adverse event）相混淆。Adverse case 和 adverse event 都是医学和制药安全领域中用来描述医疗干预后发生的不利事件的术语，但它们具有不同的含义。

不良事件（adverse event）是指在医疗或研究期间发生在患者身上的任何负面事件，无论该事件是否由治疗引起。不良事件的范围从轻微到严重，包括从头痛和恶心到住院甚至死亡的任何事情。

然而，不良病例（adverse case）通常是指据报道经历一种或多种不良事件的患者。换句话说，不良病例是指患者在接受药物治疗或干预后出现一种或多种严重不良事件。因此，一个不良病例可能与多个不良事件有关。例如，接受化疗的患者可能会出现恶心、呕吐和疲劳等多种不良事件。如果这些不良事件被认为与化疗相关，则可作为同一不良病例（患者）的一部分进行报告。不良病例通常有其唯一的病例识别号，通常与个案安全报告（Individual Case Safety Report，ICSR）相关联。对于临床试验中的发生不良事件的病例，通常会为有不良事件报告的患者分配一个唯一的不良事件报告（Adverse Event Report，AER）编号。此外，在药物监管活动用医学词典（Medical Dictionary For Regulatory Activities，MedDRA）系统中，首选术语（preferred term，PT）分配给特定事件，而不是病例。因为一个病例可以同时发生多个特定的不良事件。明白不良病例和不良事件之间的差异在您处理医学审查、报告率、描述药物安全概况和不良事件趋势中尤为重要。

1.55　反应原性与免疫原性

反应原性（Reactogenicity）与免疫原性（Immunogenicity）有时会混淆，尽管它们也可以相互关联，但它们在疫苗接种中是不同的术语。免疫原性是疫苗引发的针对病原体免疫反应的能力，而反应原性是疫苗可以产生的过度免疫反应和不良反应（如发烧或肿胀）的程度。理想情况下，疫苗应诱导足够的免疫反应而不会产生过多的反应原性。关联和差异取决于不同疫苗的免疫学特性。人们普遍认为，疫苗接种后的不良反应是良好免疫反应的预兆，但可用的数据有限。疫苗反应原性表征了对疫苗的炎症反应的物理表现，并可能导致注射部位和全身症状。一些症状可以客观地被测量，其他症状是非特异性和主观的。影响反应原性的因素有很多：宿主衍生因素包括年龄和性别、外在因素、剂量和注射技术。与疫苗的反应原性相关的不良事件大多是预料之中的，因此它们通常在包装插页中标明，例如 EMA 的产品特性总结（Summary Of Product Characteristics，SmPC）和 FDA 的美国处方信息（United States Prescribing Information，USPI）。

1.56　医药监管机构授权机构决定是否批准新药最重要的审评点有哪些

以下三个关键问题是美国 FDA 审评人员达成 NDA 申请批准决定的最重要的审评点：

（1）药物在其拟定用途中是否安全有效，药物的获益是否大于风险。

（2）药品拟标示（说明书）是否合适，应包含什么内容。

（3）用于制造药物的方法和用于保持药物质量的控制是否足以保持药物的特性、强度、质量和纯度。NDA 中所需的文件应该讲述药物的整个过程，包括临床试验期间发生的事情、药物的成分是什么、动物研究的结果、药物在体内的表现如何以及它是如何发挥作用的，制造、加工和包装[8]。

尽管 FDA 和 EMA 的新药申请流程略有不同，但两大 HA 机构在上市许可的初始决定上具有很高的一致性（91%）。在审查重新提交或重新审查的申请后，一致性增加到 98%。FDA 和 EMA 在审查相同申请时提出的基本科学和数据解释问题非常相似[9]。

1.57　提交新药申请（NDA）

提交新药申请（New Drug Application，NDA）是一个细致复杂的过程，它要求申请者提供全面的信息来证明药品的安全性、有效性和质量。以下是提交 NDA 所需的更具体和详细的信息：

（1）**行政信息**　包括申请表、申请者的联系信息、药品的名称和分类、申请类型（如优先审查或标准审查）等。

（2）**药品组成和特性**　详细描述药物的化学、生物或生物技术组成，包括活性成分和其他非活性成分的性质。

（3）**非临床研究数据**　这部分包括实验室研究和动物研究的结果，用于展示药物的药理学、毒理学和药代动力学特性。

（4）**临床研究数据**　提供所有临床试验的详细数据，包括试验设计、受试者信息、剂量、用药方法、疗效数据、安全性数据和统计分析等。

（5）**制造和加工信息**　详细说明药物的生产过程、质量控制、设施信息、装备和包装材料等。

（6）**标签和包装草案**　提供药品标签的草案，包括使用说明、剂量、副作用、储藏条件、警告等信息，患者教育材料如用药指南和患者说明书。

（7）**风险管理计划**　如果适用，需要提供风险评估和缓解策略（REMS），以确保药品的使用安全。

（8）**专利信息**　如果药物或其使用方式有专利保护，需要提供相关专利信息。

（9）**行政和法规文件**　如申请表格、承诺声明、付费信息等。

（10）**其他支持性文件**　如药品使用说明书、临床和非临床研究的综述、统计学方法的说明等。

每个 NDA 都是独一无二的，所需的具体内容可能会根据药品的类型和用途有所不同。FDA 会严格审查这些材料，以确保申请的药物在上市前达到安全和有效的标准。这一过程可能需要数月甚至数年时间来完成。

1.58　FDA 的新药申请的批准程序

新药申请（NDA）在美国食品药品监督管理局（FDA）的批准程序主要包括以下几个步骤：

（1）**前期研究和 IND 申请**　在提交 NDA 之前，需要先进行前期的药物发现和动物研究。

完成这些研究后，企业需要向 FDA 提交研究性新药（IND）申请，以进行人体临床试验。

（2）**临床试验**　临床试验分为三个阶段。第一阶段主要评估药物的安全性，第二阶段测试药物的有效性，第三阶段则在更大的人群中进一步验证安全性和有效性。

（3）**提交 NDA**　完成临床试验后，企业将收集所有研究数据和分析结果，提交新药申请。这个申请需要包括临床和非临床数据、药物成分、制造过程、质量控制信息以及建议的标签等内容。

（4）**FDA 审查**　FDA 收到 NDA 后，将进行审查，这包括对临床试验数据的分析、药品的制造过程、药品的安全性和有效性等多方面的评估。

（5）**设施检查**　FDA 可能会检查药物的生产设施，以确保符合生产标准和质量控制。

（6）**药品标签审查**　FDA 会审查药品的标签，确保其包含了正确的使用信息和警告。

（7）**最终决定**　基于这些评估，FDA 会做出是否批准药品上市的最终决定。如果批准，药品可以被合法销售。如果不批准，FDA 会提供拒绝批准的理由，并可能提出需要改进的地方（图 1-2）。

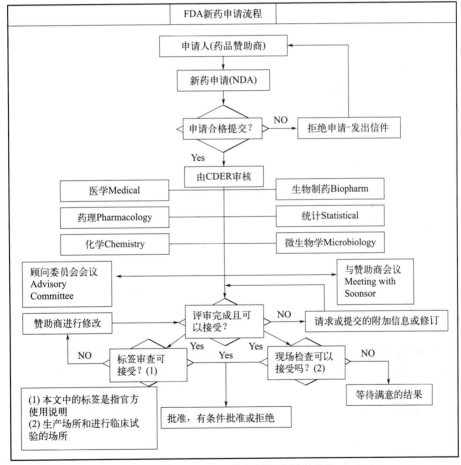

图 1-2　FDA 批准 NDA 提交的流程

根据美国 FDA 2019 年的数据显示，FDA 的药物评价研究中心（Center for Drug Evaluation and Research，CDER）在 2019 年一共批准了 48 种新药。图 1-3 显示，从 2010 年到 2018 年，CDER 平均每年批准约 37 种新药。

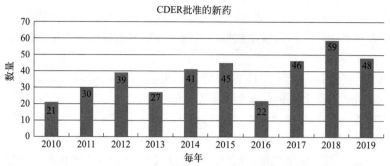

图 1-3　FDA CDER 从 2010 年到 2019 年批准的新药逐年统计 [10]

新药申请的批准过程十分复杂和耗时，涉及大量的数据和文档。FDA 的审查是为了确保新药在上市前对患者是安全和有效的。

1.59　NDA 与 BLA 的区别

新药申请（New Drug Application，NDA）和生物制品许可申请（Biologics License Application，BLA）都是向美国食品药品监督管理局（FDA）提交的广义的新药产品上市审批请求，但它们适用于不同类型的产品。

（1）新药申请（NDA）

① 适用对象：NDA 主要用于化学合成药物的审批。这些通常是小分子药物，通过化学过程在实验室内合成。

② 目的：NDA 旨在证明药品对于特定用途是安全和有效的。提交 NDA 的公司需要提供详细的药品信息，包括药品的成分、制造方法、药理和毒理数据、临床试验结果等。

③ 审批依据：NDA 的审批依据药品的安全性、有效性和质量控制标准。

（2）生物制品许可申请（BLA）

① 适用对象：BLA 是针对生物制品的审批申请。生物制品通常是由生物体（如细胞、细菌或酵母）制造的大分子产品，例如单克隆抗体、疫苗、生物相似药物和基因治疗产品。

② 目的：BLA 的目的是证明生物制品在预定用途中的安全性、有效性和一致性。由于生物制品的复杂性和生产过程中的变异性，BLA 需要包含关于生产过程和质量控制的详细信息。

③ 审批依据：BLA 的审批重点在于生物制品的质量、安全性和有效性，以及生产过程的一致性和可控性。

总的来说，虽然 NDA 和 BLA 都是用于药品审批的申请，但它们针对的药品类型不同，审批的重点和要求也有所区别。NDA 通常适用于化学合成的小分子药物，而 BLA 适用于复杂的生物制品。

1.60　紧急使用授权与完全批准

在新冠病毒（COVID-19）感染大流行之前，我们大多数人可能不熟悉"紧急使用授权"（Emergency Use Authorization，EUA）一词。尽管有关 COVID-19 疫苗、测试和治疗的新闻报道中经常提到这一监管步骤，但这一监管步骤的含义仍然有些模糊。

　　紧急使用授权和完全批准（Full Approval）是美国食品药品监督管理局（FDA）针对药品和医疗产品的两种不同的审批机制。它们在审批条件、目的、数据要求和法律效力方面有显著差异。FDA 于 2004 年建立了 EUA 计划，以应对包括炭疽在内的生物恐怖袭击威胁。后来，它被用于治疗 H1N1（猪流感）、埃博拉病毒病、禽流感、中东呼吸综合征（MERS）和其他主要的公共卫生威胁。这些情况下的 EUA 包括测试、炭疽疫苗、抗病毒治疗和个人防护设备。

　　简而言之，紧急使用授权（EUA）是美国食品药物管理局（FDA）在突发公共卫生事件期间可以用来加快医疗产品（包括药物和疫苗）供应的工具。不过仅当不存在足够的、经批准的、可用的替代品，并且已知潜在的收益超过潜在风险时，才能授予 EUA。EUA 的持续时间也只和宣布的突发公共卫生事件时间一样长。

　　那么，获得紧急使用授权的疫苗或服用药物是否意味着它比获得 FDA 完全批准的药物更不安全？这个过程是如何运作的？下面，我们就来详细了解一下。

　　（1）紧急使用授权（EUA）的考虑依据

　　① 严重或危及生命的疾病或状况。

　　② 有效性证据：提供比批准标准"有效性"更低的证据水平支持"可能有效"。

　　③ FDA 根据案例评估潜在有效性。

　　④ 风险 - 效益分析：确定已知和潜在的效益是否大于已知和潜在的风险，考虑证据的总体情况。

　　⑤ 无替代品：没有充分、批准和可用的替代品

　　（2）疫苗的 EUA 流程

　　疫苗的 EUA 流程在大多数方面类似于 BLA 或完全批准流程。制造商必须进行实验室研究，然后进行动物试验，并提交申请。Ⅰ、Ⅱ和Ⅲ期临床试验照常进行，FDA 对生产实践的评估也是如此。但这里有一些值得注意的步骤，它们有一定程度的重叠：

　　① 安全委员会　独立的数据安全监测委员会（DSMB）评估来自Ⅲ期试验的数据，并告知制造商他们是否符合的临床终点标准（例如，显示疫苗预防 COVID-19 的效果）由 FDA 预先制定。根据小组的调查结果，制造商决定是否以及何时提交 EUA 请求。DSMB 不同于 VRBPAC。安全委员会由疫苗制造商设立，负责在试验期间审查非盲数据（unblinded data）。这样做是为了及时发现任何安全或有效性问题，如果需要，可在试验结束前采取相应措施以确保受试者的安全。

　　② FDA 审查　提交 EUA 后，FDA 生物制品评估和研究中心（CBER）的科学家和医生会评估该申请。CBER 是 FDA 负责疫苗审查的办公室，因此他们直接和正式监督 EUA 和 BLA 途径的疫苗审查。

　　③ 公开会议　FDA 召开疫苗及相关生物制品咨询委员会（Vaccines and Related Biological Products Advisory Committee，VRBPAC）公开会议，审查临床试验数据。FDA 通常会就 EUA 和 BLA 提交咨询 VRBPAC，特别会为重大决定做咨询，例如对 COVID-19 疫苗的 EUA 和 BLA 授权。

　　④ EUA 决定　咨询委员会会议结束后，CBER 的工作人员将考虑成员的意见并继续进行评估。如果 FDA 确定符合 EUA 的标准，该疫苗将被授权用于紧急使用。持续监测：预计制造商将制定积极跟进安全性的计划，包括根据 EUA 接种疫苗的人的死亡、住院和其他严重

不良事件。疫苗制造商还有望继续进行临床试验，以获得有关安全性和有效性的更多信息，并寻求 FDA 对其疫苗的全面批准。

尽管在授予 EUA 时缩短了该时间表，但 FDA 仍然坚持其严格的标准。自大流行开始以来，FDA 已授予与 COVID-19 相关的 EUA，包括三种疫苗（辉瑞 -BioNTech，适用于 16 岁及以上人群；Moderna，适用于 18 岁及以上人群；强生公司 Ad26.COV2.S，适用于 18 岁及以上人群）和一种治疗药物（吉利德科学的瑞德西韦）。当 FDA 评估最新需求和可用数据时，FDA 可以随时修改或撤销 EUA。例如，FDA 在 COVID-19 大流行的第一阶段发布了羟氯喹的 EUA。后来，当很明显这种治疗存在安全风险但没有提供显著效益时，FDA 撤回了羟氯喹的 EUA。相反，辉瑞 -BioNTech 的 COVID-19 疫苗是第一个获得 EUA 的疫苗（提交不到 1 个月就获得了 EUA，8 个月后获得了全面批准）。

最后简单小结一下紧急使用授权和完全批准：

（1）**紧急使用授权（EUA）**

① 目的：EUA 是在紧急公共卫生事件中，如流行病暴发时，为迅速应对而设计的。它允许在紧急情况下使用未获完全批准的医疗产品。

② 审批条件：EUA 要求证明产品可能有效，且其已知和潜在的好处大于已知和潜在的风险。这比完全批准的标准要低。

③ 数据要求：EUA 通常基于初步临床试验数据，这些数据足以支持产品的使用，但可能还未完成所有的临床试验阶段。

④ 持续性和灵活性：EUA 通常是临时性的，会在紧急公共卫生事件结束后被撤销。EUA 还允许在获得更多数据和信息后对使用条件进行调整。

⑤ 法律效力：EUA 下的产品被允许在特定情况下使用，但不等同于正式的市场批准。

（2）**完全批准（Full Approval）**

① 目的：完全批准是基于全面的数据评估，证明药品或医疗产品对特定条件或病症是安全和有效的。

② 审批条件：要求提供完整的临床试验数据，包括安全性、有效性、剂量确定、副作用、长期使用的影响等。

③ 数据要求：需要更全面和详细的临床数据支持，包括多个阶段的临床试验结果和长期研究。

④ 持续性和正规性：完全批准意味着产品可以正式在市场上销售，通常不会被撤销，除非出现新的安全问题或其他严重问题。

⑤ 法律效力：代表着对药品或医疗产品的最高级别的认可，为医生和患者提供了更强的信心和保障。

紧急使用授权是一种针对特定紧急公共卫生情况的临时性措施，它允许在较少数据支持下使用医疗产品，而完全批准则是基于全面数据的正式市场批准，代表了对产品安全性和有效性的最高认可。

1.61 FDA 加快批准过程的机制和延迟或拒绝批准的原因

美国食品药品监督管理局（FDA）有几种机制可以加快药品和医疗产品的审批过程，同时也有明确的情形会导致审批的延迟或拒绝。

1992 年，美国通过了处方药用户费法案（PDUFA），允许美国 FDA 向制药公司收取费用，以加速药物的批准流程。"PDUFA 使得美国 FDA 能够以世界上最快或更快的速度为人们提供新药。自 1992 年 PDUFA 通过以来，已经有 1000 多种药物和生物制品上市。"

标准审查和优先审查：标准审查的目标是在 10 个月内通过批准流程。这种审查适用于那些在市场上已有治疗方法但新药的改进较小的情况。优先审查是为那些在治疗方面取得重大进展或为无现有治疗方法的药物保留的一种认可。FDA 的目标是在 6 个月内完成整个药品批准流程。此外，FDA 为治疗重大及生命威胁性疾病、且现有疗法不足的药物，提供了加速审批的通道。加速批准途径的局限性在于，它允许在完全测量药物有效性的手段可用之前批准新药申请，而通常情况下这是必需的一步。"相反，使用非传统的测量终点来评估有效性，"根据 FDA 的说法，"这些是实验室发现或标志，可能不是直接衡量患者感受、功能或生存的指标，但被认为可能预测效益。"其他用于加速审查的途径还包括突破性疗法或快速通道认定。这些途径用于审查治疗严重疾病的药物，这些药物在治疗该疾病方面表现出显著改善，或填补了未满足的医疗需求。

（1）加快批准过程的机制

① 优先审查（Priority Review）：针对那些提供显著改善治疗、预防或诊断严重疾病的药物，FDA 可以将审批时间从标准的 10 个月减少到 6 个月。

② 快速通道（Fast Track）：用于加速开发和审查具有潜力治疗严重疾病并满足未被满足医疗需求的药物。快速通道可以提供更早的和更频繁的与 FDA 沟通，以及在特定条件下的滚动审查。

③ 突破性疗法（Breakthrough Therapy）：适用于初步临床证据显示该疗法对严重或危及生命疾病的治疗有显著改善。这种状态提供所有快速通道的优势，加上更密集的 FDA 指导。

④ 加速批准（Accelerated Approval）：基于替代终点或代理终点的审批，用于那些有望对严重或危及生命疾病提供显著治疗的药物。这种批准允许更快上市，但要求在上市后进行确认性试验。

然而，当 FDA 拒绝药物批准时，它会在回复信函中概述其理由，该回复信函发给提交申请的制药公司。药监机构会给予药物公司与 FDA 官员会面讨论问题的机会。然后，公司可以要求举行听证会，澄清任何疑问并提交新信息，或者撤回申请。意外的安全问题、制造问题或未能证明药物的有效性是 FDA 拒绝新药申请的常见原因。制药公司可能需要在更多的人群或不同类型的人群中进行研究，或进行跨越更长时间的研究。FDA 在药物获批之前会对制造工厂进行检查（inspection），以确保制造实践符合机构标准。如果 FDA 发现制造方面存在问题，制药公司必须解决这些问题才能获得批准。

（2）延迟或拒绝批准的原因

① 数据不足：如果临床试验数据不足以证明药物的安全性和有效性，FDA 可能会延迟或拒绝批准。

② 安全问题：如果存在未解决的安全问题，如严重的副作用或不良反应，可能导致批准被拒绝。

③ 质量控制问题：生产过程、设施或质量控制标准不符合 FDA 要求，也可能导致批准的延迟或拒绝。

④ 标签和推广问题：如果药品的标签信息不准确或误导，或者存在不当的营销和推广活动，可能会影响批准。

⑤ 监管合规性问题：违反 FDA 的监管要求，如临床试验的不当行为，也可能导致审批的延迟或拒绝。

FDA 这些加快批准的机制旨在确保对重要医疗创新的快速访问，同时保持对公共健康的保护。而审批的延迟或拒绝则反映了 FDA 对保障患者安全和药品效果的严格标准。

1.62 向医药监管机构提交的药品和医疗器械申请的常见类型

向医药监管机构（如美国的 FDA）提交的药品和医疗器械申请主要有以下几种常见类型：

（1）常见的药物申请类型

① 新药申请（New Drug Application，NDA）：NDA 是寻求上市和销售批准的新药最常见的申请类型。它包括来自临床前和临床研究的综合数据、制造信息、标签详细信息和建议使用的适应症。

② 生物制品许可申请（Biologics License Application，BLA）：提交 BLA 用于生物制品，例如疫苗、抗体和细胞疗法。它包括有关产品安全性、功效、制造过程和质量控制的数据。

③ 简化新药申请（Abbreviated New Drug Application，ANDA）：仿制药是一种在原研药的专利或独占市场权利到期后生产的药品，其活性成分、剂量、给药途径、安全性、有效性、用途和标签与原研药相同。ANDA 不要求提交原始的临床安全性和有效性数据。相反，申请者必须证明其产品在药效学（生物等效性）方面与原研药相同。审批侧重于证明仿制药与原研药在生物等效性、成分、制造过程、质量控制和标签方面的相似性。

④ 补充新药申请（Supplemental New Drug Application，sNDA）：用于现有批准药品的新用途、新剂型、新剂量或新制造过程。sNDA 需要提供额外的临床试验数据来支持对原有批准的这些更改。这些数据必须证明新用途或改变的产品同样是安全和有效的。审批侧重于评估新用途或改变对安全性、有效性和产品标签的影响。

⑤ 非处方药（OTC）申请：是指寻求监管部门批准无需处方即可购买的药物的过程。OTC 药物旨在供消费者针对常见疾病和健康状况进行自我药疗，这些疾病和健康状况通常被认为在按照指示使用时是安全有效的。有两种主要途径可以将药品批准为 OTC 状态：a. 新药申请途径（NDA）——这是用于新开发的 OTC 药品，或将处方药转换为 OTC 药的一种途径。b. OTC 药品单一标准途径（OTC monograph）——这是一种用于特定类别的已确定成分和配方的 OTC 药品。

（2）常见的医疗器械申请类型

① 预市场批准（Premarket Approval，PMA）：适用于高风险（风险级别 3，Class Ⅲ）医疗器械，如心脏起搏器、植入式除颤器。需要提供临床试验数据来证明其安全性和有效性。

② 预市场通知 [510（k）]：适用于中等风险（风险级别 2，Class Ⅱ）医疗器械，如某些诊断设备。需要证明新器械与市场上已有的类似器械（"谓同"器械）在安全性和有效性上相当。

③ 去除或豁免预市场通知（de novo Classification）：适用于新型低至中风险医疗器械，为其提供一个适当的风险等级和监管途径。不需要"谓同"器械作为对比，但需要提供足够的数据来证明其安全性和有效性。

④ 人道主义设备豁免（Humanitarian Device Exemption，HDE）：用于那些用于罕见

疾病或条件（人群少于 8 万）的医疗器械。不需要证明效果，但必须证明其安全性和可能的效益。

这些申请类型都需要提供详细的科学和技术数据来证明产品的安全性和有效性。审批过程可能复杂且耗时，旨在确保上市的药品和医疗器械对公众是安全和有效的。具体要求和流程可能因监管机构和提交申请所在国家 / 地区而异。

1.63　药品注册持有人或市场授权持有人（MAH）

药品注册持有人（Marketing Authorization Holder，MAH），又翻译为市场授权持有人，是指在药品注册过程中，负责向药品监管机构提交必要文件以获得市场上销售药品许可的法律实体。MAH 可以是个人、公司或其他组织，它们负责保证其注册药品的质量、安全性和有效性，并确保所有的生产和销售活动遵守相关的法律法规。

（1）MAH 的主要责任

① 药品注册和许可：MAH 负责准备和提交药品注册申请，包括所有必要的临床试验数据、安全性数据、制造和质量控制信息等，以证明药品的安全性、有效性和质量。

② 药品监管合规：确保所有药品的生产、分销和销售活动符合所在国家或地区的法律法规要求。这包括遵守良好生产规范（GMP）、良好分销规范（GDP）和良好临床实践（GCP）等行业标准。

③ 药品安全监测：MAH 必须实施有效的药品安全性监测（药物警戒）系统，以持续收集和评估药品上市后的安全性信息，并根据需要采取相应措施，比如更新产品说明书。

④ 市场后研究：在某些情况下，监管机构可能要求 MAH 在药品上市后进行进一步的研究，以更好地了解药品的长期安全性和有效性。

⑤ 信息和教育：提供准确、全面的药品信息给医疗专业人员和患者，确保他们了解药品的正确使用方式、潜在风险和预期效益。

⑥ 质量保证：确保药品在整个生命周期内保持所需的质量标准，包括对供应链中的原材料、生产过程、最终产品和储存条件的控制。

（2）全球差异　药品注册持有人的定义、责任和要求可能因国家或地区而异。例如，在欧盟，药品注册持有人通常需要在欧盟成员国内有一个注册地址。而在美国，药品注册持有人可以不需要在美国有实体地址，但必须通过美国代理进行通信。

1.64　新药的市场价格的确定

当你去药房取药缴费时有没有想过一个新药的市场价格是如何确定的？基于全球通行做法，确定价格的关键因素是什么？如何在新药的发现与开发激励和成本以及满足患者需求的可负担性和治疗效益之间实现平衡？

新药的市场价格确定受多个因素影响，这些因素在不同程度上影响着药品的定价策略。主要因素包括：

（1）研发成本　新药的研发过程通常费时费力且成本高昂。这包括基础研究、临床试验、注册费用以及获得监管批准的相关开支。研发成本是影响新药定价的关键因素之一。

（2）制造和分销成本　制造新药的成本，包括原料、生产、质量控制以及物流和分销成本，也会影响其市场价格。

（3）**市场独占性**　如果新药拥有专利保护，生产商拥有市场独占权，可能会设定较高的价格。专利到期后，仿制药的出现通常会导致降低价格。

（4）**竞争环境**　市场上现有的竞争药品（包括仿制药和其他品牌药）的价格和有效性也会影响新药的定价。

（5）**药品的疗效和安全性**　如果新药在治疗某种疾病方面比现有药物更有效，或者具有更低的副作用，其定价可能会更高。

（6）**目标患者群体的规模**　患病人数越多的疾病，其相关药品的潜在市场就越大。而用于罕见病的药物（孤儿药）可能因目标市场较小而价格更高。

（7）**健康保险和报销政策**　保险公司和政府的报销政策也会影响药品的市场价格。如果一种药物被广泛纳入保险报销范围，生产商可能会设定较高的价格。

（8）**社会和伦理因素**　公共卫生需求、病患的经济状况和药物的社会影响也是重要考虑因素。社会责任感较强的公司可能会考虑到这些因素，在定价上采取更平衡的策略。

（9）**监管机构的政策**　不同国家的监管机构对药品定价有不同的政策和限制。某些国家可能有价格控制或谈判机制来限制药品价格。

案例示例：Gilead Sciences 公司的 Sovaldi（索磷布韦）是治疗丙型肝炎的一种药物。尽管这种药物为患者提供了显著的治疗效果，但其高昂的价格，在全球引起了广泛的关注和争议。为了确保药物在低收入和中等收入国家的可获得性，Gilead 与多家制药公司签署了许可协议，允许它们以更低的价格在这些国家生产和销售仿制药。在美国，它的价格为每疗程84000 美元，而在印度等国家，经过特许许可生产的仿制药的价格为每疗程约 300 美元。这种差异反映了对研发投资的回报需求与确保全球患者能够获得治疗之间的平衡。

确定新药的市场价格是一个复杂的决策过程，涉及成本、市场因素、社会责任和监管政策等多个方面。药品生产商需要在保证合理回报、满足患者需求和符合监管要求之间找到平衡点，并确保创新的继续和广大患者的受益。

1.65　药物的专利特性

专利是一种法律文件，赋予发明者在一定时间内对其发明的独家权利。在这个期间内，无人可以使用这项专利，除非得到专利所有者的许可，这些专利特性又被称为专利的市场独占期（exclusivity）。小分子药物和大分子生物药物在结构、制造和应用上有所不同，因此它们的专利策略和特点也有所区别：

（1）**小分子新药的专利特点**

① 明确的化学结构：小分子药物的结构通常是明确的，因此它们的专利通常基于具体的化学结构或其衍生物。

② 合成方法：小分子药物的制造方法或合成路径也可以被专利保护。

③ 盐型和结晶型：同一个小分子药物的不同盐型或结晶型可能具有不同的药理性质，因此可以为它们分别申请专利。

（2）**大分子生物药物的专利特点**

① 复杂的生物结构：由于生物药物的结构复杂，关于它们的专利可能会描述一个范围而不是一个具体的结构。例如，一个单克隆抗体可能会基于其 CDR（互补决定区）序列进行专利保护。

② 生产和纯化过程：由于生物药物的制造通常涉及复杂的生物过程（如基因工程、细胞

培养和蛋白纯化），因此与这些过程相关的创新也可能被专利保护。

③ 应用和功能：生物药物的某些专利可能基于其独特的功能或治疗应用，而不仅仅是其结构。

④ 变体和衍生物：对原始生物分子进行的改动（如糖基化、裂解或结构设计）也可以被专利保护。

简而言之，小分子药物的专利通常更侧重于化学结构和合成，而生物药物的专利则涵盖了结构、功能和制造过程等多个方面。

新药的专利期限在许多国家和地区基本上是统一的，通常为 20 年。但在某些情况下，由于药物开发的特殊性，存在专利延期的机制。下面是美国、欧盟和中国关于新药专利期限的基本信息：

（1）在美国的专利期限

① 化学药和其他新药：从专利申请日起，专利的有效期通常为 20 年。但考虑到研发和批准过程的时间，实际的市场独占时间通常少于 20 年。

② 生物药：除了基础的 20 年专利保护期，生物药还享有 12 年的数据保护期。这意味着即使原始专利已经到期，其他公司在这 12 年内也不能使用原始生物药的数据来获得其生物仿制药的批准。

（2）欧盟的专利期限

① 基本专利期限：从专利申请日起，专利保护期限为 20 年。

② 补充保护证书（SPC）：为了弥补药物获得上市许可所需时间造成的专利保护时间损失，欧盟引入了补充保护证书制度。如果满足条件，药物的专利可以通过 SPC 得到最多 5 年的延期。

③ 儿童用药的额外奖励：如果药物已获得 SPC，并且已完成了欧盟规定的儿科研究，那么可以获得额外 6 个月的专利延期。

（3）中国的专利期限

① 基本专利期限：与欧盟一样，从专利申请日起，专利保护期限为 20 年。

② 专利延期：为了补偿药物研发和审批过程中的时间损失，2017 年的《专利法》修正案中提议，在满足一定条件下，新药在中国上市后可以申请最多 5 年的专利延期，但总专利保护期不超过 14 年。

这些专利延期机制旨在补偿药物从研发到上市的时间，并鼓励药企进行新药的研发。不过，具体规定可能会因时间或政策调整而发生变化，因此建议关注相关法律和政策的更新。

1.66　药物的"专利悬崖"

"专利悬崖"（Patent cliff）是一个药品行业中的术语，用来描述当一个或多个高收入药品的专利保护即将到期时，制药公司可能面临的突然和显著的收入下降。这种情况通常发生在品牌药品的专利即将到期，允许仿制药厂商开始生产和销售价格更低的同效药品时。

（1）专利悬崖的影响

① 收入下降：专利到期后，仿制药品进入市场，会导致原有药品的市场份额和价格急剧下降，从而使得原制药公司的收入大幅减少。

② 竞争加剧：市场上仿制药的增加会导致激烈的价格竞争，进一步压缩原药品的利润空间。

③ 研发投入影响：收入的减少可能会影响制药公司的研发预算，这对于长期依赖研发新药以维持增长的公司来说是一个重大挑战。

④ 战略调整：面对专利悬崖，制药公司可能需要调整其业务策略，比如加大新药开发力度、寻求合并或收购、扩展到新的市场或治疗领域等。

⑤ 对患者和保险的影响：专利悬崖的一个积极面是，仿制药的上市为患者提供了更加经济的治疗方案，同时也减轻了政府和保险公司以及医疗系统的财务压力。

（2）应对策略　制药公司通常采取多种策略来应对专利悬崖，包括：

① 推出新药：开发和推出新的专利药品以替代即将失去专利保护的药品。

② 延长专利寿命：通过修改药品配方或开发新的药物递送系统等方式来申请新的专利。

③ 市场多样化：开拓新的市场或治疗领域，降低对单一药品的依赖。

④ 成本控制：优化运营以降低成本，提高效率。

⑤ 与仿制药厂商合作：有时，原制药公司会选择与仿制药厂商合作，共同开拓其药品市场。

专利悬崖对制药公司来说是一个重大挑战，需要通过战略规划和创新来有效应对。同时，它也为患者和整个医疗系统带来了更多的治疗选择和经济负担的减轻。

1.67　罕见病和孤儿药

（1）罕见病（Rara disease）　与其他常见疾病相比，罕见疾病是一种影响相对较少人群的疾病。各个国家考虑到自身国家人口、需求和政策提出了不同的罕见疾病定义，并且为这些疾病分配了特定的患病率门槛。世界卫生组织（WHO）建议将患病频率为每1万人6.5～10人定义为罕见疾病。在欧盟（EU），这一定义是每1万人少于5人。在美国，少于20万患者的疾病被定义为罕见疾病，但在日本则为少于50000人，在澳大利亚为少于2000人。多数国家已采用欧盟的定义作为其罕见疾病定义。除了疾病患病率外，识别这些疾病还考虑了其他罕见疾病常见的标准。例如，这些疾病是慢性的、进行性的、威胁生命的、导致身体组织退化并导致残疾的，而且其中大多数疾病没有治愈和有效的治疗方法。这些疾病在80%的病例中具有遗传起源，50%～70%的患者为儿童，30%的患者在5岁前去世。到目前为止，已经确认了约5000～7000种罕见疾病，并且定期报告新的罕见疾病。大多数已知疾病被分类为几个主要组别，包括代谢紊乱、神经肌肉疾病、血液疾病、心血管和呼吸系统疾病、自身免疫疾病、皮肤疾病和罕见肿瘤。

最知名的罕见病包括：埃勒斯 - 丹洛斯综合征（EDS）、镰刀细胞病、囊性纤维化、杜兴氏肌营养不良、血友病等。

（2）孤儿药（Orphan drugs）　孤儿药是用于治疗罕见病的药物，通常指在罕见病领域中开发的药物。由于市场较小，研发罕见病药物的成本较高，因此一些国家为了鼓励药企开发罕见病治疗药物，提供了一些法规和政策支持，例如缩短专利保护期、提供税收优惠等。

以下是一些孤儿药的案例示例：

① 克拉帕替尼（Imatinib）：治疗慢性骨髓性白血病。

② 依马替尼（Imetelstat）：治疗罕见病：骨髓纤维化。

③ 埃特罗普汀（Ataluren）：治疗肌营养不良型杜兴氏（DMD）。

国际人用药品注册技术要求协调委员会（ICH）并没有针对罕见病或孤儿药物开发制定

特定的指南。然而，ICH E8（R1）关于临床试验的一般考虑的指南提供了有关临床试验设计、实施和分析的一般原则，这些原则可以应用于罕见病药物的开发。此外，监管机构，如美国食品和药物管理局（FDA）和欧洲药品管理局（EMA），已经制定了特定的指导文件和计划，以支持罕见病药物的开发。其中包括 FDA 的孤儿药物认定计划，为罕见病药物的开发提供激励措施，以及 EMA 的孤儿药物委员会（COMP），为欧洲联盟内的孤儿药物认定提供科学咨询并评估申请。

1.68　药物安全尽职调查

药物安全尽职调查（Due diligence）专员在评估潜在的药物收购和许可机会时，承担着确保公司充分了解潜在产品的安全性和合规性的重要角色。以下是针对药物安全尽职调查的细化指南。

（1）开发中的化合物或生物制剂（侧重综合疗效和安全评价数据）

① 审查所有来源的安全数据，包括临床试验、上市后监测、监管通讯及临床前毒理学数据。

② 建议在尽职调查期间用于安全性审查的文件 / 数据源包括：

a. 新分子实体报告 / 研究性新药（IND）提交材料，以获取药物的初步安全数据。

b. 研究者手册，其中包括开发核心安全信息（DCSI）和开发安全更新报告（DSUR），这些文件提供了药物安全性的连续更新。

c. 紧急安全措施文档，记录了任何需要立即响应的安全性问题。

d. 进行中和已完成的研究清单，包括临床研究报告（CSR），这些报告详细记录了研究结果和关键安全性发现。

e. 独立数据监测委员会（IDMC）会议记录，提供了第三方对研究数据的监督和安全评估。

f. 已完成临床试验的不良事件（AE）列表和频率研究，包括对特定人群的亚组分析。

g. SUSAR（疑似意外严重不良反应）报告和特别关注的事件记录，这些都是监管机构特别关注的安全信息。

h. 新药申请（NDA）/ 上市许可申请（MAA）提交包，包括临床安全性总结（SCS）或综合安全性总结（ISS），提供了全面的药物安全性概述。

i. 相关文献，包括那些报道药物阶段性影响、发展失败的原因的研究。

j. 所有其他适用文件，以确保对药物的收益 / 风险比进行全面评估。

（2）上市后药物（侧重支持产品声明的依据）

① 参考安全信息：公司核心数据表（CCDS）、产品特性摘要（SmPC）、美国封装说明书（USPI）。

② 风险管理文件：核心风险管理计划（RMP）、欧盟风险管理计划（EU-RMP）、风险评估和缓解策略（REMS）及其证明文件。

③ 汇总报告：定期收益 - 风险评估报告 / 定期安全更新报告（PBRER/PSUR）、定期药物不良体验报告（PADER）、增强的药物警戒或上市后要求 / 承诺（PMR/PMC）报告、临时安全报告。

④ 内部产品安全信号跟踪日志。

⑤ 监管沟通和卫生当局评估。

　　a. 欧洲药品管理局（EMA）欧洲公共评估报告（EPAR）。

　　b. 市场批准条件（例如 EMA）和任何 PMR/PMC。

　　c. EMA 药物警戒风险评估委员会（PRAC）PSUR 评估报告、新兴安全问题（ESI）、PRAC 每月安全信号和建议。

　　d. EMA 授权后安全研究（PASS）和评估。

　　e. FDA 药物批准包，例如医学审查部分、REMS 审查和批准信。

　　f. FDA 跟踪的安全问题和药物安全沟通、REMS 评估报告。

　　g. "亲爱的医疗保健提供者"通讯。

　　h. 文献：与同类药物的比较安全性研究。

　　通过这些细化的指南，药物安全尽职调查专员可以更有效地评估和分析潜在药物的安全性和效益／风险概况，为公司提供关键的支持以做出明智的战略决策。

参考文献

[1] Coleman J J. Adverse drug reactions[J]. Clin Med（Lond）. 2016，16：481 – 485.

[2] FDA. Working to Reduce Medication Errors[DB]. https://www. fda. gov/drugs/information-consumers-and-patients-drugs/working-reduce-medication-errors#: ~: text=A%20medication%20error%20is%20defined, Medication%20Error%20Reporting%20and%20Prevention.

[3] PSNet. Patient safety 101. Medication Errors and Adverse Drug Events[R]. September 7，2019. https://psnet. ahrq. gov/primer/medication-errors-and-adverse-drug-events.

[4] WHO：What is Pharmacovigilance? [DB]https://www. who. int/teams/regulation-prequalification/regulation-and-safety/pharmacovigilance.

[5] WHO：Enhancing Benefit-Risk Assessment in Regulatory Decision-Making[DB]. https://www. fda. gov/industry/prescription-drug-user-fee-amendments/enhancing-benefit-risk-assessment-regulatory-decision-making.

[6] Shmerling R H. Is it ok to use medications past their expiration dates? [R] Harvard Health Publishing. May 18，2022. https://www. health. harvard. edu/staying-healthy/is-it-ok-to-use-medications-past-their-expiration-dates.

[7] Gikonyo D，et al. Drug expiry debate：the myth and the reality[J]. Afr Health Sci，2019，19：2737 – 2739. doi：10. 4314/ahs. v19i3. 49.

[8] FDA：New Drug Application（NDA）[DB]. https://www. fda. gov/drugs/types-applications/new-drug-application-nda.

[9] Kashoki M，et al. A comparison of EMA and FDA decisions for new drug marketing applications 2014 – 2016：concordance，discordance，and why[J]. Clin Pham & Therap. 2020，107：195-202.

[10] FDA. New Drug Therapy Approvals 2019[R]. https://www. fda. gov/drugs/new-drugs-fda-cders-new-molecular-entities-and-new-therapeutic-biological-products/new-drug-therapy-approvals-2019.

第 2 章
非临床（临床前）药物安全评价

2.1 良好实验室规范

良好实验室规范（Good Laboratory Practice，GLP）是一组旨在确保非临床实验室研究的质量和完整性的原则，旨在支持受政府当局监管的产品的研究或营销许可。实验室使用这些原则来确保实验结果或数据的一致性、可靠性和重复性，确保设备的适当维护和校准。

（1）GLP 是一套用于支持药物、化学品和其他产品的安全性和效能的非临床实验室研究的行为准则。GLP 指南为实验室研究的设计、进行、记录和报告提供了框架，强调了质量保证和控制以及数据完整性的重要性。

（2）GLP 的目标是确保实验室研究以标准化、一致、可靠的方式进行，并且这些研究的结果是准确、可重复和有意义的。GLP 适用于实验室研究的所有方面，包括测试设施管理、研究设计、研究进行、数据管理和报告准备。

（3）GLP 指南要求实验室必须建立包括所有实验室程序和活动的标准操作程序（SOPs）的质量管理体系。这些 SOPs 必须始终遵循，任何偏离这些程序都必须被记录和证明。

（4）在美国，负责 GLP 合规性的监管机构是环境保护署（EPA）和美国食品药品监督管理局（FDA），而负责其他国家 GLP 合规性的组织是经济合作与发展组织（OECD）。在中国，负责检查和认证良好实验室规范的政府机构是国家药品监督管理局（NMPA）。

GLP 原则的两个例子：

（1）**设备校准和维护** 所有用于生成数据的设备，例如分析天平、显微镜或分光光度计，必须定期校准和维护。这确保了设备的正确运作，从而产生的数据是准确和可靠的。

（2）**记录保存** 所有与研究相关的数据和观察，包括原始数据、所有更改和修正，都必须完整、清晰、及时并永久地记录。例如，实验室工作人员在实验过程中所做的所有观察，以及所有的测量、计算和结果，都必须完整地记录在实验室笔记本或电子系统中。

通过为实验室研究提供标准化的框架，GLP 促进了生成可用于支持药物、化学品和其他产品的安全性和效能的准确、可重复和有意义的数据。

2.2 FDA 计算机系统验证要求 21CFR 第 11 部分

美国食品药品监督管理局（FDA）的计算机系统验证要求主要在《联邦法规汇编》（Code of Federal Regulations，CFR）第 21 部分、第 11 章节（21 CFR Part11）。这一部分专门针对电子记录和电子签名的要求。

21CFR 第 11 部分的主要要求包括：

（1）**电子记录的可靠性和完整性** 要求电子记录系统能够准确记录数据，防止数据丢失或被篡改。

（2）**验证和确认** 需要定期进行系统软件验证检查，确保系统的所有元素按预期工作，并且必须记录验证测试结果。

（3）**记录生成** 公司质量管理系统中涉及的硬件、软件和物理记录的操作措施必须得到很好的记录。

（4）**审计跟踪** 任何记录的创建、修改或删除都应自动存储在审计历史文件中。此外，该文件不应可修改。这样的审计跟踪记录应保留一定的时间，以便 FDA 审计员进行审查和复制。

（5）**操作控制** 操作系统应能够通过阶段门控制流程监控和控制质量程序。这样的工作流程确保由指定人员创建、审查（如果需要）和批准。

（6）**操作系统的文档化** 要求对系统的操作进行详细的文档化，包括系统的设计、开发、操作和维护等。

（7）**安全控制** 系统的访问应通过每个授权系统用户的唯一登录名和密码进行控制。

（8）**用户培训** 系统的每个用户应针对其特定角色进行培训。此外，培训应得到很好的记录。这将允许审计员审查操作、审计跟踪并与培训日志进行交叉引用，从而提高成功审计的可能性。

（9）**数字签名** 为了符合要求，数字签名必须包含签名者的印刷名称、签名执行的日期和时间，以及与签名相关联的意义（例如，作者身份、审查或批准）。

（10）**系统访问控制** 要求建立有效的访问控制措施，确保只有授权人员能够访问系统。

遵守 21 CFR Part11 可以帮助提高操作效率、降低费用、提高整体系统安全性、提高员工培训水平、减少有记录缺陷的数量。

2.3 如何在 GLP 研究中应用 FDA 计算机系统验证要求 21CFR 第 11 部分

在 GLP（良好实验室规范）研究中应用 FDA 的计算机系统验证要求（21CFR 第 11 部分）是至关重要的，以确保数据的准确性、可靠性和完整性。以下是一些关键步骤：

（1）**风险评估** 首先，对系统进行全面的风险评估，确定可能影响数据质量和系统性能的潜在风险。

（2）**定义需求** 明确系统的功能和性能需求。这应该包括系统的所有功能、操作和维护要求。

（3）**开发 SOPs** 为系统的所有操作、维护和验证活动制定标准操作程序（SOPs）。

（4）**系统设计** 设计一个满足所有定义需求的系统。这可能涉及软件选择、硬件选择和系统配置。

（5）**系统实施** 正确安装和配置系统。这包括硬件、软件、网络和任何其他相关系统。

（6）**系统验证** 对系统进行详细的验证以确保其符合所有定义的需求。包括安装验证（IQ）、操作验证（OQ）和性能验证（PQ）。

（7）**培训** 确保所有系统用户和维护人员都接受了适当的培训，并记录培训活动。

（8）**监控和维护** 在系统的整个生命周期中持续监控其性能。定期审查系统，确保其持续满足所有需求和法规要求。

（9）**记录和审计** 确保生成所有必要的记录，并保存一定的时间。定期进行系统审计，确保持续的合规性。

（10）**更改控制** 对系统进行任何更改时，必须通过更改控制过程来管理这些更改。

遵循这些步骤，可以确保在 GLP 研究中满足 FDA 的计算机系统验证要求。

2.4 非临床药物安全性评价的主要目的

非临床药物安全性评价是药物开发过程中的重要环节，其目的是在临床试验之前，通过在体外实验和动物实验来评估候选药物的安全性和潜在的毒性风险。这一评价过程对确保人类在后续临床试验中的安全至关重要。非临床安全性研究的主要目的如下：

① 器官毒性鉴定。

② 与药物暴露之间的关系。

③ 确定靶点效应和非靶点效应。

④ 与人类可能的相关性。

⑤ 估算临床 FIH 起始用药剂量。

⑥ 鉴定 / 确认在临床中监测的安全性生物标志物。

⑦ 毒性是否可逆。

实现这些目标的方法将取决于几个因素。首先，治疗类型（如小分子药物或生物药物）将决定哪些必要的研究，以及哪些是监管机构期望的，以便支持首次在人类使用的临床试验。其次，治疗适应症［如心血管病、中枢神经系统（CNS）疾病、肿瘤学和罕见 / 孤儿疾病］将决定是否需要额外的评估和考虑，以更好地了解与剂量相关的对靶器官的疗效和毒性，以估计安全裕度。最后，必须考虑首次在人类使用的临床试验及其后续研究的范围和设计（如治疗持续时间），以便设计适当的关键临床前研究，既能支持计划中的临床研究，又能充分告知拟定的患者群体或健康志愿者潜在安全风险。

2.5　新药研发中常用动物模型

在药物开发过程中，为了确保新药物的安全性和有效性，以保护人类的生命和健康。通过在实验动物身上进行研究，可以在更加受控的环境下获得初步数据，降低对志愿者的风险。动物模型可以提供药物在整个生物体内的效果，从而更好地预测在人体中的反应。这有助于选择最有前景的候选药物进入临床试验，避免不必要的人体试验。动物模型提供了临床前研究所需的重要数据和依据。这有助于制定临床试验的设计和剂量选择，提高临床试验的效率和成功率。

常用于药物发现和药物安全评价的主要动物模型包括：小鼠（小白鼠）、大鼠（SD 大鼠、Wistar 大鼠等）、猴子（恒河猴、猕猴等）、兔子、狗（Beagle 狗等）、猪、鱼类（斑马鱼、大马哈鱼等）。

选用以上动物作为实验动物模型还在于这些实验动物与人类之间基因的高度相似性。比如：大鼠（Rattus norvegicus）与人类约有 85% ～ 90% 的基因相似性；狗（Canis lupus familiaris）与人类约有 82% ～ 95% 的基因相似性；猴子（如恒河猴，Macaca mulatta）与人类约有 93% ～ 95% 的基因相似性。

然而，在动物实验中，动物福利也是至关重要的考虑因素。合理的实验设计和操作，确保动物得到适当的照顾和保护，是保障动物福利的关键。同时，倡导 "3R" 原则，以替代、减少和改进的方式使用动物。

动物福利指南和 "3R" 原则如下。

（1）替代（Replacement）　使用替代方法，如体外试验或计算机模拟，来减少动物实验的数量。

（2）减少（Reduction）　优化实验设计和技术，以减少使用动物的数量。

（3）改进（Refinement）　改善动物的福利条件和实验操作，以降低动物的痛苦。

在新药物的发现和开发过程中，动物模型研究一般应用在以下几个关键阶段。

（1）**药物筛选和优选阶段**　动物模型能够提供与人类相似的生理和病理情况，通过研究药物在动物体内的效果，可以预测其在人体内的药效和疗效。在众多候选化合物中筛选潜在的药物，需要进行初步的动物模型研究，以评估它们的药效、生物利用度和毒性。这有助于选择最有前景的候选药物进入下一步开发阶段。

（2）**药物代谢和药代动力学研究**　在药物开发过程中，需要了解药物在体内的代谢途径、清除速率和分布情况。通过动物模型，可以探索药物的药代动力学特性，并优化药物的药代参数，从而更好地预测在人体内的表现。

（3）**药物安全性评估**　在新药物开发阶段，必须对其安全性进行全面评估。通过动物模型，可以评估药物对器官和组织的潜在毒性，了解可能的不良反应和副作用，以确保新药的安全性。

（4）**药物作用机制研究**　动物模型可用于探索药物的作用机制和治疗效果，揭示药物与生物体的相互作用，从而深入理解其药理学特性。

（5）**临床前研究支持**　动物模型研究提供了支持和数据，为新药物进入临床前研究提供安全药理和毒理学科学依据。这些数据有助于制定临床试验的设计和剂量选择。

需要强调的是，虽然动物模型在药物研究中具有重要作用，但也要认识到其局限性，动物与人类之间存在生物学差异，因此在将结果应用到人类身上时需要谨慎。同时，我们也应该积极探索替代方法，以减少对动物的使用并提高研究的可预测性和可靠性。总体而言，动物模型在新药物发现和开发中是不可或缺的工具，但应当在伦理和科学标准的指导下使用，并持续努力寻找更加可持续和精确的研究方法。

2.6　非临床药物安全性评价主要数据指标

药物安全性评价涉及多个数据指标，以全面评估药物在人体内的安全隐患。以下是一些主要的药物安全性评价数据指标：

（1）**急性毒性**　急性毒性评估主要是检测药物在短期内对动物的毒性效应。这包括两个关键参数：致死剂量 50（Lethal Dose，50%，LD50），即导致 50% 实验动物死亡的剂量；和有效剂量 50（Effective Dose 50%，ED50），即在 50% 的实验动物体内产生预期药效的剂量。此外，最大耐受剂量（Maximum Tolerated Dose，MTD）是指在急性毒性试验中，动物所能耐受而不致死亡的最大剂量。最小致死剂量（Minimum Lethal Dose，MLD）则是指能够引起至少一个动物死亡的最小剂量。这些指标共同帮助科研人员理解药物的毒性级别，并为后续的药物开发和安全评估提供基础数据。

（2）**慢性毒性**　通过长期或重复给药来评估药物对动物体内器官系统的长期影响，包括各种组织和器官的损伤及病变。无观察到不良效应水平（No Observed Adverse Effect Level，NOAEL）是指在一定时间内，按照特定的给药方式和检测方法，未能观察到任何有害效应的最高剂量。

（3）**毒性学分析**　利用临床化验、病理学、组织学等多种科学方法，全面评估药物对器官和组织结构及功能的影响，以及潜在的毒性效应。

（4）**药代动力学参数**　研究包括药物在体内的吸收、分布、代谢和排泄（ADME）过程，以及半衰期等参数，从而深入理解药物在生物体内的动态行为。

（5）**免疫毒性**　综合评估药物对免疫系统的潜在影响，包括对免疫细胞功能、炎症反应以及免疫调节作用的影响。

（6）**心血管毒性**　通过研究药物对心率、血压及其他心血管参数的影响，评估药物对心血管系统的潜在风险。

（7）**生殖毒性**　详细探究药物对生殖系统的影响，包括对生育能力、精子和卵子的生成、生殖行为、受孕能力及胚胎发育的潜在影响。

（8）**遗传毒性**　评估药物对遗传物质的影响，重点关注其致突变性和对染色体的潜在畸变效应。

（9）**肝脏和肾脏功能**　系统评估药物对肝脏和肾脏功能的影响，包括潜在的毒性或功能损伤，确保药物使用的安全性。

（10）**神经毒性**　对药物对神经系统的影响进行综合评估，包括对行为、认知功能及神经递质活动的可能影响。

这些数据指标在药物安全性评价中共同起着重要作用，以确保药物在人体内的使用是安全的。通过全面收集和分析这些数据，可以更准确地评估药物的安全性潜力，并为决定是否继续进行临床试验和上市提供依据。

2.7　急性毒性试验

急性毒性试验是指药物在单次或 24 小时内多次给予后一定时间内所产生的毒性反应。

试验应采用至少两种哺乳动物进行，一般应选用一种啮齿类动物和一种非啮齿类动物。原则上，给药剂量应包括从未见毒性反应的剂量到出现严重毒性反应的剂量，或达到最大给药量。急性毒性试验产生的主要数据指标包括致死剂量（LD50）和致病剂量（ED50）。

2.8　长期毒性试验

长期毒性试验（也称为慢性毒性试验或重复给药毒性试验），必要时还包括毒代动力学，主要描述动物重复接受受试物后的毒性特征，它是能否过渡到临床试验的主要依据。长期毒性试验在药物开发过程中的重要性出于以下几个主要原因：

（1）**评估长期暴露的安全性**　长期毒性试验的目的是评估药物在长期或重复给药条件下的安全性。由于某些毒性效应可能只有在长时间暴露后才会显现，因此这类试验对于发现潜在的长期毒性至关重要。

（2）**确定剂量－反应关系**　通过长期毒性试验，可以更好地理解药物的剂量-反应关系，包括确定无观察不良效应水平（NOAEL）和最低产生不良效应水平（Lowest Observed Adverse Effect Level，LOAEL）。预测受试物可能引起的临床不良反应，包括不良反应的性质、程度、量效和时效关系以及可逆性等。这有助于选择后续临床试验的剂量，例如，确定人体首次临床试验（FIH）的起始剂量。它还为 FIH 之后的试验提供了一个安全剂量范围，并为监测和预防临床不良反应提供了参考依据。

（1）**揭示潜在的目标器官毒性**　这类试验有助于识别药物对特定器官或系统的潜在毒性，例如肝脏、肾脏、心脏或中枢神经系统的毒性。

（2）**研究药物的代谢和蓄积**　长期毒性试验还可以提供关于药物在体内代谢和可能的生物蓄积的信息，这对于理解药物的长期安全性至关重要。

（3）**满足监管要求**　药品监管机构，如美国 FDA、欧洲 EMA 和中国 NMPA，通常要求进行长期毒性试验，以确保在批准药物上市前充分评估其长期使用的安全性。长期毒性试验的启动时机受到整体药物开发计划和相关监管机构要求的影响。例如，在申请进入人体临床试验前，监管机构通常要求提供一定期限（如 3 个月、6 个月或更长时间）的非临床毒性数据。这是因为这些试验的结果将帮助确定临床试验中使用的剂量范围和监测潜在副作用的参数。

与急性毒性试验相似，重复给药毒性试验通常采用两种类型的实验动物：一种是啮齿类，另一种是非啮齿类。这类试验至少应设置三个剂量组：低、中、高，以及一个溶媒（或辅料）对照组。如有必要，还可以设置空白对照组和 / 或阳性对照组。高剂量组的设定原则是引发动物明显的毒性反应，低剂量组的剂量应当等于或高于实际动物药效剂量或人类临床使用剂量的等效剂量。中剂量组则应在高剂量和低剂量之间设置，旨在揭示药物毒性反应的剂量 - 反应关系，以及毒性作用的机制和特征。这种分层剂量设置有助于全面评估药物的毒理作用，并为进一步的药物研发和安全评价提供科学依据。

2.9　特殊安全性试验

特殊安全性试验是药物开发过程中用于评估药物可能产生的特定风险的一系列试验。这些试验针对药物可能对特定生物功能或结构产生的独特影响进行评估。

（1）**试验过敏性（局部、全身和光敏毒性）**　这些试验评估药物是否可能引发过敏反应，包括局部过敏、全身过敏以及对光线的过敏反应。这些测试有助于确定药物是否会在人体内引起不良的过敏性反应。

（2）**溶血性和局部刺激性**　这些试验评估药物对红细胞的溶血作用，以及药物在局部（如血管、皮肤、黏膜、肌肉等）是否会引起刺激性反应。这些测试有助于了解药物可能引起的不良效应。

（3）**复方制剂中多种成分毒性相互影响的试验**　对于包含多种成分的复方制剂，这些试验有助于评估各成分之间是否存在相互作用，是否可能导致毒性增强或减弱。

（4）**致突变试验**　这些试验评估药物是否具有引发基因突变的潜在能力，从而增加致癌风险或其他遗传性问题。

（5）**生殖毒性试验**　这些试验旨在评估药物对生殖系统的潜在影响，特别关注药物对生育能力、胚胎发育以及生殖器官健康的影响。

（6）**致癌试验**　这些试验旨在评估药物是否有潜在的引发癌症的能力，通过长期暴露来检测潜在的致癌风险。

（7）**依赖性试验**　这些试验评估药物是否可能导致药物依赖性或成瘾性，包括对动物行为和生理的影响。

进行特殊安全性试验的主要考虑因素包括：

（1）**药物作用的特异性**　根据药物的作用机制和靶点，评估其可能对特定器官或系统（如心血管系统、神经系统、免疫系统等）产生的特殊影响。

（2）**药物代谢特点**　考虑药物在体内的代谢途径，特别是如果药物或其代谢产物可能在某些器官（如肝脏）中积累，或对特定器官产生毒性。

（3）**临床观察**　根据早期临床试验或与药物作用机制相关的疾病状态的观察，决定是否需要进行特定的安全性评估。

（4）**药物的用途**　针对药物预期的临床用途和治疗人群（如儿童、孕妇、老年人等），评估是否需要进行特殊的安全性试验。

（5）**历史数据**　参考同类药物或药物类别中已知的安全性问题，进行定向的安全性评估。

（6）**法规要求**　遵循相关药品监管机构的指导原则和法规要求，进行必要的特殊安全性试验。

特殊安全性试验可能包括但不限于心血管安全性试验、神经行为毒性试验、免疫毒性试验、内分泌干扰试验、生殖毒性试验等。这些试验有助于全面评估药物的安全性，为临床应用提供重要的安全性信息。

2.10　新药研发中开始非临床安全性研究的节点

药物的开发是一个分步进行的过程，涉及对动物和人体安全信息的评估。非临床安全性评价的目标通常包括对于靶器官的毒性效应的表征、剂量依赖性、与暴露的关系，以及在适当的情况下潜在的可逆性。ICH M3（R2）（2008 年）提供了有关进行人类临床试验和制药上市许可的非临床安全性研究的指导。这些信息有助于估计初始安全起始剂量和人体试验的剂量范围，并确定临床监测潜在不良效应的参数。非临床安全性研究虽然在临床开发初期受限，但应足以表征可能在支持的临床试验条件下发生的潜在毒性效应。

非临床安全性研究通常包括安全药理学研究、重复剂量毒性研究、毒代动力学和非临床药代动力学研究、生殖毒性研究、遗传毒性研究，以及对于有特殊关注原因或打算长期使用的药物的致癌潜力评估。其他非临床研究，包括光毒性研究、免疫毒性研究、幼年动物毒性研究和滥用潜力研究，应酌情根据具体情况进行在新药开发项目时间表中。

在新药开发的时间线上，非临床安全性研究通常会在以下几个关键阶段进行：

（1）**临床前研发阶段**　这是药物开发中在进入临床试验之前的重要阶段。在此阶段，将进行一系列临床前安全性评估，涵盖急性毒性、慢性毒性、生殖毒性、致癌性和遗传毒性等研究。这些研究的主要目的是全面评估药物的潜在毒理作用，确保有充分的安全性数据支持药物的临床试验申请，从而保障人体试验的安全性。

（2）**临床试验前期**　在药物进入人体临床试验之前，通常还需要进行更详细的非临床安全性研究。这可能包括针对特定器官系统（如心血管系统、肝脏、肾脏等）的研究。此外，药物的代谢途径和药代动力学也可能会在这个阶段得到更深入的了解。

（3）**药物上市前期**　即使药物已经通过临床试验并获得批准，非临床安全性研究仍然会持续进行。这些研究可以帮助监测长期使用药物可能带来的潜在风险，发现稀有的不良事件，或者对药物在特定人群中的安全性进行更深入的评估。

在确定药物靶点和候选化合物后，在临床前药物早期开发阶段可以开始探索毒理学，可以有助于为选择临床前开发的主要候选药物寻找依据。这些临床前活动为向 FDA 申请研究性新药（IND）以获得启动人体临床测试的许可奠定基础（图 2-1 蓝色部分）[1]。

在新药开发项目的时间线上，非临床安全性研究通常从临床前开始，并贯穿整个药物开发过程，以确保药物的安全性和可靠性得到充分评估和监测。

在新药研发的临床试验期间开始非临床安全性研究是一种较为少见但可能必要的做法。这通常发生在以下情况：

（1）**新发现的安全性问题**　在临床试验过程中，如果发现了新的安全性问题或者有意外的不良反应出现，可能需要回到实验室进行非临床安全性研究，以更深入地理解这些问题。

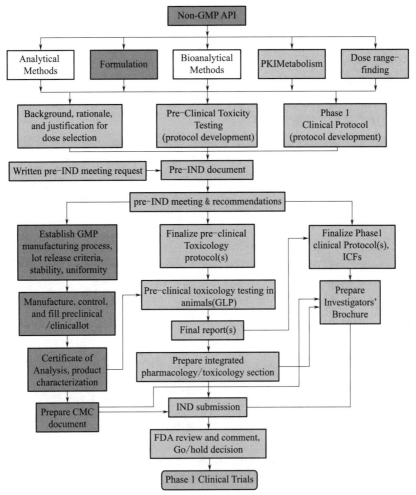

图2-1 临床前药物安全评价流程图（彩图见封二）

API—活性药物成分；CMC—化学、制造和控制；FDA—美国食品和药物管理局；GLP—良好实验室规范；
GMP—良好生产规范；ICF—知情同意书；IND—研究性新药；PK—药代动力学

（制造：红色；分析：灰色；文档：橙色；安全：蓝色；临床：绿色）

（2）**扩展药物适应症**　如果研究人员计划将药物用于新的疾病适应症，可能需要进行额外的非临床研究来评估药物在新的适应症中的安全性。

（3）**长期或慢性毒性问题**　有时，长期或慢性的毒性问题可能在临床试验中显现，这可能需要额外的非临床研究来评估（preclinical investigative safety study）。

（4）**儿童和特殊人群用药安全性**　如果计划将药物用于儿童或其他特殊人群（如孕妇），可能需要进行特定的非临床研究来评估药物对这些人群的安全性。

（5）**监管要求**　有时，药品监管机构在临床试验的某个阶段可能要求补充非临床安全性数据，以支持药物的进一步研发。

在这些情况下，非临床安全性研究可以帮助更好地理解药物的安全性档案，为临床试验的进行提供额外的数据支持。这样的研究可能包括额外的毒性试验、药代动力学研究、药物作用机制的深入探讨等。

2.11　确定支持临床试验所需的重复剂量毒性研究持续时间

此节涉及确定临床试验所需的重复剂量毒性研究的适宜持续时间。这些研究的时长需要根据药物的性质、预期的临床用途以及治疗时长等因素综合考虑，以确保获得足够的临床前实验数据支持药物在人体中安全使用。重复剂量毒性研究的持续时间对于评估药物长期使用的潜在风险至关重要，是全球临床试验设计和实施的基础。

以下是在这方面需要考虑的几个要点：

（1）ICH 指导原则及当地药监法规要求　不同地区的药品监管机构可能对临床前毒性研究的持续时间有不同的要求。必须确保所进行的研究符合各地的法规和规定。

（2）研究对象的特性　药物的性质和预计使用人群的特点将影响研究持续时间的选择。例如，针对儿童或老年人的药物可能需要更长时间的研究，以确保其安全性。

（3）治疗剂量和持续时间的关系　药物的剂量和持续时间对毒性反应的发展有影响。如果药物需要长时间使用，那么研究的持续时间可能需要相应延长，以捕捉到潜在的长期毒性。

（4）毒性的时间依赖性　一些毒性反应可能需要较长时间才能显现出来，特别是在药物长期使用的情况下。因此，必须确保研究持续时间足够长，以识别这些延迟的毒性。

（5）研究目标和要求　根据研究的目标和要求，研究持续时间可以有所不同。如果需要评估长期使用的安全性，可能需要更长的研究期限。

（6）动物模型的选择　使用的动物模型以及模型与人类的生物学相似性也会影响研究持续时间的选择。更相似的动物模型可能需要更长的研究时间。

（7）临床试验设计　临床试验的设计和持续时间也会影响毒性研究的持续时间。确保毒性研究的持续时间与临床试验的设计相一致，以便更好地预测可能的不良事件（表 2-1）。

表 2-1　临床试验的设计和临床前毒性研究的持续时间

临床试验的最长持续时间	支持临床试验的非临床重复剂量毒性研究的最短持续时间	
	啮齿类动物	非啮齿动物
最多 2 周	2 周	2 周
2 周～6 个月	与临床试验相同	与临床试验相同
6 个月以上	6 个月	9 月

在日本，如果要将育龄期妇女纳入临床试验，通常要求至少一种动物（通常是啮齿类动物）完成至少 2 周的重复剂量毒性研究，并且对其卵巢进行了详细的组织病理学评估。

在欧盟，对非啮齿类动物进行的 6 个月毒性研究通常被认为是充分的（sufficient）。如果已有更长时间的研究数据，那么通常不需要额外进行 6 个月的研究。若研究结果呈阳性，则需要进一步的评估，并根据需要进行额外的测试以确认药物是否适合继续用于人类。

特别是当儿童是主要的目标治疗人群时，如果现有的动物研究不能充分解释药物对发育中靶器官的影响，那么对非啮齿类动物进行长期的幼年动物毒性测试将是有价值的。在这种情况下，建议在适合的幼年动物种类上进行适当时间长度的研究，如在实验犬中进行 12 个月的研究，以探讨药物对发育的影响。这种方法可以替代常规的非啮齿类动物长期毒性研究和单独的幼年动物研究。

对于临床试验时长超过 6 个月的情况，只要已有 3 个月的啮齿类动物和 3 个月的非啮齿类动物的研究数据，且完整的慢性啮齿类和非啮齿类动物的研究数据能在临床试验中 3 个月的用药后根据当地程序提供，就可以启动临床试验。

在处理严重或危及生命的疾病时，如果慢性啮齿类动物数据已经可用，基于现场临床和解剖学数据，可以考虑延长该慢性啮齿类动物的试验期限。在这种情况下，在额外的 3 个月内需提供完整的组织病理学数据。

对于注射制剂，建议在该注射制剂暴露给大量患者（例如 3 期临床试验）之前，先对非预期注射部位进行局部耐受性评估。不同地区对这类研究的要求各不相同。在美国，通常不推荐进行此类评估。而在日本，对于静脉注射药物及其他类型的注射制剂，根据具体情况推荐进行此类研究。在欧盟，建议对所有类型的注射制剂进行局部耐受性研究，以确保患者使用安全。这些区域性的差异反映了各个监管机构对药品安全性评估的不同重视程度和方法。

2.12　什么是安全药理学

安全药理学（Safety Pharmacology）是药理学的一个专门分支，主要聚焦于评估药物化合物对不同生理系统和功能的潜在负面影响。这是一门在监管驱动的药物评估过程中不断发展的学科，利用药理学的基本原理来生成数据，从而为风险与效益的评估提供科学依据。与传统毒理学的研究不同，安全药理学不仅要评估药物的常见不良反应，还需预测可能导致罕见但严重致命事件的风险。

安全药理学的主要目标是通过先进的技术手段，详细描述与候选药物相关的潜在风险，尤其关注其对关键器官系统（如心血管系统、中枢神经系统、呼吸系统）和主要生理过程的影响。这些研究通常在临床前开发阶段进行，以确保候选药物的安全性，进而支持其进入临床试验和最终的人体应用。通过这些综合评估，安全药理学在整个药物开发流程中扮演着至关重要的角色，确保患者用药的安全性和有效性。

在 20 世纪 90 年代中期，非心血管类药物替芬地那（Terfenadine，商品名 Seldane）因引发潜在致命的心脏问题——扭转型室性心动过速而被撤出市场。此前，普遍观点认为只有心血管药物才可能导致这种心脏风险。然而，替芬地那的问题在于，尽管其引发 TdP 的概率较低，导致这种副作用的案例非常罕见，通常需要数百万次的药物使用后才可能被识别出风险。此外，替芬地那用于治疗花粉症，这一症状虽影响生活质量，但并非生命威胁。因此，在这种情况下，药物潜在的致命风险明显超过其提供的治疗效益（缓解"流鼻涕"）。

这一事件对现在所称的安全药理学（在当时并不存在的学科）具有重要意义。这是因为当时传统的临床前毒理学测试方法无法预测替芬地那的 TdP 风险。临床前毒理学测试方法是通过确定以慢性毒性剂量给予化合物时的高剂量不良事件概况，但无法在治疗剂量下检测到罕见的致命事件风险。事实上，在 20 世纪 80 年代末和 90 年代初，动物或第 1 和 2 期临床研究中筛查 TdP 风险（无论是通过评估 QT 间期延长还是探索其他疑似生物标志物）并未被认为是相关的，更不用说是必要的了。此外，替芬地那对 QT 间期的影响程度很小，峰值效应可能会出现延迟，因此即使进行观察，也很难检测到该效应。如果在当时，我们在早期药物发现中使用特定的高通量筛选（HTS）程序来筛查 TdP 风险，而不是进行常规毒理学测试，就可以避免这个问题，但是在 20 世纪 90 年代初的毒理学议程中，并未考虑罕见不良事件风险的生物标志物。为了应对这个问题，安全药理学逐渐发展成为一个以行业部门为基础的学科，旨在填补临床前毒理学和（临床前和临床）药物开发之间的差距 [2]。

安全药理学研究通常涉及以下领域：

（1）**心血管系统**　评估药物对心率、血压、心律和其他心血管参数的影响。这有助于识别任何潜在的心脏毒性或促心律失常作用。

（2）**中枢神经系统**　评估药物对中枢神经系统的影响，包括评估镇静、认知功能、运动协调和潜在的不良神经影响。

（3）**呼吸系统**　研究药物对呼吸功能的影响，例如呼吸频率、肺功能和呼吸抑制的可能性。

以上三个系统又被称为核心安全药理试验（core battery tests）。

（4）**肾系统**　评估药物对肾功能的影响，包括其引起肾损伤或改变尿量的可能性。

（5）**胃肠系统**　评估药物对胃肠动力、胃酸分泌的影响，以及潜在的胃肠道不良反应。

（6）**其他器官系统**　研究药物对其他器官系统的影响，如对肝、免疫系统和内分泌功能的影响。

安全药理学研究通常使用体外（基于细胞）和体内（动物）模型进行，以评估候选药物的潜在副作用。这些研究提供了有价值的数据来支持安全剂量的选择，确定潜在的安全问题，并帮助设计后续的临床试验。

以下 ICH 指南与安全药理学特别相关：

（1）ICH　S7A　人用药物的安全药理学研究——该指南提供了有关人用药物安全药理学研究的设计、实施和报告的建议。它涵盖了对主要生理系统（包括心血管、中枢神经、呼吸和胃肠道系统）的潜在不良影响的评估。该指南还涉及安全药理学评估的适当动物模型、终点和方法的选择。

（2）ICH　S7B　人类药物对延迟心室复极化（QT 间期延长）可能性的非临床评估——该指南侧重于评估候选药物引起心室复极化延迟，从而导致心电图（ECG）上的 QT 间期延长的可能性。它提供了关于开展特定研究的建议，以评估药物对心脏复极化的影响和致心律失常风险的预测。

2.13　安全药理学与毒理学之异同

安全药理学（safety pharmacology）和毒理学（toxicology）是两个相关但有区别的学科。安全药理学旨在预测药物在人群（或动物）中使用时是否会出现安全问题，并通过预防这种情况的发生来履行其职责。它关注的是药物的安全性评估，以确保在药物治疗过程中最大程度地减少不良反应的风险。

毒理学是研究毒物和化学物质对生物体的有害效应以及它们引起的疾病和损伤的科学领域。毒理学研究的重点是识别和理解毒物的作用机制、毒性发生的途径以及对生物体的影响。它通常使用动物模型来评估化合物的毒性，通过检测其对动物的有害反应来推断其对人类的潜在影响。安全药理学与毒理学的比较见表 2-2。

表 2-2　安全药理学与毒理学的比较

项目	安全药理学	毒理学
研究目的	预测药物在人群（或动物）中使用时的安全风险	药物对生物体的有害效应以及它们引起的疾病和损伤
测试着重点	功能改变	临床和形态学改变
试验性质	急性	急性或慢性
该药方法	同一剂量（一般）一次	同一剂量一次（急性试验）/ 多次（亚急性、慢性试验）
该药剂量	NOAEL，$<$/=MTD/MFD	NOAEL，$>$MTD/=MFD
试验设计	拉丁方设计 / 并行设计	并行设计
试验终点	动物生存	动物尸检
ICH 监管指南	S7A and B，M3（R2）	S1（R1），S2（R1），S3A，S4，S4（R2），S5（R3），S6，S8，S9，S10，S11，S12，M3（R2）

注：NOAEL——No-observed-adverse-effect-level，未观察到不良效应水平；MTD——Maximum tolerated dose，最大耐受剂量；MFD——Maximum Feasible Dose，最大可行剂量。

尽管安全药理学和毒理学都涉及评估化合物的安全性，但它们在方法和目标上存在一些不同。安全药理学更加关注药物在治疗剂量下的安全性，特别是在临床使用中可能出现的罕见但致命的不良反应。它强调通过早期筛查方法和高通量技术来预测和识别潜在的安全问题。而毒理学更侧重于理解毒物的毒性机制和对生物体的整体影响，通过动物模型进行长期、高剂量的暴露实验来评估化合物的毒性。

正是因为在安全药理学和毒理学研究目标上的差异，在这两个学科之间，剂量选择的具体方法也随之不同。

在安全药理学研究中，主要目标是评估药物对重要器官系统的潜在不良效应。剂量选择的目的是建立剂量 - 效应关系，以确定药物在不同剂量下的效应。通常使用三组动物，分别接受低剂量、中剂量和高剂量的试验物质，同时设置一个仅接受溶剂的对照组。这种方法可以对剂量相关效应进行表征，并有助于确定未观察到的效应水平（NOEL）或未观察到的不良效应水平（NOAEL）。

另一方面，毒理学研究旨在评估物质的潜在毒性，包括其对各种器官系统的不良效应。在这些研究中，剂量选择旨在确定最大耐受剂量（MTD）或最高剂量，即在不引起严重毒性或死亡的情况下可以给予的最大剂量。这种方法旨在识别高剂量下的潜在不良效应，并为随后的人体接触建立安全边际。

虽然安全药理学和毒理学研究存在一些重叠之处，但基于研究目标，剂量选择策略有所不同。安全药理学着重建立剂量 - 效应关系以评估不良效应，而毒理学研究的目标是确定最大耐受剂量并评估物质的潜在毒性。

安全药理学和毒理学在评估化合物的安全性方面发挥着重要作用，但它们的研究重点和方法有所不同。安全药理学更注重早期预测和识别罕见但致命的不良反应，而毒理学更关注毒物的作用机制和对生物体的整体影响。两个学科的综合应用有助于确保药物在使用过程中的安全性和有效性。

2.14　遥测技术在药物非临床安全评价中的应用

遥测技术（telemetry technology），也被称为无线遥测，首次由 Van Citters 的团队[3]应用于远程监测肯尼亚基博科附近捕获和释放的两只成年野生雄性长颈鹿的血压。血压监测是在动物躺卧时头部贴地与直立站立的位置进行比较和记录的。自那时以来，遥测技术的快速发展使得对心血管、呼吸、中枢神经系统和其他系统功能变化的测量成为药物发现和开发中的一项简单而常规的程序。遥测数据收集的重要优点在于，可以在测试动物清醒且自由活动的条件下进行对正常和病理生理变量的监测，以研究试验物品或药物的效果，这模拟了大多数临床环境。除了提高遥测方法收集数据的质量外，这也是改善动物福利的重要途径之一，通过减少动物使用。因此，遥测技术在新药或新疗法的整体动物测试中的有效性和安全性评估中得到越来越广泛的应用和持续扩展。它提供了实时、准确的生理数据，帮助研究人员了解药物的安全性和潜在毒性。笔者曾经在《药物功效、安全性和生物制剂发现：新兴技术和工具于临床前药物发现和开发的遥测技术》（Drug efficacy，safety，and biologics discovery：emerging technologies and tools）一书的第九章中详细讨论了关于遥测技术遥测系统的原理和系统组成，临床前药物安全性分析和评估中的遥测技术应用、遥测数据收集和评估的实用方法、技术注意事项以及遥测系统在药物发现和开发中未来应用的展望[4]。

（1）遥测系统的原理和组成部分　遥测生理数据系统通常包括植入或附着在感兴趣区域的传感器、用于收集生理参数的传感器、无线发射器、接收器，以及能够存储和分析遥测信号的数据处理中心。植入式发射器通常是一个防水不锈钢外壳，内部密封着所有传感器电子元件；它可以从选择的导联位置获取尺寸、压力、核心体温和心电图数据。图 2-2 说明了在啮齿动物或大动物的心血管遥测研究中常用的遥测系统的主要功能设备和工作流程。遥测数据监测系统的关键组件是在收集的生理数据传输和接收之间建立无线转换。基本上，遥测数据收集与无线或移动电话通信类似。发射器捕获生理信号，并以特定的射频发送到特定的接收器。遥测处理中心（通常是安装了数据分析软件的个人电脑）处理接收到的生理信号，并将其转换成不同的波形进行在线或离线分析。

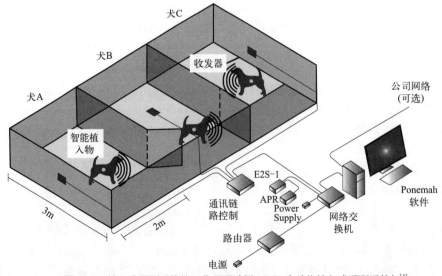

图 2-2　植入式遥测系统的工作原理（例：DSI 大动物植入式遥测系统）[4]

（2）遥测测试系统的验证　遥测系统的验证可分为两个类别：一个是验证测试系统的功能，另一个是专注于仪器/系统的验证。

① 仪器/系统验证：本验证的主要任务是建立记录证据，以高度保证特定系统将在符合 FDA 21 CFR Part11[5] 的规定下始终如一地运行。为了完成这项任务，通常需要组建一个验证团队（validation team），包括潜在用户代表、信息技术组和质量保证组，并积极参与供应商技术支持。清楚地确定用户要求，并对仪器、操作和性能进行充分记录是成功的关键。

② 功能验证：功能验证的目的通常是测试测试系统（包括测试动物）在检测和收集预期变化方面的灵敏度、特异性、重复性和灵活性。还需要解决在验证过程中出现的任何实际问题。灵敏度检测的能力应基于样本大小和收集参数的变异性。选择一种或两种逐渐升级剂量水平的阳性参比化合物是评估测试系统功能的常用方法。

（3）心血管系统中的遥测应用　心血管系统是最早也是最常使用遥测技术的主要生理系统。这可能不仅是因为在心血管监测中相对容易应用遥测技术，而且对于监测心血管系统的功能参数作为生命体征的需求很高。在 ICH 指南 S7A 中，心血管系统被认定为新药物安全性评估的三个"测试核心系统"（另两个为中枢神经系统和呼吸系统）之一。遥测技术已被广泛用于在多种动物上测量血压、心率、核心体温和心电图参数，这些测量通过使用已充分验证的阳性参考药物进行，这些药物对血液动力学参数或心电图间期有明确的影响。例如，通过在大鼠体内慢性植入遥测发射器，可以无约束地长期监测系统动脉血压和心率，遥测设备的平均使用时间为 6.5 周。这项技术使得能够在实验环境中持续监测日常的血压和心率，对于高血压的病理生理学研究及评估抗高血压药物的疗效尤其重要。

根据 ICH S7A 和 S7B 指南，使用遥测技术进行心血管监测的一个重要任务是使用心率校正的 QT 间期（QTc）延长作为预测扭转型室性心动过速的替代指标。扭转型室性心动过速是一种因心室复极化延迟而引发的、可能危及生命的常见心律失常。在现代药物研究中，用于狗和猴的遥测模型因其较低的固有动物内部变异性和对 QT/QTc 间期变化的高灵敏度，通常被视为敏感的监测模型。

心血管遥测数据分析中的一个挑战是确定一种最佳的 QT 校正方法，以检测和量化遥测设备中 QTc 延长的情况。准确检测药物引起的 QT 间期变化通常受到心率变化的干扰。应用心率校正公式一直是解决心率引起的 QT 间期变化的传统方法，从而确定测试物品对心脏复极化的直接影响。QT 间期的过度或不足校正可能导致错误的结论和/或掩盖药物延长 QT 间期的潜力。

（4）呼吸系统的遥测应用　测量呼吸频率所需的技术，如胸围法或肺活量法，涉及将动物从自然环境转移到潜在有压力的条件下，这可能会影响内源性阿片肽系统并改变呼吸。此外，这些方法无法实现对呼吸参数的长期测量，因为动物无法在所需的设备中保持较长时间（如数天）。一种叫做 RespiRATE 的新软件能够从遥测血压信号中推导出呼吸率波形，这使得能够在动物的自然环境中连续测量呼吸和心血管参数，同时避免了因应激而产生的误差。最近的一种方法是使用压力敏感的遥测外套放在被测动物身上，以获取心电图和呼吸数据，但这种系统只能生成间接的呼吸参数。

（5）中枢神经系统的遥测应用　评估病态大脑活动，尤其是阵发性活动，是中枢神经系统安全性评估中重要的方面，而脑电图（EEG）是识别病理脑活动的敏感技术。遥测技术在中枢神经系统上的应用主要集中在大鼠的脑电图（EEG）频谱和睡眠活动的监测上。将 EEG 和心电图监测结合起来的组合方法不仅可以减少动物和试验物品的使用，还能扩大测试物品安全性的评估范围。

（6）**其他系统的遥测应用**　除了核心系统外，遥测技术的应用已扩展至其他生理功能的监测。例如，在胃肠道研究中，遥测技术用于测量肠腔内压力和胃酸分泌，提供了连续且非侵入性的监测方法，为了解肠道功能、消化和吸收提供了重要数据。此外，遥测技术在动物模型中用于尿液动力学评估，通过监测尿液的压力和流量，可以获取泌尿系统功能和药物影响的信息，从而增强了遥测技术在生理监测和药物安全性评估中的应用潜力。

使用遥测技术时，需要考虑植入物的选择和位置，这对数据的准确性和可靠性至关重要。研究人员还需关注动物福利和实验伦理，确保对动物的最小干扰和最小不适。技术挑战，如数据采集和传输的稳定性及透射设备的大小、重量和耐用性，也需得到妥善解决，以满足不同实验动物的需求。

随着技术的发展，新的遥测技术，如微型化和无线技术的出现，提高了设备的便携性和数据分辨率，为非临床药物安全评估开辟了新的可能性。

2.15　遥测数据收集和评估数据的注意事项

（1）**遥测监测的变异性**　遥测技术允许对动物在自由活动和清醒状态下进行监测，模拟临床环境，但同时也使动物能够"自由"应对与研究相关的活动，如采血、临床观察以及来自周围环境的任何声源。此外，持续的长期遥测监测也会发现生理变异，因为动物存在昼夜节律的变化。这可能影响血流动力学和呼吸参数、心电图间期以及体温。为了确保数据收集的质量和准确的遥测数据分析，需要采取适当的程序来最小化任何不必要的干扰，并记录在遥测数据收集过程中的可能发生的任何干扰，以便对记录的变化有充分的了解。饲养条件对所测得的血流动力学参数有显著影响。比如，当犬与其平常一起活动的伙伴一起饲养时，其心率平均约为 60 次 / 分。根据我们的经验，当数据收集时间为 24h 或更长时，分析时纳入给药前期的"基线（baseline）"和对照组的数据可以确保遥测数据评估的质量。

（2）**遥测研究设计的实用方法**　遥测研究可以用于多剂量给药方案，但在大多数情况下，通常用于单剂量急性研究以观察功能参数的变化。在大多数遥测研究中，还通常进行测试动物的临床观察（临床征象、食物摄入和体重变化）。

如前所述，需要进行一段（通常为 6～24h）的预测试遥测记录，以进行动物选择，并在需要时作为参考基线。选择具有正常且质量良好的遥测信号以及正常的临床征象和临床病理参数的动物（通常 $n=4$），将其选入正式的测试阶段。在遥测心血管和呼吸研究中，常常使用"4×4"拉丁方交叉设计。对于遥测中枢神经系统研究，可以采用平行研究设计。每只动物将以不同剂量水平（通常为 3 个递增剂量水平）接受载剂对照（vehicle control）和试验物的给药，每个剂量之间设有最短的洗脱期（wash-out period）。根据 ICH 指南 S7A 和 S7B，选取的剂量要么基于毒理学研究中确定的最大耐受剂量（MTD），要么是能够确保足够安全边际的血浆浓度剂量（若 MTD 未确定）。

（3）**遥测传感器植入位置：腹腔内与皮下比较**　腹腔内和皮下区域是遥测发射器最常用的植入位置。对于大动物，如犬和猴子，选择这两个植入位置中的哪一个主要与用户经验或测试中心的偏好有关。对于大鼠、小鼠和沙鼠等小动物，以上两个位置仍然用于发射器的植入，但不同的位置可能面临不同的挑战。根据笔者的经验，皮下植入方法对动物及其术后康复造成的挑战较小。由于目前市场上销售的发射器相对较大，与啮齿动物的腹腔相比，腹腔内植入可能造成术后肠道被多余的引线绞缠而造成的窒息，从而导致术后死亡率较高。相反，对于皮下植入方法，发射器的存在会对皮肤缝线施加张力，封口破裂可能是一个问题。对于这两个位置，由于啮齿动物的生长速度比大动物快，因此需要精确计算尼龙管和引线的长度。此外，根据我们的经验，选择不同的动脉内导管植入位置也可能影响植入手术的成功率。总之，选择手术植入方法应根据个人经验和使用的动物物种来进行，对手术方法的持续改进应提高存活率，并增加遥测动物的长期可靠使用的潜力。

（4）心血管安全药理学中的侵入性与非侵入性遥测系统比较　除了侵入性（植入）遥测系统外，最近还引入了非侵入性（外套式）遥测系统进行体内遥测研究。外套式遥测系统由一个非植入的发射器组成，通常被放入动物外套背包或夹克口袋中，并与心电图引线连接，然后连接到主机 PC。背包包括控制单元、蓝牙无线电和电池。控制单元将来自心电图引线的通道数据进行数字化，并通过蓝牙连接将其传送到主机 PC。主机 PC 具有接收蓝牙和专用程序以便存储、显示和分析这些接收到的数据。这套系统已成功地在心血管和 / 或呼吸安全药理学评估中越来越多地被使用。目前，无创遥测技术还用于急性和慢性毒性研究的心电图数据收集并受到国际药物监管部门的广泛认可。

由于非侵入性方法具有更大的灵活性，特别适用于一些非计划的研究。它还可以减少动物的痛苦和使用的动物数量。然而，根据我们的经验，当前的非侵入性遥测系统仅能可靠地收集心电图和心率而非血压的数据。相比植入式遥测系统，它还容易产生更多的信号噪声（信号质量下降）。当应用于猴子时，动物需要预先被镇静才能戴上 / 取下遥测外套。

遥测系统使我们能够在动物清醒时进行监测。但是，当受试动物表现出严重的临床副作用时，对特定系统（如心血管系统）的安全评估可能会受限。在这些情况下，我们可以借助麻醉动物模型来继续心血管安全评估，同时采用可注射剂型以支持评估工作。

（5）遥测技术应用中的其他考虑因素　尽管遥测技术在动物清醒和不受限制的状态下进行监测时具有优势，但也存在技术挑战。主要挑战包括信号来源干扰，如肌肉震颤，以及来自附近电器设备的信号传输干扰。对于非侵入式（外套式）遥测系统，表面心电图引线脱落也可能导致信号丢失。受试动物的衰老在测试受试物对心脏复极化影响时也可能有影响（如年龄可能会影响某些 IKr 的阻滞剂从而增加 QTc 的延长）。我们还观察到血压信号"漂移"现象。所有这些因素，都应适当予以关注。

（6）遥测系统在药物发现和开发中的未来应用　遥测系统对药物发现和开发的作用十分关键，能够同时监测多种生理系统，这种综合评估药物安全性的方法正成为趋势。它的优势在于能减少所需动物数量和试验用药，对于早期识别药物候选物的安全性和潜在的治疗作用尤为重要。尽管目前遥测数据多依赖单向传输，但双向传输技术的发展将大大增强功能，比如在诊断、电池充电、药物输送等方面。最近，遥测技术已被应用于无线内窥镜胶囊系统中，实现实时双向数据传输，并用于收集高级心血管功能数据，例如心输出量和左心室射血分数等。

无论是通过植入还是非侵入式设备，遥测技术都开辟了一种实时监测动物生理活动的新途径，允许在动物自由移动时捕捉到的生理参数即时显示。这种技术不仅为药物的发现和开发提供了强大的支持，也为有效性和安全性的长期评估提供了可靠的数据。

2.16　安全药理学最佳实践

通过遵循这些最佳实践原则，可以提高安全药理学研究的质量和可靠性，准确评估药物的安全性，并为药物开发和临床应用提供科学依据。

在安全药理学中的最佳实践中，有一些重要的考虑因素：

（1）**药物剂量选择** 合理选择药物剂量，确保在实验中使用的剂量范围能够产生明显的药理效应，并在不引起严重不良反应的情况下评估药物的安全性。

（2）**严格的实验设计** 设计实验时要遵循科学严谨的原则，包括对照组的设置、随机化分组、盲法等，以减少实验结果的偏倚（图2-3）。

		时间		
	第1周	第2周	第3周	第4周
犬1	载体对照	低剂量	中剂量	高剂量
犬2	低剂量	中剂量	高剂量	载体对照
犬3	中剂量	高剂量	载体对照	低剂量
犬4	高剂量	载体对照	低剂量	中剂量

图2-3 拉丁方心血管安全药理学研究设计示意图

（3）**合适的动物模型选择** 根据研究的目的和需要，选择合适的动物模型进行安全药理学评价。模型应具有与人类生理学和药理学相似的特征，以确保结果的可靠性和可比性。

（4）**数据质量控制** 采用适当的技术和方法，确保数据的准确性、一致性和可重复性。对仪器设备进行校准和验证，并进行适当的质量控制措施，以最大程度地减少误差和变异性。

（5）**数据基线选择** 选择合适的基线是评估药物心血管影响的关键。基线数据应该在给药前收集，以确保有足够的信息来比较药物给药前后的心血管参数变化。通常，基线数据应收集自同一动物，在给药前连续几天内的稳定状态下进行，以确保数据的一致性和可靠性。

（6）**最小采样数据点** 确定研究中最小采样数据点的数量，对于捕捉药物引起的心血管效应非常关键。采样频率应足够高，以确保能够准确捕捉到药物作用引起的任何瞬时或持续性心血管参数变化。通常，这需要根据药物的药动学特性和预期的心血管作用来确定。

（7）**数据分析期间设置** 数据分析的时间段设置应该能够全面反映药物的心血管效应。这包括在药物给药前后的短期和长期影响。分析期间应覆盖从给药开始到达到稳态药动学状态的整个时间范围。此外，分析时应考虑到药物作用可能出现的时间延迟，以及任何潜在的复原或反弹现象。

（8）**综合评估** 综合考虑多个参数和指标，包括体内药代动力学、生理指标、毒性表现等，以全面评估药物的安全性。请记住，测试药物的药代动力学特征可能与实验动物给药后观察到的生理反应动态特征不一致。这种差异强调了仅基于药代动力学预测数据收集时长和分析节点的复杂性，强调了在药物开发过程中需要同时考虑药代动力学和药效动力学信息。

（9）**伦理和法规遵守** 在进行安全药理学研究时，必须遵守伦理准则和适用的法规要求，保护实验动物的福利和权益，并确保实验的合法性和可靠性。

（10）**数据解释和报告** 对实验结果进行全面的数据解释和分析，并准确记录和报告实验过程和结果。结果的解释应基于科学依据，避免主观性和误导性的解释。

（11）**国际准则和标准** 遵循国际安全药理学准则和标准，如ICH S7A和S7B指南，以确保研究结果的可比性和可靠性。

综上所述，遥测安全药理学的关键考虑点要求研究设计必须细致入微，以确保能够准确评估药物的安全性。这包括对基线数据的精确选择，确保有足够的采样点来捕捉药物效应，以及合理设置数据分析的时间段，以全面评估药物对所评估系统功能的安全药理影响。

2.17　确定毒性和剂量反应的监管要求

在新药开发的临床前安全性评价中，确定毒性和剂量反应的监管要求涉及一系列旨在评估药物候选物安全性和有效性的标准和流程。这些要求是为了确保在药物进入临床试验阶段之前，我们能够充分了解药物候选物潜在的毒性风险和治疗剂量范围。具体要求通常包括以下方面：

（1）**化学、制造和控制信息（CMC）**　提供药物候选物的详细化学性质、生产过程、质量控制标准和稳定性数据。

（2）**体外和体内毒性研究**　进行一系列实验测试，包括细胞毒性、遗传毒性、致癌性和生殖毒性等研究，以评估药物的毒理学特性。

（3）**剂量－反应关系研究**　确定药物引起预期疗效和不良反应的剂量范围，包括确定无观察不良效应水平（NOAEL）和最低观察不良效应水平（LOAEL）。

（4）**药代动力学和药效学研究**　研究药物在体内的吸收、分布、代谢和排泄（ADME）过程，以及药物的作用机制和效果。

（5）**早期安全性评估**　利用上述数据，评估药物的安全性边界和潜在风险，以指导后续的临床试验设计。

（6）**监管提交和审查**　将上述研究结果整合成新药研发的一部分，提交给相关监管机构进行审查，比如向美国食品药品监督管理局（FDA）、欧洲药品管理局（EMA）、中国国家药品监督管理局（NMPA）或其他国家的药品监管机构提交研究性新药（IND）申请。

（7）**遵守国际准则**　例如，ICH 发布的指南为药物的非临床安全性评价提供了一套相关的国际标准和建议。

例如，在进行临床前毒理研究时，科学评估安全性要求精确选择实验使用的剂量。欧洲药品管理局的人用药品委员会（EMA CHMP）发布的关于反复给药毒理研究的指南强调，应选择适当的剂量来确立治疗剂量或暴露水平与剂量反应之间的关系。通常，这通过设置三个不同剂量组（低、中、高剂量）和一个溶剂对照组来实现，目的是涵盖从无毒性到有毒性的剂量范围。此外，该指南还指出，高剂量应该高到足够揭示标靶器官的毒性或其他非特异性毒性，直至受到物理容量或剂量的最大承受限制。识别毒性并确定无观察效应水平（NOEL）和 / 或无观察不良效应水平（NOAEL）是从科学角度进行的必要步骤。这些信息，与药理活性剂量等其他数据一起，对于确定人体研究的起始剂量至关重要。

2.18　治疗指数（TI）

治疗指数（Therapeutic index，TI）是用来定量衡量药物相对安全性的指标。它通过比较产生毒性效应和治疗效应时的血药浓度之比来评估，从而表示药物在有效剂量和产生毒副作用剂量之间的安全范围或窗口。治疗指数越高，说明药物越安全。相反，如果 TI 值较低，即有效剂量与毒性剂量之间差距很小，使用时就需要格外小心，并且对接受该药物的人进行密切监测，观察是否出现任何药物毒性的迹象（图 2-4）。

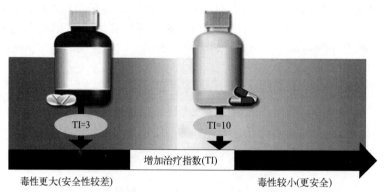

图 2-4　治疗指数与药物毒性的关系

计算治疗指数的一般步骤包括：

（1）确定有效剂量（ED）　在前期安全性评价研究中，通过药效学实验确定产生预期治疗效果所需的最低剂量。这通常涉及在动物模型中评估药物的效果，以确定有效剂量 50%（ED_{50}），即在 50% 的动物中产生预期治疗效果的剂量。

（2）确定毒性剂量（TD）　通过毒理学研究确定引起不良反应的剂量。这包括评估药物在动物身上引起不良生理反应的最低剂量，通常关注的是毒性剂量 50%（TD_{50}），即在 50% 的动物中产生不良反应的剂量。

（3）计算治疗指数（TI）　治疗指数是通过将毒性剂量（TD_{50}）除以有效剂量（ED_{50}）来计算的，即 $TI=TD_{50}/ED_{50}$。理想情况下，一个较高的治疗指数表示药物具有较宽的安全范围，即有效剂量与可能引起不良反应的剂量之间有较大的间隔。

（4）风险管理　评估治疗指数 TI 后，需要制定与之相关的风险管理策略，以确保在临床应用中该受试药的使用处于安全范围内。这可能包括制定特定的剂量指导、监测计划和患者教育程序。

（5）临床试验设计　治疗指数还可以指导临床试验的设计，包括确定人类试验的起始剂量、剂量递增策略和监测安全性的参数。

值得注意的是，虽然从动物实验得出的治疗指数为药物安全性提供了初步评估，但实际的安全性和有效性还需通过临床试验在人体中进行验证。动物模型和实验条件的不同可能会影响治疗指数的计算结果，因此在解释和运用这些数据时需格外小心。此外，治疗指数并非固定不变的数值，它可能因患者的个体差异（如年龄、体重和健康状况）而异。因此，在评估药物的治疗指数时，征询医疗专业人士和监管机构的意见也十分重要。

2.19　非临床研究中使用安全替代终点的考虑要点

在药物研发过程中，替代终点（Surrogate endpoints）是指用作临床前或临床试验直接终点的生物标志或其他指标的替代物。直接终点通常涉及对受试者的感觉、功能或生存状况的直接测量。替代终点在生物学上通常与真正的临床终点有关，且被认为能预测临床结果。例如，在心血管疾病治疗药物研发中，血压降低可作为替代终点，而实际的临床终点可能是减少心脏病发作或中风的风险。通过使用替代终点，可以加快药物开发流程，因为这些终点能在较短时间内提供关于药物效果的早期信息。

在非临床研究中，所用的安全替代终点是一种标记或迹象，它们被用来代替直接衡量患者感觉、功能或生命存续的临床终点，目的是评估药物的安全性。当正确使用这些替代终点时，可以更快地评价治疗化合物的安全性，无需等待临床结果出现。

（1）在非临床研究中使用安全替代终点时的关键考虑因素

① 相关性和验证：确保替代终点在生物学上合理，并已验证能够准确预测真实的安全性结果。

② 特异性：替代终点应针对治疗干预，不受其他无关因素影响。

③ 敏感性：应能检测出次要及主要的安全问题。

④ 可重复性：在不同研究和模型中，使用替代终点得到的结果应一致。

⑤ 伦理含义：使用替代终点可能减少长期或大量动物研究的需求，是一种较为人道的选择。

（2）相关案例示例

① 肝酶水平作为肝毒性指标：如丙氨酸氨基转移酶（ALT）和天冬氨酸氨基转移酶（AST）水平的升高，可能预示着肝损伤。

② QT 间期延长作为心律失常风险指标：心电图（ECG）上 QT 间期的延长，被认为是某些类型心律失常，特别是扭转型室速的风险指标。

（3）在非临床研究中使用安全替代终点的情况

① 快速反馈需求：当迅速了解药物安全性至关重要时，替代终点能提供快速反馈。

② 缺乏直接测量手段：某些情况下，直接测量药物安全性不可行，此时替代终点成为必要选择。

③ 研究周期缩短：使用替代终点可减少实验动物使用量和研究时长，更经济且人道。

④ 疾病模型限制：面对某些疾病模型无法精确反映人类情况时，替代终点提供了一种评估安全性的方法。

⑤ 早期研究筛选：在药物发现和初期开发阶段，作为初筛工具帮助决定哪些化合物值得深入研究。

⑥ 确保生物学合理性：在考虑使用安全替代终点时，应确保其具备生物学上的合理性，并能有效预测安全性结果。

（4）全球对安全替代终点的监管立场

① FDA：美国食品药品监督管理局经常接受能预测临床效益的替代终点，以加速药物批准，尤其是在未满足的医疗需求领域，但批准后可能需要进行进一步研究以确认临床效益。

② EMA：欧洲药品管理局在特定情况下也接受替代终点，如孤儿药物或难以直接测量的临床结果。

③ ICH：国际人用药品注册技术要求协调委员会提供使用和验证替代终点的指南，通常影响全球监管机构的要求或规则。

需要注意的是，替代终点的接受程度可能因国家和地区而异，使用替代终点时要确保其真正能预测重要的药物效果和安全性。如果替代终点预测不准确，基于这些终点的药物开发决策可能会被误导。

2.20　优化临床前安全评估实验提高药物开发的效率

进入关键的临床前毒理学测试阶段，即 GLP（良好实验室实践）阶段，意味着将启动重大的研发投资。回顾性研究显示，在 GLP 阶段，大约有 20% 的潜在新药因安全性问题而被终止，而其中超过一半的这些潜在新药被停止是因为在毒性动物实验中重复给药的头两周内出现靶器官毒性或急性心血管风险。这种高失败率提出了如何预防这类昂贵的失败的问题，预测并解决安全性问题对于提升药物开发的效率和质量至关重要，也强调了早期进行重复剂量研究和心血管安全性评估的必要性。

（1）解决方案

① 提前进行 2 周重复剂量毒性研究和全面心血管安全性评估：预期可在 GLP 阶段将失败率减半。这种方法通过早期识别并解决安全性问题，降低后续开发阶段失败的风险，节省时间和成本。

② 提高毒性预测能力和靶点选择性：制药行业需在早期药物发现阶段提升毒性预测能力，更精确地筛选潜在的靶点和化合物。准确的毒性预测有助于选择更有前景的候选药物，增加成功率。

（2）其他考虑因素

① 精心设计实验：明确研究目标和假设，使用合适的设计方法如因素水平设计、随机化和重复测试，以确保结果可靠。

② 应用先进技术：高通量筛选、基因编辑等技术加速实验进程，提升数据质量。

③ 利用计算机模拟和预测：通过模型预测药物作用和代谢途径，减少实验次数。

④ 数据整合分析：利用工具整合数据到一个平台，快速分析发现模式和信息。

⑤ 先导化合物筛选：在大规模筛选前进行，集中资源于最有前景的化合物。

⑥ 确定临床前预测指标：使用生物标志物预测药物毒性和效能，减少不必要的试验。

⑦ 临床前与临床阶段无缝衔接：设计实验保证平稳过渡，减少数据丢失。

⑧ 自动化和机器化：提高实验精确性和效率。

⑨ 风险评估和调整策略：对实验进展进行持续评估，及时调整策略。

通过综合这些策略，可以根据具体的药物开发项目制定适合的优化策略，提高药物开发的效率，同时关注行业内的最新技术和方法，保持竞争力。

2.21　在临床前研发阶段失败的主要原因

临床前研发阶段是指将候选药物（drug candidate）引入人体临床试验之前的研究和开发阶段。临床前研发阶段在新药物开发中扮演了关键角色。在这个阶段，候选药物经过一系列实验室和动物模型研究，以评估其潜在的安全性、有效性和药代动力学特性，为后续的临床试验提供基础数据和信息。

然而，新药研发的临床前开发阶段因治疗领域、靶点、疾病复杂性等因素而有很高失败率，估计在 80% 到 90% 之间甚至更高。这意味着进入临床前测试的候选药物中，有相当比例的候选药物最终无法进入临床试验阶段。在临床前研发阶段失败的原因具体有以下几点：

（1）药物毒性　在动物模型中，药物可能显示出不良的毒性反应，这可能会妨碍其在人体内的安全应用。或者实验动物的毒性测试可能未能准确预测人类的反应而导致项目失败。

（2）药代动力学问题　药物的代谢和吸收可能在动物体内与人体有很大不同，导致药物在人体内的表现与预期不符。

（3）缺乏疗效　药物在动物模型中可能未能展现出预期的疗效，可能是由于药物机理不够清晰或动物模型无法准确模拟人类疾病。

（4）**科学基础不足**　研发团队可能未能充分了解目标疾病的生物学机制，导致设计的药物无法对疾病有效干预。

（5）**特定临床前动物模型的限制**　动物模型在疾病病理生理学特点、相关损伤机制、药物靶点鉴定与临床实际病例不相符合。

（6）**剂量选择错误**　错误的剂量选择可能会导致药物疗效不佳或毒性反应增大。

（7）**临床前研究设计问题**　不合理的临床前研究设计可能导致结果不准确，无法为进一步研发提供可靠的依据。

（8）**技术挑战**　某些药物目标可能存在技术上的难题，例如药物递送方法、制剂等方面的困难，影响了药物研发进程。

（9）**竞争激烈**　药物研发领域竞争激烈，如果其他公司或团队推出了更具竞争力的药物，可能会影响项目的进一步开发。

（10）**监管要求未达标**　监管机构对药物的安全性和有效性有严格的要求，如果临床前研究未能满足这些要求，可能会阻碍项目的进展。

（11）**资金不足**　药物研发需要大量资金支持，如果项目在临床前阶段缺乏资金，可能无法继续推进。

总之，临床前研发阶段失败的原因多种多样，往往是多个因素相互作用的结果。成功的药物研发需要全面考虑各种潜在问题，并采取恰当的策略来解决这些问题。

2.22　临床前安全信号如何影响临床开发计划或研究方案设计

在新药研发中，临床前安全信号（Preclinical Safety Signal）指在动物研究或体外实验中出现的暗示可能存在安全风险的信号。这些信号可能表现为药物对细胞、动物模型或体外试验产生的不良影响，如细胞毒性、器官毒性等。这些信号在决定是否进入临床阶段以及如何设计临床试验方案具有重要影响。临床前安全信号可能会影响以下方面。

（1）**决定进入临床阶段**　如果临床前安全信号显示潜在的安全问题，开发团队可能会重新评估是否值得继续进入临床试验阶段。信号的严重性、跨动物物种（cross-animal species）、可重复性、可逆性以及可监控性将在这一决策中发挥关键作用。

（2）**研究方案设计**　如果临床前信号引发了安全担忧，临床试验的设计可能需要进行调整，以更好地监测和评估潜在的安全问题。这可能涉及增加监测频率、降低起始剂量、限制受试者人群等。

（3）**安全监测计划**（Safety Monitoring Plan，SMP）　临床前信号可能导致在临床试验期间加强 SMP。这可能包括更频繁的安全监测、额外的安全数据收集和报告等，以确保及时捕捉任何安全问题。

（4）**潜在风险管理**　临床前信号还可能触发风险管理计划的制定，以帮助减轻潜在的安全风险。这可能包括制定适当的安全提示、警告和限制，以确保受试者的安全。

以下是两个临床前安全信号如何影响临床开发计划的案例。

【案例一】新药候选物的细胞毒性信号

在一项临床前研究中，新药候选物在体外实验显示出明显的肝细胞毒性，这使得研发团队高度关注。出于对潜在的肝脏毒性及其可能对临床试验受试者安全造成的影响，团队采取了以下应对措施：

① 研究方案（study plan or protocol）设计：在临床试验的起始阶段，他们降低了起始

剂量，以减少潜在的肝脏毒性。此外，他们决定在试验期间对参与者进行肝脏功能的定期监测，包括肝脏功能相关的血液生化检测，以便及时发现任何异常。

② 安全监测计划：临床试验的安全监测计划进行了调整，增加了对肝脏相关不良事件的监测。他们还决定通过定期采集血样来监测特定的生物标志物，以进一步评估肝脏健康。

③ 潜在风险管理：为了增加安全性，他们在试验中设立了肝脏功能异常的中止规则，并制定了与肝脏毒性相关的安全提示和警告，在病人知情同意书 ICF 中使用相关安全语言。

【案例二】非临床模型中的心脏毒性信号

在非临床动物模型中，某药物显示出对心脏的潜在毒性，表现为心电图（ECG）上的特定异常。虽然尚未明确与人类有关，但这个信号引起了研发团队的担忧。以下是他们如何应对这个信号的策略。

① 决定进入临床阶段：在临床前安全信号的基础上，开发团队进行了全面的安全评估。虽然他们决定继续进入临床试验阶段，但他们也决定在临床试验中加强心脏监测。

② ECG 监测：在临床试验中，他们决定对参与者进行定期的心电图监测，以便早期检测任何心脏功能异常。

③ 与监管机构沟通：他们与监管机构沟通，分享了他们对心脏毒性的关注和加强的监测计划，以确保获得监管机构的反馈和指导。同时，他们还计划在临床试验期间收集心脏相关的安全数据，以更好地评估受试药物的潜在心脏影响。在病人知情同意书 ICF 中加入相关的安全语言。

总之，临床前安全信号在临床药物开发中扮演重要角色，可以影响决策和方案设计，以确保药物的安全性和有效性。

2.23 非临床安全性评估数据在临床研究转化的局限性

一方面非临床安全性试验在药物开发过程中以确保药物在临床试验和实际使用中的安全性是必不可少的，另一方面我们也应该知道非临床安全性评估数据在应用到人体临床研究中存在局限性，主要体现在以下几个方面：

（1）**物种差异** 不同动物物种的生理、代谢和药物响应存在差异，导致动物模型不能完全预测人体的反应。这些差异可能影响药物的代谢、分布和毒性，使动物试验结果在人体中不一定成立。

（2）**药物代谢差异** 药物在动物体内的代谢方式和人体可能不同，从而影响药物的毒性和药效。例如，药物代谢酶的种类和活性在动物和人体之间可能存在差异。

（3）**剂量外推问题** 在动物试验中使用的剂量往往高于人类使用剂量，这种剂量的差异可能影响到药物的毒性特征在人类中的表现。比如在动物试验中使用的剂量可能较高，以产生明显的效应，但这在人体中可能不适用，导致难以准确预测人体的反应。

（4）**长期效应和慢性毒性** 动物研究的时长有限，可能无法完全揭示药物的长期效应和慢性毒性。

（5）**敏感性和特异性** 某些动物模型对特定药物的敏感性可能与人类不同，这可能导致安全性评估结果的偏差。

（6）**人群异质性** 人类群体的遗传多样性和健康状况多样性远大于实验动物，这使得从动物数据中直接推断人类风险具有局限性。

（7）**药物效应复杂性** 许多药物的作用机制非常复杂，涉及多个生物学途径和相互作用。动物试验可能无法充分模拟这种复杂性，从而限制了对药物效应的准确预测。

（8）临床试验的异质性 人体临床试验的异质性可能导致药物的毒性和效应对于不同患者群体表现出不同的趋势。动物试验可能无法预测这种异质性。

（9）临床试验设计差异 临床试验的设计和操作可能与动物试验存在差异，包括药物给药途径、剂量和暴露时间。这些差异可能影响临床试验结果的解释。

上述原因都表明动物研究在预测临床试验中的毒性方面存在一定的局限性。动物研究在预测临床试验中的毒性方面的局限性通过多项研究得到了证实。例如，2006 年对 76 项动物研究的回顾发现，约 20% 的结果在人体中不成立，而仅有 37% 的研究结果在人体中得到了重复验证[6]。另一项对 221 个动物实验报告结果的综述发现，仅有 50% 的情况下，动物研究与人体研究结果一致。美国国家毒理学计划对 37 种化学物质的研究回顾也表明，除致癌性外的其他毒性效应在大鼠和小鼠之间、不同性别之间，以及与历史对照组之间存在不一致性。这些发现强调了动物模型在预测人体反应方面的困难和局限性。

此外，对于具有人类相关性的动物疾病模型，特别是在安全性测试中，动物模型表现出的疾病表型的同质性至关重要。这不仅需要注意动物疾病模型的背景变化和非预期表现，而且还要深入理解疾病模型中的同质性、发生率、严重性等方面的评估，以确保动物模型能够准确地模拟人类疾病状态。在此基础上，评估动物模型在模拟特定疾病的疗效和安全性研究中的稳定性变得尤为重要。例如，许多基因编辑动物模型可能缺乏长期的生存能力，这限制了它们在安全性研究中的应用。对于携带自然发生或人为植入肿瘤的动物模型，长期非临床安全性测试的可行性也因为对照组和低剂量组动物的生存率问题而受到影响。

当考虑使用经过手术改造的模型来模拟人类疾病时，还需面对额外的挑战。比如必须对足够数量的动物进行手术改造，以确保可以成功地复制疾病状态，同时还要提供足够的统计数量，以减少个体差异对研究结果的影响。此外，在使用这些手术模型进行毒性研究时，许多变量难以控制，也增加了实验设计的复杂度。

总之，非临床安全性评估数据在应用到人体临床研究中存在局限性，主要是因为动物模型与人体之间存在多种差异，无法完全预测药物在人体中的反应。因此，在进行临床试验之前，需要充分认识这些限制，将非临床数据与其他临床试验数据结合，对评估药物的安全性和效能进行谨慎地解读。

2.24 调查毒理学及其在药物发现和开发中的作用

调查毒理学（Investigative Toxicology）是毒理学的一个分支，特别是在药物开发和安全评估的背景下研究化学和生物制剂对生物体的不利影响。

调查毒理学与 GLP（良好实验室规范）毒理学相比在主要关注的领域和目的有所不同。调查毒理学侧重于早期阶段通过各种实验方法和技术探索化学物质、生物制剂或物理因素对生物体的潜在不良影响，旨在识别和评估药物的潜在毒性，为药物开发和安全评估提供科学依据。比如，在早期阶段，调查毒理学的研究通常涉及计算评估以支持目标选择和体外分子以及细胞分析支持先导物的识别和优化。这些检测评估经常用于评估受试先导物对细胞毒性、线粒体和遗传毒性，以及对特定细胞类型（如肝细胞和心肌细胞）的影响，或对特定器官的毒性风险。相反，GLP 毒理学严格遵循良好实验室规范，主要用于药物开发后期的安全性评估，通过标准化和规范化的试验程序来确保数据的可靠性和有效性，为监管机构的药物审批提供必要的安全性数据。因此，调查毒理学更侧重于探索性研究和机制解析，而 GLP

毒理学则侧重于符合监管要求的安全性证明。

调查毒理学涉及一系列实验方法和技术来评估物质的毒理学特性，包括体外和体内测试、高通量筛选和计算建模。虽然调查毒理学侧重于早期阶段，但是如果需要，也可以应用于药物研发的各个阶段。比如在药物研发的后期阶段，调查毒理学可以通过定制项目/目标器官特异性检测支持临床开发期间发现的安全信号的毒理机制进行研究和补充。例如，使用先进的细胞模型（微生理系统和多细胞检测）揭示脱靶效应的病理机制等[7]。

调查毒理学在药物发现和开发中扮演着不可或缺的角色，通过一系列精细化的实验设计和技术早期识别和评估潜在的毒性风险，为确保新药物的安全性提供了坚实的科学基础。

2.25 儿科药物临床前安全性评价的挑战和特殊考虑

儿科药物的临床前安全性评价面临着独特的挑战和需要特殊考虑的因素，这些挑战源于儿童生理和发育的特点、疾病表型的差异以及药物反应和代谢的年龄相关性变化。以下是一些主要的挑战和特殊考虑。

（1）生理和发育特点

① 生理差异：儿童，尤其是新生儿和婴儿，与成人相比，在药代动力学（如吸收、分布、代谢和排泄）方面存在显著差异，这些差异可能影响药物的安全性和有效性。

② 发育毒性风险：儿童处于生长和发育的关键阶段，某些药物可能影响其发育过程，从而导致长期的健康问题。

（2）疾病表型和药物反应差异

① 疾病表型：某些疾病在儿童中的表现可能与成人不同，这可能影响药物疗效和安全性评价。

② 药物反应和耐受性：儿童对药物的反应可能与成人不同，包括药物的疗效和不良反应。

（3）适当的动物模型选择

① 模型的相关性：选择能够适当模拟儿童疾病状态和药物反应的动物模型一直是一个技术挑战，尤其是对于那些主要或者独特地发生在儿童患者人群的疾病。

② 发育毒性研究：需要进行特定的研究来评估药物对动物发育的影响，这些研究结果可能难以直接外推到人类。

（4）剂量确定和调整

① 剂量外推：从成人数据或动物模型数据中外推儿童剂量需要考虑多种因素，如体表面积、体重和药代动力学参数的差异。

② 年龄分组：儿童被分为不同的年龄组（如新生儿、婴儿、学龄前儿童、学龄儿童和青少年），每个年龄组可能需要不同的剂量调整和安全性评估。

（5）法规考虑 许多国家和地区对儿科药物的研发有特定的法规和指导原则，要求进行适当的儿科研究和提供相关数据。

为了应对这些挑战，药物开发者需要采取综合的策略，包括使用创新的研究设计、开发新的动物模型、应用药代动力学/药效学模型和模拟以及密切关注儿科特定的安全性指标。此外，与监管机构的早期和持续沟通对于确定合适的研究路径和确保符合儿科药物开发的特殊要求至关重要。

2.26　生物药临床前安全性评价的挑战与特殊思考

生物药物的临床前安全性评价面临一系列独特的挑战和需要特殊思考的问题，这些挑战主要源于生物药物的复杂性、多样性以及与传统小分子药物不同的作用机制。以下是一些关键的挑战及特殊思考要点。

（1）生物药物的复杂性和异质性

① 分子复杂性：生物药物通常是大型复杂的分子，如蛋白质、抗体和疫苗，它们可能具有复杂的三维结构。这些结构是它们活动的关键，但也使得生产和表征变得更加困难。其结构的高度复杂性和特异性可以影响其生物活性、稳定性和免疫原性。

② 生产过程：生物药物通过利用细胞的自然生物合成路径生产。这意味着生产过程本身可能影响最终产品的结构和活性，包括在不同的生产批次之间。因此，确保生物药物的一致性和质量控制比化学药物更为复杂。因此，即使是微小的生产过程变化也可能影响最终产品的性质，增加了临床前安全性评估的复杂度。

（2）免疫原性

① 免疫反应：生物药物通常是大型复杂的分子，可能诱发不同程度的免疫反应，包括抗药物抗体的产生，这可能降低药物的有效性或导致不良反应。

② 预测和评估：在临床前阶段准确预测和评估生物药物的免疫原性是一个挑战，需要特殊的体外和体内模型。

（3）适当的动物模型

① 物种特异性：许多生物药物（特别是单克隆抗体）具有高度的物种特异性，意味着它们只对特定物种（通常是人类）的靶标具有亲和力，这限制了传统动物模型的使用。

② 替代模型：可能需要开发转基因动物模型或采用其他替代方法（如体外系统）来评估安全性，这些方法的开发和验证增加了安全性评估的时间和成本。

（4）剂量确定和外推

药效学和药代动力学：生物药物的药效学（PD）和药代动力学（PK）特性与小分子药物不同，这可能影响剂量选择、靶器官暴露水平评估和从临床前研究到临床研究的数据外推。

（5）长期安全性和慢性毒性

潜在影响：生物药物可能会对免疫系统、生殖系统等产生长期影响，评估这些潜在的长期安全性问题需要特别的考虑，比如通过监测特定的高度敏感和特异的生物标志物评估生物药物对免疫系统和生殖系统等的影响。生物药物上市后进行长期的随访研究（跟踪接受治疗的患者数年甚至数十年）是评估生物药物潜在长期影响的关键。

（6）监管框架和指导原则

① 特定指导：针对生物药物的临床前安全性评估，许多监管机构以及ICH发布了特定的指导原则，比如ICH S6（R1）和ICH M3（R2）。同时这些指导原则也在不断更新，以反映新的科学发现和技术进步。

② 个性化医疗：随着向个性化医疗的演化，生物药物的开发和评估需要更精准的安全性评价方法，会进一步考虑患者的遗传背景和疾病状态。

生物药物的临床前安全性评价要求开发者采用创新的方法和策略，以克服以上独特的挑战，确保生物药物的安全性和有效性。这需要跨学科的合作，包括毒理学、免疫学、分子生物学和药理学等领域的专家共同努力。

2.27　免疫毒性研究的挑战和特殊考虑

免疫毒性研究是药物开发过程中评估药物或化学物质对免疫系统影响的重要部分。由于免疫系统的复杂性和多样性以及不同个体对药物反应的差异性，这类研究往往面临着一系列挑战和需要进行特殊考虑的问题。以下是一些主要的挑战和考虑要点：

（1）免疫系统的复杂性

① 多样性与特异性：免疫系统由各种细胞类型、分子和功能性路径组成，这使得评估外来物质可能产生的免疫效应变得复杂。

② 动态平衡：免疫系统在保护机体免受感染的同时，还需维持对自身组织的耐受性。药物可能通过破坏这种平衡导致免疫过激或免疫抑制。

（2）免疫原性评估

① 预测免疫原性：预测药物（尤其是生物药物）可能引发的免疫反应非常重要，因为这些反应可能导致药物效果降低、全身过敏反应、局部注射部位反应或自身免疫疾病。

② 评估方法：缺乏统一的评估免疫原性的方法和标准，研究者需要设计多种实验来综合评估免疫原性风险。一般来讲，药物免疫原性评估包括早期通过生物信息学和实验室方法预测，使用人类免疫细胞进行体外研究，以及通过动物模型获得初步数据。

（3）适当的动物模型

① 物种差异：不同物种的免疫系统存在显著差异，导致很多动物模型可能无法准确预测人类的免疫反应。

② 模型的选择和开发：需要特别考虑选择或开发能够适当反映人类免疫反应的动物模型，包括转基因模型或人源化鼠模型。非人灵长类动物模型常被用于人类免疫系统的反应预测。由于它们在生理和免疫系统上与人类有较高的相似性，非人灵长类动物能提供关键的免疫原性数据。然而，考虑到伦理和成本问题，通常只在其他模型无法提供足够信息时，才使用非人灵长类动物进行药物免疫原性评估。

（4）免疫抑制和激活的评估

① 免疫抑制：药物可能导致免疫抑制，增加感染风险或肿瘤发生率。评估免疫抑制效应需要特定的实验设计和生物标志物。

② 免疫激活：同样，药物也可能导致免疫系统过度激活，引起炎症或自身免疫性疾病。评估这些风险需要监测炎症和自身免疫性标志物。

（5）长期免疫毒性

① 长期影响：药物可能对免疫系统有长期影响，这些影响可能在短期研究中不易察觉。

② 慢性研究设计：进行长期或慢性免疫毒性研究以评估持续暴露后的潜在影响。

（6）个体差异的考虑

① 遗传背景：个体间免疫系统的反应可能由于遗传背景而不同，这要求评估策略能够考虑人群的遗传多样性。比如人类白细胞抗原（HLA）类分子在免疫应答中起着核心作用，不同个体之间的 HLA 基因多态性极大影响其对特定药物的免疫原性反应。

② 特殊人群：儿童、老年人和具有特定免疫系统疾病的人群可能对药物有不同的免疫反应，需要特别考虑这些人群的评估。例如，儿童的免疫系统仍在发育中，而老年人的免疫系统可能因衰老而功能减退。这些差异可能影响他们对生物药物的免疫原性反应，因此在药物

评估中需要特别考虑这些人群。

免疫毒性研究需要综合考虑多种因素，采用多学科方法，并利用最新的科学技术来应对这些挑战，确保药物开发过程中免疫安全性的全面评估。

2.28 生物药物的多样性和复杂性及其安全性评价

生物药物的多样性和复杂性确实对其安全性评价提出了独特的要求，因此需要开发特定的评价方法来准确反映这些药物的安全性特征。以下是一些关键的考虑因素和方法：

（1）考虑因素

① 分子结构的复杂性对安全性评价的影响：生物药物，如单克隆抗体和融合蛋白，往往具有复杂的分子结构，包括多种糖基化形式和其他的分子修饰。这些修饰可以显著影响药物的生物活性、半衰期和免疫原性。例如，不同的糖基化模式可能影响一个蛋白药物如何被免疫系统识别，从而影响其安全性和效力。为此，生物药物的开发过程中需要利用高级质谱和蛋白质组学技术来精确表征这些分子特性，确保生产过程的严格控制和产品的批次间的一致性。

② 生产过程对安全性的影响：生物药物的生产依赖于复杂的生物体系，如细菌、酵母或哺乳动物细胞。生产条件的微小变化，包括培养基成分、温度和细胞表达系统，都可能对最终产品的结构和纯度产生影响。这就要求生物药物的生产过程遵循严格的质量控制和质量保证标准，如 GMP（良好生产规范），并且对生产过程进行全面的监控和验证，以确保药物的安全性和有效性。

③ 作用机制的特异性：生物药物往往针对特定的分子靶点，其作用机制的特异性要求对其安全性评价有深入理解。

（2）特定的评价方法

① 体外评价方法

a. 免疫原性评估：通过体外实验预测生物药物可能引发的免疫反应，如使用细胞培养系统评估药物诱导的细胞毒性或刺激。

b. 生物活性测试：评估生物药物的生物活性和功能性，确保其作用机制符合预期。

② 体内评价方法

a. 动物模型：使用特定的动物模型评估生物药物的药理学特性和毒性。对于某些生物药物，可能需要定制或人源化动物模型来更准确地模拟人类的生理反应。

b. 药代动力学和药效学研究：评估生物药物在体内的分布、代谢和排泄及其药效学特性。

③ 先进技术的应用

a. 基因组学和蛋白质组学：利用这些技术评估生物药物对宿主基因表达和蛋白质表达的影响，从而预测可能的不良反应。

b. 器官芯片和 3D 细胞培养：这些先进的体外模型可以模拟人体器官的微环境，用于评估生物药物的安全性和效果。

④ 监管框架：针对生物药物的安全性评价，监管机构如美国食品药品监督管理局（FDA）、欧洲药品管理局（EMA）发布了具体的指导原则，开发者需要根据这些指导原则设计和实施安全性评价。

（3）跨学科合作的重要性 生物药物的安全性评价是一个跨学科的任务，涉及药物学、免疫学、分子生物学、遗传学等多个领域。通过跨学科合作，可以从不同角度评估药物的安全性风险，共同开发更有效的评价方法和风险管理策略。此外，与患者和公众的沟通也是不可或缺的一部分，确保他们对生物药物的潜在风险有充分的了解，并在使用过程中做出知情决策。

生物药物的安全性评价要求开发者、监管机构和其他利益相关者面对其多样性和复杂性采取综合、系统的方法。通过精确的分子表征、严格的生产过程控制、深入的免疫原性和特殊人群评估、有效的后市场监测以及跨学科合作，可以最大限度地降低生物药物使用过程中的风险，确保患者能够安全、有效地受益于这些创新治疗方法。随着科学技术的进步和监管经验的积累，生物药物的安全性评价将不断优化，为患者带来更多的治疗机会。

2.29 免疫原性评估：特殊考虑因素和挑战

在临床前阶段对药物进行免疫原性评估是药物开发过程中的一个重要步骤，尤其是对于生物药物而言。免疫原性是指药物引发免疫系统反应的能力，可能导致药物效果降低、过敏反应甚至严重的不良事件。因此，准确评估药物的免疫原性对于确保患者安全至关重要。以下是在临床前免疫原性评估中需要考虑的特殊因素和挑战：

（1）特殊考虑因素

① 药物类型：生物药物由于其大分子特性和生物活性，比传统的小分子药物具有更高的免疫原性风险。生物药物的结构复杂性和可能的后修饰（如糖基化）是决定其免疫原性的关键因素。

② 药物结构和纯度：药物的结构特征、杂质水平和制备过程中的变化都可能影响其免疫原性。不同的结构和修饰模式可能影响药物被免疫系统识别的程度，进而影响免疫原性的风险。

③ 给药途径：给药途径（如静脉注射、皮下注射等）也会影响药物的免疫原性。例如，与静脉给药相比，皮下给药可能更容易激发局部免疫应答。

④ 剂量和给药频率：药物的剂量及其给药频率可能会影响患者免疫系统的反应。

（2）挑战

① 缺乏预测性强的模型：虽然已经开发了多种体外和体内预测方法，如 T 细胞增殖实验和动物模型研究，但这些模型往往无法完全模拟人体内的复杂免疫响应。

② 免疫应答的复杂性：免疫系统的复杂性和个体间的差异使得预测药物免疫原性成为一项挑战。

③ 抗体检测的敏感性和特异性：开发高敏感性和高特异性的抗体检测方法是评估免疫原性的关键，但也是一项挑战。

④ 与疾病状态的相互作用：患者的疾病状态（如自身免疫疾病）可能会影响免疫原性反应，需要在评估中加以考虑。

（3）解决策略

① 采用多模型和多策略组合：结合动物模型、体外实验和计算模型等多种方法来评估免疫原性。

② 开发新的预测工具：利用基因组学、蛋白质组学等技术发现新的生物标志物，提高免疫原性预测的准确性。

③ 个性化评估：考虑个体差异，根据患者的遗传背景和疾病状态定制评估策略。

④ 与监管机构合作：与监管机构紧密合作，遵循最新的指导原则和建议，确保评估方法的科学性和合规性。针对药物免疫原性评估，ICH 发布了多个相关的指导文件，旨在为药物开发过程中的免疫原性评估提供指导。其中，ICH S8《免疫毒性研究的非临床评估》提供了非临床阶段免疫毒性风险评估的框架和建议。此外，ICH Q6B《生物技术产品的测试程序和验收标准：质量考量》中也涉及了生物药物免疫原性评估的相关内容，强调了结构表征和纯度测试在评估生物药物免疫原性风险中的重要性。

总之，临床前免疫原性评估是一个复杂且充满挑战的过程，需要采用综合的策略和方法来提高预测的准确性，从而确保药物的安全性和有效性。随着科技的进步和新技术的应用，未来有望解决现有的挑战，提高免疫原性评估的准确性和效率。

2.30　高通量筛选在临床前安全性评价的应用

高通量筛选（High Throughput Screening，HTS）技术在临床前安全性评价中的应用已成为现代药物开发不可或缺的一部分。通过同时对成千上万个化合物进行生物活性、毒性和药理学特性的快速筛选，HTS 技术极大地加速了新药候选物的发现和初步评估。然而，将HTS 技术应用于临床前安全性评价也面临着一系列挑战和需要特殊考虑的问题。

（1）挑战

① 数据量巨大且复杂：HTS 产生的大量数据需要高效的数据管理和分析系统来处理和解释，数据的处理和分析可能成为瓶颈。

② 敏感性与特异性：HTS 用于毒性筛选时，如何平衡敏感性和特异性，避免高假阳性或假阴性率，是一个重大挑战。

③ 体外到体内的外推：HTS 主要依赖体外测试模型，如何准确地将体外数据外推到体内情况，预测实际的生物效应和毒性，依然面临困难。

④ 生物标志物的选择：在使用 HTS 进行安全性评价时，选择合适的生物标志物对于评估特定药物的潜在毒性至关重要，但这一过程复杂且耗时。

（2）特殊考虑

① 测试系统的选择：选择合适的体外测试系统（如细胞线、酶体系或受体结合实验）对于提高 HTS 在安全性评价中的相关性和准确性至关重要。

② 化合物库的设计：化合物库的设计需要综合考虑化学多样性和针对性，以便有效地筛选出具有潜在治疗价值且安全性较高的候选物。

③ 毒性预测模型的开发：利用机器学习和人工智能技术开发先进的毒性预测模型，可以提高 HTS 数据解释的准确性，更好地预测化合物的安全性。

④ 多参数筛选：通过同时评估多个药理学和毒理学参数，可以全面理解化合物的作用机制和潜在风险，提高筛选的效率和准确性。

⑤ 监管要求和指导原则：尽管针对高通量筛选技术本身的直接监管要求可能不多，但在药物发现和早期安全性评估的背景下，HTS 的应用必须符合更广泛的药物开发质量和安全性的监管框架和指导原则。

（3）实际应用　在实际应用中，HTS 通常作为药物发现和早期安全性评估的一部分，辅助识别和优化化合物。例如，HTS 可用于筛选化合物对特定生物靶标的亲和力，或评估化合物在细胞毒性、遗传毒性和早期药理学特性方面的潜在风险。尽管这些研究处于药物开发的早期阶段，但高质量的 HTS 流程和数据对于遵守后续临床研究中的监管要求至关重要，因为这些早期数据将支持后续发展阶段的决策过程和风险评估。

（4）展望　随着技术的进步，HTS 在临床前安全性评价中的应用将继续扩大和深化。未来的发展方向可能包括整合更多的生物信息学工具和计算模型，开发更为精准和灵敏的筛选平台，以及提高体外模型到体内效应预测的转化率。通过这些努力，HTS 技术将在加速药物开发的同时，提高药物的安全性和有效性。

利用高通量筛选技术评估大量化合物的毒性，需要精确的生物标志物和算法。

2.31　临床前安全性评价：体外和体内模型的整合

在临床前药物安全性评价中，体外（*in vitro*）和体内（*in vivo*）模型的整合是一项复杂但至关重要的任务，它能够提供关于候选药物安全性的全面信息。这种整合可以揭示或预测药物的作用机制和潜在的毒性效应。然而，这一过程面临着诸多特殊考虑因素和挑战。

（1）特殊考虑因素

① 选择适当的模型：选择能够准确反映人类生理或病理条件的体外和体内模型至关重要。体外模型包括细胞培养、组织切片和器官芯片等，而体内模型通常指动物实验。每种模型都有其优势和局限性，选择时需要考虑药物的作用机制和预期的临床应用。

② 数据外推的可靠性：将体外数据外推到体内模型，以及将动物实验结果外推到人类的过程，都需要高度的谨慎和准确的转化方法。这要求深入了解药物的药代动力学（PK）和药效学（PD）特性。

③ 模型间的差异：动物模型与人类在解剖学、生理学和遗传学上存在差异，这可能影响药物的吸收、分布、代谢和排泄（ADME）过程，从而影响药物的安全性评价。

（2）挑战

① 生物标志物的选择和验证：在不同的体外和体内模型中，选择能够准确反映药物毒性和效果的生物标志物是一大挑战。此外，这些标志物在不同模型中的表达和反应可能不同，需要进行仔细的验证。

② 复杂性和成本：体外和体内模型的整合不仅技术复杂，而且成本高昂。尤其是高级体外模型（如器官芯片）和大规模的动物实验，都需要显著的资源投入。

③ 伦理和法规：动物实验的伦理问题和日益严格的法规要求，促使科学家寻找更多替代动物实验的体外模型。然而，确保这些替代模型能够提供与动物实验相当的安全性数据，仍然是一个挑战。

（3）解决策略

① 多模型综合评估：通过结合使用多种体外和体内模型，可以从不同角度评估药物的安全性，从而提高评价的准确性和可靠性。

② 生物信息学和系统生物学方法：利用生物信息学工具和系统生物学方法整合和分析来自不同模型的数据，可以帮助理解药物的作用机制和毒性路径。

③ 发展新技术和方法：持续发展和优化新的体外模型（如多器官系统和人工智能驱动的预测模型）以及更精确的动物模型（如人源化小鼠模型），以期能够获得更准确的药物安全性数据。

④ 与监管机构合作：与监管机构紧密合作，确保体外和体内模型的整合方法符合当前的指导原则和法规要求，有助于加快药物的开发进程并提高其成功率。

体外和体内模型的有效整合需要综合考虑多种因素，面对的挑战也需要通过创新技术和跨学科合作来解决，以确保新药的安全性评价既科学又高效。

2.32　非人灵长类在临床前安全评价实验中的应用

非人灵长类（non-human primates，NHPs）在临床前安全评价实验中的应用主要是因为它们在生理、解剖和遗传上与人类基因序列极高相似度，通常在 95% ～ 99% 之间，具体取决于不同的遗传标记和基因组区域的比较。例如，猕猴（rhesus monkey）和恒河猴（cynomolgus monkey）与人类的基因组有高度相似性，尤其在关键基因和生物学途径上。除了基因相似性，非人灵长类在解剖结构、生理系统和疾病易感性方面也与人类有很高的相似度。这种高度的基因相似性意味着许多生理功能和病理反应在非人灵长类中的表现与人类极为相似，从而使得非人灵长类成为研究药物毒性、药理作用以及药物的代谢和药效学特性的重要模型。在临床前安全评价中，非人灵长类常用于以下方面：

（1）**人类相关性高的药物作用机制**　如果药物的作用机制在其他动物模型中表现不出与人类相似的药效或毒性反应，而非人灵长类在解剖学、生理学和遗传学上与人类有更高的相似度，使用 NHPs 可以提供更加准确的安全性数据。

（2）**药代动力学（PK）和药效学（PD）特性**　当药物的 PK/PD 特性在非人灵长类中与人类更加接近时，使用 NHPs 可以更好地预测药物在人体内的行为和效应。

（3）**特定药物目标**　对于一些特定的药物目标，如人类特异性受体或酶，如果其他动物模型无法有效表达这些目标或与药物相互作用，则可能需要使用 NHPs。

（4）**药物安全性数据的补充**　在其他动物模型中观察到的某些不良效应或毒性反应无法解释时，可能需要使用 NHPs 进行进一步的研究以确认这些发现是否也在人类中具有相关性。

（5）**监管要求**　在某些情况下，监管机构可能要求对特定药物进行非人灵长类的安全性研究，特别是当涉及到公共健康的重大问题时，如生殖毒性、神经毒性或长期慢性毒性。

（6）**生物制剂的开发**　生物制剂（如某些单克隆抗体）通常具有高度的物种特异性。对于这类药物，NHPs 可能是唯一能够表达药物靶点并模拟药物作用机制的动物模型。

（7）**免疫反应**　NHPs 可能在评估可能对人类免疫系统产生重要影响的产品时被选择，因为它们的免疫系统与人类更为相似。

尽管非人灵长类在药物安全评价中的应用可以提供重要的信息，但鉴于伦理和成本，通常只有在没有其他合适的替代模型时才会采用。ICH S6（R1）指南提出，在使用非人灵长类动物进行临床前安全评价时，应当考虑以下几点：

① 确保 NHPs 是唯一可用的合适模型，且预期的研究结果对理解药物的安全性至关重要。

② 对于预期在 NHPs 中进行的研究，应仔细设计实验，以最大限度地减少所需动物数量，并确保获得有意义的数据。

③ 应当在实验设计中充分考虑到 NHPs 的福利，遵循适当的护理和使用标准。

2.33　使用转基因小鼠进行药物安全评价的考虑事项

转基因小鼠（transgenic mice）是通过基因工程技术改变其基因组的小鼠。这些技术包括添加、删除或修改小鼠基因组中的特定基因。转基因小鼠广泛应用于生物医学研究，特别是在疾病模型、基因功能、药物开发和安全评价等领域。使用转基因小鼠进行药物安全评价涉及一系列考虑事项，这些考虑事项旨在确保研究结果的有效性、可靠性和相关性。以下是一些关键的考虑事项：

（1）选择合适的转基因模型

① 基因特异性：选择的转基因小鼠模型应与研究药物的作用机制密切相关，确保所研究的基因表达或敲除能够模拟人类疾病状态或药物作用靶点。

② 表型特征：考虑转基因小鼠的表型，包括基因改造对小鼠生理和病理状态的影响，以及这些特征与人类疾病的相似性。

（2）评估药物的毒性和效能

① 剂量 - 响应关系：研究不同剂量下药物的安全性和有效性，以确定最佳的治疗窗口。

② 长期与短期毒性：除了评估急性毒性外，还应考虑药物的长期或慢性给药对转基因小鼠的影响。

（3）药代动力学和药效学研究

① 药物吸收、分布、代谢和排泄（ADME）：研究转基因小鼠中的 ADME 过程，以预测药物在人体中的行为。

② 生物标志物：识别和监测生物标志物，以评估药物的药效学效应和潜在毒性。

（4）免疫原性和免疫反应

免疫系统的响应：评估转基因小鼠对药物的免疫反应，特别是对生物制品的反应，这可能影响药物的安全性和效能。

（5）数据解释和外推到人类

① 模型的限制：意识到转基因小鼠模型的局限性，特别是在基因表达模式、生理和代谢方面与人类的差异。

② 统计和生物学意义：确保研究设计具有足够的统计功效，以区分药物效应和模型固有的变异。

2.34 转基因小鼠和非人类灵长类在生物制品药物安全评价中的优劣比较

转基因小鼠（transgenic mice）和非人灵长类（NHPs）在生物制品药物安全评价中各有优势和劣势，其选择取决于药物的特性、研究的目的和阶段以及伦理考虑。以下是它们在生物制品药物安全评价中的优劣比较：

（1）转基因小鼠

① 优势

a. 基因特异性：能够精确修改特定基因，用于研究特定基因或蛋白在疾病中的作用以及药物的作用机制。

b. 成本效益：相对于 NHPs，小鼠的购买和维护成本更低，可以在实验中使用更大的样本量。

c. 快速繁殖：小鼠的繁殖周期短，可以快速获得大量基因型相同的后代，适合进行遗传性研究和多代研究。

d. 研究工具和数据丰富：有大量的遗传背景、表型和生物标志物数据可供参考，以及各种研究工具和技术。

② 劣势

a. 生理差异：与人类相比，小鼠的生理系统、免疫反应和药物代谢路径存在显著差异，可能影响药物安全性和效能的外推性。

b. 免疫原性评估限制：小鼠的免疫系统与人类有较大差异，可能不适合评估某些生物制品（如人源化抗体）的免疫原性。

（2）非人灵长类

① 优势

a. 生理和遗传相似性：与人类在解剖结构、生理功能和免疫系统方面有较高的相似性，特别适用于评估生物制品的安全性和免疫原性。

b. 药物代谢和药效学：在药物代谢和药效学特性上与人类更为接近，有助于更准确地预测药物在人体中的作用。

c. 疾病模型的相关性：某些情况下，NHPs 可能是唯一可用的模型，能够模拟人类疾病的复杂性。

② 劣势

a. 成本和伦理问题：NHPs 的使用成本高昂，且涉及更为严格的伦理审查和动物福利要求。

b. 资源和可获得性：NHPs 的资源有限，且研究所需的特定种类和基因背景的动物可能难以获得。

c. 疾病背景差异：尽管与人类有较高的相似性，但仍存在一些生理和病理差异，可能影响研究结果的解释。

总的来说，转基因小鼠在进行机制研究、基因功能和早期药物筛选中具有明显优势，而非人灵长类更适合用于药物安全性和免疫原性的评估，尤其是在药物接近临床应用阶段时。选择哪种动物模型进行生物制品的药物安全评价，需要根据药物的特性、研究目标以及伦理和成本来综合判断。

2.35　临床前安全性评价与药物警戒之间的相关性

临床前安全性评价（又称非临床安全性评价）和药物警戒都是药品安全性评价的重要组成部分，在保障药品安全方面具有互补作用。临床前安全性评价与药物警戒之间的相关性在于，两者都是药物安全性评价的重要组成部分，只是发生在药物开发过程的不同阶段。

临床前安全性评估涉及在动物模型和体外试验中对候选药物进行测试，以及对人体进行测试之前评估其毒理学、药理学和其他特性。这有助于识别潜在的安全问题，并为有关药物在人体试验中安全性的决策提供信息。

另一方面，药物警戒是在药物获得批准并被患者使用后对药物进行持续监测，包括不良反应的检测、评估和预防，以及药物安全性的持续评估。

这两个过程是相互关联的，因为临床前安全性评估提供了重要的数据，可以为药物警戒工作提供信息。例如，临床前安全数据可能有助于识别潜在的安全问题并指导临床试验和上市后监测计划的设计。同时，药物警戒所得数据能够补充临床前安全评估，提供有关药物长期安全性的深入见解，特别是那些在早期评估中未被发现的潜在风险。

假设某药物公司开发了一种新型抗高血压药物。在临床前阶段，药物公司会进行一系列非临床研究，包括体外实验和动物实验，以评估药物的药理学、药代动力学和潜在毒性或安全风险。在临床前安全性评价中，如果发现药物在高剂量下引起了受试动物的器官毒性，特别是在肝脏，可能提示药物可能在高剂量下对患者的肝脏功能也造成损害。在这种情况下，药物公司可能需要在药物警戒中强调监测患者的肝功能，并提供警示信息，以便临床试验中的研究者和患者能够识别并减轻可能的风险。具体来讲，药物警戒可能包括建议医生在治疗期间定期监测患者的肝功能指标，如丙氨酸氨基转移酶（ALT）和天冬氨酸氨基转移酶（AST）。警戒还可以提醒患者，避免同时服用其他可能引起肝功能损伤的药物；如果出现与肝脏有关的症状，如黄疸、食欲丧失或腹痛，应立即告知医生。

这个例子表明，临床前安全性评价可以为药物警戒提供安全信息，使药物公司和临床试验的研究者能够在临床阶段监测和管理潜在的安全风险。因此，临床前安全性评价与药物警戒之间的相关性在确保新药物在临床试验中的安全性和有效性方面至关重要。

2.36　非临床数据交换标准（SEND）

非临床研究数据交换标准（Standard For Exchange Of Nonclinical Data，SEND）是由临床数据交换标准联盟（Clinical Data Interchange Standards Consortium，CDISC）创建的，专门用于非临床研究数据的交换。这个标准帮助统一非临床研究数据的格式和结构，使数据更加一致，便于交换和使用。SEND详细规定了在非临床安全评价中必须报告的数据内容，并明确了数据如何组织和格式化。我有幸作为跨国公司的代表，参与了两年的SEND工作小组。2014年12月，美国食品药品监督管理局（FDA）发布了强制性指导，要求使用标准化电子数据格式提交某些临床和非临床研究报告。

SEND里的每个域（domain）都由一个唯一的、两个英文字母的标识符来代表和彼此区分，该标识符应在整个提交过程中保持一致，这样做是为了让FDA的系统能够识别并处理数据。这些标识符用于给相应的数据集文件命名（比如，sc.xpt文件）。

要按照CDISC SEND标准对非临床数据进行编码，我们需要遵循CDISC规定的特定指南和约定。以下是一般的步骤和相应的要求：

（1）**熟悉CDISC SEND实施指南**　该指南详细介绍了如何根据SEND标准结构化和编码非临床数据相关的具体要求。它包括所需数据集、变量、受控术语和数据格式的信息。这可能包括学习如何定义实验组、记录动物的体重变化等信息。

（2）**定义数据集和变量**　根据CDISC SEND标准，确定非临床研究所需的数据集，例如在进行心血管安全药理学研究时，需要决定一个数据集来记录血压和心率的测量结果。根据CDISC SEND标准，确定每个数据集中应包含的变量。

（3）**分配受控术语**　CDISC SEND使用标准化的受控术语来表示各种变量。比如，当记录动物的性别时，你不会使用"雄性"或"雌性"这样的文字描述，而是根据CDISC SEND的受控术语使用标准化代码，如"M"表示雄性，"F"表示雌性，以确保数据的一致性。

（4）**结构化数据**　根据定义的数据集和变量组织非临床数据。遵循CDISC SEND指定的特定文件格式和命名约定。如将血压和心率数据集命名为"cv.xpt"，并确保每个变量都按照指南规定的格式排列。

（5）**验证数据**　在提交FDA前，使用专门的软件或工具检查数据文件，如"cv.xpt"，确保所有数据都正确地遵循了SEND标准的格式、结构和受控术语的使用，没有违反规则的地方。

（6）**准备文档**　完成数据编码和结构化后，需要撰写一份文档，详细记录数据集的定义、使用的受控术语、数据结构化的方法以及如何验证数据的合规性，以便于审核时提供清晰的指导和参考。

相比临床数据标准，SEND 数据要求是一个相对较新的概念，这可能会带来一些挑战。然而，将非临床研究整合到标准化数据中有如下许多优点：

① 帮助机构评审人员更准确地评估您的申请；

② 消除结果报告中的歧义；

③ 在 FDA 提交和审查过程中节约成本和时间；

④ 指导赞助商以结构化、标准化和可解释的方式收集和报告原始数据，以便顺利交换数据；

⑤ CDISC SEND 还可以在公司合并或在内部/外部授权期间，为企业间数据交换提供便利并提高效率。

针对 IND 和 NDA 的非临床安全数据，目前的要求是使用 SEND 标准进行电子数据提交。具体的要求日期和版本取决于 FDA 的规定，需要注意遵守相关要求以确保提交的数据符合标准。

2.37 评估医疗器械的动物研究的一般注意事项

动物研究是医疗器械临床前评估的重要组成部分，因为它们提供了有关器械安全性和有效性的重要信息。当进行医疗器械的动物安全评估研究时，需要注意以下几个方面：

（1）选择合适的动物模型

① 根据器械预期的临床应用选择动物模型。例如，如果医疗器械是用于心血管系统，选择具有相似心血管生理特征的动物（如猪）。

② 考虑动物的年龄、性别和品种对研究结果的可能影响。

（2）实验设计

① 设计应包括盲法和随机化以减少偏倚。

② 明确研究的主要终点和次要终点。

（3）临床相关性

① 模拟医疗器械的实际使用条件，包括暴露的持续时间和强度。

② 如果可能，考虑使用代表性的人类病理模型。

（4）安全性评估

① 详细评估局部和系统性反应，包括器官毒性、致敏性、致癌性和遗传毒性。

② 使用合适的生物学标记物和成像技术监测生物相容性。

（5）数据记录和分析

① 采用电子数据收集系统确保数据的准确性和可追溯性。

② 应用适当的生物统计学方法分析数据，确保研究具有足够的统计功效。

（6）结果解释

① 将动物研究结果与已知的临床数据进行对比，评估安全性风险。

② 识别任何潜在的生物兼容性问题，并提出解决方案或进一步研究的建议。

（7）遵守法规

① 遵守适用的国家和国际医疗器械监管要求，如美国 FDA 的医疗器械法规和欧盟的医疗器械法规（MDR）。

② 准备和提交必要的监管文件，如风险管理报告和临床评估报告。

关于医疗器械安全性评估的国际指南，虽然 ICH 主要关注药品的指导原则，但医疗器械领域也有类似的国际标准和指南，如 ISO 10993 系列标准，专门用于评估医疗器械与生物体的相互作用。这些标准涵盖了生物兼容性评估的不同方面，包括化学和物理测试、毒性评估、致敏性和致癌性测试等。ISO 10993 系列标准是医疗器械领域进行预临床安全性评估的重要参考标准。

2.38　药物安全性评估中动物模型选择原则

在药物开发过程中，安全性评估是至关重要的一环，其目的在于确保药物在人体使用时的安全与有效。动物模型作为药物安全性评估的基石，其选择原则直接关系评估结果的准确性和可靠性。本节将探讨在药物安全性评估中选择动物模型的原则，包括科学依据、案例示例、相关 ICH 指南，以及面临的挑战、解决方案和未来展望。

（1）确保研究结果的准确性和人体毒性的预测价值　选择动物模型进行药物安全性评估时需要考虑多个因素，包括模型的能力是否区分靶点和非靶点毒性，以及模型是否更贴近预测人类毒性。

（2）科学依据与案例示例　选择动物模型时，科学依据主要包括生理学、病理学的相似性以及特定疾病模型的适用性。例如，为评估心血管药物的安全性，常选择具有相似心血管系统的猪作为模型。猪的心血管结构和功能与人类极为相似，能较好地模拟药物在人体的作用与反应。又如，在肝脏代谢研究中，由于鼠类的肝脏酶系统与人类存在较大差异，研究者发展了人源化肝脏小鼠模型。通过将人类肝细胞植入小鼠体内，这些模型可以更准确地预测药物的代谢和毒性，为药物开发提供重要参考。

（3）相关 ICH 指南　国际医药品注册技术协调会议（ICH）制定了一系列指南，以指导药物安全性评估中动物模型的选择。例如，ICH S1 指南涵盖了致癌性评估的原则，指出了选择合适动物模型的重要性。ICH S3 指南则聚焦于药物代谢和毒性研究的非临床评估。这些指南强调了在选择动物模型时考虑生物学特性、疾病模型以及与人类的相似性的重要性。

（4）面临的挑战与解决方案　尽管有明确的选择原则和指导指南，但在实践中，选择合适的动物模型仍面临诸多挑战。一是物种差异导致的结果不可推广性。不同物种间生理和代谢机制的差异，可能导致药物在动物体内的作用与人体存在显著差异。为解决这一问题，研究者开发了人源化动物模型，并通过多物种比较研究来确定最佳模型。二是高成本和伦理问题。动物实验成本高昂，同时也面临着越来越严格的伦理审查。为此，科研团队积极寻找替代方法，如使用体外模型和计算机模拟技术来减少对动物实验的依赖。

（5）未来展望　随着生物技术和计算机技术的进步，更多高效、准确的替代方法将被开发。人工智能和机器学习的应用，可能使得药物安全性评估更加精准和高效。同时，人源化动物模型的进一步完善，将为药物安全性评估提供更加接近人体生理的环境。此外，随着组织工程和 3D 打印技术的发展，体外培养的人类组织和器官模型也将为药物安全性评估提供新的平台，这些模型能够更精确地模拟药物在人体中的作用，从而减少对动物实验的依赖。

2.39　何时考虑使用非人类灵长类动物模型

虽然非人类灵长类动物（NHPs）与人类之间的遗传基因有极高的相似度，但是在非临床药物安全性评估中，使用NHPs通常是在其他动物模型无法提供足够的数据来评估药物的安全性等特定情况下的选项。

（1）NHPs的优势

① 与其他受试动物相比

a. 生理和解剖结构相似性：NHPs与人类在生理和解剖上的相似性远超过其他动物模型，特别是在免疫系统、中枢神经系统和生殖系统方面。这使得NHPs能更准确地预测药物在人体中的疗效和安全性。

b. 遗传背景接近：NHPs与人类的遗传背景更为接近，许多基因表达模式和分子途径在NHPs和人类之间高度一致。这对于评估那些目标基因或蛋白在小鼠等其他动物模型中不存在或差异较大的药物尤为重要。

c. 疾病模型的适用性：对于一些仅在灵长类动物和人类中出现的疾病，NHPs提供了研究这些疾病和评估治疗方法的独特模型。

d. 药代动力学（PK）和药效学（PD）数据的可转换性：由于生理和代谢过程的相似性，NHPs产生的PK/PD数据更可能反映人类的情况，这有助于更准确地预测药物剂量、疗效和安全性。

e. 免疫反应评估的适用性：在疫苗和生物制剂的开发中，NHPs由于其免疫系统与人类的相似性，能够提供关于免疫原性、免疫应答类型和持久性的重要信息。

② 与人类受试者相比：

a. NHPs可以在长时间内维持稳定的环境条件，从而大大增强检测遗传效应的能力。

b. 可以在NHPs个体上依次施加不同的环境条件，以研究基因型-环境的相互作用。

c. NHPs可以生成比通常的人类谱系更具有遗传分析能力的复杂家系。

d. NHPs可以通过选择交配的方式前瞻性地测试遗传假设。

e. 可以进行必要的侵入性和终端实验。

③ 在以下情况下考虑使用NHPs进行药物安全性评估

a. 当药物的靶点仅在灵长类动物中存在时：有些药物针对的是特定的人类蛋白或受体，这些靶点在其他动物模型中可能不存在或功能不同。

b. 当药物的代谢在其他动物模型中与人类显著不同时：为了准确评估药物的药代动力学特性和潜在的代谢产物，需要使用与人类代谢路径相似的模型。

c. 特定疾病模型的研究：在研究某些特定的疾病（如HIV/AIDS、某些神经退行性疾病）时，NHPs因为能更准确地模拟人类疾病状态而被选用。

（2）案例示例

a. 在HIV疫苗的开发中，由于HIV仅感染人类和某些灵长类动物，研究者使用NHPs（如恒河猴）模型来评估疫苗的效力和安全性。

b. 在神经退行性疾病的研究中，如阿尔茨海默病，NHPs的大脑解剖结构和功能与人类更为接近，能提供关键的病理和治疗效果信息。

（3）替代方案　随着科学技术的发展，一些替代方案正在被开发和使用，以减少对NHPs的依赖。

a. 体外模型：包括人类细胞培养和器官芯片技术，能够模拟人体器官的功能，用于评估药物的安全性和效果。

b. 计算机模拟：通过计算机模型和算法模拟药物的生物活性和代谢过程，预测其安全性和药效。

c.其他动物模型的改进：通过基因编辑技术，如 CRISPR/Cas9，开发更接近人类生理和遗传背景的改进动物模型，比如人源化小鼠模型，这些模型可以表达人类特有的蛋白质或受体，从而提供更加准确的药物安全性和疗效评估。

2.40　斑马鱼在药物非临床安全评价中的应用

斑马鱼（danio rerio）是热带淡水鱼，斑马鱼属于米诺鱼科，原产于印度，成年体长约 4～5cm。在野外，它们出现在印度的河流和池塘中，但现在它们经常可以在宠物店里买到。"斑马鱼"这个名字来源于它们身体两侧的水平蓝色条纹（图 2-5）。

自 20 世纪 70 年代以来，斑马鱼因其独特的生物学特性而在疾病研究中作为一种重要的动物模型。90 年代，随着基因编辑技术的进步，斑马鱼在胚胎学研究中的应用变得更加广泛。特别是在近年来，由于斑马鱼体内的高通量筛选能力，其在药物发现和毒理学研究领域的应用得到了显著扩展。据 PubMed 数据显示，在过去 10 年中，涉及"斑马鱼"和"毒性或毒理学"研究的论文数量增长了 5 倍以上。

（1）斑马鱼与人类的基因同源性　斑马鱼与人类有着约 70% 的基因同源性，这意味着我们共享了大量的基因结构。更具体地说，人类基因中有 70% 可以在斑马鱼中找到相对应的基因[8]。在研究与人类疾病相关的基因时，斑马鱼展现出了超过 80% 的相似性[9]，尤其在心血管发育和功能研究方面，斑马鱼作为模型提供了宝贵的参考。

这种高度的基因相似性使斑马鱼成为了研究人类基因疾病的理想选择。其透明的胚胎和快速的生命周期加速了实验过程，使其成为研究基因功能、疾病机制以及潜在药物的有力工具。此外，斑马鱼在进行高通量药物筛选时的优势，为新药的发现和毒性评估提供了一个高效和经济的平台。随着科技的进步，斑马鱼在生物医学研究领域的应用预计将继续扩大，为人类健康和疾病治疗提供更多的见解和解决方案。

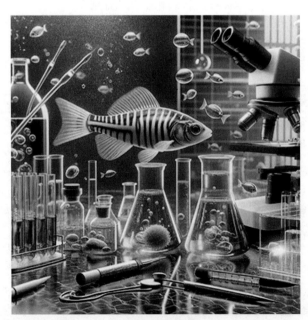

图 2-5　斑马鱼

　　近年来，斑马鱼已经成为非临床毒理学评估中研究药物安全性和毒性的一种重要动物模型。笔者曾经在 2011 年参与写作的《斑马鱼：评估药物安全性和毒性的方法》（Zebrafish：Methods for Assessing Drug Safety and Toxicity）一书的第五章着重讨论了斑马鱼在评估药物诱导心脏毒性方面的应用[10]。斑马鱼在非临床药物安全评估中的应用已经引起广泛关注。作为一种模式生物，斑马鱼具有如下特点，使其成为药物安全评估的理想选择。

　　（2）斑马鱼适用于在药物非临床安全评价的原因

　　① 基因组同源性高：斑马鱼与人类有超过 70% 的基因组同源性，拥有大约 84% 与已知人类疾病相关的基因。这一点使得斑马鱼成为研究人类疾病和评估药物安全性的理想模型。

　　② 发育速度快：斑马鱼的器官形成在受精后 24h 内几乎完成，孵化在 3 ～ 4d 内发生。这一特性使得斑马鱼特别适合进行发育研究和快速评估药物对发育过程的影响。

　　③ 高通量筛选能力：斑马鱼能够产生大量后代，一次可以产下多达 300 个卵，适合进行重复实验和高通量筛选。此外，斑马鱼胚胎和幼鱼的小体型使其能够放置在微孔板中进行药物筛选。

　　④ 透明胚胎和幼鱼：斑马鱼的胚胎和幼鱼在整个发育过程中都是透明的，这使得能够通过实时观察和显微成像技术，直接评估药物对器官和组织形态及功能变化的影响。

　　⑤ 低成本和易维护：相比于其他哺乳动物模型，斑马鱼的饲养和维护成本较低，繁殖能力强，占用空间小，适合在实验室环境中进行大规模实验。

　　⑥ 灵活的给药方式：斑马鱼可以通过多种途径吸收试验化合物，包括口腔、鳃或皮肤吸收，以及直接注射到卵黄囊、静脉窦或循环血液中，提高了实验的灵活性。

　　⑦ 符合 "3R" 原则：使用斑马鱼进行毒理学研究，可以减少对啮齿动物的使用，符合替代、减少和改善（3R）原则，提高了实验的伦理性和可靠性。

　　（3）应用案例

　　① 急性毒性评估：通过观察斑马鱼对药物的急性反应，研究人员能够快速获得药物的毒性效应信息。

　　② 疾病模型：利用基因编辑技术，斑马鱼被用来作为人类疾病（如心脏病）模型，用于评估药物的治疗效果和安全性。

　　③ 发育毒性评估：斑马鱼胚胎的透明性使其成为研究药物对胚胎发育潜在影响的理想模型。通过观察胚胎形态和发育过程，研究人员可以评估药物对早期发育阶段的影响。

　　④ 药物代谢和毒性机制研究：斑马鱼能够帮助研究者深入了解药物在生物体内的代谢过程及其毒性机制。利用斑马鱼模型，可以通过分析药物代谢产物和基因表达的变化来揭示药物的代谢途径和毒性机理。

　　⑤ 药物筛选和药效评估：斑马鱼的高通量筛选能力使其成为药物发现过程中的重要工具。研究人员可以快速筛选出具有潜在治疗效果的化合物，并评估它们对斑马鱼的效果，从而加速药物候选物的筛选过程。

　　⑥ 器官毒性评估：斑马鱼特别适合用于评估药物对特定器官（如心脏、肝脏）和神经系统的毒性效应。通过观察斑马鱼对药物的反应，研究人员可以获得关于药物对这些器官功能影响的宝贵信息。

　　（4）局限性

　　① 斑马鱼与人类在某些组织/器官的结构和功能上存在差异，如斑马鱼没有肺和乳腺等器官，其肾脏结构也与哺乳动物不同。

② 斑马鱼的体型较小，使得对成年斑马鱼进行一些技术性操作（如血液采集）更加困难。

因此，尽管斑马鱼为药物安全性评估提供了一个高效、经济的平台，但在某些情况下可能需要结合其他动物模型或实验方法来补充研究。

（5）国际药监部门的立场　美国 FDA、EPA 和其他国际卫生机构（EMA、ECHA）对斑马鱼研究的安全数据持开放和积极的态度。尽管斑马鱼作为一种实验动物在毒理学和药物安全评估中的应用相对较新，但已经获得了越来越多的认可和重视。认可斑马鱼研究在安全数据方面的重要性，并鼓励研究人员将其作为一个有用的模型来补充传统的动物模型。

斑马鱼研究的安全数据可以提供有关药物或化学品的潜在风险和安全性的重要信息。然而，这并不意味着斑马鱼研究可以完全取代其他动物模型或人体实验，而是作为一个有益的补充，为药物和化学品的安全评估提供更全面和多维度的数据支持。

2.41　赋形剂的安全评估

赋形剂在药品和生物制品制造中扮演着至关重要的角色。它们不仅改进了药物的生产过程，比如通过防止粉末结块来提高加工效率，还能保护药物的稳定性、提升其生物利用度，并确保产品在存储和使用期间的安全性和功能性。然而，当引入新型赋形剂（首次被用于药品中或采用新的给药方式）时需遵循 ICH 所发布的指南，确保赋形剂的使用不会对患者造成不良影响。以下是赋形剂安全评估的详细步骤，结合具体案例和相关 ICH 指南进行探讨。

（1）初步选择　在初步选择阶段，研究人员需要评估赋形剂的化学性质、已知的安全性资料以及预期用途。例如，在开发一种新的口服抗糖尿病药物时，如果考虑使用新型赋形剂提高药物溶解度，首先需要评估该赋形剂是否与药物活性成分兼容，以及是否存在已知的安全性问题。

（2）体外评价　体外评价阶段主要通过实验室测试，如细胞毒性实验、致畸性和致突变性测试，来评估赋形剂的安全性。例如，使用新型纳米材料作为赋形剂以提高药物的靶向性，必须进行细胞毒性测试，以确保这种纳米材料不会对人体细胞产生毒害效应。

（3）体内评价　体内评价通过动物实验来进一步评估赋形剂的安全性。例如，如果赋形剂是一种新的生物降解高分子用于缓释注射剂，需要在动物模型中评估其长期注射后的局部和全身毒性反应。ICH 指南 S3A 和 S3B 提供了有关非临床毒性研究设计和解释的详细指导，这些都适用于赋形剂的安全性评估。

（4）评估对药物生物可用性的影响　赋形剂可能影响药物的吸收、分布、代谢和排泄（ADME），因此评估其对药物生物可用性的影响至关重要。例如，增加一种表面活性剂作为赋形剂以提高药物的溶解度和吸收率，必须进行相应的药代动力学研究，以确保该赋形剂不会意外地改变药物的代谢途径或增加毒性。

（5）临床试验监测不良反应　在临床试验阶段，需要密切监测可能的不良反应，特别是赋形剂引起的过敏反应或其他毒性问题。例如，使用某种赋形剂可能导致一小部分患者出现过敏性皮疹，这需要在临床试验中被识别并评估其严重程度和发生频率。ICH 指南 E6 提供了关于临床试验设计和实施的指导，包括如何监测和报告不良事件。

（6）特殊注意事项　在赋形剂的安全性评估过程中，需要特别注意其对特殊人群的影响，如儿童、孕妇和老年人。此外，考虑赋形剂与药物活性成分之间的相互作用以及长期使用可能导致的积累效应也是必要的。

（7）案例示例补充

① 过敏反应案例：某抗生素制剂中引入了一种新的稳定剂，以延长其货架期。然而，在临床试验阶段，发现少数患者出现过敏性反应。进一步的研究确定，这种稳定剂含有可能引起过敏的微量成分。此案例强调了在早期开发阶段识别潜在过敏源的重要性。

② 特殊人群影响案例：开发一种针对老年痴呆症的新药时，考虑到老年人对某些赋形剂可能有更高的敏感性，特别选择了适合老年人口服的赋形剂。这包括避免使用可能引起口干或吞咽困难的赋形剂。

③ 生物可用性影响案例：一种新型口服抗糖尿病药物在添加了特定的溶解度增强剂后，发现药物在体内的吸收速率和程度有显著提高。通过药代动力学研究，确认了该赋形剂的使用不仅提高了药物的生物可用性，也没有引入额外的毒性风险。

赋形剂的安全性评估要求严谨的科学方法和综合考虑各种潜在影响。通过体外实验、动物研究、临床试验以及针对特殊人群和长期使用的额外考虑，药物开发者可以有效地识别和缓解赋形剂可能引起的安全问题。遵循 ICH 等国际指南，不仅可以帮助确保患者的安全，也有助于加快药物产品的开发进程和监管批准。

2.42　目前药品非临床安全性评估存在差距和挑战

药品非临床安全性评估是确保药物开发过程中安全性和有效性的关键环节。这一评估旨在通过实验室研究（如细胞学研究和动物实验）来预测药物在人体内的作用及其潜在的毒性风险。尽管这些研究为药物研发提供了基础数据，但是依然存在一些差距和挑战，这些问题需要通过科技进步和方法论的创新来解决。

（1）模型的相关性和预测性不足　目前使用的很多动物模型和细胞模型不能完全模拟人类的生物过程和疾病状态。这意味着在动物实验中观察到的药物效果和安全性可能与人类有所不同，限制了这些模型的预测价值。

（2）技术和方法的局限性　某些毒性作用（如长期毒性、生殖毒性、致癌性）难以通过现有技术和短期研究准确评估。此外，缺乏可以准确预测药物在不同人群中作用的技术，这对于个性化医疗尤为重要。

（3）伦理和法律挑战　动物实验的伦理争议不断，许多国家和地区对此有严格的规定。这限制了某些类型实验的进行，尤其是那些涉及高等动物的研究。

（4）数据解释和整合的复杂性　非临床安全性评估产生的数据量庞大，涵盖了从分子水平到系统水平的信息。如何有效地解释这些数据，尤其是在考虑到跨种类外推（从动物模型到人类）的情况下，仍然是一大挑战。

（5）法规和指南的不断变化　随着科学研究的进展和公众健康意识的提高，药品安全性评估的法规和指南也在不断变化。保持最新状态，以及在全球范围内遵守这些不断变化的规定，对药品开发商来说是一项挑战。

（6）高昂的费用和时间需求　传统的动物研究可能昂贵且耗时，通常需要数年才能完成。这可能导致药物开发延迟和成本增加。

（7）不足的人体生物学和疾病病理学覆盖　传统的动物研究可能无法充分覆盖复杂的人体生物学和疾病病理学，从而限制了其对人体安全性和疗效的预测能力。

（8）**数据的透明度有限**　传统的动物研究可能无法提供足够的数据透明度，使得评估结果的可靠性难以确定。

（9）**缺乏标准化的实验方案**　需要制定标准化的动物实验方案，以确保结果的一致性和可重复性。

（10）**人类特异性数据的有限可用性**　需要更多人类特异性数据，以提高非临床安全评估的准确性。

最近，AM Avila 等[11]发表的一篇分析报告深入探讨了美国 FDA 在非临床评估中评估药物安全性和疗效时所面临的挑战，概括如下：当前非临床评估主要依靠动物实验，这不仅成本高昂、耗时长，还涉及伦理问题。动物实验数据与人类健康效应的相关性不总是清晰的，而且这些实验对人类生物学特征和疾病机理的模拟有限。为了更准确地评估药物的安全性和疗效，有必要采用包括体外实验和计算机模拟在内的新方法。实施这些新方法需要有标准化的实验流程、质量控制措施以及合适的数据分析统计方法。报告中还列举了一些已经开发并验证的新技术方法，如器官芯片技术、高通量筛选技术和计算机模拟。新技术方法的实施面临的挑战包括对监管机构和行业专业人员的培训教育需求、基础设施建设和资金支持等问题。FDA 已经认识到新技术方法在推动创新药物开发方面的巨大潜力，并正在努力促进这些新技术的开发和应用。

这些挑战突出了在非临床药物安全评估领域，采用新的技术方法的迫切需求，以使药物评估过程更加高效、准确和经济。新的技术方法，包括体外实验和计算模拟，为克服传统动物实验的局限性、提高评估准确性提供了重要的工具。发展和验证这些新方法对于提升非临床安全评估的质量至关重要，有助于加速安全有效药物的开发进程。

2.43　提交临床试验 IND 申请包中的安全评价内容

提交给 FDA 的研究性新药（Investigational New Drug，IND）申请包中的与药物安全评价相关的内容包括详细的非临床研究安全信息，以全面了解候选新药的安全性、潜在风险和作用机制，然后再进入临床试验阶段。IND 里的临床前安全评价的相关数据和信息包括以下内容。

（1）**预期的安全性数据**

① 药理学研究：说明药物与生物系统的相互作用。揭示作用机制，包括分子和细胞效应。提供药物的靶点、结合亲和力和潜在治疗效应等信息。

② 毒理学研究：进行急性毒性研究，以评估药物的初始安全性。进行亚慢性和慢性毒性研究，了解长期暴露的影响。进行致癌性研究，评估药物引发癌症的潜力。进行生殖和发育毒性研究，评估对生育能力和未出生后代的影响。

③ ADME 研究（吸收、分布、代谢、排泄）：描述药物在体内的吸收、分布、代谢和排泄过程。提供生物利用度、半衰期和组织分布等数据。

④ 安全性药理学研究：评估药物对心血管、呼吸和中枢神经系统等重要功能的影响。评估对不同器官系统的潜在不良效应。

⑤ 基因毒性研究：评估药物是否会引发基因突变或损害 DNA。

⑥ 免疫毒性研究：评估药物对免疫系统的影响。

⑦ 局部耐受性研究：评估药物在给药部位的刺激或不良效应。

⑧ 剂量 - 效应关系：建立药物剂量与效应之间的关系。

⑨ 物种比较：比较不同动物物种中观察到的效应，以预测人体反应。

⑩ 数据解释与结论：对临床前数据进行全面分析，确定临床试验的安全起始剂量。概述总体临床前安全性概况和潜在风险。

（2）不良事件和不良反应报告

① 列出已知的药物不良事件和不良反应，包括严重的和非严重的。

② 说明如何记录、监测和报告临床试验期间发生的不良事件。

（3）安全性监测计划

① 描述如何在临床试验期间监测患者的安全性数据。

② 指出使用的监测方法、工具和评估标准。

③ 根据试验的阶段和药物特性，确定监测的频率和方式。

（4）数据和安全监测委员会（DSMB）计划

① 解释独立的 DSMB 如何评估试验数据，特别是安全性数据。

② 说明 DSMB 的成员和他们的专业领域。

③ 描述 DSMB 的职责和职权，以及决定是否需要修改试验计划的情况。

（5）临床试验设计

① 详细说明试验的设计，包括随机化、对照组的选择等。

② 描述如何确保试验的安全性和效果评估的科学性。

（6）患者招募和选择计划

① 说明如何招募患者，并描述用于筛选患者的标准。

② 提供确保患者适合参与试验的流程，以最小化潜在风险。

（7）安全性监控和报告计划

① 描述如何在试验期间实时监控安全风险。

② 说明报告安全性事件的时间表和程序，包括不良事件的严重性和相关性评估。

（8）之前的临床和现在的非临床数据

① 之前已知的同类药的临床安全风险。

② 提供药物之前在动物研究和早期人体试验中获得的安全性数据。

③ 描述这些数据如何支持进一步的临床试验。

（9）化学、制造和控制（CMC）数据

① 药物物质描述：关于活性药物成分（API）的详细信息，包括其结构、物理化学性质和合成过程。

② 药物制剂描述：最终药物制剂的描述，包括其配方、剂型和包装细节。

③ 制造过程：详细解释药物物质和药物制剂的制造过程。关键制造步骤、所使用的设备和设施的信息。

④ 药物物质和产品的控制：对药物物质和产品质量及纯度的规格要求。用于评估药物质量的分析方法。

⑤ 稳定性数据：数据展示药物物质和产品在不同储存条件下的稳定性。

⑥ 容器封闭系统：关于用于确保药物稳定性和无菌性的包装材料的信息。

⑦ 批次记录：每批药物物质和产品的详细记录，包括制造程序和质量控制测试。

⑧ 杂质分析：鉴定和定量药物物质和产品中的杂质，包括任何可能有害的杂质。

⑨ 可比性：如果对制造过程或配方进行了更改，需要提供数据，证明这些更改不会影响

药物的安全性或功效。

⑩ 风险评估：对与制造过程相关的潜在风险的评估，以及如何减轻这些风险。

（10）药物相互作用信息

① 列出药物可能的相互作用，尤其是可能影响药物安全性的。

② 说明如何评估和管理这些相互作用。

（11）安全性评价和风险收益分析

① 综合所有数据，包括药物的预期疗效和已知风险，进行详细的安全性评估和风险收益分析。

② 重点讨论可能的风险，并提供如何减轻这些风险的计划。

这些详细的临床前安全数据和信息有助于 FDA 评估新药在临床试验中的安全性，并确保试验过程中患者的健康和安全得到充分保障。

2.44　FDA 和 EMA 的 GLP 检查异同

FDA（美国食品药品监督管理局）和 EMA（欧洲药品管理局）在药物开发的各个阶段，为了确保药物研究的质量和完整性，都可能进行良好实验室规范（Good Laboratory Practice，GLP）的检查。GLP 是一套旨在确保非临床安全性研究的规划、执行、监督、记录、归档和报告过程达到高标准的原则。这些原则的目的是确保在非临床环境下进行的实验数据是可靠和有效的，从而保障药物评估的质量。尽管 FDA 和 EMA 在 GLP 检查方面有共同的目标，但它们在执行过程中存在一些异同点。

（1）相同点　FDA 和 EMA 实施 GLP 的检查范围都会包括非临床试验的以下方面。

① 实验设计：确保实验设计能够有效地评估药物的安全性。

② 实验执行：确保实验按照预定的设计准确执行，所有变更都要有记录。

③ 数据收集和记录：确保所有实验数据都被准确地收集和记录，防止数据丢失或篡改。

④ 数据分析：确保对数据的分析是准确无误的，分析结果可靠。

⑤ 报告编写：确保实验报告全面反映实验设计、实施、结果和结论。

⑥ 存档管理：确保所有相关文档和记录都得到妥善保存，便于未来审核和回溯。

（2）不同点　尽管 FDA 和 EMA 在执行 GLP 方面有共同的目标，即确保非临床研究的质量和完整性，但在具体实施过程中存在一些差异。

① 法规和指南：尽管两者都遵循 GLP 原则，但具体的法规和指南可能有所不同。FDA 根据美国的法律和规章制定 GLP 标准，而 EMA 遵循欧盟的法规和指导原则。

② 检查程序和频率：FDA 和 EMA 在执行 GLP 检查的具体程序和频率上可能有所差异。例如，EMA 通常在接受 GLP 研究报告 / 数据之前对 GLP 实验室进行认证，FDA 可能在特定的研究阶段或应申请者的请求时进行检查，一些实验室每年检查一次。EMA 可能会降低对实验室的检查频率，具体取决于实验室的跟踪记录和合规历史。

③ 检查后的行动：两者在发现 GLP 不合规时所采取的措施可能不同。虽然都可能要求进行更正措施或重新评估，但具体的执行细节和后果可能因其监管框架不同而异。

④ 审核和检查流程：FDA 和 EMA 在审核和检查 GLP 实验室方面的流程略有不同。FDA 通常使用自己的检查员进行检查，而 EMA 则依赖成员国国家主管当局（NCA）的检查。但是，如果存在数据完整性或质量问题，EMA 也可能对 GLP 实验室进行检查。

⑤ 检查重点：FDA 和 EMA 都侧重于确保符合 GLP 标准，但具体重点领域可能有所不

同。 FDA 的检查可能更侧重于数据完整性和文件记录实践，而 EMA 的检查可能更侧重于正在进行的研究的科学性。

⑥ 执法：两个机构都有权对被发现违反 GLP 标准的实验室采取执法行动。但是，具体的执法行动可能会有所不同。FDA 可能会发出警告信或对不符合 GLP 要求的实验室采取法律行动。EMA 可能会吊销实验室的 GLP 合规证书，这将阻止实验室出于监管目的进行研究。

⑦ 培训和指导：这两个机构都为 GLP 实验室提供培训和指导，以帮助他们遵守监管要求。但是，具体的培训和指导可能有所不同。FDA 提供有关 GLP 要求的广泛指导，并为检查员和行业人员举办培训课程。EMA 提供有关 GLP 要求的指南，并为 NCA 和其他利益相关者举办培训课程。

虽然 FDA 和 EMA 对 GLP 和实验室检查有相似的要求，但在审核和检查过程、检查频率、检查重点、执法以及培训和指导方面存在一些差异。在美国和欧洲开展业务的公司必须准备好满足这两个机构的要求，并应对其检查流程之间的差异。

2.45　在药物安全评估中应用 "3R" 的原则

"3R 原则" 代表了动物研究中的替代（"R"eplacement）、减少（"R"eduction）和改进（"R"efinement）的理念。在非临床安全评估研究中，秉持 "3R 原则" 可以最大程度地降低动物使用数量、减少动物痛苦，并提高实验数据的科学性和预测性。以下将探讨 "3R 原则" 在非临床安全评估研究中的应用。

首先，替代原则强调使用替代方法来代替或减少对动物的实验。随着科技的发展，现代技术为非临床安全评估提供了更多的替代选择。人工智能和机器学习等技术的应用，体外模型、计算机模拟和细胞培养等方法可以替代部分动物实验，减少对动物实验的需求和动物使用数量。

其次，减少原则旨在通过优化实验设计和统计分析，最大限度地减少动物使用数量。科学家们可以通过优化剂量选择、样本量计算和实验设计，减少不必要的动物实验，提高研究的效率和有效性。此外，合理利用已有的动物样本和数据，避免冗余实验，也是减少动物使用的有效方法。

改进原则关注的是提高动物实验的科学质量，同时减少动物痛苦。通过改进技术和程序，可以减少或避免动物实验中的创伤和疼痛。例如，精确的注射技术、无创的监测方法和合理的麻醉和镇痛措施，可以提高动物的福利，减少实验中的痛苦和不适 [12]。

机构动物保护和使用委员会（Institutional Animal Care and Use Committee，IAACUC）负责评估和监管机构内的动物实验计划，确保实验符合伦理和法规要求。其核心任务是评估实验的科学合理性和必要性，以及确保实验动物的福利和保护。在评估实验计划时，IAACUC 会关注是否已经充分考虑了 "3R 原则"，并提供指导和建议，以确保实验在最大程度上遵循这些原则。在实际操作中，IAACUC 扮演着监督和指导的角色，确保研究项目遵守伦理和法规要求，特别是在实施 "3R 原则" 方面。IAACUC 评估实验的科学合理性和必要性，并督促研究人员考虑替代方法、优化实验设计并采取措施提高动物福利。

然而，应用 "3R 原则" 也面临一些挑战和限制。一些复杂疾病模型和机制仍需要动物实验才能更好地被理解和评估。此外，不同类型的研究可能需要不同程度的动物使用，因此在实践中需要综合考虑各种因素来确保科学研究的质量和可行性。

"3R 原则"在非临床安全评估研究中具有重要的应用价值。美国（FDA、EPA）和其他国际监管机构（EMA、ECHA、ILSI）都立场一致地推动和支持"3R 原则"的应用，这种共识为研究人员提供了指导和支持，以合理应用"3R 原则"，最大限度地减少对动物的使用和动物痛苦，并提高实验数据的可靠性和预测性。

2.46　临床前安全评价 CRO 的基本架构

临床前安全评价 CRO（合同研究组织）是专门提供临床前药物安全评价服务的机构。它们帮助药物开发公司在药物进入人体试验前评估其安全性。这些服务对于确保药物安全、高效并符合监管要求至关重要。临床前安全评价 CRO 的基本架构通常包含以下几个关键部分：

（1）项目管理部门（Project Management Department）

① 职能：确保项目按时、按预算和按照客户要求完成。

② 责任：作为客户与 CRO 之间的主要联络点，管理项目时间表、资源、风险和沟通。

（2）药物安全评价科学部门（Drug Safety Evaluation Science Department）

① 职能：设计和实施实验，负责研究项目的科学和技术指导，确保研究符合设计目标、标准操作程序（SOPs）和法规要求。执行药理学研究、毒理学研究、药代动力学和药效学评估等。

② 责任：研究指导者是每个研究项目的主要负责人（study director，SD），担负起协调跨部门活动、确保数据的质量和完整性、监督研究过程中的合规性，以及准备和审阅最终报告的职责。研究指导者还需要确保所有实验活动都符合良好实验室实践（GLP）原则，以评估药物的安全性参数，如剂量毒性、慢性毒性、致畸性和致癌性等。

（3）病理学部门（Pathology Department）

① 职能：专注于疾病的研究，通过宏观和微观病理学检查评估药物的作用和安全性。

② 责任：执行组织学和细胞学分析，包括组织切片、染色和显微镜检查，以识别药物导致的组织结构变化或病理效应。此部门也负责解释病理学发现，并将这些发现与药物安全性和效果相关联。

（4）临床病理学部门（Clinical Pathology Department）

① 职能：通过病理学检查提供对动物健康和药物效果的见解。

② 责任：进行血液学、生化、组织病理学和细胞学等分析，以评估药物的生物影响。

（5）动物管理部门（Animal Management Department）

① 职能：管理所有动物研究活动，确保动物福利，并遵守相关的伦理和法律规定。

② 责任：负责动物的采购、饲养、健康监测和安乐死。此部门还负责维护动物设施，确保符合实验要求和伦理标准。

（6）实验动物监督委员会（Institutional Animal Care and Use Committee，IACUC）

① 职能：确保所有动物研究活动都符合伦理标准和法规要求。

② 责任：审查和批准研究方案，监督动物研究的进行，确保动物的合理使用和福利。

（7）质量保证部门（Quality Assurance Department）

① 职能：确保所有研究活动和结果符合国际质量标准和法规要求。

② 责任：监督实验室操作、数据记录、报告撰写等过程，确保遵循良好实验室实践（GLP）原则。

（8）信息技术部门（IT Department）

① 职能：提供技术支持，包括数据管理系统、网络安全和软件开发。

② 责任：确保数据的安全存储和传输，开发和维护支持研究活动的信息技术系统。

（9）数据管理和统计分析部门（Data Management and Statistical Analysis Department）

① 职能：处理、分析实验数据，并为最终报告提供统计支持。

② 责任：确保数据的准确性和完整性，使用统计方法支持数据分析和解释。

（10）业务发展和客户服务部门

① 职能：负责新客户的引入和现有客户关系的维护。

② 责任：理解客户需求，提供定制化服务解决方案，促成合作协议。

CRO 的架构设计旨在提供全面、高效、符合监管要求的临床前安全评价服务，以支持药物开发过程。通过各个部门的紧密协作，CRO 能够确保药物在进入临床试验阶段前的安全性和有效性，为药物上市铺平道路。

2.47　非临床外包流程及注意事项

外包非临床安全研究，即将药物开发过程中的某些非临床安全性评估工作委托给第三方专业机构进行，已成为制药行业中的一种常见做法。这种做法可以为制药公司带来多方面的优势。

（1）非临床研究的外包优势

① 成本效益：外包可以节省高昂的实验设备和设施投资成本，同时避免了长期的维护费用。

② 专业技能：合同研究组织（contract research organization，CRO）通常拥有专门的技能和设备来进行特定的研究，通常优于大多数公司的内部能力。

③ 提高效率：外包可以使公司更加集中于其核心业务和专长，如药物的研发和商业化。

④ 灵活性：在业务高峰期或需求增加时，外包可以快速扩大研发能力。

⑤ 合规性：专业的 CRO 通常都遵循国际标准和指导原则，如 GLP（Good Laboratory Practice）。

⑥ 风险分散：通过与多个 CRO 合作，公司可以分散由于研究延误或其他问题导致的风险。

⑦ 访问全球资源：有些研究可能需要特定的人群或地理位置，外包给国际 CRO 可以更容易地获得这些资源。

（2）非临床研究的外包流程

① 确定研究要求：明确非临床研究的目标、外包的范围和要求。确定需要评估的具体测试、终点指标和参数。

② 确定潜在的合同研究机构（CRO）：研究并确定在所需治疗领域或领域中具有非临床研究经验和专业知识的 CRO。考虑因素包括声誉、业绩记录、能力、基础设施和合规性等。

③ 提出请求提案（RFP）：准备一个 RFP 文件，概述研究要求，并将其发送给选定的 CRO。RFP 应包括研究目标、方法论、时间表、预算、数据要求以及需要遵循的任何特定指导方针或法规。

④ 评估提案：审查从 CRO 收到的提案，并根据各种标准进行评估，包括技术专业知识、

研究设计、成本效益、时间表和质量保证能力。考虑与入围 CRO 进行现场访问或虚拟会议，进一步评估其能力。

⑤ 选择 CRO：基于评估结果，选择最满足研究要求并提供最佳质量、专业知识、时间表和成本效益组合的 CRO。考虑协商合同条款，包括定价、交付物、知识产权和数据保密等方面。

⑥ 合同和研究启动：与选择的 CRO 最终确定合同，并确保解决所有法律和法规方面的问题。建立清晰的沟通渠道和程序，定期更新和报告。向 CRO 提供所有必要的研究相关材料，并确保研究按照约定的时间表开始。

⑦ 项目管理和监督：在整个研究期间保持积极的项目管理和监督。定期与 CRO 进行沟通，跟踪进展，解决任何问题或关注事项，并确保研究按照约定的方案、伦理指南和法规要求进行。

⑧ 数据管理和报告：制定数据管理计划，并确保 CRO 根据研究目标和适用法规进行数据收集、分析和报告。审查和验证 CRO 提供的研究结果和报告。

⑨ 质量控制和保证：实施强大的质量控制和保证过程，确保研究数据和结果的准确性、完整性和可靠性。定期对 CRO 的设施、流程和文件进行审计或检查，以验证其符合质量标准。

⑩ 研究结束和交付物：完成研究后，审查和最终确定研究报告和其他交付物。存档所有与研究相关的文件和数据，以备将来参考和法规要求。

（3）考虑因素

① CRO 选择：应考虑其在特定非临床研究领域的经验、专业知识与能力。确保所选 CRO 具备完成所需研究类型的资质和成功记录，这对保证研究质量和有效性至关重要。

② 质量和合规性：确保 CRO 遵循良好的实验室规范（GLP）或其他相关质量标准，并符合法规指南。

③ 沟通和合作：建立有效的沟通渠道，并与 CRO 定期互动，以确保合作顺利进行和及时更新。

④ 数据保密和知识产权：明确定义和保护知识产权，并确保采取适当措施保持数据的保密性和安全性。

⑤ 风险管理：确定和评估与外包非临床研究相关的潜在风险，并制定减轻策略，以最小化潜在的负面影响。

⑥ 预算和成本考虑：评估外包的成本效益，并考虑 CRO 费用、额外费用（如样品运输、数据传输）和整体研究预算等因素。

⑦ 法规合规性：确保选择的 CRO 具有良好的法规合规记录，并能提供必要的文件和支持进行法规提交。

⑧ 灵活性和可扩展性：考虑 CRO 在处理研究设计、时间表或范围的潜在变化或修改方面的能力，以及根据项目要求进行扩展或缩减的能力。

通过遵守明确设定的外包流程，并考虑相关因素，在保障研究质量、符合法规要求的同时，有效地完成非临床研究外包的任务。

2.48 非临床药物安全评价尽职调查清单

进行非临床药物安全评估的尽职调查（due diligence，DD）是评估潜在药物开发项目风险的一个关键环节，这一点在药物研发的早期阶段、药物许可、选择合作伙伴以及做出投资决策时尤其重要。以下是一份非临床药物安全评估尽职调查清单的概要，目的是确保药物开发项目遵循了既定的安全性标准和实践。

（1）非临床药物安全评估尽职调查清单

① 文献回顾和历史数据分析

a. 对药物目标和类似化合物的历史数据进行综合分析。

b. 评估已发表的安全性数据和相关研究。

② 药物化学性质

a. 分析化合物的结构和化学性质。

b. 评估制备过程、纯度和稳定性。

③ 药理学研究

a. 审查药物的作用机制和药效学数据。

b. 确认药物的作用靶点及其在不同物种中的相似性。

④ 毒理学研究

a. 进行毒理学研究是非临床药物安全评估中的一个重要部分。这包括对所有相关毒理学研究的评估，涵盖急性毒性（短期内的毒性反应）、亚急性毒性（较长时间内的毒性反应）、慢性毒性（长期的毒性反应），以及针对特定风险的特殊毒性研究，如遗传毒性（对DNA或遗传材料的损伤）、致癌性（引发癌症的风险）、生殖毒性（对生育能力或后代健康的影响）。

b. 审查毒理学数据的完整性和符合GLP（良好实验室实践）的合规性。

⑤ 药代动力学和代谢

a. 分析药代动力学（ADME）研究数据：吸收、分布、代谢和排泄。

b. 评估代谢途径和潜在的代谢产物毒性。

⑥ 安全性药理学

a. 了解药物对主要器官系统（如心血管、呼吸、中枢神经）的影响。

b. 评估任何已知的不良反应或安全性问题。

⑦ 生物分析方法：审查用于药物和其代谢产物定量的生物分析方法的有效性和准确性。

⑧ 非临床研究设计和质量控制

a. 评估研究设计的科学合理性和是否遵循国际指导原则。

b. 确认研究执行的质量控制和质量保证措施。

⑨ 法规遵从性和文档

a. 检查所有研究和数据的法规遵从性，包括GLP合规性。

b. 评估研究文档的完整性和透明度。

⑩ 风险管理和缓解策略

a. 识别任何潜在的安全风险和问题。

b. 讨论可能的风险缓解措施或研究需求。进行这一尽职调查的目的是识别和评估药物开发项目中的潜在安全问题。

（2）不同阶段的项目和机会的尽职调查重点[13]　进行药物开发项目的尽职调查是确保项目风险得到妥善评估的关键步骤，特别是在项目的不同阶段。这项工作涉及广泛的检查，从早期研究到准备进入临床试验的各个环节。以下是对不同阶段项目尽职调查重点的简化和清晰阐述。

① 早期阶段（信息收集）：早期项目可能缺乏直接相关的内部文件，因此，尽职调查侧重于分析公开可获取的资料，如已发表的文献、政府文件以及市场和竞争情报。

② 发现阶段（前景评估）：此阶段关注新的分子靶点与疾病间的关系，以及寻找新化学结构平台的技术和化合物。由于可能缺少关于非临床安全的详细内部文档，尽职调查需利用公共数据库、文献和数据挖掘工具进行。

③ 靶点和化学平台评估（安全性和竞争情报）：从现有文献中了解分子靶点的安全性信息，考察靶点的调控方式及其在疾病中的作用。同时，利用计算工具评估新化学实体的潜在毒性风险。

④ 临床前阶段（综合文件审查）：包括检视临床前研究报告、与监管机构的沟通记录，以及相关的毒理学和安全药理学风险评估，确保有足够的安全边际支持首次人体试验（FTIM）。

⑤ 研究报告和监管文件（报告准确性和合规性）：评估实验报告是否准确反映了数据，实验方法是否符合当前标准实践。同时，确保受监管的研究按照 GLP 标准或国际等效标准进行。

（3）非临床安全研究综合评估（研究一致性和药物暴露）　确认不同研究间的剂量一致性，并检查是否有达到最大耐受剂量的证据。同时，评估非临床研究设计是否与初步临床计划相匹配。

尽职调查不仅需要关注研究设计和结果的质量，还需考虑研究是否符合监管指南和标准。在评估过程中，必须综合考虑不同物种的研究结果，以及非临床研究结果与拟议的临床试验设计的一致性。对于发现的任何严重问题，需评估是否存在足够的安全边际。此外，审查过程中还会关注实验中是否有异常数据或意外发现，并确保这些发现得到了充分的考虑和合理的解决。通过这样的综合性审查，才能确保药物项目在向临床试验迈进前，其安全性得到了全面的评估和保障。

参考文献

[1] Steinmetz K，et al. The basics of preclinical drug development for neurodegenerative disease indications[J]. BMC Neurology，2009；9（Suppl 1）：S2.

[2] Pugsley M K，et al. Principles of Safety Pharmacology[J]. British Journal of Pharmacology，2008；154：1382 – 1399.

[3] R L Van Citters，et al. Telemetry of blood pressure in free-ranging animals via an intravascular gauge [J]. J Appl Physiol，1966；21（5）：1633-1636.

[4] Y Yang．Telemetry technology in drug discovery and development [M]．"Drug Efficacy，Safety，and Biologics Discovery：Emerging Technologies and Tools"．S Ekins and JH Xu JH：Wiley（USA），2009.

[5] USFDA. Title 21 Code of Federal Regulations（21 CFR Part 11）Electronic Records；Electronic Signatures [DB]. Located at：http：//www. fda. gov/ora/compliance_ref/part11/.

[6] Van Norman G A. Limitations of Animal Studies for Predicting Toxicity in Clinical Trials：Is it Time to Rethink Our Current Approach?[J]JACC：Basic to Translational Science. 2019，4：845-854.

[7] Pognan F，et al. The evolving role of investigative toxicology in the pharmaceutical industry[J]. Nature Reviews Drug Discovery. 2023，22：317-335.

[8] Howe K，et al. The zebrafish reference genome sequence and its relationship to the human genome[J]. Nature，2013，496：498-503.

[9] Why use animals for research? [R]https://www. research. utah. edu/animal-research/faqs/.

[10]McGrath P，Yang Y，et al：Assessment of Drug Induced Cardiotoxicity in Zebrafish[M]. "Zebrafish：Methods for Assessing Drug Safety and Toxicity"，P McGrath，John Wiley & Sons，Inc. 2011.

[11]AM Avila，et al. Gaps and challenges in nonclinical assessments of pharmaceuticals：An FDA/CDER perspective on considerations for development of new approach methodologies. Regulatory Toxicology and Pharmacology，2023，139：105345.

[12]Sewell F，et al. Opportunities to Apply the 3Rs in Safety Assessment Programs[J]. ILAR J，2016；57（2）：234-245.

[13]Christoph G，et al. Nonclinical Safety Evaluation of Pharmaceutical In-licensing Opportunities[R]. 2012. https://www. pharmoutsourcing. com/Featured-Articles/117702-Nonclinical-Safety-Evaluation-of-Pharmaceutical-In-licensing-Opportunities/.

第3章
临床药物安全和药物警戒

3.1　概述

第 2 章节讲述了临床前药物安全评估的重要性,这种评估帮助我们发现和分析药物可能存在的安全隐患,目的是确保患者的安全。通过早期识别药物可能引起的不良反应,我们能够减少患者在参与临床试验时面临的风险。

一旦新药的临床前安全性评估(根据调查性新药申请包中的数据)被认为是可接受的,这种药物就可以在得到药物审批机构发放的临床试验批准(Clinical Trial Authorization,CTA)后,进入临床开发阶段进行进一步的研发。过去几十年,新药开发领域一直在努力优化和验证每个开发步骤,并成功地将许多策略应用于药物开发过程中,以挑选出最佳的临床试验候选药物。然而,尽管采取了这些经过验证的方法,临床药物开发的整体失败率仍然很高,约为 85% ~ 90%。图 3-1 展示了药物发现和开发过程中各个阶段的失败率,主要失败原因包括药物的有效性、安全性、成本和监管等问题,这反映了将新药推向市场的复杂性和挑战性。2010—2017 年的临床试验数据分析显示,无法控制的毒性导致了大约 1/3 的药物开发失败(这还不包括因严重安全问题而导致的药物撤市或召回),其余失败原因包括缺乏临床疗效(40% ~ 50%)、药物性质不佳(10% ~ 15%)和缺乏商业需求及策略规划(10%)[1,2]。最近的回顾性研究进一步详细分析了 90% 的临床药物研发为什么会失败,以及如何提高新药研发的成功率[3]。

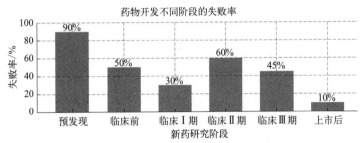

图 3-1　药物发现和开发的过程每个步骤的失败率

临床研究阶段是新药研发过程中的一个关键环节,主要用于验证药物疗效和安全性的"概念证明(Proof Of Concept,POC)"。在此阶段,通过对人体进行的临床试验,研究人员评估药物的安全性、耐受性、药效,以及确定最佳的给药剂量。临床研究一般分为三个阶段(Ⅰ、Ⅱ、Ⅲ期),每个阶段都有特定的目标和设计要求,目的是系统地搜集新药的安全性和有效性数据。这一过程对于确保药物真正对患者有益、在获得监管机构批准上市前识别潜在的副作用和风险至关重要。因此,临床研究不仅是新药研发中成本最高、耗时最长的阶段之一,也是决定药物是否能成功上市的关键。

"临床药物安全(Clinical Safety)"和"药物警戒(Pharmacovigilance)"的目标在于评估和监控药物在临床试验阶段及上市后(如果成功上市)的安全性,同时采取措施预防、识别、评估和管理不良反应及其他相关问题,确保患者安全并降低药物相关风险。这些工作涵盖了一系列重要活动,包括不限于报告药物不良反应、进行药物安全监测、建立和维护药物警戒系统和数据库、管理临床数据、检测安全信号、进行效益 - 风险评估和风险管理、更新药物标签,以及在发现严重安全问题时执行药物召回。这些措施对于响应药物监管机构(如 FDA 或 EMA)和医疗专业人士的要求至关重要。

3.2 良好临床实践（GCP）

良好临床实践（Good Clinical Practice，GCP）是一套国际认可的伦理和科学质量标准，专门用于指导设计、执行、记录以及报告涉及人类参与者的临床试验。GCP旨在确保参与试验的受试者的权益和安全性得到充分保护，同时保证临床试验数据的可靠性和可信度。

GCP规范覆盖了临床试验的各个环节，从试验计划的制定到数据的分析与上报。它提供了一套临床试验执行的框架，着重强调伦理考量、研究设计、参与者保护、数据品质和试验文件管理的重要性。

GCP要求所有临床试验都必须遵循相关的法规要求和伦理原则，比如《赫尔辛基宣言》和国际人用药品注册技术要求协调委员会（ICH）的指南。比如在欧洲联盟（EU），遵循GCP是进行临床试验的法定要求，并且是向欧洲药品管理局（EMA）提交监管申请的必备条件。

与GCP相关的关键ICH指南是ICH E6（R2）《良好临床实践指南》。这份指南为涉及人类受试者的临床试验设计、执行、记录和报告提供了一套国际统一的标准。它详细描述了GCP的核心要素，涵盖研究设计、受试者保护、数据品质、试验文档以及质量管理等方面。

ICH E6（R2）特别强调了临床试验中的伦理考虑，包括获取知情同意、保护弱势群体、确保受试者隐私等方面。同时，它也突出了保证数据品质的重要性，并要求在整个试验过程中进行恰当的文档和记录管理。通过这些国际标准的协调，GCP促进了对试验参与者的保护，以及生成可靠、准确的临床试验数据。

3.3 药物警戒的良好实践（GVP）

药物警戒的良好实践（Good Pharmacovigilance Practices，GVP）是由欧洲药品管理局（EMA）制定的一套指南，旨在确保药物的安全性和有效性。GVP提供了一套用于监控、检测和评估药物不良反应（ADR）和其他安全问题的整个药物生命周期（drug's life cycle）的框架。GVP的主要目标是通过确保药物的效益（benefit）大于其风险（risk）来保护公共健康。

GVP涵盖了药物警戒的所有方面，包括信号检测、风险管理和安全信息的沟通。这些指南提供了一种全面的药物警戒方法，强调了积极的风险管理和持续监控安全数据的重要性。

GVP要求制药公司建立并维护一个纳入其质量管理框架下的药物警戒系统。药物警戒系统必须能够识别、评估和报告与其产品使用相关的ADR及其他安全问题。该系统还必须能够向医疗专业人员和患者传达安全信息。

GVP强调了涉及药物开发、营销和使用的利益相关者之间的合作和沟通。它鼓励安全信息的交换并促进ADR和其他安全问题报告的及时性和透明性。

GVP原则的两个例子：

（1）不良反应的识别和报告　根据GVP的指南，制药公司需要建立和维护一个能够识别、评估和报告药物不良反应（ADR）的系统。例如，一家制药公司可能会建立一个数据库来收集和分析来自全球各地相关药物的ADR报告。这个数据库会定期更新，并且所有的ADR事件都会被归类、分析和定期报告给相关的监管机构，如欧洲药品管理局（EMA）。

（2）风险管理计划　GVP指南要求制药公司为其产品开发一个风险管理计划。这个计划需要包括一系列活动，如对ADR事件的预测、预防、最小化和监控。例如，一种药物可能会对一小部分患者产生严重的副作用。制药公司需要开发一个策略，以确保这些患者群体能够被识别出来，并在使用药物前得到适当的警告和指导。这个风险管理计划还需要包括持续监控的措施，以确保风险最小化的措施在执行过程中是有效的。

GVP 提供了一套全面的药物警戒框架，确保了药物在其生命周期中的安全性和有效性。通过建立积极的风险管理和持续监控的文化，GVP 有助于保护公共健康并促进药物的使用安全。与药物警戒的良好实践（GVP）相关的 ICH 指南是 ICH E2C（R2）"定期的效益 - 风险评估报告"。

3.4　临床试验批准（CTA）

临床试验批准（Clinical Trial Authorization，CTA）是指监管机构对临床试验进行审查并给予授权的程序，它是开始涉及人类参与者的临床研究的重要一步。以下是获取 CTA 的流程概览：

（1）提交申请　研究发起人或研究者需向负责监管临床研究的机构提交一份详细申请，包含试验方案、研究目的、参与者的资格条件、研究终点以及数据管理计划等全面信息。

（2）监管机构审查　监管机构对提交的申请进行评估，确保其符合相关的监管标准和伦理要求。此过程可能需要跨多个部门进行，如临床、非临床和生物统计学等部门。

（3）机构审查委员会（IRB）或伦理委员会审查　与监管审查同时或在它之后，研究计划将提交给 IRB 或伦理委员会进行独立的伦理审查，包括评估研究设计、参与者的安全措施、知情同意流程以及可能的风险和效益。

（4）安全性与有效性评估　监管机构将审查申请中提供的安全性和有效性数据，包括临床前数据、早期临床试验结果及相关科学文献，以确保研究的潜在效益大于参与者所承担的风险。

（5）作出决定　根据评估结果，如果满足所有要求，监管机构会批准临床试验（颁发 CTA）。否则，可能要求提供额外信息或对研究方案进行修改。决定的结果可能是：通过批准、有条件批准，或要求进一步增添更多信息。

（6）持续监管监督　临床试验一旦获批，监管机构将在整个试验期间进行持续监督，这包括要求研究发起人或研究者定期提交安全数据、研究方案的修改以及报告任何可能影响试验进程的重大变化或事件。

以上流程确保了临床试验的严格管理，旨在保护参与者的安全和福祉，同时确保得到的数据准确可靠。

申请 CTA 的四个主要文件是协议、知情同意书、IB 和包含 CMC 数据的研究药品档案（IMPD）。除此之外，还必须包括其他当地药监部门要求的文件，例如欧盟特定的表格、调查问卷和保险证书。

请务必注意，CTA 流程可能因国家 / 地区和监管机构而异。每个司法管辖区可能有自己的特定要求、时间表和文件。申办者和研究者必须熟悉当地的监管指南并寻求监管专家或顾问的指导，以确保遵守所有适用的法规并简化 CTA 流程。

3.5　受试者知情同意书（ICF）

受试者知情同意书（Informed Consent Form，ICF）是保护临床试验参与者权利和安全的关键文档。这份书面文件为潜在参与者提供临床试验的详细信息，如试验的目的、方法、可能的风险和预期的效益等，旨在确保参与者在决定是否参加试验前能充分了解相关信息并自主作出选择。

参与临床试验并签署知情同意书的可以是患者或健康志愿者。知情同意书不仅提供试验相关的细节，还包含关键的安全信息，帮助参与者做出是否参加试验的明智决定。参与者的加入必须是自愿的，并且他们应完全理解试验涉及的所有内容。一旦同意，参与者授权研究人员根据试验计划收集其健康信息和身体数据。虽然鼓励参与者遵循试验计划直至完成，但他们有权在任何时刻撤出试验，而且无需给出任何理由。

在第一阶段的临床试验中，当药物首次被用于人体时，健康的志愿者可能会因为他们投入的时间以及愿意面对未知风险而获得一定的补偿。在后续阶段的试验中，这些试验主要针对特定疾病的患者，给予参与者补偿存在争议。主要的担忧在于，补偿可能会造成胁迫或过度诱导，影响参与者对加入试验的判断[4]。

在受试者知情同意书中通常包含以下内容：

（1）**研究目的和背景**　解释临床试验的目的、研究背景以及研究的科学意义。

（2）**参与要求**　明确参与试验的条件，包括受试者需满足的特定标准和资格。

（3）**研究过程**　描述试验的具体步骤和程序，包括治疗或干预措施的实施方式。

（4）**风险和效益**　详细说明试验可能涉及的风险和可能带来的效益，以及受试者可能面临的任何不便。

（5）**安全报告**　受试者知情同意书通常包括报告不良事件和试验期间参与者健康状况变化的相关规定。这有助于及时准确地收集安全数据以及必要时实施相应的安全措施。

（6）**保密性**　强调受试者信息的保密性和隐私保护措施。

（7）**自愿参与**　明确指出参与试验是完全自愿的，并且受试者可以随时选择退出试验而无需给出理由。

（8）**知情同意**　要求受试者签署知情同意书，表示他们已经充分了解试验的所有相关信息，并同意自愿参与。

（9）**联络信息**　提供研究团队的联系方式，以便受试者在试验期间或之后随时咨询或提出问题。

知情同意书是进行临床试验的法律要求，确保受试者的权利和福祉得到充分保护。在知情同意书签署之前，研究人员通常会与受试者进行面对面的讨论，以确保他们对试验的所有方面有充分的了解，并回答他们可能有的任何问题。签署知情同意书并不意味着受试者的参与是永久性的，他们可以在任何时间选择退出试验，而无需承担任何责任。

在药物安全监测方面，受试者知情同意书发挥了几个重要作用：

（1）**确保意识**　该文件向参与者提供了有关研究药物潜在风险和不良反应的信息。这使他们能够对是否愿意参与试验做出知情的决定。

（2）**持续知情同意**　药物安全监测是整个试验的持续过程。参与者定期获得有关试验中可能出现的任何新的安全信息。如果他们对继续参与试验感到不安，他们有权随时撤回他们的同意。

（3）**伦理考虑**　知情同意是进行临床试验的基本伦理原则。它确保参与者不会被迫参与，并尊重他们的自主权和尊严。

受试者知情同意书向潜在的试验参与者提供有关临床试验的全面信息，包括其目的、程序、潜在风险、效益和其他相关细节。它旨在确保参与者充分了解试验的性质，并自愿同意参与。通过获得知情同意，试验的发起者和研究人员表明遵守伦理原则、保护参与者权利和福祉的承诺，确保临床试验中的药物安全监测在伦理和负责任的条件下进行。

3.6　受试者知情同意中药物特定安全风险说明

受试者知情同意书（ICF）是一份向潜在参与者提供临床试验相关详细信息的文档，内容包括试验的目的、方法、风险及效益等。而在 ICF 中，针对特定药物的风险说明应基于该药物的已知风险，包括药物的不良反应、之前的临床研究和上市后报告的反应，以及同类药物的潜在安全信号和临床前研究中识别的风险。涉及药物临床试验的 ICF 中通常包含的风险类别有：

（1）已知副作用　ICF 应详细列出药物的已知副作用，并说明这些副作用的严重性和出现频率。

（2）潜在风险　基于先前研究或药物作用机制，ICF 应描述药物可能带来的潜在风险。

（3）研究程序相关风险　ICF 应阐明研究过程中可能遇到的风险，如抽血、进行影像学检查或其他测试。

（4）怀孕或哺乳期风险　如适用，ICF 应明确在怀孕或哺乳期间使用药物可能的风险。

（5）药物相互作用风险　ICF 应说明该药物与参与者可能正在使用的其他药物间的潜在相互作用风险。

（6）研究设计风险　ICF 应讨论研究设计可能引入的风险，比如使用安慰剂或揭盲的可能。

（7）研究期限相关风险　ICF 应指出研究期限可能带来的潜在风险，包括退出试验的风险或需要进行长期随访。

（8）研究人群风险　ICF 应描述针对特定研究人群（如儿童、老年人）的潜在风险。

总之，ICF 中包括的针对特定药物的风险说明应向参与者提供清晰、易懂的信息，关于药物和研究程序可能涉及的潜在风险，帮助他们做出是否参与试验的明智决策。

3.7　临床试验材料

临床试验材料（clinical trial material，CTM）是指在临床试验过程中使用的药物、治疗方法或其他相关物质。这些材料通常需要经过严格的制备和质量控制，以确保试验的准确性和安全性。

举例来说，临床试验材料（CTM）可以是一种新药物、一种特定的治疗方法（如放射疗法或手术技术），或者是用于试验的诊断工具（如影像设备）。这些材料需要在临床试验中被分配、管理和监控，以确保试验的有效性和安全性。

关于临床试验材料（CTM）的管理，国际人用药品注册技术要求协调委员会（ICH）相关的指南主要是 ICH E6《良好临床实践指南（Good Clinical Practice，GCP）》。这份指南详细说明了临床试验中的伦理、安全性和质量控制标准，包括试验材料的适当使用和管理，以确保临床试验的有效性和受试者的安全。通过遵循这些准则，研究者可以确保临床试验材料在试验过程中的正确分配、管理和监控。

3.8　首次人体试验（Ⅰ期）临床试验

首次人体试验（first-in-human，FIH）或临床Ⅰ期试验（Phase Ⅰ study，Phase Ⅰ）是将一种研究性药物或治疗方法首次应用于人体受试者的初始阶段。它旨在评估药物的安全性、剂量、药代动力学（药物在人体内的运行方式）和药效学（药物对人体的作用）。

在首次人体试验（可以是 Phase Ⅰ 或者 Phase Ⅰ/Ⅱa）中，起始剂量是通过剂量递增的过程来确定的。在这个阶段，主要目标是确定能够使用安全而不引起显著不良反应的药物最高剂量。起始剂量的设定通常是保守的，即设定在较低水平，以尽量减少对受试者的潜在风险。在首次人体试验中，剂量逐步增加计划（dose escalation plan）是一种常见的方法，其中使用较多的是哨兵方法（sentinel approach）。这种方法会首先给予少数几名受试者较低剂量的药物，以评估其安全性。如果药物被证明安全，随后会逐步增加剂量，同时密切监测患者的反应。这有助于确定药物的耐受性和最佳剂量，以便后续临床试验的进行。决定递增剂量的过程包括以下步骤：

（1）动物实验　在进行首次人体临床试验前，必须在实验室环境和动物模型中开展广泛的动物实验，以便收集关于药物的潜在疗效、毒性和安全性的重要数据。这些实验结果对于研究人员在确定合适的人体临床试验起始剂量范围方面至关重要。这一步骤是确保药物在人体应用时安全性和有效性的基础。

（2）单剂量递增（single ascending dose，SAD）　首次人体试验通常从一小组健康志愿者接受低剂量的研究性药物开始。研究人员密切监测这些参与者是否出现任何不良反应。如果当前单剂量剂量耐受良好，试验将继续进行下一个单剂量水平的测试，使用新的参与者组。该过程会逐渐增加剂量，直到达到最大耐受剂量（MTD）或观察到显著的不良反应。

（3）多剂量递增（multiple ascending dose，MAD）　在确定 SAD 阶段的安全剂量范围后，试验可能会进入 MAD 阶段。在此阶段，新的参与者组将在一段特定的时间内多次接受药物剂量，通常是连续几天或几周（比如，每天1次，连续4周）。剂量会在已确定的安全范围内逐渐增加，以收集额外的安全性和耐受性数据。

3.9　确定新药的首次人体剂量

确定人体首次安全起始剂量是新药研发的关键步骤之一。理想的首次人体起始剂量应该较低，没有明显的毒性风险，同时应避免过度的无效剂量递增。ICH"M3（R2）"以及中国国家药品监督管理局等监管机构结合中国国情已经发布关于人体首次研究最大推荐起始剂量（maximum recommended starting order，MRSD）选择的指导文件，对人体首次最大推荐剂量的概念和计算方法、各种考虑因素提供一份适用性参考[5]。

（1）基于非临床毒性研究结果确定新药的人类剂量范围原则

① 识别观察不到不良效应剂量（NOAEL）：在非临床毒性研究中，会识别出在给予药物的过程中可以达到的最大剂量，而观察不到任何不良效应。

② 应用安全系数：为了补偿动物实验结果与人体反应之间可能存在的种间差异以及人与人之间的个体差异，将通过使用一个安全系数来调整 NOAEL，进而确定推荐的首次给予人体的剂量。安全系数的大小一般在 10 ～ 100 之间变化，这取决于所用动物模型的种类以及研究设计的具体情况。

（2）例子

① 假设在大鼠毒性研究中，一个新药的 NOAEL 为 10mg/kg。如果我们使用安全系数为 10（通常用于从大鼠到人类的转换），那么首次人类剂量的推荐值为：

$$10mg/kg÷10=1mg/kg$$

如果考虑到一个体重 70kg 的成人，那么首次给药的剂量为：

$$1mg/kg×70kg=70mg$$

因此，基于此计算，首次在人类中尝试的剂量为 70mg。

如果非临床动物模型中没有 NOAEL，我们通常会使用最低观察到不良效应水平（LOAEL）或其他相关的曝露水平（如最大耐受剂量 MTD）进行转化计算。此外，如果使用 LOAEL，安全系数可能需要增大，以确保首次在人体中使用的剂量是安全的。

② 援用以上同样的例子，假设在大鼠中的 LOAEL 为 10mg/kg。由于使用了 LOAEL 而非 NOAEL，安全系数可能会从 10 增加到 30 或更高，从而进一步降低首次人体试验的剂量。

$$10mg/kg÷30=0.33mg/kg$$

如果考虑到一个体重 70kg 的成人，那么首次给药的剂量为：

$$0.33mg/kg×70kg=23.1mg$$

因此，基于此调整了安全系数的计算，首次在人类中尝试的剂量应为 23.1mg。

在实际操作中，人们还常用基于人类和动物体表面积差异的"体表面积法"来推导出的转化常数来计算人类起始剂量。这种方法的理论基础是生物过程与体表面积而不是体重更为相关。这种转换方法可以追溯到 20 世纪初的研究，特别是 Freireich 等在 1966 年的文章《Quantitative comparison of toxicity of anticancer agents in mouse, rat, hamster, dog, monkey, and man》中叙述的内容。此外，许多药物开发指南和机构，如美国食品和药物管理局（FDA）和国际制药调和（ICH）也接受并推荐使用体表面积法来确定新药的首次人类剂量。表 3-1 是根据美国食品和药物管理局（US FDA）指南，基于人类和动物体表面积差异使用"体表面积法"来计算人类起始剂量的转化常数。

表 3-1　从动物实验数据推导出适用于人类的起始剂量

动物种类	体表面积转化常数（US FDA）	备注
小鼠	12.3	小型实验动物，广泛用于药理和毒理研究
大鼠	6.2	常用的实验动物，适用于多种研究
狗	20.0	较接近人类的生理和代谢特性
猴	12.3	非人灵长类动物，与人类生理较为相似

例如，如果你有一个在大鼠中的 NOAEL 为 10mg/kg，要转换为人的等效剂量，你可以这样计算：

$$10mg/kg÷6.2=1.61mg/kg$$

不过，需要注意的是，虽然体表面积法广泛用于确定首次人体剂量，但它仍然是一个估算方法，实际的剂量选择可能需要考虑其他因素，如药物的性质、药代动力学和药效学数据等。

3.10　确定临床研究首次人体（FIH）剂量时的额外因素

在上一节中，我们讲解了如何基于非临床毒性研究结果确定新药首次应用于人体（First-in-Human，FIH）的剂量原则。但在选择安全的 FIH 起始剂量时，除了这些基础原则之外，还需要考虑其他一些关键因素，这些因素对于保障临床试验参与者的安全和最小化风险至关重要。主要考虑因素包括：

（1）初始剂量预测的不确定性　首次人体试验的初始剂量预测通常存在一定的不确定性，这可能源于非临床数据的变异性、动物模型与人类之间转化的不确定性，以及药物的药理学特性、代谢途径、体内分布、潜在的毒性机制和未知敏感性差异等因素。为了应对这种不确定性，常采用安全系数（如 10 倍）来调整初始剂量预测，以确保试验的安全性。

（2）弱剂量-反应关系　在初期 FIH 研究中，药物的剂量-反应关系可能并不明显，这可能是由于所选剂量较高或生物变异性导致。若剂量-反应关系较弱，可能需要更多预临床研究来深入理解药物效应与毒性的关系，以精确确定合适的起始剂量。

（3）生物制品与小分子药物的差异　生物制品（如抗体药物）与小分子药物在确定 FIH 剂量时可能有所不同，因为它们具有不同的代谢和清除途径，并可能受到免疫系统等因素的影响。确定生物制品的 FIH 剂量时，需特别考虑其独特的生物活性、靶向特性和体内药代动力学。

（4）基于模型的方法验证　药代动力学模型和生理药代动力学（physiologically based pharmacokinetics，PBPK）模型等基于模型的方法有助于预测 FIH 剂量。在应用这些模型之前，需要对其进行验证，以确保在新型分子上的适用性。通过使用现有的临床数据或体外实验数据检验模型的预测准确性，可以增强对 FIH 剂量预测的信心。

（5）生物量缩放的适用性　在某些情况下，同种动物的生物量缩放可能不适用于预测 FIH 剂量，例如药物的代谢或药效途径与体积或体重无关时。此时，可采用生理药代动力学（PBPK）等基于机制的方法，考虑药物在不同物种间的生理差异，以更准确预测剂量。

（6）活性指标的多重考虑　在预测 FIH 剂量时，考虑多个活性指标（如药物对不同靶点的效应、与细胞的相互作用等）有助于全面了解药物的作用和潜在不良反应。通过综合评估每个活性指标的 FIH 剂量，然后选择最保守或最具代表性的剂量，以确保试验的安全性和有效性。

结合这些特殊考虑因素，尤其是在抗肿瘤药物的研发中，选择 FIH 剂量时需要在临床和科学专业知识的指导下进行，确保试验的成功和患者的安全。

3.11　"金标准"的随机对照双盲临床试验

将随机、安慰剂对照、双盲临床试验的安全输出数据视为"金标准"是因为随机分组可以让各组之间的已知或未知的混杂因素均衡，这样可以减少偏见和误差，使得研究结果更为可靠；使用安慰剂作为对照可以确保研究的结果是由药物引起的，而不是由参与者的心理预期或其他非特异性因素引起的；双盲设计可以消除主观偏见，确保研究者和参与者的期望不会影响到试验结果；这种严格的监控和数据质量控制程序确保数据的准确性和完整性。由于上述的设计特点，随机、安慰剂对照、双盲临床试验提供了更强有力的因果关系证据，使得我们可以更有信心地认为药物与观察到的效果（或不良反应）之间存在因果关系。

具体含义如下：

（1）随机（ramdomized）　指的是一种分配受试者到不同治疗组（例如实验药物组和对照组）的方法，这种分配是随机进行的，目的是确保各组之间在开始时在年龄、性别、疾病状态等重要特征上的均衡，从而可以公平比较不同治疗方法的效果。这种方法有助于减少偏倚，提高研究结果的可靠性和有效性。

（2）安慰剂对照（placebo-controlled）　参与者除了接受实验药物外，还有一组参与者接受安慰剂（无活性成分的药物）作为对照。这样，研究者可以比较实验药物与安慰剂的效果，以确定实验药物的真实疗效。

（3）双盲（double blind）　这意味着研究者和参与者都不知道哪个参与者接受了实验药物，哪个接受了安慰剂。这种设计减少了由于知道治疗分配而产生的偏见，确保了试验结果的公正性和准确性。

随机、安慰剂对照、双盲临床试验通常在药物的临床开发阶段第 Ⅱ 期和第 Ⅲ 期进行。在这些阶段，研究者主要评估药物的疗效和安全性。

3.12　临床药品安全评估一般原则

临床药品安全评估是确保药物在实际临床使用中的安全性和有效性的过程，是一项复杂而重要的任务，它涉及到广泛的科学和医学知识，需要各个功能部门的共同努力来确保药品的安全使用。临床药品安全评估是确保药品在人体使用中的安全性和有效性的关键环节。该过程遵循一系列原则，旨在保护参与者的健康，同时收集关于药品安全性和耐受性的重要信息。以下是临床药品安全评估的一般原则：

（1）**患者安全优先**　在所有临床评估活动中，保障参与者的安全和福祉应当是最首要的考虑因素。

（2）**基于证据的决策**　所有的安全评估决策都应当基于科学证据和临床数据，确保决策的客观性和科学性。

（3）**动态监测**　在药品的整个临床试验过程中，持续监控药品的安全性指标，及时发现和处理可能的不良事件，包括记录所有不良事件、疑似严重不良反应和特别关注的不良事件等。

（4）**透明和沟通**　确保试验过程中的信息公开透明，与患者、医疗保健提供者和监管机构保持开放的沟通，分享安全相关的信息和发现。

（5）**伦理原则**　所有临床试验都应遵守伦理准则，保护参与者的权利、安全和福祉。研究前必须获得伦理委员会（IRB）的批准。

（6）**知情同意**　在参与者参与任何研究活动之前，必须获得其书面知情同意。这确保了参与者充分理解研究的目的、潜在风险和好处。

（7）**风险管理**　开发和实施风险管理计划（RMP），以识别、评估、最小化和监测药品使用中的已知或潜在风险。

（8）**数据完整性**　确保收集、记录和报告的数据准确无误，以便可靠地评估药品的安全性和有效性。

（9）**透明度和信息共享**　与监管机构、医疗专业人员和公众共享安全性相关信息，以支持基于证据的决策。

（10）**适应性和及时性**　根据新的安全信息及时调整研究设计和研究方案，必要时采取适当的保护措施。

（11）全球协调　跨国研究需考虑国际标准和指南，确保全球范围内药品安全性评估的一致性。严格遵守相关法律法规和国际指南，确保临床试验的合规性。

（12）受益与风险平衡　持续评估药品的受益与风险比，确保受益大于风险。

通过这些原则的实施，临床药品安全评估旨在最大限度地减少患者在临床试验中的风险，同时确保得到的数据可靠，为最终的药品上市提供坚实的安全基础。

3.13　如何将安全监测和评估纳入临床研究方案

临床试验数据是药物获得监管批准的安全有效的依据。安全评估是药物开发生命周期的一个核心组成部分。在药物获得上市许可之前，需要对临床前到临床试验的所有阶段进行严格的安全监测和评估。要确保临床试验在安全性方面得到充分的监控与评估，需要将安全监测和评估策略有机地融入到临床研究方案中。以下是几个关键步骤，用于有效整合安全监测和评估：

（1）临床试验方案

① 不良事件监测：持续监测和记录所有不良事件（Adverse events，AEs），无论是否与药物使用直接相关。

② 严重不良事件报告：对所有严重不良事件（Serious adverse events，SAEs）进行详尽报告，并进行迅速评估以确定与药物的关联性。

③ 不良药物反应记录：详细记录和分析所有确认的不良药物反应（Adverse drug reaction，ADRs）。

④ 疑似意外严重不良反应（Suspected unexpected serious adverse reaction，SUSAR）评估：对所有严重且意外的疑似不良反应进行细致的评估和报告。

⑤ 特殊关注的不良事件（Adverse event of special interest，AESI）：基于药物的类别、作用机制或历史安全数据，预先定义需要特别关注的不良事件，并在临床试验方案中进行特别监测。

⑥ 试验中止标准设定：明确设定何种安全事件或数据会触发临床试验的暂停或中止。

⑦ 安全数据汇总与报告：制定一套系统的方法来收集、汇总和报告安全数据，确保所有信息都准确无误地反馈给相关监管部门。

⑧ 制定安全管理计划（Safety Management Plan，SMP）：确保所有安全问题都能得到及时和适当的处理。

（2）知情同意书（ICF）　为确保受试者能够做出是否参与临床试验的明智决策，知情同意书不仅需包含各项必要信息，还必须详细提供关键的安全信息。

（3）明确的安全监测计划　研究方案应包含一个详细的安全监测计划，明确列出将如何监测和报告不良事件（AEs）和严重不良事件（SAEs）。这包括事件的定义、报告的时间框架、报告的流程和责任分配。

（4）培训资质齐全的研究者（Investigators）　以确保他们能够做出明智的决定。在试验进行期间，研究者应遵循方案治疗计划来提供护理。他们观察、评估、管理并记录治疗的所有效果，包括报告不良事件。研究者对临床试验的进行和受试者的安全负有最终责任。

（5）机构审查委员会/伦理委员会　机构审查委员会（Institutional Review Board，IRB）　也称为伦理委员会，负责保护在该机构名下进行研究的人类受试者的权利和福祉。

IRB 审查所有涉及人类受试者的临床试验方案，并具有批准、否决或要求修改方案的权力。IRB 的成员通常来自各种科学领域，并来自进行研究的学术社区以外的外部领域。

（6）数据和安全监测委员会（Data Safety Monitoring Board，DSMB） 也称为数据监测委员会（DMC），是一个独立于赞助商的专家委员会，负责一个或多个临床试验的监督。DSMB 的任务是定期审查临床试验的累积数据，确保目前参与者和尚未招募的潜在参与者的安全。DSMB 可能会在预定义的中期时间点评估疗效数据，以评估是否有压倒性的疗效证据或缺乏疗效证据，从而不再保持试验开始时的临床均衡。DSMB 的成员通常包括临床试验专家，包括具有适当专业的医生，至少一名生物统计学家，可能还有其他学科的人员，如生物医学伦理学、基础科学 / 药理学或法律方面的专家。

（7）安全管理团队（Safety Management Team，SMT） 在临床药物安全监测中，安全管理团队在药物开发过程中扮演着重要角色。他们是由赞助商组建的多学科专家小组，负责药物的安全监控和风险管理决策。安全管理团队的职责包括但不限于以下几个方面：对于在临床试验中观察到的潜在安全问题进行定量评估，以确定可能的风险水平和严重性。监测来自临床试验和其他数据源的安全信息，以及识别可能的新安全信号和不良事件的出现。对与研究药物有关的 AESI 进行监测和评估。制定和执行风险管理计划，以最小化潜在的药物相关风险，并确保试验参与者的安全。向赞助商、调查者、伦理委员会和监管当局等其他利益相关者及时传达药物安全信息。通过安全管理团队的有效运作，可以及早发现和解决潜在的安全问题，确保临床试验的进行安全可靠，同时为药物的安全性提供全面评估和风险管理策略。

（8）定期安全风险报告和评估 在临床药物安全监测中，药物开发安全更新报告（Development Safety Update Report，DSUR）与风险管理计划（Risk Management Plan，RMP）扮演着核心角色。DSUR 是向监管机构定期提供药物安全信息的关键文件，旨在全面评估药物开发过程中出现的不良事件，并提供集成的安全性分析。这份报告通常根据安全信息的已知性和紧迫性，可能每月、每季度或每半年提交一次，但通常是年度提交。RMP 则是一份针对上市后药物风险管理的计划，详细描述了药物的重要已知风险、潜在风险和缺失信息，并规划了一系列监测和风险最小化活动。RMP 的目标是在药物上市后确保其安全性，通过持续的监测和管理来应对可能出现的新安全问题。DSUR 主要用于药物开发阶段的安全监测，而 RMP 关注的是药物上市后的风险管理。这两份文档的有效整合与应用，不仅保障了药物的安全性，也保护了患者权益，满足了监管机构的严格要求。

（9）修改临床试验方案及更新受试者手册（Investigator Brochure，IB） IB 是一个编制了临床试验药物在人类受试者研究中相关临床和非临床数据的汇编，其目的是为研究者和其他参与试验的人员提供信息，以便他们理解方案的许多关键特征，如剂量、剂量频率 / 间隔、给药方法和安全监测程序。在研究者手册（IB）中的参考安全信息（Reference Safety Information，RSI）为研究者提供药物临床试验中关于 ADR 的重要安全性参考信息。根据新的安全信息调整临床试验方案，确保研究者手册中包含最新的临床和非临床数据，以指导研究者合理评估药物安全性。

（10）标准操作程序（Standard Operating Procedures，SOPs）的建立 制定和执行标准操作程序，确保收集、处理、审查、评估和报告安全数据的流程标准化和系统化。

（11）实施实时数据监控系统 利用现代技术工具，如电子数据捕获（EDC）系统，实现实时数据监控和分析。这有助于及时发现潜在的安全问题，并迅速做出反应。

（12）**不良事件和严重不良事件的处理**　对于发生的不良事件和严重不良事件，制药赞助商应该及时评估和处理，并与监管机构进行报告。这包括对事件的详细记录、原因分析和采取的措施。

（13）**临床试验安全信息交流的透明性**　医学界和患者临床试验产生的数据有助于扩大医学界对治疗和疾病的认知，最终受益于更广泛的患者群体。一个产品的安全信息可能对其他使用类似药物的医生有启发作用。1997 年，美国国会通过了《食品和药物现代化法案》，要求临床试验登记。作为此项法案的结果，成立了 ClinicalTrials.gov 网站。在 2007 年的《食品和药物管理法修正法》通过后，该网站进一步扩展，要求更多类型的试验进行登记。2008 年 9 月，根据 FDAAA 801 的要求，ClinicalTrials.gov 开始允许赞助商和主要研究者提交临床研究结果。当结果数据库发布时，提交不良事件信息是可选的，而从 2009 年 9 月起则成为必需的。临床试验登记和试验结果披露的强制要求是推进科学发展和增加临床研究透明度的重要成就[6]。

（14）**遵守监管要求**　遵守监管要求：在美国，制药公司在开展首次人体临床试验前，法律要求其向美国食品药品监督管理局（FDA）提交新药研究（IND）申请。FDA 对 IND 申请进行审查，主要是为了确保试验参与者不会承受不合理的风险，这一过程通常在 30d 内完成。FDA 还强调了对及时审查、评估和提交有关安全信息的重要性，并遵循了国际统一的定义和报告标准。在欧洲，欧洲药品管理局（EMA）承担着与 FDA 相似的角色，负责评估制药公司的申请，其下设有多个科学委员会。全球其他地区的监管机构，如中国的国家药品监督管理局（NMPA）、英国的药品和保健产品监管局（MHRA）、日本的医药品医疗器械综合机构（PMDA）和韩国的食品药品安全处（MFDS），虽然操作在不同的法律框架下，但其任务与 FDA 和 EMA 相似。因此，制药公司必须严格遵循这些监管机构的规定，包括按时上报安全信息及提交必要的文档和报告。

（15）**其他资源**　制药赞助商可以寻求外部的专家意见，如药物安全专家、药学专家等，以增强安全监测的能力。

通过上述措施，临床试验中的安全监测工作能够得到有效执行，不仅保护参与试验的受试者，也有助于确保药物的安全性和有效性评估更加全面和准确。

3.14　在临床试验中药物安全警戒（PV）团队的具体职能

在临床试验中，药物安全警戒（Pharmacovigilance，PV）团队扮演着关键角色，负责一系列重要的职能以确保患者安全。具体职能包括：

（1）担任安全管理团队（SMT）的主席，领导关于患者安全的关键决策和建议。

（2）参与临床试验方案的设计、审查、批准，以及安全终点的确定，确保方案的安全性。

（3）审查知情同意书，保证患者充分了解参与研究的潜在风险和效益。

（4）参与制定患者纳入及排除标准，确保只有符合条件的患者参与试验。

（5）设计和审查不良事件（AE）报告表，为准确记录不良事件提供结构化的工具。

（6）定义特别关注的不良事件（AESI），并在必要时设计目标性不良事件调查问卷和安全性随访计划。

（7）描述严重不良事件（SAE）和疑似意外严重不良反应（SUSAR）的报告流程，确保所有重要安全信息能够被及时捕捉和处理。

（8）对结束研究（EOS）和研究终止（EOD）时的安全信息进行跟踪。

（9）审查临床研究中的安全数据，与数据管理团队合作处理不良事件数据，包括发送和跟进病例查询、对账以及协调不良事件的确认。

（10）向机构审查委员会（IRB）提交更新的安全信息，响应卫生当局和研究地点的查询。

（11）准备受试药物的利益 / 风险评估，更新研究者手册（IB）中的安全信息部分。

（12）制备药物开发安全更新报告（DSUR）和风险管理计划（RMP）。

（13）准备、审查和批准最终研究报告，参与最终研究报告（FSR）的审阅准备工作。

（14）参与新药上市申请（NDA）的准备工作。

PV 团队的这些职能确保了临床试验过程中患者安全的监控和管理，同时为药物的安全性和有效性评估提供支持。

3.15　临床前安全信号对临床药物安全监测的意义

将临床前安全信号转化为临床药物安全监测是药物开发过程中的一个关键步骤，旨在确保患者的安全并优化药物的疗效。这一过程涉及将从动物模型和其他前期研究中获得的数据应用到人类受试者的研究中，以预测和管理潜在的风险。以下是实现这一目标的一些关键步骤：

（1）安全信号的识别和评估　首先，需要彻底评估临床前试验（包括动物实验和体外研究）中的所有安全数据，识别任何潜在的安全信号，这包括毒性反应、药物代谢产物的特性、生物标志物的变化等。

（2）风险管理计划的制定　基于临床前的安全信号，制定详细的风险管理计划（RMP），包括监测策略、风险缓解措施和应急计划。这可能涉及特定的监测程序、修改剂量方案或制定排除和终止标准等。

（3）临床试验设计的调整　根据识别的安全信号调整临床试验设计，可能包括选择特定的受试者群体、调整剂量范围、设置特定的监测参数和时间点。安全终点应作为临床试验设计的核心部分。

（4）知情同意书（ICF）的更新　确保知情同意书中包含临床前安全信号的相关信息，让参与者了解潜在的风险和监测计划。

（5）建立有效的安全监测体系　开展临床试验前，建立有效的安全监测体系，包括定期的安全数据收集、评估和报告机制。设置定期审查安全数据的时间点，以便及时发现新的安全问题。

（6）临床研究人员的培训　对临床研究团队进行培训，确保他们了解临床前安全信号的重要性，以及如何执行安全监测计划。

（7）数据和安全监测委员会（DSMB）的设立　对于一些高风险的研究，建立独立的数据和安全监测委员会（DSMB），以独立监督临床试验的安全性。

通过这些步骤，临床前的安全信号可以有效转化为临床安全监测措施，最大限度地保护临床试验参与者的安全，同时积极应对潜在的药物安全风险。

【举例】在对新药 A 的临床前研究中，观察到在较高剂量下，动物模型显示出肾脏功能受损的迹象，这是一个潜在的安全信号。基于此，研究团队制定了包括定期肾功能测试和设定剂量上限的风险管理计划，以避免肾脏毒性。临床试验方案经调整，明确排除肾病患者，并在试验的各个阶段评估受试者肾功能。知情同意书更新以反映这一风险和监测措施。同时，建立了一套有效的安全监测体系，包括定期收集血液样本并分析肾功能指标，并对所有临床研究人员进行了肾功能受损重要性及监测措施的培训。此外，成立了独立的数据和安全监测委员会（DSMB），负责审查收集到的肾功能数据并提出调整研究方案或停止研究的建议，以确保临床试验的安全进行。

3.16　提交给 FDA 的新药申请（NDA）中包含哪些安全性评估组件

新药申请（NDA）是制药公司向美国食品和药物管理局（FDA）提交的，旨在获取新药上市许可的一份综合文件。NDA 文件中的安全部分对于确保药物对患者的安全性以及确保药物的效益大于潜在风险至关重要。NDA 文件通常包含以下几个关于药物安全的关键组件：

（1）临床前安全数据　这包括药物开发期间进行的动物研究的所有数据，例如药代动力学和毒性研究。

（2）临床数据　这包括药物开发期间进行的所有临床试验的数据，包括Ⅰ、Ⅱ和Ⅲ期试验。数据应证明药物在目标患者人群中的安全性和有效性。

（3）不良事件　本节应包括临床试验期间观察到的所有不良事件，以及提交时可用的任何上市后数据。

（4）风险评估和缓解策略（Risk Evaluation and Mitigation Strategies，REMS）本节概述了制药公司将用于管理与药物相关的风险的策略，例如患者教育、标签要求和监控程序。

（5）药物相互作用　本节应包括任何已知药物相互作用的信息，包括与非处方药和其他处方药的相互作用。

（6）药物警戒计划　这概述了公司在药物上市后对其安全性进行持续监测的计划。标签应包括有关药物的所有安全信息，包括警告、注意事项和不良反应。

（7）上市后承诺　本节应概述制药公司承诺在药物上市后进行的任何其他研究或监测。

3.17　触发即时临床安全评估的常见情况及应对方法

即时临床安全评估是针对特定安全问题进行的即时评估，通常是由预期外的安全信号或关键安全问题的出现而触发启动。此评估的目的是迅速处理可能危及患者安全的情况，并及时实施必要的减少风险的措施。以下是触发即时临床安全评估的常见情况及应对方法：

（1）触发情况

① 不良事件（AEs）的增加：当某种不良事件的发生率超过预期时，可能需要进行额外的安全评估。

② 严重不良反应（SARs）的报告：任何严重不良反应的新报告都可能需要立即关注和评估。

③ 疑似意外严重不良反应（SUSARs）：新发现的或未在药品说明书中明确列出的严重不良反应。

④ 特别关注的不良事件（AESIs）的识别：对于预先定义的、需要特别监测的不良事

件，其发生的频率或严重程度改变可能触发额外的安全评估。

⑤ 新的安全信息：来自文献、其他临床试验或上市后监测的新安全信息。

⑥ 监管机构的要求：监管机构可能会要求对特定安全问题进行额外的评估。

（2）应对方法

① 迅速评估安全信号：首先，需要组织一个跨功能团队，包括药物安全专家、临床医生、统计学家等，以迅速评估安全信号的严重性及其可能对患者安全的影响。

② 数据收集和分析

a. 个体病例水平评估：对每一个与安全信号相关的病例进行详细分析，包括病例的医学背景、药物使用情况、不良事件的临床表现等。

b. 聚合病例评估：当数据集中后有 20 ～ 30 个或以上病例时，采用聚合分析方法，对所有相关病例进行综合分析，以识别模式和趋势。

③ 不良事件报告率的趋势分析：通过分析不良事件的报告率及其随时间的变化趋势，来评估安全信号的持续性和变化趋势。

④ 观察与预期（O/E）分析：通过比较实际观察到的事件数量与在相似人群中预期的事件数量，来评估安全信号的意义。

⑤ 安全数据挖掘：利用安全数据库中的数据，采用数据挖掘技术，如信号检测算法，来识别潜在的安全信号。

⑥ 真实世界证据（RWE）分析：利用真实世界数据，如电子健康记录、保险索赔数据等，对安全信号进行更广泛的背景评估。

⑦ 文献搜索：对医学和科学文献进行全面搜索，查找与安全信号相关的研究和报告，以支持评估。

⑧ 利益 - 风险评估：在收集和分析所有相关数据后，综合考虑药物的效益和潜在风险，做出全面的利益 - 风险评估。

⑨ 报告编制

a. 临时安全评估报告：根据需要，及时编制临时安全评估报告，以通知内部管理层和监管机构。

b. 定期的安全性更新报告：将评估结果整合到下一个周期性药物安全性更新报告中，或根据药监当局的要求，按特定格式提交报告。

⑩ 专家咨询：在必要时，寻求外部专家或咨询小组的意见来评估安全风险。

⑪ 风险缓解措施：根据评估结果，实施适当的风险缓解措施，如修改研究方案、更新知情同意书、增加监测措施或停止研究。

⑫ 与监管机构沟通：及时向相关监管机构报告安全评估的结果和采取的措施。

⑬ 信息透明：向参与研究的患者、医疗专业人员和公众透明地沟通安全问题及其管理措施。

⑭ 持续监测：在实施风险缓解措施后，继续监测相关安全信号，评估措施的有效性。

通过这些应对方法，研究团队可以确保对任何潜在的安全问题做出快速而有效的响应，保障参与者的安全和福祉。

3.18 开发期安全更新报告（DSUR）和周期性安全更新报告（PSUR）

开发期安全更新报告（Development Safety Update Report，DSUR）用于仍处于开发阶

段的药物，以评估参与研究的受试者的风险，而定期安全更新报告（Periodic Safety Update Report，PSUR）用于已上市的药物，以评估长期安全性。这两份报告评估了在试验期间发生的不良事件和不良反应，因为跟踪不良事件对于确定任何严重反应是否与研究治疗有关是至关重要的。报告还包括研究受试者的人口统计信息、受试者是否完成或中断研究、受试者为何中断研究以及接受治疗信息。DSUR是上市前的类似于上市后定期安全更新报告（PSUR）的文件。它涵盖了药物、生物制品、疫苗和联合产品。它是一个独立的文件，不仅仅是一个数据倾倒，而是一个分析性文件。

3.19　药物安全数据库

药物安全数据库（drug safety database）是一个结构化的电子存储库，收集和存储与药物使用相关的不良事件和其他安全性相关数据。它作为一个中央安全信息存储库，可供医疗保健专业人员、监管机构和制药公司使用，以监测和评估药物的安全性。药物安全性数据库中收集的数据同时用于识别潜在的安全信号，评估药物的风险 - 效益概况，并为药物的使用和监管决策提供依据。药物安全性数据库是药物监管的重要组成部分。

药物安全数据库是关于一种或多种医药产品的ICSR的存储库，来自多个地理区域的各种来源。来源可以包括自发报告系统（Spontaneous Reporting System，SRS）的数据库、医疗保健提供者、药剂师和患者的报告、科学文献、社交媒体和上市后安全性研究（如病例对照研究）报告等。由于这些不同的数据源形成大量数据流，现代药物警戒安全数据库需要具有自动收集和分类ICSR的功能。安全数据库将不同的数据源整合到一个统一的存储库中。为实现这一点，对不良事件会根据统一的标准进行编码，通常使用的是监管活动医学词典（MeDRA）和全球WHO药品辞典（WHODrug Global）。如果同一医药产品在全球以多个名称销售或不同产品共享相同的活性成分，则可以集成单独的数据库。

药物安全数据库除了分析和评估不良事件（AE）外，还包括安全信号的检测与管理、药品的风险与收益评估，以及向监管机构提交个别或汇总的安全报告。这些报告一般遵循国际标准组织（ISO）的ICSR标准，并参考国际人用药品注册技术要求协调委员会（ICH）的E2B（R3）指南。系统还需符合美国食品药品监督管理局（FDA）的《联邦法规》（CFR）第21部分第11节或欧洲药品管理局（EMA）的EudraLex第4卷附件11的规定。药物安全数据库通常提供简化模板和自动化功能，以保证报告格式（如EMA或FDA格式）的准确性，及时完成提交。该数据库也是确保药物安全警戒（PV）报告符合最新法规要求的关键工具，支持自动更新和监管提交流程的升级，如自动重新编码的MedDRA数据条目。

药物安全数据库的关键要素包括：

（1）**不良事件数据**　数据库收集和记录与药物使用相关的不良事件报告。这些报告可以来自医疗保健专业人员和患者，包括药物使用过程中出现的不良反应、副作用和其他安全事件。

（2）**药物信息**　数据库包含有关药物的详细信息，包括药物的名称、成分、剂量、给药途径和治疗用途等。这些信息有助于对与药物使用相关的不良事件进行准确的匹配和分析。

（3）**暴露数据**　数据库记录药物的使用情况，包括使用的人群、频率、剂量和疗程。这有助于将不良事件与特定的药物使用情况关联起来，从而更好地评估药物的风险和安全性。

（4）**趋势分析**　安全数据库可以通过分析不同时间段内的报告数据来识别潜在的安全信号和趋势。这有助于及早发现可能的安全性问题，并采取适当的措施。

（5）**风险评估** 数据库可以用于评估药物的风险 - 效益概况，帮助决策者权衡药物的潜在风险和预期效益。

（6）**监管和报告** 安全数据库为监管机构提供了一个重要的信息来源，用于制定政策和监管措施。此外，药物公司也可以使用这些数据来履行法规要求的报告义务。

（7）**数据可视化** 数据库通常具有数据可视化功能，可以以图表、报告和统计数据的形式展示安全性信息，从而更好地理解和传达药物的安全情况。

药物安全性数据库在药物监测和评估过程中扮演着至关重要的角色，有助于确保药物在临床使用中的安全性和有效性。安全性数据库也是可审计的。

3.20 选择药物警戒药物安全数据库时要考虑什么

药物安全数据库（drug safety database）是药物警戒系统的基本组成部分。它包含 ICSR，通常提供分析、可视化和报告选项。有许多商用数据库可供选择，每个数据库都有其独特的功能和优势。那么如何选择最适合自己的药物警戒安全数据库呢?

（1）**目前市面上存在的药物安全数据库** 两个最常用的安全数据库是 Oracle 的 Argus Safety 和 ArisGlobal 的 LifeSphere Safety Multivigilance（ARISg）。其他安全数据库包括 Ennov Group 的 PV Works、Sarjen 的 PvEdge（前身为 PvNET）、AB Cube 的 SafetyEasy 和 Veeva 的 Vault Safety。

① Oracle Argus Safety：这是一款由制药公司用于管理其产品安全数据的药物警戒软件。Argus Safety 允许从各种来源收集、分析和报告不良事件数据。其功能包括：支持电子签名、重复搜索功能、根据当地数据表或许可制定当地标签决策、向适当的当地分支提供案例视图、核心文件和全球协议（如工作列表上的行动项目）的图片、用于评估提交的分支案例的中央暂存区、电子提交功能、报告和查询已采取和已提交的案例、审计跟踪。

② ARISg：ARISg 也是制药公司中应用最广泛的药物警戒软件之一。它用于全球范围内管理重要的药物安全数据。它提供了管理多个监管授权机构世界范围内的不良反应要求和不良事件报告所需的所有功能。从案例录入到自动生成递交就绪的不良事件（AE）报告等，ARISg 提供了所有药物警戒方法。ARISg 构成了综合药物警戒和风险管理系统的核心组成部分，使组织能够识别安全风险并监测其产品。ARISg 借助其先进的自动化和可配置的工作流功能，推动了不良药物反应的管理。

③ AB Cube Safety Easy：AB Cube Safety Easy 是一款合规就绪的多警戒数据库。其完全统一的工具和功能平台通过直观简单的界面提供全面灵活的安全数据管理。SafetyEasy 配备了内置的查询和报告功能。它提供为加速和信号检测、案例管理、定期报告而设计的经过验证的输出。该系统作为基于云的软件即服务（SaaS）解决方案呈现，定期更新以符合当前的监管标准和行业规范。AB Cube SafetyEasy 的定义特点是易于使用的集成功能、用户界面以及数据库内部和外部数据移动的便利性。

④ Clinevo Safety：据称目前被 100 多个最终客户使用，每年处理 10 万个案例。它是一个全方位的系统，提供 PV 摄取（intake）、案例处理、人工智能、分析、递交 / 内置 AS2 网关、信号管理和安全分析功能。Clinevo 药物安全数据库 / 药物警戒数据库包括案例处理、PV 摄取、递交、人工智能和分析以及安全信号。它的数据库基于简化的技术堆栈构建，提供了很多配置选项和较少的定制。它是最佳的药物安全数据库 / 药物警戒数据库，还为接近到期的案例提供终端用户警报。它包括易于配置的动态工作流，用于加速案例处理。它可以

通过互联网 / 内部网络使用 Chrome 和 Firefox 浏览器访问。它符合所有当前和新兴的法规，包括 21 CFR Part 11、ANNEX 11、GxP 和 GDPR。

（2）选择药物安全数据库时需要考虑以下因素

① 功能和适应性：确保所选的药物安全数据库具有适应临床试验和监测的功能，能够支持不良事件的收集、报告、管理和分析等关键功能。

② 基于云的药物安全数据库：安全数据库是基于云的还是需要 VPN 网络和防火墙的程序，这决定了是否可以轻松地在全球范围内访问实时数据。这种访问允许对案例进行最佳跟踪，并能够根据最新的可用数据做出决策。此外，系统的补丁和升级以及监管要求和国际标准的更新都可以在系统上轻松获得。

③ 合规性：确保药物安全数据库符合相关的法规、指南和要求，以确保数据的合规性和准确性，包括国际药品监管机构的要求。使用经过验证的安全数据库系统时，更容易遵守国际和国家法规要求。这些系统在成功升级以适应新法规方面，包括系统、工作流程和标准操作程序（SOP），均有良好的记录。从 ICH E2B（R2）到 ICH E2B（R3）标准，可以使用安全数据库将法规遵从性构建到 SOP 和工作流程中。

④ 用户界面和易用性：选择界面友好、易于使用的药物安全数据库，以便研究人员能够方便快速地录入、查询和分析不良事件数据。

⑤ 数据安全性：确保药物安全数据库具有适当的数据安全措施，以保护敏感的患者和药物信息，防止未经授权的访问和数据泄露。

⑥ 集成能力：如果需要，考虑药物安全数据库是否可以与其他临床数据管理系统或电子数据捕获系统进行集成，以便数据共享和流程整合。药物警戒涉及越来越多的数据源。例如，近年来，来自社交媒体、个人可穿戴设备和其他真实世界数据（RWD）的数据已成为 PV 的常规做法。这种数据源的多样性要求安全数据库具备足够的灵活性，以处理这些及未来的新型数据，并符合相关的隐私政策和法规。

⑦ 报告和分析功能：确保药物安全数据库具有强大的报告和分析功能，能够生成不良事件报告、趋势分析和风险评估等有用的信息。

⑧ 药物安全数据库的自动化选项：使用人工智能自动处理 ICSR 的安全数据库已经显示出更高的准确性、效率、简单性和加速过程，例如，通过自动案例编码、重复检查、验证和分类以及案例跟踪和跟进施行人工智能自动处理。

⑨ 与其他（药物安全）系统的互操作性和兼容性：安全数据库中 ICSR 的处理和评估与 PV 的其他方面密切相关。显然，安全信号检测和管理密切相关，并更新药品的标签信息或风险管理计划（RMP）。此外，其他临床开发活动、监管事务（RA）或医学信息也与 PV 相关。因此，能与安全数据库顺畅连接且界面相似的系统将极大促进效率提升。

⑩ 配置选项和灵活性：安全数据库应适应新数据源及法规要求，同时根据客户需求、药品种类、产品类型、临床研究和上市地区等因素进行定制。对于产品线广泛的大型制药企业与单一产品的初创公司，其功能需求有所不同，故数据库应提供必要的应对复杂任务和未来扩展的能力。

⑪ 易用性：安全数据库应简化配置并减少复杂性，以便直观地进行数据输入、分析、报告和风险评估，避免过多对 IT 专家的依赖。

⑫ 技术支持和培训：选择的供应商应提供全面的技术支持和培训服务，确保用户能够高效使用数据库功能。

⑬ 成本效益：在评估安全数据库的许可费用时，也应考虑长期的成本效益，特别是自动化处理 ICSR 带来的节省。同时，避免为满足短期需求而进行过度定制，以免影响未来的适应性。

⑭ 数据质量和验证：数据库必须包含数据质量验证机制，确保输入数据的准确性、完整性和可靠性。

⑮ 多语言支持：对于跨地区进行的多中心全球试验，安全数据库需要支持多种语言，以适应不同地区和语言的研究人员和监管机构的需求，保障数据全球一致性和准确性。

⑯ 供应商信誉和经验：选择有良好信誉和丰富经验的供应商，以确保药物安全数据库的质量和可靠性。

当我们考虑选择哪种安全数据库放置在内部时，还应考虑以下因素：综合功能、维护和实施的成本、托管模型的可访问性、以前的经验、互操作性和兼容性、合规性、易用性、数据安全性以及集成能力等因素，以满足临床试验和药物监测的需求。

3.21　临床数据库以及不良事件收集

临床数据库（clinical database）是一个用于收集、存储和管理临床试验数据的电子系统。它通常与公司内部的药物安全数据库并行运作。在不良事件的收集和报告方面，临床数据库的功能包括：

（1）**数据收集**　临床数据库能够记录与临床试验相关的各种数据，包括患者信息、药物治疗、实验室结果以及不良事件等。

（2）**不良事件记录**　临床数据库允许研究人员记录患者在试验过程中出现的不良事件，包括不良反应、副作用、症状变化等。

（3）**数据存储**　临床数据库把收集到的所有数据存放在一个集中的地方，便于随时访问和查询。

（4）**报告生成**　临床数据库能够生成不良事件的报告，其中包括事件的详细信息、严重性、可能性、相关性等。

（5）**数据分析**　通过分析临床数据库中的数据，可以识别不良事件的趋势、频率和严重程度，从而评估药物的安全性。

（6）**跟踪查询**　临床数据库可以跟踪对不良事件的查询和后续调查，以确保每个事件都得到适当的处理和报告。

（7）**合规性**　临床数据库有助于确保不良事件的收集和报告符合法规和规定的要求，保证数据的合规性和准确性。

在临床数据库中收集临床试验的不良事件可以通过以下步骤进行：

（1）**建立数据收集流程**　确定如何收集不良事件的详细信息，包括事件的描述、严重程度、发生时间、可能性、相关性等。制定明确的数据收集流程，以确保一致性和准确性。

（2）**定义数据字段**　在临床数据库中设置专门的数据字段，以便存储不良事件的相关信息。这些字段可能包括事件描述、严重性、相关性等。

（3）**培训研究人员**　为研究人员提供培训，确保他们了解如何正确识别、记录和报告不良事件。培训还可以包括对不良事件分类、严重性分级等方面的知识。

（4）**实时数据录入**　在临床试验进行过程中，需要及时将不良事件的信息录入临床数据库中。确保数据的及时性和准确性。

（5）**数据验证和审核**　定期进行数据验证和审核，以确保不良事件数据的准确性和完整性。检查是否有遗漏的不良事件，是否存在重复的案例等。

（6）**数据清洗和整理**　对收集到的不良事件数据进行清洗和整理，确保数据的一致性和规范性。

（7）**定期对账**　将安全数据库（safety database）中的不良事件数据与临床数据库（clinical database）中的数据进行对账，以避免遗漏案例、案例重复以及药物治疗编码不一致等问题，并确保对未完成的不良事件案例进行后续查询的一致性，必要时与临床研究调查员（Clinical study investigators，简称 Investigators）进行协调。

（8）**确保合规性**　在收集不良事件数据时，确保遵守相关法规和规定，以保证数据的合规性和可信度。

收集临床试验中的不良事件需要严格的流程和规范，以确保数据的准确性、一致性和完整性。同时，需要与研究团队密切合作，以确保所有不良事件都得到适当的记录和报告。

3.22　什么是制造控制号以及如何为不良事件案例分配制造控制号

制造商控制编号（Manufacture Control Number，MCN#）又称案例识别号，是药品制造商分配给不良事件案例的唯一标识符，用于跟踪案例并确保其得到妥善处理。MCN# 用于将案例链接到特定的产品批次、制造过程和其他相关信息。MCN# 通常由一系列字母、数字或符号组成，用于识别特定批次的产品。它可以包含制造日期、地点、生产线信息以及其他与产品制造相关的数据。通过 MCN#，制药公司和监管机构可以对产品的制造、分发和使用进行监控，并在需要时进行召回或调查。

在接收到不良事件案例后，该案例将被记录在制造商的案例管理系统中，并分配一个独一无二的案例识别号码。这一识别号码用于唯一标识并跟踪该不良事件，以便开展进一步的调查和处理工作。

例如，假设一家医疗器械制造商收到一份报告，描述了使用其产品后患者出现皮肤过敏反应的情况。该报告被记录在制造商的案例管理系统中，并分配了一个唯一的案例识别号：2023AE001。在这个例子中，案例识别号的前半部分表示年份（2023 年），后半部分表示该年份下的第一个不良事件案例（AE001）。通过这个唯一的案例识别号，制造商可以轻松识别、跟踪和管理该不良事件，并与报告人保持沟通，以了解更多相关细节和进行进一步调查。

为不良事件案例分配 MCN# 遵循一个明确的流程，通常包括以下几个步骤：

（1）**案例接收**　一旦接到不良事件案例，就会记录在制造商的案例管理系统中，并为其分配一个唯一的识别号码。

（2）**初步评估**　对案例进行审查，评估其严重性、是否与产品相关及其他可能影响处理的因素。

（3）**MCN# 分配**　根据案例的具体情况和满足的条件，为其分配 MCN#。不同制造商根据自己的政策和程序，对分配 MCN# 的标准有所不同。

（4）**MCN# 跟踪**　一旦案例被分配了 MCN#，就会使用这个编号来在整个不良事件报告过程中跟踪案例的进展。MCN# 有助于关联案例与具体的产品批次、生产过程等信息，以便案件的进一步调查和处理。

为不良事件案例分配 MCN# 是药物警戒的一个重要组成部分，因为它使制造商能够以系统有效的方式跟踪和管理不良事件。通过将不良事件案例与特定产品批次和制造工艺联系起来，制造商可以识别潜在的安全问题并采取适当的措施来降低患者安全风险。

3.23　报告不良事件

积极报告药物不良反应也是药物警戒的一个重要组成部分，因为它对于保障药品的安全性和有效性、保护公众健康具有重大意义：

（1）**保障公众健康**　及时报告不良反应有助于监测药品的安全性，确保公众不受潜在的药物危害。

（2）**药品安全性监控**　不良反应的报告是药品安全性监控的关键部分。这些信息帮助监管机构和制药公司评估药品在市场上的表现。

（3）**促进药品信息的更新**　基于不良反应报告，药品说明书和标签可能需要更新，以反映新的安全信息和用药指南。

（4）**药物监管政策的制定**　不良反应数据对制定更有效的药物监管政策至关重要。

（5）**提高药物治疗效果**　了解药物的潜在副作用有助于医生和患者做出更明智的用药决策，优化治疗效果。

（6）**促进医疗透明度**　报告不良反应增强了医疗透明度，提高了患者对药品安全性的信心。

以下列举三个药品监督机构报告不良事件的主要途径：

（1）**FDA（美国食品药品监督管理局）**

① 对于消费者和医疗保健专业人员：可以通过 MedWatch 计划向 FDA 报告不良事件。报告可以在线、通过邮件或传真提交。

a. 在线：使用 MedWatch 在线报告表。

b. 邮件 / 传真：从 FDA 网站下载表格，并发送到表格上提供的地址或传真号码。

② 对于制药公司：公司需要按照监管要求通过 FDA 的电子提交系统报告不良事件。

（2）**EMA（欧洲药品管理局）**

① 对于消费者和医疗保健专业人员：在欧盟，不良事件报告通常首先提交给会员国的国家卫生当局。每个欧盟国家都有自己的系统来收集和分析报告。

② EudraVigilance：这是一个管理和分析欧洲经济区（EEA）授权或在临床试验中研究的药品的疑似不良反应信息的系统。制药公司和研究人员使用此系统报告不良反应。

（3）**NMPA（中国国家药品监督管理局）**

① 对于消费者和医疗保健专业人员：在中国，不良事件通常报告给当地的药品监管当局或卫生部门。

② 在线报告系统：在中国，有在线报告系统供医疗保健专业人员和制药公司报告药品不良反应。

报告不良事件时，提供尽可能详细的信息非常重要，包括具体产品、不良事件的性质以及关于患者或使用条件的任何其他相关信息。

3.24　报告不良事件的最少信息和必要信息

（1）报告不良事件时最基本需要提供（最少信息）的信息

① 能够识别的患者信息；

② 能够识别的报告者信息；

③ 产品接触情况；

④ 发生的事件本身。

（2）完整报告不良事件所需的详细信息（必要信息）

① 患者的基本信息（年龄、性别、种族、地理位置）；

② 患者的病史和家族史；

③ 并存的医疗情况和同时使用的药物；

④ 疑似药物的使用时间和持续期；

⑤ 产品的批号和有效期；

⑥ 不良事件的描述（如何发生、发生时间、事件经过）；

⑦ 诊断、检查和实验室结果；

⑧ 药物使用的情况（开始和停止使用的情况）；

⑨ 事件的最终结果；

⑩ 实施的治疗措施及其效果。如果患者因此住院，还需要提供出院记录（包括诊断）；如果患者死亡，应提供尸检报告。

3.25 什么是"有效案例"

在安全信号验证和评估过程中，"有效案例（valid case）"非常关键。一个案例被认为是有效的，需要满足以下几个条件：

（1）有明确信息的患者；

（2）涉及的可疑药物；

（3）发生的可疑不良反应；

（4）可识别的提交报告的医疗保健专业人员（health care provider，HCP）。

如果这些条件中有任何一个或多个未被满足，药品上市许可持有人（MAH）需要进行进一步的追踪，以确认报告的详细情况。

3.26 医疗就诊不良事件和药物不良反应的区别

医疗就诊不良事件（medically attended adverse events，MAAEs）和药物不良反应（adverse drug reactions，ADRs）虽相关，但各有其特点：

（1）**医疗就诊不良事件（MAAEs）** 是指受试者在临床研究或药物试验中服用药物后，出现需要医疗专业人员介入或就医的情况。例如，一个患者在参与某药物试验后出现严重的头痛，需要前往医院接受治疗，即使这种头痛是否由药物直接引起尚不确定，这也被认为是MAAE。

（2）**药物不良反应（ADRs）** 是指患者在实际使用药物过程中出现的，对药物的不良且非预期的反应。举个例子，如果一名患者在使用抗生素治疗后出现皮疹，经医生诊断确认与抗生素使用有直接关联，这就是一例ADR。

因此，两者的主要区别在于：MAAEs侧重于临床研究中出现的需要医疗介入的不良事件，而ADRs则更广泛地描述了在药物使用过程中与药物有因果关系的不良反应。

3.27　轻微药物不良事件与严重不良事件

药物不良事件指在使用药物过程中出现的不良反应或副作用。不良事件的严重程度可以有所不同，有一些是轻微的，不会对患者的健康造成严重影响，而有些则是严重的，可能对患者的生命和健康造成重大威胁。

轻微药物不良事件（minor drug adverse events）通常是一些短暂、可逆的不适或反应，不会对患者产生持久或重大的不良影响。这些事件可能包括头痛、恶心、皮肤瘙痒等。尽管这些不适可能会引起不便或不舒服，但通常不需要特殊治疗或干预，患者可以通过调整药物剂量或在医生的指导下暂停使用药物来缓解症状。

下面是 3 个轻微药物不良事件例子：

（1）**消化不良**　某些药物可能会引起患者出现胃部不适、消化不良或胃灼热等症状。这种不适通常是暂时性的，可以通过饮食调整、避免空腹使用药物或与医生讨论其他治疗选项来缓解。

（2）**头晕**　有些药物可能导致患者出现头晕或轻微晕眩的感觉。这种症状通常会在短时间内自行消退，患者可以采取缓慢起立、避免长时间站立或改变药物使用时间等措施来减轻症状。

（3）**皮肤过敏**　某些药物可能引发患者出现轻微的皮肤过敏反应，如瘙痒、红斑或皮疹。这种情况通常不会对患者的健康造成严重影响，可以通过停止使用药物、采用局部抗过敏药物或冷敷来缓解症状。

严重不良事件（serious adverse events，SAE）可能对患者的生命和健康构成重大威胁，需要紧急处理和专业医疗干预。这些事件可能包括严重的过敏反应、心脏病发作、中风等。目前国际药监机构定义的药物严重不良事件包括死亡、危及生命的情况、住院治疗、失能（功能障碍或瘫痪）、先天性异常（从受孕前到怀孕期间可能对胎儿或儿童产生不良后果的任何影响）、需要进行干预以防止永久性损伤或损坏。

下面是 3 个严重不良事件的例子：

（1）**严重过敏反应**　某些药物可能引发严重的过敏反应，如荨麻疹、呼吸急促、喉咙肿胀等。这种过敏反应可能会导致患者出现过敏性休克，需要立即就医进行急救治疗。

（2）**心脏病发作**　某些药物在一些患者身上可能引发心脏病发作的风险增加。这种情况下，患者可能会出现胸痛、呼吸困难、心悸等症状，需要立即就医进行相关治疗。

（3）**中风**　一些药物可能增加患者中风的风险。中风是一种严重的神经系统疾病，可能导致患者出现瘫痪、言语困难、失明等严重后果，需要立即就医进行紧急治疗。

药物不良事件的严重程度有所不同。了解药物的潜在不良事件并及时报告药物监管机构（严重不良事件一般要求 14d 内上报）是确保患者安全和健康的重要步骤。

3.28　用药错误

根据美国食品和药物管理局（FDA），药物使用错误（medication errors）被定义为在药物治疗过程中发生的任何可预防的事件，这些事件可能导致或导致了对患者不适当的药物使用或患者受伤，无论这些事件是由于医疗保健专业人员、患者还是消费者的行为。这个定义强调了药物使用错误涵盖了从药物处方、传递、配药、分发、管理到监测过程中可能发生的错误，它们可以在任何医疗环境中发生，包括医院、诊所、家庭等。这种错误是可以通过适当的预防措施来避免的。美国食品和药物管理局（FDA）每年接收超过 10 万份关于疑似药物使用错误的报告。

（1）药物使用错误的常见类型

① 错误的处方写法；

② 遗漏给药；

③ 给药时间不当；

④ 使用未经授权的药物；

⑤ 不恰当的剂量；

⑥ 错误的剂量配制或准备；

⑦ 给药途径错误，如将药物给予错误的患者，给药剂量错误等。

（2）导致药物使用错误不良事件的风险因素

① 特定的患者群体：例如，老年患者更容易因多重用药或过量用药而面临风险。儿童在住院期间风险较高，因为许多儿童用药需要根据体重来调整剂量。

② 有限的健康知识和计算能力：特别是老年人和残障人士，他们可能难以进行日常的数学计算任务。

大多数药物不良反应是由一些常用药物引起的，如抗糖尿病药物（胰岛素）、口服抗凝药（华法林）、抗血小板药物（如阿司匹林和氯吡格雷）以及阿片类止痛药。这些药物在老年患者中造成的药物不良反应导致紧急就医情况超过 50%。

为了预防药物使用错误和相关的不良反应，可以采取以下策略。

① 沟通和团队合作：医疗保健专业人员之间清晰、简洁的沟通对确保准确的药物管理至关重要。

② 药物调和：通过比较患者当前和新开药物治疗方案，帮助识别遗漏、重复或潜在的药物相互作用。特别是要在患者护理转换期间（如入院、出院或转院）进行。

③ 标准化流程和协议：为药物相关任务建立明确的指导方针和协议，有助于减少混淆和出错风险。

④ 技术的应用：电子处方和药物管理的条形码扫描系统可以减少错误。自动警报和提醒有助于医疗保健专业人员识别潜在的错误或药物相互作用。

⑤ 错误报告：鼓励开放沟通和错误报告文化，有助于识别系统弱点并采取改进措施。

鼓励建立报告药物使用错误的文化对于从药物使用错误中总结经验教训非常重要。当医疗保健专业人员能够在不担心受到惩罚的环境中报告错误或接近错误（near misses）时，有助于揭示药物使用系统的薄弱环节，并采取措施进行改进，从而预防未来的错误。

此外，患者教育也是预防药物使用错误的重要策略之一。教育患者了解他们正在使用的药物，包括药物的名称、用途、正确的服用方式和可能的副作用，可以使患者更加积极参与自己的治疗过程，并可能识别潜在的错误。

医疗保健系统内部，采用多学科方法来实现药物安全也显得尤为重要。例如，药师可以在药物选择、剂量计算和药物调和过程中提供专业建议，帮助减少错误发生的机会。

3.29　产品质量投诉（PQCs）和医疗器械缺陷（DDs）

产品质量投诉（product quality complaints，PQCs）和医疗器械缺陷（device defects，DDs）是制药和医疗器械行业中常见的两种问题，它们涉及产品在制造或使用过程中可能出现的质量问题或功能缺陷。虽然这两者在概念上相似，但它们侧重的领域和处理方式存在一定的差异。

（1）产品质量投诉（PQCs）

① 定义：指消费者、医疗卫生专业人员或市场上的任何其他用户对药品或生物制品的质量问题所提出的投诉。这些投诉可能涉及产品包装、标签、颜色、质地、效力或其他任何质量相关的问题。

② 处理流程

a. 记录和确认：所有的质量投诉都应被详细记录并确认。

b. 调查：对投诉进行彻底调查，以确定问题的原因。

c. 采取措施：根据调查结果，采取必要的纠正和预防措施。

d. 通报：将重要的质量问题和所采取措施报告给相关的监管机构。

e. 回顾和改进：定期回顾投诉和处理结果，改进质量管理系统。

（2）医疗器械缺陷（DDs）

① 定义：指医疗器械在设计、制造、包装或标签过程中存在的缺陷，这些缺陷可能影响器械的安全性和有效性。

② 处理流程

a. 监测和识别：通过监测和市场反馈识别可能的设备缺陷。

b. 风险评估：评估医疗器械缺陷对患者安全的潜在风险。

c. 采取措施：根据风险评估的结果，采取适当的纠正措施，可能包括产品召回。

d. 报告：向监管机构和影响的用户报告缺陷和采取的措施。

e. 预防和改进：分析缺陷原因，采取预防措施，并改进产品设计和生产流程。

（3）相同点与差异

① 相同点：PQCs 和 DDs 都要求厂商拥有有效的质量管理体系，能够迅速识别、评估、处理和预防质量问题和设备缺陷。

② 差异：PQCs 更多地关注药品或生物制品的质量问题，而 DDs 专注于医疗器械的功能和安全性缺陷。处理这些问题的具体流程和要求可能因产品类型和适用的监管要求而异。

在处理 PQCs 和 DDs 时，及时性、透明度和与监管机构的沟通是至关重要的，以确保公众的安全和信任。

3.30　临床研究中安全案例对账

在临床试验中，确保安全案例准确无误地对账是一个关键的质量控制步骤，这需要在试验开始的早期就进行规划，并通常在临床安全计划（clinical safety plan，CSP）中详细说明。如果忽略这一步骤，可能会导致严重的质量问题，或在试验后期造成重大延误，甚至可能影响新药的提交和审批。

（1）为什么要对安全案例进行对账？　在临床试验期间，安全案例会通过两个并行流程收集，并存储在两个不同的数据库中：一个是临床数据库，另一个是安全数据库。在最终确定安全案例之前，需要将这两个数据源进行对比，以确保试验的安全监测数据既完整又一致。

（2）需要对账的安全案例包括什么？　对账的安全案例主要涉及所有与严重不良事件（SAE）相关的信息。临床数据库会记录所有不良事件的详细信息，如事件描述、发生和结束日期、严重程度、与研究药物的关联度、事件结果及是否严重。而在安全流程中，所有 SAE 都会被更详细地报告并跟进直至解决。这两个流程中的许多安全案例的数据点都是相同的，需要进行比对和对账。

（3）何时进行对账？　一个常见的误区是认为只需在试验结束时进行对账。实际上，应该在整个试验过程中持续进行安全案例对账，以避免最后阶段出现瓶颈和紧急情况。

（4）谁负责进行对账？　安全案例对账涉及药物安全、临床研究、数据管理和临床运营等多个部门。每个部门都承担特定的责任，必须定期会面，比较、讨论并解决安全案例不一致的问题。在大多数公司中，药物安全部门承担主要责任，因为他们最终负责安全数据的质量。

（5）对账不及时或质量不佳会有什么后果？　质量不佳的对账过程可能导致向卫生部门提交错误或不完整的安全信息，可能引发重大审计问题，严重影响药物或设备的市场准入。对账流程缓慢还可能导致提交延误，给药物赞助商带来财务损失。此外，组织不善的对账流程可能会降低公司内部临床与药物警戒团队之间的合作效率。

（6）如果研究结束时仍有未对账的 SAE 怎么办？　如果在研究结束时仍有 SAE 未对账，需要在研究备注中记录未对账事件的原因，并由安全和临床医师审查、批准，最后包含在最终的研究报告或文件中。

3.31　上市后措施

上市后措施（Post-Authorisation Measures，PAM）是指药物在获得上市许可后，为确保药物的安全性和有效性，由药物监管机构提出的一系列监测和评估措施。这些措施旨在收集更多的数据，以更好地了解药物的长期安全性、有效性和可能的不良反应。

（1）PAM 的重要性

① 持续监测：即使药物在上市前经过了严格的临床试验，也无法完全预测所有可能的副作用。PAM 确保在药物广泛使用后，仍对其进行持续的安全性监测。

② 风险管理：如果发现新的安全隐患或副作用，可以迅速采取措施，如更改药物说明书、限制用药或撤销许可。

③ 提高公众信心：有效的监测系统和措施，可以提高公众对药物安全性的信心。

④ 支持药物创新：有时，为了快速上市满足紧急的医疗需求，某些药物可能在数据相对不足的情况下获得批准。PAM 确保这些药物在上市后进行持续的研究和评估。

⑤ 确保最佳使用：通过 PAM，可以根据上市后获得的数据对药物的使用指南进行更新，确保药物在临床实践中得到最佳使用。

（2）PAM 的主要内容

① 上市后监测（Post-Marketing Surveillance）：持续收集药物使用后的安全性数据，以监控可能发生的不良反应。

② 上市后的临床试验：开展额外的临床试验，以进一步确认药物长期的安全性和有效性。

③ 风险管理计划的更新：根据新收集到的数据，更新药物的风险管理措施。

④ 标签和说明书的更新：依据最新的安全性和有效性数据，修订药物的标签和说明书内容。

⑤ 教育和培训：向医疗专业人员和患者提供必要的培训和教育，确保药物的安全和有效

使用。

（3）具体例子

① 罗氏公司的药物 T-DM1（Kadcyla）：作为一种用于治疗 HER2 阳性转移性乳腺癌的靶向药物，上市后罗氏公司为满足上市许可的条件，需要进行进一步的临床试验来评估其在特定患者群体中的效果和安全性。

② 默沙东的宫颈癌疫苗（Gardasil）：疫苗上市后，默沙东公司进行了持续的安全性监测，并对数千名接种者进行了长期随访，以确保疫苗的长期安全性和有效性。

这两种药物的例子都显示了上市后措施在确保药物长期安全性和有效性中的重要性。上市后措施是确保药物长期安全性和有效性的关键环节，它弥补了临床试验中可能存在的限制或隐患，保障公众安全用药。

3.32　授权后安全性研究

授权后安全性研究（Post-Authorization Safety Study，PASS）是上市后措施（PAM）之一。PASS 是指在药品获得市场授权后旨在获取更多关于药品安全性的信息进行的研究。这类研究主要关注药品在比临床试验更广泛人群中的使用情况，特别是长期使用中的安全性、罕见不良反应的识别或在特定人群（如孕妇、老年人）中的安全性。PASS 可以是由药品监管机构要求进行，也可以是药品制造商为了进一步了解其产品的安全性主动进行的。

（1）PASS 的目的

① 更好地了解药品的风险：通过在更广泛、多样化的人群中对药品进行长期观察，可以识别出在临床试验中未能检测到的安全性问题。

② 评估已知风险：对已知风险进行更深入的评估，以确定其发生的频率和严重性。

③ 识别新的安全性信号：发现任何新的或未知的不良反应，尤其是罕见但严重的不良事件。

④ 支持有效的风险管理：基于 PASS 的结果，可能需要更新药品的风险管理计划（RMP）和 / 或产品信息，如说明书和标签（labeling），以反映新的安全性信息。

⑤ 提高公共健康保护：通过及时识别和管理药品的潜在风险，帮助保护公众健康。

（2）PASS 的类型　PASS 研究可以是观察性的，也可以是干预性的，具体包括以下方面。

① 队列研究：追踪特定药品使用者和未使用者的健康状况，比较两组之间的差异。

② 病例对照研究：在发生特定不良事件的个体（病例）和未发生该事件的个体（对照）之间，比较药品使用前后的差异。

③ 药品利用研究：研究药品在实际医疗实践中的使用模式、处方习惯及其变化。

④ 注册研究：创建特定疾病或药品使用者的数据库，以系统地收集有关安全性和效果的信息。

（3）执行和监管　PASS 研究的设计、执行和监管需遵守相关的法律法规和指南，包括但不限于欧洲药品管理局（EMA）的指导原则。PASS 的结果须向监管机构报告，并根据研究结果采取相应的措施，如修改产品标签、传达风险或实施新的风险缓解策略。

3.33　观察性研究在药物安全信息监测的价值及局限性

观察性研究（Observational studies）是 PASS 常用的一种研究设计，旨在观察和描述现有条件下的现象，而不是进行干预。在药物安全信号评估中，观察性研究用于评估药物使用与不良事件之间的关联性，以帮助识别潜在的安全问题。观察性研究在监测药物安全信息方面扮演了重要的角色，但同时也存在一定的局限性。

（1）观察性研究类型

① 队列研究（cohort study）：队列研究是一种前瞻性（通常）或回顾性研究，通过跟踪一组人群并观察其暴露情况和结果发展，以评估暴露与结果之间的关系。

② 病例对照研究（case-control study）：病例对照研究是一种回顾性研究，通过比较已发生事件的患者（病例）和未发生事件的患者（对照）之间的暴露情况，来评估暴露与事件之间的关系。

③ 横断面研究（cross-sectional study）：横断面研究是一种在特定时间点收集数据的研究，用于描述和分析暴露和结果在同一时间点的关系。

④ 嵌套病例对照研究（nested case-control study）：这种研究是在一项较大的队列研究中进行的一种特殊病例对照研究，它从已有的队列中挑选一部分参与者作为病例组和对照组，目的是评估特定暴露与结果之间的联系

⑤ 跨国研究（cross-national study）：跨国研究是在不同国家或地区进行的研究，旨在比较药品在不同地理和文化背景下的使用和结果之间的差异。

⑥ 系统回顾和荟萃分析（systematic review and meta-analysis）：系统回顾综合分析多个研究的结果，以全面评估药品使用与结果之间的关系。荟萃分析将多个研究的结果进行统计整合，以提供更大的样本量和更可靠的结论。

在安全信号评估中，队列研究和病例对照研究是观察性研究中两种常见的研究类型。

（2）观察性研究的价值

① 真实世界数据的收集：观察性研究能够提供来自真实世界设置的数据，这些数据更能反映药物在广泛人群中的实际使用情况和效果。

② 广泛适用性：适用于评价长期药物使用的安全性和有效性，特别是在随机对照试验无法进行或不符合伦理标准的情况下。

③ 能够揭示长期和罕见不良反应：相比于随机对照试验，观察性研究可以覆盖更长时间范围，有助于发现药物的长期不良反应和罕见不良反应。

④ 灵活性和成本效益：观察性研究通常成本较低，执行起来比随机对照试验更为简单和灵活。

（3）观察性研究的局限性

① 因果关系的确定困难：由于观察性研究缺乏随机分配，很难排除混杂因素的干扰，因此确定药物与特定效果之间的因果关系比较困难。

② 数据质量和完整性问题：观察性研究依赖于已有的医疗记录或自我报告数据，可能存在数据质量和完整性问题。

③ 选择偏倚和信息偏倚：研究对象的选择可能不完全随机，数据收集过程中可能存在偏倚，影响结果的准确性。

④ 混杂因素的控制：尽管可以通过统计方法尝试控制混杂因素，但无法完全消除其影响，这可能会导致结论的不确定性。

观察性研究在监测药物安全信息方面具有不可替代的价值，尤其是在揭示长期使用和罕见不良反应方面。然而，这种研究方法也有其局限性，特别是确定因果关系的有限性。因

此，观察性研究的结果需要结合其他研究方法，如随机对照试验等，综合评估以得到更全面、准确的药物安全性信息。

3.34　疾病基因型和真实世界数据在药物安全信号检测的局限性

疾病的基因型及真实世界数据（real-world data，RWD）在药物安全信号检测方面提供了新的视角和方法，但同时也带来了特定的挑战和局限性。疾病的基因型是指与特定疾病相关的遗传信息，包括那些影响疾病风险、发病机制、疾病进展、治疗反应和药物副作用的基因变异。而真实世界数据能够反映药物在日常医疗实践中的表现，提供了一个更广泛、更多样化的患者群体在真实医疗环境中的数据。然而，两者在实际应用中要考虑其一定的局限性。

（1）疾病基因型的局限性

① 基因变异的多样性：疾病相关基因型的复杂性和多样性使得识别与药物安全性相关的特定基因变异变得困难。不同人群间的基因多态性可能影响药物代谢和反应。

② 数据解释的复杂性：基因信息的解读需要深入的生物信息学分析和临床相关性的理解。对基因变异如何影响药物反应的理解仍在不断发展中。

③ 样本量和代表性：获得足够大小和具有代表性的基因型数据集对于确立明确的药物 - 基因型关系至关重要，但这在某些情况下难以实现。

④ 伦理和隐私考虑：基因数据的收集和使用涉及个人隐私和伦理问题，需要谨慎处理。

（2）真实世界数据（RWD）的药物安全信号检测的局限性

① 数据质量和一致性：真实世界数据有多种来源，包括电子健康记录、保险索赔数据和患者注册资料等，这些数据的质量和格式可能不一致，影响分析结果的准确性。

② 混杂因素和偏倚：真实世界研究中难以控制的混杂因素和选择偏倚可能出现误导性的结论。与随机对照试验相比，缺乏随机化和盲法设计（randomized and double-blind design）使得结果的解释需要更加谨慎。

③ 统计方法的局限性：虽然可以采用多种统计方法来尝试解决混杂因素和偏倚问题，但这些方法本身也有局限性，可能无法完全消除这些问题的影响。

④ 数据访问和共享问题：真实世界数据的获取和共享受到法律法规和隐私保护政策的限制，这可能影响研究的可行性和广度。

3.35　在药物安全信号评估中，如何应用表型学

表型学（phenotype）是研究个体在特定疾病或药物干预下表现出的可观察特征的学科，对于识别和评估药物可能的安全问题非常重要。利用表型学，我们可以探索和理解与药物使用相关的不良事件和安全问题。

首先，通过研究表型，我们能够识别哪些人群可能对药物产生特定的不良反应，从而针对性地进行监测和安全评估。这是因为不同人群的遗传背景、生理状态和环境条件可能影响他们对药物的反应。

其次，表型学研究可以揭示潜在的药物相互作用。当患者同时使用多种药物时，这些药物之间可能会相互作用，增加发生不良事件的风险。通过分析表型数据，我们可以识别这些相互作用并采取措施降低风险。

此外，表型学还有助于我们发现罕见或新出现的不良事件。一些不常见的不良事件可能在药物上市后才被发现。通过监测表型数据，我们可以及时发现并加强对这些不良事件的监控。

最后，表型学可以用于建立对照组和基线数据，这对于药物安全评估至关重要。我们需要将使用药物的群体与未使用药物的群体进行比较，以确定是否存在安全信号。表型学可以为这种比较提供准确的特征描述。

【案例1】评估药物安全信号

① 场景：一种新抗生素在治疗感染疾病时被广泛使用。

② 应用：通过对使用该抗生素的患者进行表型研究，发现一部分患者出现肝功能异常。进一步分析显示，这些患者多数有肝病史，如肝硬化或病毒性肝炎。这种情况在未使用该药的对照组中较少见。这提示我们，该药物可能与肝功能异常相关，需要深入研究和监测。

【案例2】评估药物相互作用的安全信号

① 场景：一种常用于治疗高血压的降压药被广泛使用。

② 应用：部分使用该降压药的患者出现低钾血症。分析发现，这些患者同时使用了利尿剂。进一步研究表明，在同时使用降压药和利尿剂的情况下，低钾血症的发生率更高。这提示我们注意到降压药与利尿剂的相互作用，需要加强监测并提醒医生和患者注意可能的不良反应。

这两个案例说明了表型学在药物安全性评估中的应用价值，通过分析表型数据，我们能更好地识别药物安全问题，提高患者用药的安全性和有效性。

3.36　安全管理团队（SMT）

安全管理团队（Safety Management Team，SMT）是一个以产品为基础、跨职能、协作性的团队，负责审查、评估和评价在产品生命周期内从任何来源产生的医疗安全数据。以下是关于SMT的功能、组成、职责、运作、与药物开发阶段相关的SMT会议频率，以及SMT会议纪要的说明：

（1）SMT的功能

① 持续安全监控和评估：SMT的主要功能之一是对产品生命周期中所有阶段的安全信息进行持续监控和评估。这包括来自临床试验、实际使用数据、文献报告等多种来源的安全信号。

② 风险管理和缓解措施：基于对安全数据的评估，SMT负责制定和实施风险管理计划和缓解策略，以保护患者的安全和福祉。

③ 跨职能协作：SMT通过跨职能协作，确保所有相关部门能够及时了解安全信息，共同参与风险管理措施的制定与执行。

（2）SMT的组成

① 领导层：通常包括高级安全官或安全领域的负责人，他们对SMT的策略和运作负责。

② 临床开发：负责设计和实施临床试验的团队成员，他们提供试验中收集的安全数据分析。

③ 药物安全和药效监测：负责监测和评估产品安全性的专业人员，他们对数据的集成和评估起着核心作用。

④ 其他团队成员：项目开发、医学事务、法规事务、流行病学、质量保证、药品生产、药学、临床前安全等领域的专业人员组成，以确保在不同领域的视角下进行全面的评估。SMT 成员的实际组成包括以上核心团队成员以及根据药物开发不同阶段和安全问题的背景而定的相关可选团队成员。

（3）SMT 的职责

① 制定和更新安全管理计划：根据不断变化的安全信息，定期更新风险管理计划。

② 数据分析和解释：分析来自不同来源的安全数据，并进行科学解释，以识别新的安全信号或风险。

③ 制定缓解策略：针对识别的风险，制定有效的风险缓解措施。

④ 沟通和报告：向监管机构和其他利益相关者报告安全信息和风险管理措施。

（4）SMT 的运作

① 定期会议：SMT 应定期召开会议，讨论产品的安全性评估和风险管理措施。会议频率可能根据产品开发阶段和安全信息的紧迫性而变化。

② 决策过程：SMT 应建立明确的决策过程，确保所有安全相关的决策都是基于最新的数据和科学证据。

③ 记录和追踪：所有会议纪要、决策和执行的行动都应该被详细记录和追踪，以保证可审计性和透明性。

（5）与药物开发阶段相关的 SMT 会议频率

① 早期开发阶段：在药物早期开发阶段，SMT 可能需要频繁召开会议，以评估来自初步临床试验的安全数据。

② 中后期开发阶段：随着药物进入更广泛的临床试验，SMT 的会议频率可能会根据收集到的数据数量和质量进行调整。

③ 上市后监测：药物上市后，SMT 仍需定期会议，以监控和评估市场上的安全信息。

（6）SMT 会议纪要

SMT 会议纪要是 SMT 会议过程中记录的正式文件，对于确保团队决策和行动的透明度和可追溯性至关重要。纪要应包括以下内容：

① 会议日期和参与者：记录会议的具体日期和出席会议的所有成员名单，包括因故缺席者。

② 讨论的主题：详细列出会议中讨论的所有主题，包括但不限于新发现的安全信号、风险管理计划的更新、监管机构的反馈等。

③ 数据呈现和分析：对会议中呈现的所有安全数据进行总结，包括数据来源、分析方法和结果解释。

④ 决策内容：准确记录团队就各项议题所做出的决策，包括采取的风险缓解措施和计划的实施步骤。

⑤ 行动计划：对于每项决策，详细列出相应的行动计划，指定负责人和完成期限。

⑥ 后续事项：列出会议中确定的需要进一步讨论或跟进的事项，包括计划的后续会议时间和议程。

⑦ 会议闭幕：记录会议结束时间和对下次会议的期待。

为确保 SMT 会议纪要的质量和准确性，以及加强内部沟通，促进跨职能团队合作，同时满足监管机构对于药物安全监管透明度和责任追踪的要求，建议采取以下最佳实践：

① 实时记录：指定专人在会议过程中实时记录，确保所有讨论和决策都能被准确捕捉。

② 会后审查：会议结束后，应由参会成员共同审查和确认会议纪要的内容，确保无遗漏或误解。

③ 电子存档：将会议纪要电子化存档，并确保可按需检索，支持未来的审计和复查工作。

④ 保密和安全：鉴于安全数据的敏感性，确保会议纪要的存储和传输符合数据保护法规和公司政策。

（7）SMT 会议常遇到的问题以及解决方法

① 数据解读不一致：不同团队成员可能会对相同的安全数据有不同的解读，导致意见分歧。

解决方法：在会议开始前，SMT 负责人可以提前要求各成员分享他们对数据的看法，并在会议上公开讨论这些观点。负责人可以引导讨论，鼓励团队成员提供支持自己观点的证据和逻辑，以便更好地理解彼此的立场。

② 风险评估的不确定性：在某些情况下，药物的安全性数据可能不足以做出明确的风险评估。

解决方法：团队成员可以共同讨论现有数据的不足之处，并确定进一步收集数据的方法。SMT 负责人可以鼓励成员分享相关的文献和经验，以支持风险评估的决策。

③ 决策推迟：在一些情况下，团队可能因为无法就特定问题达成共识而推迟决策。

解决方法：SMT 负责人可以设定时间限制，确保每个议题都有足够的时间来讨论。如果达不成共识，可以考虑寻求外部专家的意见，或者制定进一步研究和分析的计划，以便在未来会议上做出决策。

④ 不同领域专业术语的理解：团队成员可能来自不同的领域，术语的理解可能存在差异。

解决方法：SMT 负责人可以在会议上对专业术语进行解释，并鼓励成员提出问题以确保大家对术语的理解一致。

⑤ 时间限制：SMT 会议通常有限的时间，可能无法充分讨论所有议题。

解决方法：SMT 负责人可以在会议开始前制定议程，将重要议题放在前面，并确保会议按计划进行。对于时间不足的议题，可以考虑安排另外的会议或分小组讨论。

SMT 会议是一个协作性的过程，需要 SMT 负责人的引导和团队成员的积极参与。通过有效的沟通和协调，可以解决会议中的挑战，并确保安全数据的准确评估和决策制定。

3.37　欧洲药品管理局风险管理计划

欧洲药品管理局（EMA）对于风险管理计划（RMP）有着明确的要求，这份文档对于确保市场上药物安全使用至关重要。RMP 主要关注的是在药物广泛使用过程中保持其安全性和有效性，及时识别并应对任何潜在的安全风险。下面将以简洁明了的方式介绍 RMP 的核心要求和关键时间节点：

（1）RMP 的核心要求

① 药物信息概述：包括药物的名称、适应症、剂型、剂量等基本信息。

② 风险识别与评估：分析潜在的安全风险，包括已知和未知的风险，以及特定患者群体可能面临的风险。

③ 风险管理策略：阐述减轻和控制已识别风险的方法，包含监测计划、教育措施和使用限制等。

④ 监测计划：详细说明药物安全性和有效性的监测方法，包括监测参数、频率等。

⑤ 限制使用条件：如有需要，明确药物使用的限制条件，例如特定人群的限制、剂量控制等。

⑥ 风险传播计划：解释如何向医疗人员和患者传达药物使用的风险信息。

⑦ 计划评估和更新：设定定期评估 RMP 有效性的时间点，并根据新信息更新 RMP。

（2）实施时间表

① 开发早期：在药物开发初期应该开始准备 RMP，以便在后续阶段能够更好地管理潜在风险。

② 提交 RMP：在向 EMA 提交药物上市申请时，需要一并提交 RMP。

③ 批准后更新：药物上市后，根据实际使用情况和新信息更新 RMP。

④ 定期评估：按照 RMP 计划，定期评估药物的安全性和有效性，并更新 RMP。

（3）EU RMP 的特别考虑点

① 处理不确定性：RMP 需要明确如何处理未知风险和不确定性。

② 患者群体差异：考虑不同患者群体的特殊需求和潜在风险。

③ 合并用药风险：如果药物可能与其他药物合用，考虑这种合并用药的相互作用和潜在风险。

④ 药物滥用和误用：识别可能的滥用和误用情况，采取措施减少风险。

⑤ 长期使用风险：对于长期使用的药物，考虑长期暴露的潜在风险。

⑥ 新信息更新：RMP 应设置明确机制，及时更新新信息和数据。

⑦ 监测计划有效性评估：定期检查监测计划的效果，确保及时发现并应对潜在安全问题。

⑧ 风险传播和沟通：确保有效沟通风险信息，让医疗人员、患者和公众做出明智的治疗决策。

⑨ 变更管理：药物制造过程、成分或使用条件变化时，相应更新 RMP。

通过精确的管理和更新风险管理计划，确保药物在市场上的使用尽可能安全有效。这要求药物开发者与监管机构如 EMA 紧密合作，共同监测药物的安全性，并根据最新的科学数据和实际使用情况调整风险管理策略。此外，RMP 中包含的风险传播和沟通措施对于提高公众和医疗专业人士对药物潜在风险的认识至关重要，帮助他们做出更加明智的治疗和使用决策。

整个风险管理过程是一个动态、持续的循环，从药物开发的早期阶段开始，一直到药物在市场上的整个生命周期结束。这种全面和系统的风险管理方法有助于最大程度地保护患者安全，同时确保药物的治疗益处最大化。随着新安全信息的不断出现，药物开发者必须及时更新 RMP，以反映最新的风险评估和管理措施。

3.38　药物警戒合格人员（QPPV）

在药物监管的领域中，药物警戒合格人员（Qualified Person for Pharmacovigilance，简称 QPPV）扮演着至关重要的角色。QPPV 专门负责监督和管理药物的安全信息，确保药品在欧洲经济区（European Economic Area，EEA）内的安全使用。作为药品安全的"守门人"，QPPV需要居住在EEA内，并直接对公司在EEA销售的人用药品的安全承担个人责任。每个药品公司或药品注册持有人（Marketing Authorization Holder，MAH）都需要指定一名QPPV，并向监管机构证明其QPPV服务的持续性。

（1）QPPV的主要职责

① 药物警戒系统的建立与维护：负责构建一个有效的药物警戒系统，成为监管机构24小时可联络的主要联系人，同时也是审计和检查的联系点。

② 监控安全信息和新安全问题：持续监督市面上药品的安全概况，确保所有药物警戒活动和文档符合法律要求及良好的警戒实践。

③ 快速响应监管要求：对国家监管机构和欧洲药品管理局的要求做出全面且迅速的回应，提供风险评估相关信息。

④ 药物警戒系统主文件（PSMF）的更新和验证：确保PSMF持续更新，准确反映药物警戒系统的当前状况。

（2）QPPV在药物安全中的作用

① 提供战略性领导：为药物安全团队提供指导，确保安全评估高效全面地进行。

② 检测和评估安全信号：综合来自临床试验、上市后报告和医学文献的安全信号。

③ 提交安全报告：定时向卫生主管部门提交安全更新报告，如定期安全更新报告和开发安全更新报告。

④ 风险管理计划的开发与实施：针对特定安全问题的药物，开发并执行风险管理计划，以最小化已知风险。

⑤ 准备监管审计和检查：与监管机构就安全问题进行互动，提供更新信息，并准备迎接监管审计。

⑥ 安全评估流程培训：确保药物安全团队和监管职能了解并遵守安全评估的流程、相关法规和指南。

QPPV不仅是药品安全的核心监管者，也是连接公司、监管机构和公众之间的重要桥梁，确保药物在市场上的使用既安全又有效。通过这些严格的职责和工作流程，QPPV有助于维护公共健康安全，保障患者福祉。

3.39　风险管理计划（RMP）更新

风险管理计划（Risk Management Plan，RMP）的更新是关键环节，它确保药品在开发过程中或上市后仍能维持良好的获益-风险平衡。目的在于根据新的安全性信息、临床经验和科学发展，持续评估并调整药物的风险管理策略和措施。下面将概述导致RMP需要更新的主要原因（即触发点，triggers）以及更新的相关内容和步骤。

（1）主要更新原因

① 新的安全性信息：新从临床试验、不良事件报告、文献研究、现实世界数据等获得的信息可能揭示未知风险、确认已知风险或调整风险严重性。

② 药物使用情况和患者人群变化：考虑药物在实际使用中的新适应症、用量、给药途径和患者人群，这可能影响风险和获益评估。

③ 监测和评估策略更新：根据新信息更新RMP中的监测和评估策略，以更好地检测和评估潜在风险信号。

④ 风险缓解措施调整：基于新的信息，重新评估和调整减轻或预防特定风险的预防性措施。

（2）更新步骤

① 数据收集与分析：收集与药物相关的新数据，并进行分析，以确定新的风险信号或之前未识别的风险。

② 风险评估：利用新数据和信息，重新评估已知和潜在风险，决定是否需要调整风险严重性或频率评估。

③ 策略和措施的更新：根据新的评估结果，更新 RMP 中的风险管理策略和措施。

④ 报告和文件更新：更新 RMP 文档，确保新信息和策略得到充分记录，保持 RMP 的完整性和透明度。

⑤ 监管审查：提交更新的 RMP 给监管机构审查和批准，以评估其是否反映了充分的风险管理策略。

⑥ 沟通和培训：新 RMP 批准后，向医疗专业人士、患者等传达新信息和策略，并确保他们理解如何识别、管理和报告新风险信息。

（3）特别情况下的更新　当安全问题列表变更或现有的药物警戒活动、风险最小化活动发生新的或重大变化时，即刻提交 RMP 更新，如研究目标、人群、截止日期变化或教育材料中新添加的安全问题，都将促使更新 RMP。

授权后的 RMP 更新是确保药物安全有效、适应不断变化的临床和安全环境的关键。RMP 应视为一个动态文档，能够根据新的安全信息和实际情况进行定期审查和调整。

通过这样的动态更新过程，RMP 不仅反映了药物安全性的最新视角，还促进了药品监管的透明度，增强了公众对药物使用安全的信心。这一过程确保了医疗专业人士和患者能够接收到最新的安全信息，从而在使用药品时做出更为明智的决策。

为了实现这些目标，药品注册持有人（Marketing Authorization Holder，MAH）扮演着至关重要的角色，他们必须持续监控药品的安全性数据，及时识别新的风险信号，并采取适当的风险管理措施。这不仅是一个法律义务，更是对患者安全和公共健康的承诺。

更新 RMP 的过程也强调了多方之间的合作，包括医疗专业人士、患者、监管机构和药品公司。通过共享信息、沟通和协作，可以有效地管理药物相关的风险，确保药物在市场上的安全使用。

此外，技术进步和数据科学的发展为 RMP 的更新提供了新的工具和方法。现实世界数据（RWD）的利用、人工智能在数据分析中的应用，以及数字化监测工具的开发，都为药物安全性监测和风险管理提供了强有力的支持。这些技术使得药品注册持有人能够更有效地收集和分析大量数据，更早地识别潜在的安全问题，从而更快速、更准确地更新 RMP。

RMP 的更新是一个持续的过程，它要求药品公司不断评估和反应于新的信息和数据。通过有效地管理和沟通药品的潜在风险，RMP 更新确保了药品的获益 - 风险平衡在药品生命周期的每个阶段都得到了维护。

3.40　如何为有风险管理计划的原研产品提交仿制药的安全问题清单

在药品监管过程中，风险管理计划（Risk Management Plan，RMP）是一项重要的文件，它旨在确保药品在整个生命周期内的安全使用。RMP 详细描述了药品的安全性信息，包括已知和潜在的风险，以及为减轻这些风险所采取的措施。对于原研产品（即首次获批上市的创新药），其 RMP 是基于广泛的临床数据和上市后监测得出的安全性信息构建的。

当仿制药申请人准备将仿制药引入市场时，他们需要向监管机构提交一个 RMP，以评估仿制药与原研药在安全性方面的一致性。这一过程对于保护公众健康至关重要，因为它帮助确保所有同类药品在安全性管理上保持一致性，无论是原研药还是后来的仿制药。

当仿制药申请人准备提交风险管理计划（RMP）进行评估时，应确保安全问题列表与原研产品的安全问题一致。这些问题可以参考原研药获批的 RMP 或查阅 CMDh 网站获取。若仿制药 RMP 中存在任何差异（比如新的安全问题），则需基于产品特性差异（如赋形剂）或有关仿制药的确凿数据（如临床试验或上市后研究数据）来合理证明这些差异。

在原研产品已有风险管理计划（RMP）的情况下，提交仿制药的安全问题清单需要遵循以下特定步骤和考虑因素：

（1）**收集数据和信息** 搜集关于仿制药的安全性信息，包括临床试验数据、不良事件报告和文献研究等，以了解其在临床使用中可能出现的安全问题和潜在风险。

（2）**与原研产品比较** 将仿制药的安全性数据与原研产品 RMP 中的安全性信息进行比较，查看是否有相似的风险和不良事件，或是否出现新的安全问题。

（3）**识别关键安全问题** 基于数据收集和比较结果，确定仿制药可能存在的关键安全问题，包括已知风险、潜在未知风险和特定人群风险等。

（4）**制定安全问题清单** 根据确定的关键安全问题，编制一份详细的安全问题清单，列出每个问题的描述、影响人群、可能原因和严重程度等。

（5）**准备文档** 准备清晰、详尽的文档，其中包括仿制药安全问题清单及对每个安全问题的分析和评估，确保文档能清楚展示每个问题的细节。

（6）**提交报告** 将完成的仿制药安全问题清单提交给监管机构，并按照当地的法律法规进行报告。具体提交方式请参照当地监管机构的指导。

（7）**持续监测与更新** 提交安全问题清单后，需要不断监控仿制药的安全性，并根据新的数据和信息及时更新清单，调整问题的严重程度和风险评估。

请注意，具体操作可能因不同国家、地区和监管机构的要求而异。在提交安全问题清单前，建议与相关监管机构沟通，确保了解具体要求和指导原则，保证流程的正确性和合规性。

3.41　风险管理计划的额外风险最小化措施

风险管理计划（RMP）中的额外风险最小化措施（Additional Risk Minimization Measures，ARMM）是一系列设计用来预防或减少药物不良反应的干预策略。这些措施超出了常规做法，比如产品特性摘要（Summary of Product Characteristics，SmPC）和患者信息说明书（Patient Information Leaflet，PIL）等基本信息提供手段。额外的风险最小化措施的目的是进一步提升药物的收益 - 风险平衡，尽可能地降低风险或避免特定禁忌人群使用，同时教育目标用户安全、有效地使用药物。

（1）何时使用 ARMM

① 当药品存在特定的严重风险时：如果药品已知存在严重的不良反应或具有潜在的严重风险（例如，致畸性、致癌性或其他严重的安全性问题），并且这些风险可能影响患者的健康和安全。

② 常规风险最小化措施无法充分降低风险时：当标准的风险管理措施（如 SmPC、PIL 等）无法足够地预防或减少不良反应的风险时，需要额外的措施来进一步保护患者。

③ 需要特殊管理的药品：某些药品可能需要通过特殊的管理程序来确保其安全使用，如需要患者、医疗保健专业人员或药师进行特定的培训和认证，或者需要限定在特定的医疗条件下才能使用。

④ 监管机构的要求：在药品审批过程中，监管机构基于对药品安全性数据的评估，可能要求实施额外的风险最小化措施，以确保患者安全。

⑤ 药物特性需要：基于药物的特性，如其具有新的作用机制、治疗的患者群体特殊（如儿童、孕妇）或用药过程中需要监测的特殊情况（如定期的血液检测），可能需要额外的风险最小化措施来确保患者的安全和药物的有效使用。

（2）ARMM 的典型类型

① 教育工具：这类工具可能面向医疗保健专业人员或患者及其护理人员，旨在提供关于药物相关安全问题的信息，以降低相关风险。

② 受控访问程序：用于那些具有明确益处但可能对公众健康构成风险的产品。这可能包括限定特定专科医生配药、药师或患者注册等条件。

③ 怀孕预防计划：适用于那些已知或潜在具有致畸效应的产品。该计划确保女性患者在开始治疗前未怀孕，并在治疗期间避免怀孕。

④ 直接医疗保健专业通信（Direct Healthcare Professional Communication，DHPC）：DHPC 是向医疗保健专业人员直接提供重要安全信息的方式。这些通信内容会指出安全问题并建议采取哪些措施来尽量减少风险。

特定产品的风险管理计划会明确哪些额外的风险最小化措施需要实施。额外风险最小化措施是在特定情况下，为了进一步保护患者安全和改善药物的收益 - 风险平衡而采取的特殊干预措施。这些措施旨在补充常规的风险管理活动，确保药物在市场上的安全使用。关于风险最小化措施的更多信息，可以参考良好药物警戒规范（GVP）模块ⅩⅥ的指南——选择风险最小化工具和评估其有效性。

3.42　已识别重要风险与重要潜在风险的区别解读

药品安全风险评估是药物监管文档中最核心的部分，主要涉及重要的已识别风险、重要的潜在风险以及缺失信息。这些信息通常在药物的周期性安全更新报告（PSUR/PBRER）或风险管理计划（RMP）中是最重要的部分并且会被药监部门详细审查。

（1）风险的重要性评估因素

① 医学严重性：考虑风险对患者个体的影响程度。

② 频率与可预测性：风险发生的频率、是否可以预防以及是否可逆。

③ 对公共卫生的影响：考虑影响的范围，包括受治疗人群的规模。

④ 公众观点：社会对特定风险（如公众对疫苗接种回避）的看法。

（2）已被识别的重要风险（Important Identified Risks）

① 指与有充分的证据支持与药品相关联的不良事件（ADR）。

② 对产品的风险 - 收益平衡或公共健康有显著影响的已被识别的重要风险。

③ RMP 主要关注有充足科学证据支持且不希望出现的临床结果。

④ 风险的重要性评估还考虑了其频繁性、严重性、是否易于管理。

⑤ 由临床研究或流行病学研究数据支持的不良反应，或有充分证据支持的自发报告（spontaneous reports）。

（3）重要的潜在风险（Important Potential Risks）

① 指可能影响产品风险 - 收益平衡或公众健康的风险，但与药品的关联尚未得到充分证实。

② 与已确定风险不同，潜在风险基于对药品和未证实不良事件之间关系的怀疑。

③ 非临床研究中未被临床试验证实的不良事件、药物的类效应、特殊人群使用中的风险使用。

通过区分已识别的重要风险和重要的潜在风险，药品监管文件能够更精确地反映药品的安全性状况，帮助医疗专业人员和患者做出更为明智的用药决策，同时引导制药企业在药物开发和上市后监管中采取适当的风险管理措施。这种区分对于维护公众健康和药物治疗的安全性至关重要。

3.43　风险管理计划中的"缺失信息"解析

在药品监管和安全性评估中，"缺失信息"（Missing information）指的是风险管理计划（RMP）中药品的安全性和有效性数据存在的不完整或缺乏证据。

（1）信息缺失的可能原因

① 特定人群（如孕妇、儿童、老年人）在临床试验中参与不足。

② 长期使用药物的潜在副作用未被充分了解。

（2）缺失信息的安全风险考虑

① 对某些预期用途（如长期使用）的药品，安全性信息存在显著不足。

② 在特定患者群体（例如肝肾功能受损患者、儿童、老人、孕妇及哺乳期妇女）中使用时，由于缺乏足够信息，无法确定其安全概况是否与现有描述不同。

③ 仅因数据缺失（如某人群被排除在外）并不直接等同于安全问题，但需充分说明为什么这种差异可能导致不同的安全状况。

（3）确定为缺失信息的情况

① 预计某药物会在未被临床开发计划包括的特定人群中频繁使用时，如肝肾功能不全患者、超说明书使用等。

② 当药物的适应症可能需要长期使用，且未对长期使用进行研究时。

③ 药物 - 药物相互作用未经研究，这可能被视作缺失信息。

（4）如何应对"缺失信息"

① 对于被识别为缺失信息的情况，药品注册持有人（MAH）应考虑进行额外研究或收集更多数据来填补这些信息空白。

② 如果相关的研究或数据分析已经完成，MAH 应及时更新 RMP 并通知药品监管机构，以确保药品的安全使用。

"缺失信息"是 RMP 中一个重要的部分，它帮助识别和填补关于药品安全性和有效性的知识空白，确保患者使用药物时的最大安全性。药品监管机构和药品注册持有人需要密切合作，不断更新和完善药品的安全性信息，以保护公众健康。

3.44　美国 FDA 的风险评估与减轻策略（REMS）

美国食品药品监督管理局（FDA）对某些具有严重安全风险的药物实施了风险评估与减

轻策略（Risk Evaluation And Mitigation Strategy，REMS），以确保这些药物的效益超过其风险。REMS 的目的是通过加强药物的安全使用措施，来提升药物的使用效果和安全性。尽管所有药物都配有说明书，提供药物风险信息，但只有部分药物需要实施 REMS。

REMS 主要针对通过教育、信息提供和行为强化来预防、监测和管理特定的严重风险，旨在减少这些风险的发生频率和严重程度。FDA 通过基于风险的方法优先安排，对 REMS 的执行情况进行监督和检查。

如果在 REMS 检查中发现的问题未能得到及时和有效解决，FDA 将采取包括产品扣押、发布禁令或征收民事罚款等执法措施。此外，FDA 还会定期审查 REMS 的评估报告，以确保企业对法律和监管要求的合规性。对于不合规的情况，FDA 可能会发出警告信或无标题信，以解决严重的安全问题并降低对患者的风险。

（1）REMS 要求的类型　REMS 包括风险减轻目标，并包含向一个或多个参与者（如医疗保健提供者、药剂师、患者）传达的信息和 / 或所需的活动。目标、通信和 / 或活动共同构成安全策略。

每个 REMS 都旨在帮助 REMS 中的一个或多个关键参与者应对特定的安全问题。这些关键参与者在 REMS 中的最常见角色在其他地方有更详细的描述。这些角色在不同的程序中可能相似，但每个 REMS 的具体要求和风险信息都是根据每种药物、其风险的性质以及药物可能使用的环境来量身定制的。

（2）不同参与者在 REMS 中的角色　描述了 REMS 中每个参与者的具体要求以及支持 REMS 材料的文件可以在 REMS@FDA 网站上找到。制造商通常会在产品或特定的 REMS 网站上提供 REMS 材料。

（3）REMS 的实际运作　以下是一个具有严重风险和 REMS 的产品示例（Zyprexa Relprevv REMS）。REMS 要求的一系列措施旨在确保在副作用最有可能发生的时期对所有患者进行特别监测，以便及时检测和治疗。

Zyprexa Relprevv 是一种长效注射抗精神病药物，用于治疗成年人的精神分裂症。Zyprexa Relprevv 可能会在注射后引发严重反应，称为注射后谵妄镇静综合征。症状包括比平常更困倦（镇静）、昏迷和感到困惑或失落（谵妄），在治疗 Zyprexa Relprevv 后的 3h 内在临床研究中出现。注射后谵妄镇静综合征的风险在每次注射时都存在，尽管这是一个小风险——发生率小于 1%。

为了降低 Zyprexa Relprevv 注射后可能引发的谵妄镇静综合征风险，FDA 要求其制造商制定了一个风险评估与缓解策略（REMS）。该 REMS 确保此药物只在具备资质的医疗保健设施使用，这些设施需能观察患者至少 3h，并在出现不良反应时能立即提供必要的医疗护理。

3.45　EMA RMP 和 FDA REMS 间的主要区别

虽然 EMA 要求所有产品应用都具有 RMP，但 FDA 可能要求某些产品具有风险评估和缓解策略（REMS），以确保产品的收益超过其风险。REMS 侧重于 RMP 第五部分中可能描述的一些策略。可能构成 REMS 的策略包括：向患者宣传与产品相关的安全风险以及如何正确服用产品的药物指南，向医疗保健提供者宣传与产品相关的风险的沟通计划；确保药物安全使用的要素（ETASU），它通过要求开处方者和药剂师的认证、限制在住院环境中使用、监测患者、仅向具有药物安全使用文件的患者配药等方式限制产品的分销条件或要求患者登记。

EMA RMP（风险管理计划）和 FDA REMS（风险评估和缓解策略）都是监管要求，旨在确保药物的效益超过其风险。虽然 RMP 和 REMS 都旨在管理与药物相关的风险，但两者之间存在一些显著差异：

（1）范围　EMA RMP 适用于欧盟（EU）授权的所有医药产品，而 FDA REMS 仅适用于 FDA 确定具有重大安全问题的某些药物。

（2）时间　EMA 要求提交 RMP 作为上市许可初始申请的一部分，而 FDA 可以在药物开发过程中或批准后的任何时间要求 REMS。

（3）组成部分　EMA RMP 需要安全规范、药物警戒计划和风险最小化活动，而 FDA REMS 需要沟通计划、确保安全使用的要素（elements to assure safe use，ETASU）和实施系统。

（4）实施　EMA 要求 RMP 由所有欧盟成员国的上市许可持有人（MAH）实施，而 FDA 可能要求 REMS 由 MAH、医疗保健提供者、药房或患者实施。

（5）评估　EMA 要求定期安全更新报告（PSUR）作为 RMP 持续评估的一部分，而 FDA 要求定期评估 REMS 以确保其达到其目标。

EMA RMP 和 FDA REMS 都是旨在管理与药物相关的风险的监管要求。但是，在范围、时间安排、组成部分、实施和评估方面存在一些显著差异。药物研发人员和监管专业人员必须了解这些差异，以确保遵守不同地区的相关法规。

3.46　药物上市前、上市后或临床试验期间选择性地收集安全性数据

国家药品监督管理局（NMPA）于 2023 年 10 月推出《E19：特定上市前后期或上市后临床试验中选择性收集安全性数据》指南，标志着又一项国际药品监管协调会议（ICH）的重要指导原则在中国本土实施。此指南旨在提供明确指导，帮助制药企业在药物上市前、上市后或进行临床试验期间有针对性地收集安全性数据，确保药物安全评估和管理的科学性、合规性和一致性。

（1）选择性收集安全性数据的重要性

① 特定情况的应对：在药物开发和上市后监测中，面对特定人群（如孕妇、儿童、老年人）或特定情况（长期用药、特定疾病背景下的用药）的数据不足，应当选择性收集相关安全数据。

② 数据收集的范围：不局限于临床试验，还包括上市后的实际使用情况，特别是未在临床开发计划中覆盖的目标人群亚组，例如肝肾功能受损患者、特殊年龄段患者等。

（2）数据收集的原则和实践

① 科学和合理的设计：制药公司需遵循科学方法，合理设计研究方案，确保收集到的数据具有可靠性和有效性。

② 遵守伦理和法律法规：在数据收集过程中，需要获得患者知情同意，保护个人隐私和数据安全，符合伦理和法律要求。

③ 上市后持续监测：药物上市后的安全性持续监测对于及时发现罕见或严重的安全性问题、评估药物的长期安全性和疗效至关重要，应积极收集安全性数据，并根据需要更新药物安全信息。

（3）实施指南的意义

① 提高监管科学性和一致性：该指南为制药企业提供了清晰的方向，有助于提升药物安

全监管的科学性和一致性，确保患者安全和药物的合理使用。

② 强化患者安全保障：通过有针对性地收集和分析安全性数据，能更好地理解和更新药物安全性信息，从而加强对患者的安全保护。

总之，NMPA 推出的这一指南强调了在药物开发和上市后管理过程中，根据特定需求和情况选择性地收集安全性数据的重要性。这不仅有助于填补安全性信息的空白，还促进了药品监管的透明性和全面性，确保了患者使用药物的安全。

3.47　健康危害评估（HHE）

在药品安全和药物警戒（PV）领域中，健康危害评估（Health Hazard Evaluation，HHE）是一种评估药品以及递送药品的医疗器具可能对健康造成危害程度的过程。它旨在识别和评估由于药品以及递送药品的医疗器具的质量缺陷、不良反应或其他安全问题可能对患者或使用者健康造成的风险，并提出相应的缓解措施。

（1）触发 HHE 的常见原因

① 药品质量问题：如污染、杂质、配方或生产过程中的问题。

② 药品不良反应报告：特别是严重不良反应或意外的不良事件。

③ 监管机构的要求：如药品监管机构基于市场监测发现的问题要求进行 HHE。

④ 内部质量控制：企业内部在常规质量监控过程中发现的潜在安全问题。

（2）HHE 任务的领导与团队组成　HHE 任务通常由药品安全团队或药物警戒部门领导，团队组成可能包括下列人员。

① 药品安全专家：负责评估不良反应数据和安全性信息。

② 质量保证专家：负责评估与药品质量相关的问题。

③ 临床医学专家：提供关于药品使用和风险管理的医学指导。

④ 法规事务专家：确保 HHE 过程遵守相关的法律法规要求。

⑤ 制造/生产部门代表：提供有关药品生产过程和质量控制的信息。

⑥ 其他相关部门成员：如市场部、药学部等，根据需要参与。

（3）HHE 的进行流程

① 准备阶段：明确 HHE 的目的和范围，收集必要的背景资料和数据。

② 风险评估：评估药品可能导致的健康危害，包括风险的严重性、发生频率以及影响范围。

③ 风险控制措施：根据风险评估的结果，制定减轻风险的策略和措施，如产品召回、安全性信息更新等。

④ 实施与监控：执行风险控制措施，并监控其效果，确保风险得到有效管理。

⑤ 报告与沟通：编制 HHE 报告，总结评估结果和采取的措施，与内部相关部门及外部监管机构沟通。

（4）HHE 报告的基本内容

① 报告概述：开始报告，介绍有关产品质量问题的背景，说明问题的性质和可能的危害。

② 问题描述：详细描述所观察到的产品质量问题，包括问题的外观、特征以及可能的原因。

③ 危害评估：分析产品质量问题可能对用户、工作人员或环境造成的潜在健康危害。这

可能涉及危险物质的释放、接触途径以及可能的健康影响。

④ 数据收集与分析：收集相关数据，包括产品制造过程、原材料使用情况、相关测试数据等。对这些数据进行分析，以确定产品质量问题的根本原因。

⑤ 风险评估：评估不同健康危害情景下的风险程度。考虑不同的暴露途径、频率和强度，以及不同人群的敏感性。

⑥ 建议与措施：基于评估结果，提出减少或消除产品质量问题危害的建议和措施。这可能包括产品修复、召回、重新制定生产流程等。

⑦ 监测和追踪：提出对用于监测和追踪已采取措施的效果的建议，确保问题得到解决并保持在可控范围内。

⑧ 结论：总结整个报告，强调采取的措施以及可能的改进空间。还可以讨论与健康危害评估相关的任何限制或不确定性。

⑨ 参考文献：在报告末尾列出所有引用的数据、文献和资料。

（5）分析风险程度和根本原因的关键点

① 历史情况：调查是否有历史上类似的产品质量问题发生，及其处理措施和结果。

② 批次信息：明确涉及的具体药品批次，检查该批次的生产、运输或存储条件，分析不同批次间的差异。

③ 相关不良事件（AEs）：查询是否有由于该产品质量问题引起的相关不良事件，评估这些事件的严重性和原因，以了解潜在的健康影响。

④ 时间窗和批次比较：通过时间窗口和不同批次的比较分析，识别问题出现的模式和趋势。

健康危害评估（HHE）的目的是判断特定产品质量问题是否构成真正的安全风险，以及这一风险的重要性是否需要向高级管理层报告，并与卫生监管部门沟通，采取必要的行动如产品召回、市场撤回或进一步调查。

3.48　药物安全监测中的 MedDRA 的应用概述

MedDRA 代表"Medical Dictionary for Regulatory Activities"翻译为"药物监管活动医学词典"。它是一种国际标准化的医学术语词典，用于描述医药产品相关的医学概念和术语，特别是与药物安全性监测和监管活动有关的概念。

MedDRA 是一种临床术语系统。在实际操作中，特别在药物安全性监测和监管活动中，MedDRA 提供了一个统一的术语框架，便于制药公司、药物监管机构、医疗专业人员及研究人员标准化描述、记录和报告药物相关的不良事件、疾病、症状及诊断信息。

MedDRA 词典的层次结构是医学术语的逐阶分类。该词典的五个级别分别是系统器官类别（system organ class，SOC）、高级群组术语（high level group term，HLGT）、高级术语（high level term，HLT）、首选术语（preferred term，PT）和最低级术语（lowest level term，LLT）。

（1）MedDRA 的核心特点

① 标准化：MedDRA 使药物安全信息在全球范围内的报告和分析实现了一致性和可比较性。

② 层次结构：从广泛的系统器官类别到具体的症状或疾病，MedDRA 的层次结构设计有助于精准描述医学信息。

③ 持续更新：为了紧跟医学领域的发展，MedDRA 定期进行更新（每半年更新一次），引入新的药物概念和术语。

④ 多语言版本：为满足不同国家和地区的需求，MedDRA 提供了多种语言版本。

（2）MedDRA 在药物监测活动中的应用

① 不良事件报告：利用 MedDRA 术语标准化不良事件的描述，使药物监测更为系统和高效。

② 信号检测：通过分析医疗数据库，利用 MedDRA 术语识别药物安全信号，及早发现潜在的安全问题。

③ 风险评估与管理：使用 MedDRA 进行不良事件的分类和分析，帮助评估药物的风险，制定相应的管理策略。

④ 疫苗安全监测：MedDRA 也在疫苗不良反应的监测和评估中发挥关键作用，保证疫苗使用的安全性。

⑤ 临床研究安全监测：在临床试验中，MedDRA 术语用于记录和监控受试者的不良事件，确保研究的安全进行。

MedDRA 作为药物安全监测和药品监管的标准工具，其在药物安全性评估、研究和临床试验中的应用是不可或缺的。通过统一的术语系统，MedDRA 有助于提高药物监管的科学性、一致性和合规性，确保患者用药安全。

3.49　药物安全监测中标准化 MedDRA 查询（SMQs）的应用

在药物安全性监测活动中，标准化 MedDRA 查询（Standardized MedDRA Queries，SMQs）发挥着至关重要的作用。MedDRA，即药物监管活动医学词典，是全球医药领域广泛使用的一套标准化医学术语系统，用于描述与医药产品使用相关的不良事件信息。而 SMQs 作为 MedDRA 的一个重要的功能部分，被设计用于帮助用户有效检索和识别与特定医学病症或感兴趣的领域相关的安全报告。

（1）SMQs 的定义及特点　SMQs 是预定义的 MedDRA 术语集合，SMQs 是基于医学概念而不是特定公司或产品来制定的。通常位于首选术语（PT）级别，关联特定的医学病症或关注领域。旨在标准化和简化药物不良事件的识别、检索和报告过程。SMQs 是一种在医疗领域用于统计和分析药物不良事件的工具。

（2）SMQs 的应用实例

① 心血管不良事件：此 SMQ 聚焦心血管系统相关的不良事件，如心脏病、高血压、心律失常等。

② 神经系统不良事件：此 SMQ 覆盖神经系统相关的不良事件，例如头痛、中风、癫痫发作等。

（3）SMQs 的优势

① 标准化与一致性：SMQs 通过提供一组标准术语，帮助实现全球范围内药物安全信息报告的一致性和可比性。

② 提高效率：预定义的 SMQs 简化了数据检索、分析和报告的流程，加快了药物安全决策制定过程。

③ 利于比较和趋势分析：利用 SMQs 可以轻松比较不同药物、时间段或人群间的不良事件发生率，有助于发现潜在的安全问题或趋势。

（4）SMQs 的局限性

① 缺乏灵活性：预定义的术语集合可能无法涵盖所有特定的不良事件情况，有时需要进行人工调整以排除无关的 PT。

② 存在主观性：SMQs 的编制基于专家判断，可能在不同情境下存在解释上的主观性。

（5）SMQs 搜索定义范围

① 窄范围搜索（narrow search）：旨在识别与特定病症高度相关的病例，包含所有能够显著确定表示该病症的 PT。

② 广泛范围搜索（broad search）：旨在捕捉所有可能的病例，包括那些经过详细审核后可能被认为与关注病症关联度较低或无关的病例。

比如在 MedDRA15.1 版上对 SMQ "急性肾衰竭"进行窄范围搜索，得到 17 个 PTs；而进行广泛范围搜索，则得到 43 个 PTs。

通过使用 SMQs，药物安全监测人员可以更有效地进行数据挖掘和安全信号检测，从而提高药物的安全性评估和管理。尽管存在一些局限性，SMQs 仍是药物安全监测中不可或缺的工具，对于促进药物安全性评估、监管合规和保护公众健康具有重要意义。

3.50　ICD 与 MedDRA 在疾病诊断定义中的差异解析

世界卫生组织（WHO）的国际疾病分类（International Classification of Diseases，ICD）和医学用途字典监管机构（MedDRA）作为两套不同的医学术语系统，在疾病诊断定义及使用目的上存在显著差异。理解这些差异有助于在药物安全性监测和医疗健康管理中更准确地应用这些工具。

（1）设计目的与应用范围

① ICD：旨在为全球提供一个统一的疾病、症状和异常情况分类系统，广泛应用于死亡和疾病统计、医疗记录等，侧重于公共卫生监测和流行病学研究。

② MedDRA：专为药品注册、监管、安全性监测和上市后监管设计，主要用于临床试验和药品不良事件报告，侧重于药物开发和监管中的医学信息交流。

（2）结构层次与术语

① ICD：采用标准化编码系统，每个诊断和健康状况均有唯一代码，结构简单，主要按病症类型和器官系统分类，修订周期较长。

② MedDRA：具有复杂的层次结构，包括系统器官类别、高级群组术语、高级术语、首选术语和最低级术语，设计用于详细捕获药物不良反应信息，更新频繁（每 6 个月更新一次），以适应医学知识的更新和新药的上市。

（3）疾病诊断定义

① ICD：依据广泛接受的医学标准和临床诊断准则，强调疾病诊断和分类。

② MedDRA：注重详细描述药物不良事件和症状，术语定义更为具体和动态。

由于国际疾病分类（ICD）和 MedDRA 的设计目的和使用人群不同，它们之间对疾病诊断定义常常存在差异。例如，当面对药监部门从一组医生发表的临床报告中发现某制药公司的药物有"急性心肌梗死（AMI）"的可疑安全信号，因此要求该制药公司对其上市药物的"急性心肌梗死（AMI）"的可疑安全信号进行调查时，公司的调查人员会发现 MedDRA 中的"AMI"首选术语与临床医生常用的 ICD 中"AMI"定义不完全一致。在这种情况下，匹配两个系统的"AMI"定义至关重要。如果不去匹配而去直接比较，就相当于将"梨"与

"苹果"进行比较,从而削弱了安全评价数据分析和结果判定的可靠性和准确性。

因此,在进行药物安全性监测和数据分析时,需要清楚 ICD 和 MedDRA 的设计目的、应用范围以及它们在疾病定义上的不同。这有助于提高数据的可靠性,确保安全性评价的有效性。在实际操作中,可能需要根据具体情况调整使用 MedDRA 查询的术语,以更准确地反映疾病诊断,确保与健康权威机构沟通时的数据准确性和一致性。

3.51　药品质量与生产质量对药品安全的影响

药品的质量直接关系到其安全性与有效性。药品在生产过程中的任何偏差都可能影响最终产品的质量,从而影响患者的健康和安全。以下是一些关注点,帮助我们理解产品质量和生产质量如何影响药品安全:

(1)药物控制失调　药品成分的含量若不稳定或变异较大,可能导致疗效不佳或安全性问题。例如,活性成分含量过低的抗生素可能无法有效抑制病原体,影响治疗效果,并导致耐药菌株产生的潜在风险。

(2)药物纯度和杂质　药品中的杂质或不纯物质可能对人体产生不良影响。例如,含有重金属、有害溶剂残留的药品可能损害患者健康。药品中的杂质或不纯物质也可以造成过敏反应。

(3)错误标识和混淆　药品的包装、标签错误或混淆不清可能导致患者用药错误,产生安全风险。比如标签上给出错误的剂量指导可能导致过量或用药不足。

(4)制造工艺和卫生条件　优良的生产工艺和卫生条件是保证药品质量的关键。不严格的生产控制可能导致微生物污染或交叉污染。

(5)药物之间的交叉污染　在生产过程中,如果未严格遵循如 GMP(Good Manufacturing Practice,良好生产规范)等标准流程,在相同流水线上连续生产不同药物时,可能会引发一种药物污染另一种药物的情况。这种情况通常由设备、原料、生产环境或操作人员等因素引起,可能会降低药品的质量,引发不良反应,严重时甚至威胁患者的健康。

(6)药品的包装质量　如果包装不当或标签信息不准确,可能会造成药物的污染。

以上凸显了药品质量与安全之间的紧密联系,也充分说明了严格药品质量控制的重要性。

为确保药品的质量和安全,中国国家药品监督管理局(NMPA)发布了多项指导文件和标准,包括《药品质量管理规范》《药品质量标准》《药物非临床研究质量管理规范检查要点和判定原则》等,旨在指导和规范药品生产、质量控制和监管,以保障药品上市后的质量和安全性。

3.52　公司核心数据表(CCDS)形成和更新

药品标签是确保药品安全有效使用的关键,它为最终用户包括患者和开处方者,提供必要信息。这些信息根据国家监管机构的指导,通过不同的方式提供,如印刷版的患者信息手册、包装插入物,或产品的在线信息。药品标签是基于该药的公司核心数据表(Corporate Core Data Sheet,CCDS)的信息内容进行定制的。

制药公司的核心数据表(CCDS)是制药行业中一个至关重要的文件,它总结了关于药品的重要医学信息,包括药品的使用指示、剂量、安全性和有效性信息。CCDS 不仅是公司内部决策的依据，也是向全球各地监管机构提交药品注册申请时的重要参考资料。因此，CCDS 的形成和更新对确保药品信息的准确性和一致性至关重要。

CCDS 为药品标签的撰写和更新提供了框架和指导，但最终的国家标签内容需符合当地的监管要求。也就是说，由于不同国家监管和本地市场的特殊要求，国家标签的内容可能会与 CCDS 存在差异。

（1）CCDS 的形成　　CCDS 的形成通常在药品开发的早期阶段开始，也即当药品的临床试验数据开始变得可用时。在这个阶段，制药公司会集成来自早期研究的关键信息，包括非临床试验和临床试验的安全性和有效性数据，以及药物作用机制的相关信息。

① 信息汇总：首先，药品安全性和医学部门会从各个临床试验和研究中汇总数据，这包括药品的剂量响应、不良反应、药物相互作用等信息。

② 草稿编写：基于汇总的信息，专业的医学写作团队会起草 CCDS 的初稿。这个过程需要跨部门合作，确保信息的准确性和全面性。

③ 内部审查：CCDS 草稿完成后，会经过公司内部专家的审查，包括药品安全性、医学、法规事务以及市场部门的评估，以确保其反映了公司对药品最新的认识和立场。

④ 最终批准：经过多轮审查和修改后，CCDS 会由公司的高级管理层进行最终批准，并正式成为公司内部文件。

（2）CCDS 的更新　　随着药品市场化后的进一步研究和监测，关于药品的新信息不断涌现，这要求 CCDS 进行定期更新，以确保信息的时效性和准确性。

① 新信息监测：公司会持续监测来自临床试验、文献报道、市场后监测等渠道的新安全性和有效性信息。

② 更新触发点识别：一旦发现可能影响药品使用的重要新信息，如新的不良反应或新的临床指南推荐，就会触发 CCDS 更新流程。

③ 信息评估与整合：相关部门会评估新信息的影响，并决定如何在 CCDS 中整合这些信息。这可能涉及对药品的使用指示、剂量调整或安全警告的更新。

④ 草稿更新：医学写作团队基于评估结果更新 CCDS 草稿，并再次提交内部审查。

⑤ 审查与批准：更新的 CCDS 草稿经过多部门审查，并由高级管理层批准后，正式生效。

⑥ 与监管机构的沟通：更新后的 CCDS 会作为向全球监管机构提交变更申请的依据，同时，公司也会根据需要更新国家标签和患者信息手册等相关文档。

最终，CCDS 的形成与更新是一个涉及多部门合作的复杂过程，其目的是确保药品的标签和使用信息反映最新的医学和科学认知。通过定期更新 CCDS，制药公司能够确保全球各地的医疗专业人员和患者获取最新、准确的药品信息，从而使用药品时更加安全有效[7]。此外，CCDS 是供 MAHs 使用的公司内部文件，可以与监管机构进行沟通，但不需要任何当局的批准。然而，国家标签如 USPI 或 SmPC 则需要得到药物监管部门的批准。

3.53　远程访问警戒环境在药物安全警戒中的应用

在药物安全警戒（PV）领域，"RAVE"（remote access to vigilance environment，远程访问警戒环境）是一个基于云的电子数据捕获系统，它专为临床数据管理，包括药物安全监测和报告而设计。RAVE 提供了一个集成平台，使制药公司能够有效地收集、管理和分析与药物使用相关的不良事件和安全数据。通过为每项研究定制的表单，RAVE 用户能够录入患者信息、访问记录、实验室结果和不良事件数据等。

（1）RAVE 系统的关键功能

① 数据收集与管理：RAVE 允许用户通过定制化表单收集具体的临床研究数据，包括患者基本信息、药物使用情况、不良事件记录等，确保数据的准确性和完整性。

② 安全数据分析：RAVE 系统支持药物安全性数据的实时分析，帮助研究人员及时识别药物使用过程中的潜在风险和不良反应趋势。

③ 风险信号识别：通过对收集到的安全性数据进行综合分析，RAVE 有助于药品公司早期发现潜在的药物安全风险信号，为制定风险管理策略提供科学依据。

④ 确保合规性：RAVE 系统的使用有助于药品公司遵守各国药品监管机构的安全性监测和报告要求，保证药物的安全性和合规性。

（2）RAVE 的应用价值　RAVE 在药物安全监测中的应用，为药品公司提供了一个高效、可靠的工具，以应对药物安全性评价过程中的各种挑战。

① 提高效率：通过电子方式收集和管理临床数据，减少了纸质文档的处理时间和错误率，提高了数据处理的效率和准确性。

② 加强监测：RAVE 使药品公司能够实时监控药物的安全性表现，快速响应可能的安全问题，及时采取措施减轻风险。

③ 促进决策：凭借对大量安全性数据的分析和解读，RAVE 支持药品公司做出更加科学、合理的安全性评估和风险管理决策。

④ 支持合规：RAVE 帮助确保药品公司在安全性监测和报告方面符合全球监管要求，避免因数据管理不当而导致的合规风险。

RAVE 作为一种先进的药物安全警戒工具，为药品公司在全球范围内监测和管理药物安全性提供了强有力的支持，帮助企业有效地识别和应对药物安全性问题，确保药物的安全有效使用。

3.54　原始文本信息与自动化文本挖掘在药物安全警戒中的应用

在药物安全警戒（PV）领域，处理和分析原始文本信息（直接引用，即从患者或参与者那里获得的直接描述）是一项关键任务。这类信息包括患者的体验、不良反应报告、医疗专家的点评等，通常是非结构化的，富含个人的表达和情感。

自动化文本挖掘技术（automated text mining）通过应用自然语言处理（natural language processing，NLP）、机器学习等方法，从庞大的非结构化文本数据中提取有价值的信息。它的目的是将复杂的原始文本转换为易于分析的结构化数据。

（1）应用案例解析

【案例一】

① 原始文本："昨晚我吃了药物 X 后感觉非常不舒服，头晕得厉害，感觉像是要晕倒了，真的太可怕了。"

② 结构化信息转化

a. 药物名称：药物 X。

b. 不良反应描述：头晕、晕倒感。

c. 标准化术语（MedDRA）：头晕。

【案例二】

① 原始文本："服用药物 Y 后，我感觉肚子好痛，真的好难受，不想再吃了。"

② 结构化信息转化

a.药物名称：药物 Y。

b.不良反应描述：腹痛、难受。

c.标准化术语（MedDRA）：腹痛。

（2）自动化文本挖掘的优势

① 提高特异性：能够准确识别相关信息，减少误报，确保数据分析的精确性。

② 加强叙述搜索能力：可从非结构化数据中提取复杂的信息和模式，增强信息捕获的深度和广度。

③ 快速识别关键案例：如哨兵病例，即患者在先前有不良事件历史后重新接触某药物的情况，提高安全监测的效率。

④ 提升处理速度：自动化流程显著减少了数据处理时间，使研究人员可以快速响应安全性问题。

⑤ 适应大规模分析：能够处理大量数据，适合进行广泛的安全性评估和药物监管活动。

⑥ 保持一致性：自动化分析比人工审核更为一致，减少了人为误差和偏见。

通过自动化文本挖掘技术处理原始文本信息，不仅提高了信息处理的效率和准确性，还增强了药物不良事件报告和安全监测的能力。这使得药品公司能够及时发现潜在的风险信号，采取必要的管理措施，确保药物的安全使用。随着技术的进步，自动化文本挖掘将在药物安全警戒领域发挥越来越重要的作用。

3.55　如何在 ClinicalTrials.gov 上注册临床试验

ClinicalTrials.gov 是一个全球性的数据库，由美国国家卫生研究院（NIH）下属的国家医学图书馆维护，收录了公共和私人资助的各类临床研究信息。该平台提供了丰富的疾病和条件研究信息，包括试验目的、参与条件、地点及联系方式等详细资料。要在 ClinicalTrials.gov 上成功注册临床试验，申办方需满足以下基本要求：

（1）**法律法规遵循**　申办方需保证临床试验遵守所有相关法律法规、伦理原则及患者安全标准，确保合规。

（2）**研究性新药（IND）申请**　涉及新药研究的试验需获得监管机构（如美国食品和药物管理局 FDA）的研究性新药申请批准。

（3）**试验注册与结果报告**　申办方须在 ClinicalTrials.gov 上注册临床试验，并详细公开研究设计、目标、参与条件等关键信息。

（4）方案和知情同意

① 研究设计：制定详细研究方案，包括研究目的、方法、参与者条件、治疗干预措施及数据收集方案。

② 确保知情同意：实施适当的知情同意程序，确保参与者充分理解试验相关信息、潜在风险及权利。

（5）**伦理审查**　在试验开始前需得到独立机构审查委员会（IRB）或伦理委员会的审批，以保障研究伦理及参与者权益。

（6）**安全性监测**　负责监测试验过程中的参与者安全，并按要求向相关监管机构报告任何不良或严重不良事件。

（7）**数据管理**　建立系统的数据收集与分析计划，确保结果的准确性和可靠性。

（8）**ClinicalTrials.gov 维护**　申办方须定期在 ClinicalTrials.gov 更新试验信息，包括研究进度及任何方案变更等。

（9）**结果公布**　根据监管要求，在规定时间内在 ClinicalTrials.gov 公开试验结果，这包括报告总结结果和不良事件，以及提交其他所需文件，例如临床研究报告，提升研究透明度。

遵守这些要求不仅有助于保证临床试验的透明度和问责制，也是保护参与者权利和安全的重要措施。通过在 ClinicalTrials.gov 上注册，申办方展示了对开放科学和公众知情权的承诺。

3.56　IND 年度报告信息提交指南

IND 年度报告（Investigational New Drug Annual Report Submission）是调查性新药（IND）研究者每年向美国食品药物管理局（FDA）提交的一份重要报告。该报告总结了过去一年内有关 IND 药品的所有研究活动和进展，旨在保证信息的"完整性、充实性及有索引性（complete，full，and indexed，CFI）"。为了确保 FDA 能够高效审查和监控药品研究进展，以下内容是 IND 年度报告中不可或缺的：

（1）**研究摘要与进展**　概述过去 1 年的研究活动，包括主要的研究成果和进展情况。

（2）**安全性更新**　提供不良事件和副作用的汇总信息，确保监管机构了解药品安全性的最新情况。

（3）**研究设计与协议修改**　对过去一年中研究设计和协议所作的任何更改进行说明，包括更改的原因和预期的影响。

（4）**新的科学或临床数据**　汇总最新的科学研究或临床试验数据，特别是那些可能影响药品安全性和有效性评估的重要信息。

（5）**研究出版物索引**　列出过去 1 年中相关研究的出版物、演讲或其他公共沟通活动，为 FDA 提供进一步参考的途径。

提交 IND 年度报告是确保药物研究透明度和持续监管的关键步骤。报告需详尽且易于检索，使 FDA 可以有效地跟踪药品的研究状态和安全性信息。通过按时提交完整且规范的年度报告，研究者能够与监管机构保持良好的沟通，共同推进药品的安全研发进程。

3.57　临床试验中的安全数据交换协议（SDEA）

安全数据交换协议（Safety Data Exchange Agreements，SDEA）是一份关键的法律文件，它主要在药物监管活动外包、多方合作研究、药物共同开发以及药物供应链管理等情况下需要，以确保安全数据的正确流动和监管合规性。这个协议帮助各方明确安全数据管理中的责任和义务，以履行监管要求，维护患者安全，并保护公共健康。

（1）**SDEA 的核心要素**

① 法律合规性：确保所有临床试验活动均遵守相关法律法规、伦理要求及患者安全标准。

② 药物安全监管：即便药物安全监管活动被外包，MAH 和欧洲联盟（EU）的 Qualified Person for Pharmacovigilance（QPPV）仍负有总体责任和监督义务。

③ 安全报告流程：明确规定如何正确接收、处理并及时上报不良事件和其他安全数据的责任。

④ 外包风险管理：虽然部分药物监管活动可能被外包，但所有相关的法律和规章责任最终均由 MAH 承担。

⑤ 第三方合作：SDEA 适用于任何可能涉及接收安全数据的第三方情形，确保数据的完整性和准确性。

⑥ 安全数据类型：涵盖广泛的安全数据类型，包括不良事件报告、药物滥用和误用报告、疗效不佳等情况。

⑦ 数据传输与管理：建立健全的数据传输和管理机制，确保数据的安全、准确传输。

（2）SDEA 在药物安全评估中的作用　SDEA 在药物安全评估中起着关键作用：它不仅确保药物供应链的安全控制措施得到适当执行，还使得监管机构能够获取必要信息并采取措施保护公众健康。此外，即便药物的安全监管活动被外包，SDEA 也保证了药品监管的总体责任和监督不会受影响。

（3）SDEA 管理的法律要求

① 所有 SDEA 均应成为 MAH 质量管理体系的一部分，按照公司标准操作程序（SOPs）进行撰写、批准和记录，以保证可审查性。

② SDEA 在药物监管检查和审计中会受到检查，必须及时制作，特别是在欧盟（EU）内，还需包含特定的关键细节清单。

SDEA 是确保药物供应链中各方合作和责任明确的关键工具，对于维护药物安全、保障患者健康至关重要。通过制定和执行详尽的 SDEA，可以确保临床试验中的安全性数据得到有效管理，同时满足监管要求。

3.58　药物警戒中的临床安全摘要补充资料

在药物警戒活动中，临床安全摘要补充资料（Summary of Clinical Safety Addendum，简称 SCS 补充资料）是一种关键文档，用于更新药物或疫苗安全概况的综合信息。这份资料汇总了来自持续的临床试验、上市后监测及其他安全数据来源的最新安全信息，是药物开发上市后阶段不可或缺的一部分。

（1）提交时间和频率

① 提交需求：SCS 补充资料的提交是为了响应监管机构对持续监测药物安全性的要求，通常每年或每两年提交一次，以确保监管机构掌握药物的最新安全信息。

② 监管要求：具体提交时间表根据不同国家或地区的监管机构而异，以及药物特定的监管要求。

（2）提交的重要性

① 监测药物安全性：SCS 补充资料使监管机构能够跟踪药物在其整个生命周期中的安全性，及时发现任何新的安全问题或趋势。

② 采取监管措施：基于更新的安全数据，监管机构可以要求市场授权持有人（MAH）采取必要的措施，如更新药物说明书、发布安全警告，甚至必要时从市场撤回产品，以保护公共健康。

SCS 补充资料的定期提交是药物警戒工作的核心部分，它确保药物在上市后阶段的安全性得到持续的监控和评估。这一过程不仅有助于药物制造商履行他们的法律义务，更重要的是保障患者的安全和公共健康。

3.59　药物警戒中背景发生率的比较：重要性与局限性

背景发生率（background incidence rates）是指在没有接受特定治疗或干预的情况下，某一疾病或不良事件在特定人群中自然发生的频率。它提供了一个基线，用于比较和评估某种干预措施（如药物治疗）是否增加了发生特定不良事件的风险。安全信号是指来自一项或多项来源的关于药物或疗法可能与不良事件相关联的信息。在药物安全性监测和评估中，背景发生率的比较对于安全信号识别具有至关重要的作用。

（1）重要性

① 识别安全信号：通过比较药物使用者中的不良事件发生率与背景发生率，可以帮助识别可能的安全信号，即那些可能与药物使用相关的未知或未充分了解的不良事件。

② 评估不良事件的相关性：背景发生率提供了一个基准，可以用来评估观察到的不良事件是否超出了该人群的预期水平，从而帮助判断这些事件与药物之间的可能关联。

③ 风险与利益的权衡：在考虑药物的整体效益与潜在风险时，了解背景发生率有助于更全面地评估治疗的净效益。

④ 指导临床研究设计：在设计新的临床试验时，背景发生率信息可以指导样本大小的确定和研究设计，确保有足够的统计能力检测到重要的安全问题。

（2）局限性

① 数据获取的挑战：可靠的背景发生率数据往往难以获得，特别是对于罕见疾病或特定亚群体。这可能限制了比较的准确性和相关性。

② 人群差异：药物研究中的参与者往往与一般人群在多个方面有所不同（如年龄、性别、共病状况等），这些差异可能会影响不良事件的背景发生率，从而影响比较的有效性。

③ 混杂因素：即使背景发生率与药物接受者中的发生率有显著差异，这种差异也可能由未考虑的混杂因素（如生活方式因素、遗传倾向等）引起，而不是药物本身。

④ 因果关系的不确定性：背景发生率的比较无法直接证明因果关系。即使药物接受者中的不良事件发生率高于背景水平，也需要进一步的研究来探讨这种关联的原因。

⑤ 动态变化：背景发生率可能会随时间、地点和医疗实践的变化而变化，这要求对比较进行动态调整和更新。

（3）举例　假设一种新药市场上推出后，发现与该药物相关的免疫性血小板减少性紫癜（ITP）病例，通过比较这些病例的发生率与背景发生率，发现病例数并未显著超过预期，表明目前没有足够证据显示存在安全信号。然而，这一比较的准确性受限于背景发生率数据的可靠性和比较方法的合理性。通过这个案例，我们可以看到背景发生率比较的重要性。如果没有这种比较，我们可能会错误地认为这个药物与不良事件有关，进而可能做出不正确的安全评估和决策。

（4）使用背景发病率时的注意事项[8]

① 许多已发表的背景发病率是"粗发病率"，即病例没有得到验证。

② 影响背景发病率的常见因素：测量年份，人群的年龄和性别分布，地理位置，共病症，社会经济地位，用药情况，研究方法等。发病率会随观察的时间段而变化。背景发病率也可能因年龄和性别而变化。

③ 文献中用于报告发病率的年龄层次通常没有标准化，这使得直接比较不同研究变得困难。

药物安全信号评估中的背景发生率比较是至关重要的，它能够帮助我们识别药物相关的不良事件，区分真正的安全信号和偶然事件。然而，我们必须认识到，背景发病率的比较是一种重要的工具，但也仅是一个工具，对于可能的安全信号，还需要考虑使用其他安全评价途径，例如临床和上市后病例验证、数据分析，以及相关的流行病学观察研究。

3.60　哨兵事件

在药物警戒中，不良事件（AE）被定义为与使用医疗产品（例如药物）相关的任何不良体验。如果不良事件符合指示严重或意外结果的特定标准，则可将其归类为哨兵事件（Sentinel event）。用于将 AE 分类为哨兵事件的标准可能因监管机构而异，但通常包括以下因素：

（1）哨兵事件的标准

① 事件的严重性：如果哨兵事件导致死亡、危及生命的疾病或受伤、住院、残疾或先天性异常，则通常将其归类为严重事件。

② 事件的意外性质：如果事件与药物已知的安全性不一致，或者发生的频率或严重程度高于预期，则可以认为事件是意外的。

③ 潜在因果关系：事件必须被认为与所讨论的药物具有合理的因果关系。如果识别出哨兵事件，它会触发向监管机构（例如美国的医疗保健组织联合委员会）或其他国家/地区的相关卫生当局的强制性报告要求。医疗保健组织必须对事件进行彻底调查以确定根本原因并实施纠正措施以防止将来发生类似事件。

（2）应对措施

① 立即响应：一旦识别到可能的哨兵事件，MAH 需要立即采取行动，包括内部通报、收集更多信息，并评估事件的严重性和潜在影响。

② 彻底调查：进行彻底的调查，以确定事件的原因，包括产品质量问题、使用错误、药物相互作用等。调查应包括与医疗保健提供者、患者和监管机构的沟通。

③ 风险评估：基于调查结果进行风险评估，以确定事件对其他患者的潜在风险。评估应考虑事件的独特性、是否存在系统性问题以及影响的范围。

④ 通报监管机构：根据地区法规和指导原则，MAH 必须在规定的时间框架内向相关监管机构报告哨兵事件，提供事件的详细信息、已采取的初步行动和计划的进一步行动。

⑤ 风险管理和缓解措施：开发并实施风险管理计划，包括缓解措施，以防止事件再次发生。这可能包括产品召回、标签更新、教育计划和加强监测。

⑥ 与医疗保健专业人员和公众沟通：适当地与医疗保健专业人员和公众沟通事件信息和采取的风险缓解措施，以保持透明度并保护公众健康。

⑦ 监测和评估效果：实施后续监测，以评估风险缓解措施的有效性，并根据需要进行调整。

⑧ 持续改进：基于哨兵事件的经验，持续改进产品安全性和质量管理体系，以减少未来的风险。

MAH 对哨兵事件的应对措施需要快速、透明并以患者安全为中心。通过这些措施，MAH 不仅能够有效应对当前的安全问题，还能增强公众对其产品和品牌的信任。

3.61　重大安全问题（SSI）

重大安全问题（Significant Safety Issue，SSI）涉及与药品或其他医疗产品相关的安全隐患，特点是严重性高和潜在危害大，因此需要特别注意及采取适当的监控和管理措施。这类问题可能包括重大的不良事件、副作用、风险，或可能引起的严重健康问题。比如药品或医疗产品引发的严重肝损伤、心脏病发作或心律不齐、重度过敏反应、精神心理副作用、抗生素耐药性等严重健康风险。面对这类问题，药品监管机构和医疗专业人员必须高度警觉，并采取措施降低相关风险。

遇到重大安全问题时，药品监管机构和制药企业通常会采取以下措施：

（1）评估问题的严重程度和影响范围，以判断是否需要发布警告、提供更多安全信息或实施其他控制措施。

（2）根据问题性质，可能需要更新药品说明书，增加警告和注意事项，有时甚至需要加入黑盒警告。

（3）加强对药品临床使用的监控，包括对不良事件的报告和分析，确保问题能够被及时追踪和处理。

（4）与医疗专业人员、患者及公众沟通，分享有关该问题的信息和建议，确保药品的合理和安全使用。

重大安全问题可能会影响药品的效益 - 风险平衡，通常需要对安全信息进行更新，可能包含以下一项或多项。

① 黑盒警告（Black Box Warning）：这是美国 FDA 要求在药品标签上加入的最严格的安全警告，用以突出药品可能带来的严重风险或副作用。

② 警告和注意事项（Warning And Cautions）：药品标签上用于说明潜在风险、禁忌症和使用注意事项的部分。

③ 不良药物反应（ADR）：指在正常剂量下使用药品时出现的不良生理或心理反应，这些反应可能与药品的剂量、使用频率或个体差异等因素有关。

④ 因安全原因而限制使用（restriction of use due to safety reasons）：在某些特定情况下，由于特定的安全问题，限制药品的使用范围，可能只在特定条件下使用或仅适用于特定患者群体，以确保药品使用的安全和有效。

3.62 重要医疗事件（IMEs）

重要医疗事件（Important Medical Events，IMEs）通常指的是那些可能导致严重后果，如住院、延长住院、残疾、功能障碍、先天畸形或需要紧急医疗干预以预防上述情况发生的医疗事件。这个概念在药物安全性监测、临床试验和公共健康管理中非常重要，因为它有助于标识和评估药物或治疗措施的潜在风险。IMEs 和上节讨论的 SSI 两者都是药物安全监测和医疗管理中重要的组成部分，用于预防、识别和减轻对患者健康造成的危害。但是，SSI 通常指的是与药物或其他医疗产品相关的重大安全问题，重点在于药物安全和潜在的危害。而 IMEs 则是指在医疗实践中发生的，可能不一定直接涉及药物或产品，但足以对患者健康产生重大影响的医疗事件，如手术中的严重并发症。

在药物监管领域，对 IMEs（重要医学事件）的报告对于评估药物或治疗方法的安全性至关重要。制药公司、医疗保健提供者和患者都必须报告这些事件，这有助于监管机构如美国 FDA 或欧洲药品管理局（EMA）进行风险评估，并在必要时采取措施，例如修改使用说明、发布安全警告或撤回产品。虽然 IMEs 的术语可能本身并不总是严重，但当被报告为不良反应时，它们应被视为严重不良事件（SAE），因为这些事件可能对患者健康产生重大影响，或可能需要重大医疗干预。

① 肿瘤（Neoplasms）：例如，恶性肿瘤、良性肿瘤。

② 心脏事件（Cardiac events）：例如，心脏衰竭、心肌梗死。

③ 肝脏事件（Hepatic events）：例如，肝功能衰竭、肝性脑病。

④ 肾脏事件（Renal events）：例如，肾功能衰竭、肾小管间质性肾炎。

⑤ 血液疾病（Blood disorders）：例如，血小板减少症、再生障碍性贫血。

⑥ 与免疫相关的事件（Immune-related events）：例如，史蒂文斯 - 约翰逊综合征、过敏性反应。

⑦ 神经事件（Neurological events）：例如，吉兰 - 巴雷综合征、脑血管意外。

⑧ 精神病事件（Psychiatric events）：例如，自杀意念、完成的自杀。

⑨ 呼吸事件（Respiratory events）：例如，急性呼吸窘迫综合征（ARDS）、间质性肺病。

⑩ 胃肠事件（Gastrointestinal events）：例如，胰腺炎、胃肠穿孔。

⑪ 怀孕和新生儿事件（Pregnancy and neonatal events）：例如，先天性异常、自然流产。

如上所述，以上列表中的 IMEs 可能并不一定都符合 SAE 的条件，可能只符合 non-serious AE，但是当此类 IME 用作监管报告（regulatory reporting）送交药监部门时，应始终将其以 SAE 对待。

3.63　紧急安全信号（USS）和紧急安全措施（USM）

紧急安全信号（Urgent Safety Signal，USS）和紧急安全措施（Urgent Safety Measure，USM）是药品安全监测和风险管理中的两个重要概念，主要用于及时响应可能的重大药品安全问题。

（1）紧急安全信号（USS）　是基于来自临床试验、市场后监测、学术报告或其他来源的信息，提示某药品可能与未知的严重不良反应有关的信号。这类信号意味着可能存在新的、严重的或增加的风险，这些风险可能严重威胁患者健康，需要立即采取措施。

① 新的严重健康风险的快速出现。

② 通常基于有限但可靠的数据。

③ 需要立即进行评估以判断是否需要进一步行动。

（2）紧急安全措施（USM）　在发现紧急安全信号后采取的措施，目的是保护公众健康。可能的措施包括：

① 暂停或撤回药品上市许可。

② 限制药品使用。

③ 向医疗专业人员和公众发布新风险警告。

④ 要求制药企业实施特定风险缓解策略。

紧急安全措施的实施基于风险与利益权衡（risk-benefit balance），目标是在收集更多信息和彻底评估的同时，最大限度减少对患者的潜在风险。

（3）USS 与 USM 的关系　紧急安全信号是采取紧急安全措施的触发条件。识别紧急安全信号后，监管机构和市场授权持有者需迅速评估情况，并判断是否需要紧急安全措施来确保患者安全，这一过程要求高度警觉、迅速决策和有效沟通，以保证潜在风险得到及时有效的管理。

【案例分析】

① Vioxx 案例：2004 年，一款名为 "Vioxx" 的药物由默沙东制药公司（Merck & Co.）

批准上市，用于治疗疼痛和关节炎等炎症性疾病。然而，在使用 Vioxx 的患者中，出现了严重的心血管问题，包括心脏病和中风。因此默沙东制药公司宣布自愿撤回市场和停止销售，凸显了在发现重大安全问题时制药公司需迅速采取行动的重要性。

② Accutane 案例：在 21 世纪初期，一种名为"Accutane"的药物，由罗氏制药公司（Hoffmann-La Roche）生产，常被用于治疗严重痤疮。然而，在临床上开始出现严重精神副作用的报告，包括发生抑郁症、产生自杀念头，甚至有些服用该药物的人最终自杀了。针对 Accutane 引起的严重精神副作用，2005 年，美国 FDA 与制造商合作，更新药物标签，加入了关于潜在精神副作用的警告，突出了监管机构与制药公司合作确保患者安全的必要性。

这些案例展示了通过识别新的安全问题，及时采取紧急安全措施，为医疗专业人员和患者提供关于潜在风险的明确信息的重要性。

在整个药品生命周期中，紧急安全信号和紧急安全措施的有效识别和管理对于维护公众健康至关重要。这要求制药公司和监管机构之间有良好的合作和透明的沟通渠道，以及有效的风险管理和监测系统

3.64　如何处理正在进行的临床试验中的紧急安全问题

在进行中的临床试验或研究中处理紧急安全问题是一个严格和细致的过程，旨在保护参与者的安全，同时确保获得的数据的科学有效性。以下是处理这类问题的一般步骤：

（1）立即评估和识别

① 监测和识别：临床试验团队应持续监测试验数据，以便及时识别任何潜在的安全问题或不良事件。

② 初步评估：一旦识别出潜在的紧急安全问题，立即进行初步评估，确定其严重性和是否需要立即采取行动。

（2）暂停临床试验（如必要）　如果初步评估表明紧急安全问题可能对参与者构成重大风险，考虑暂停停止招募新参与者，甚至暂停试验，直到进行了进一步的评估。

（3）通知相关方

① 伦理委员会（IRB）：立即通知负责审查和监督该临床试验的伦理委员会或研究伦理委员会。

② 监管机构：根据当地法规和指导原则，可能需要向相应的监管机构报告紧急安全问题。

③ 试验参与者：在某些情况下，需要及时通知试验参与者，特别是如果安全问题可能影响到他们的健康或治疗决策。

（4）彻底调查和风险评估

① 收集数据：收集与紧急安全问题相关的所有数据和信息，包括不良事件报告、医疗记录和实验室结果。

② 专家评估：可能需要组织一个独立的数据监测委员会（DMC）或安全管理委员会（SMT）等专家小组，对安全问题进行深入分析和评估。

（5）制定行动计划　根据调查和风险评估的结果，制定一个详细的行动计划，包括必要的安全措施，如修改研究协议、更改受试者资格标准、增加监测频率或停止试验。

（6）实施和监测　实施行动计划，并持续监测安全问题的进展和行动计划的效果，必要时进行调整。

（7）持续沟通　定期更新所有相关方，包括伦理委员会、监管机构、试验参与者和公众（如适用），关于紧急安全问题的处理进展和结果。

处理临床试验中的紧急安全问题需要根据以上原则创建应对临床试验中紧急安全事项的决策树，制定结构化流程，以确保及时采取适当的行动来解决安全问题，以确保临床试验参与者的安全得到最大程度的保护，同时维护研究的完整性和可靠性。

3.65　药物的"禁忌症"

药物的"禁忌症"是指在药物标签中列出的，禁止使用该药物的特定情况或情景。这意味着在禁忌症情况下，医疗提供者不应该将该药物用于患者，因为使用可能会产生严重的不良反应或风险，甚至可能导致严重的健康问题。

药物标签中出现"禁忌症"的情况通常包括：

（1）严重过敏反应或不良反应　如果某个患者已经历过严重的过敏反应，包括有生命威胁的药物过敏反应，使用该药物可能会导致再次发生类似的反应。

（2）特定的疾病状态　有些药物可能在特定的疾病状态下会导致严重的副作用，因此在这些情况下可能被禁忌。例如，某些药物在存在特定心脏问题的患者中可能会引发危险的心律失常。

（3）药物间的相互作用　某些药物与其他药物共用时可能产生严重的不良相互作用。如果这种相互作用风险极高，该用药组合可能被列为禁忌。

（4）特定人群的禁用　有时，药物可能在某些人群中具有特别的风险，如儿童、孕妇、哺乳期妇女等。如果在这些人群中使用可能导致严重的问题，药物可能会被禁忌。

药物标签中的"禁忌症"是一种强制性的指导，旨在保护患者免受药物可能的严重风险。医疗提供者在决定是否将药物应用于患者时，应仔细阅读药物标签中的禁忌症部分，以确保安全用药。

3.66　"黑框警告"（Boxed Warning）

"黑框警告"，也称为 Boxed Warning 或 Black Boxed Warning，是药品标签中用以强调该药品可能导致的严重不良反应、安全风险或使用上的限制的一种警告。在药物的美国处方信息（USPI）和欧洲产品特性概要（SmPC）中，这种警告通过黑色边框和粗体文字的形式进行突出显示，目的是让医疗专业人员和患者对这些重要的安全信息给予足够注意。

（1）黑框警告的主要内容

① 严重不良反应：如生命威胁的过敏反应、心脏问题、神经系统问题等。

② 重要的使用限制：某些药品可能仅适用于特定患者群体，或需要在严格监控下使用。

③ 药物相互作用：强调与其他药物共用时可能导致的严重安全问题。

④ 安全使用的特殊注意事项：包括不良反应的早期识别、需要进行的定期检查等。

（2）黑框警告的要求

① 摘要必须简明扼要，不超过 20 行，以便快速理解。

② 标题必须用大写字母，包含"警告"字样，并清楚地表明警告的主题。

③ 标题和摘要需放置在黑框内，并以粗体显示，以吸引注意力。

【示例】

奥斯康定（氧可酮，OxyContin）的黑框警告着重指出了滥用、成瘾及误用的潜在风险，及其可能导致的过量和死亡，以及与酒精或其他中枢神经系统抑制剂合用时的危险性，强调了对患者进行适当评估和密切监测的重要性。

（3）**黑框警告的制定原则**　决定将某一安全问题纳入黑框警告，是基于对临床试验数据、现实世界数据、临床经验及其他相关信息的综合考虑。当认为一个安全问题严重到足以引起公众关注，并可能导致严重健康风险时，便会考虑采用黑框警告。

通过这种方式，黑框警告旨在提醒医疗提供者和患者注意与药品相关的重大安全风险，促使其负责任地使用药品，从而降低风险。

3.67　药物警戒中的安全性评价常见分析方法

药物警戒（PV）是一项监测、评估和预防药物不良反应以及其他药物安全问题的活动。药物警戒的主要目标是确保药物在市场上的使用是安全的，并及时发现和处理任何可能的药物安全问题。药物安全性评价是药物警戒的核心部分，它涉及分析大量的临床和实验室数据，以确定药物的效益和风险（benefit-risk）之间的平衡。临床药物安全性评价主要分析方法如下：

（1）**描述性数据分析**　这种方法通过对报告的不良事件进行统计分析，揭示不同药物在人群中引起的不良事件的发生率和特点。例如，研究人员可能会分析药物不良事件数据库，确定某种药物是否比其他药物更容易导致特定类型的不良事件。

（2）**信号检测**　通过监测药物使用和不良事件的数据，尝试发现新的、可能的药物安全问题。其中一种常见的方法是计算"比例不平衡"（disproportionality），即观察某种药物与特定不良事件之间的关联是否超过了预期。例如，如果某种药物在与特定不良事件的关联方面显示出异常，就可能需要进一步调查。

（3）**风险评估和利益评估**　这个方法涉及评估药物的风险和效益之间的平衡。研究人员会综合考虑临床试验数据、流行病学研究结果及其他相关信息，来评估某种药物是否应该继续在市场上销售，或者是否需要调整治疗方案。

（4）**数据库研究**　利用大规模的医疗健康数据库进行研究，以评估药物的安全性。例如，可以分析医疗记录和处方数据，评估某种药物在真实世界中的使用情况和不良事件发生情况。

（5）**病例－时间分析**　这种方法关注特定患者在使用药物后是否出现了不良事件。通过对个体病例的时间轴进行分析，可以尝试确定药物和不良事件之间的因果关系。

（6）**网络分析**　利用药物安全数据库中的信息，构建药物和不良事件之间的关系网络，以便更好地理解不同药物的安全性。这有助于发现药物之间的相互作用以及潜在的安全问题。

（7）**时间序列分析**　通过分析药物使用和不良事件在时间上的变化趋势，可以发现是否存在季节性、趋势性或周期性的模式。例如，研究人员可能会发现某种药物在特定季节或时间段内的不良事件报告有所增加。

（8）**文献回顾和元分析**　对药物安全性相关的文献进行系统回顾和元分析，以整合已有的研究结果，从而得出更全面的结论。例如，对多个临床试验的数据进行元分析，评估某种药物是否与特定不良事件之间存在显著关联。

（9）**生物信息学分析**　利用基因组学和生物信息学方法，研究药物安全性与个体遗传变异之间的关系。例如，研究人员可能会研究特定基因变异是否与某种药物的不良反应易发性有关。

（10）**因果推断分析**　通过比较药物使用者和非使用者之间的不良事件发生率，尝试确定药物与特定不良事件之间的因果关系。例如，进行病例对照研究，评估某种药物使用与特定健康问题之间的关联。

（11）**医学图像分析**　对医学图像数据进行分析，以评估药物使用与图像学表现之间的关联。例如，研究人员可能会研究某种药物是否与特定类型的疾病影像特征有关。

（12）**趋势图分析**　通过趋势图对药物不良事件进行周期间隔分析、累积前期区间分析和回归分析，寻找随时间变化的趋势。

这些方法的应用有助于医疗专业人员和研究者全面理解药物的安全性，确保患者用药安全，同时指导临床实践和药物监管政策的制定。

3.68　利用药物的标签文件查找药物不良反应信息

当我们需要了解某种药物可能导致的不良反应或副作用时，首先应该去查阅该药物的标签文件。药物标签文件（通常被称为药品说明书或药品标签）提供了官方且经过审查的关于药物安全性和有效性的详细信息，包括但不限于药物成分、使用指南、剂量信息、警告、不良反应以及药物相互作用等。这些信息对于医疗专业人员和患者来说都非常重要，有助于安全、有效地使用药物。以下是如何利用药物的标签文件查找药物不良反应信息的步骤：

（1）**访问官方资源**　许多国家的药品监管机构网站提供了各自的在线数据库，供公众查询药品信息。例如，美国食品药品监督管理局（FDA）的 Drugs@FDA 数据库、欧洲药品管理局（EMA）的欧洲公共评估报告（European Public Assessment Reports，EPARs）。

（2）**搜索药品名称**　在上述数据库中，通过药品的通用名或商标名进行搜索。确保使用正确的拼写，以便找到准确的药品信息。

（3）**查看产品标签**　搜索结果通常会链接到该药品的详细页面，其中包括产品标签或药品说明书的链接。点击这些链接，通常会打开一个 PDF 或网页格式的文件。

（4）**查找不良反应信息**　在药品说明书中，通常会有一个专门的章节标题为"不良反应""副作用"或类似名称。这一部分列出了在临床试验和 / 或上市后监测中报告的不良反应。

注意不良反应可能按发生频率分类，如"常见""偶尔"和"罕见"。

（5）**注意特殊警告和预防措施**　药品标签还会包含特殊警告和预防措施章节，其中可能详述了与特定不良反应相关的风险因素、监测建议和避免策略。

（6）**药物相互作用**　此外，还应查看"药物相互作用"部分，因为某些不良反应可能是由于药物间的相互作用引起的。

（7）**更新信息**　注意查看文件的发布或更新日期，以确保信息是最新的。药品安全性信息可能会随着时间而更新，特别是新药上市后的初期。

利用药物的标签文件是了解药物不良反应的官方和权威途径。这些信息对于医疗保健专业人员、患者和药物研究人员都是非常有用的，有助于做出明智的用药决策。

3.69　药物额外风险最小化活动（ARMAs）

额外的风险最小化活动（Additional Risk Minimization Activities，ARMAs）是药物风险管理计划的一部分，旨在补充标准的风险最小化措施（如药品标签、包装说明等），以进一步减少药物使用过程中可能出现的安全风险。这些活动通常是针对特定的安全问题设计的，尤其是当标准措施被认为不足以防止或最小化药物相关风险时采用。

（1）ARMAs 的目的

① 增强风险意识：增加对特定药物风险的认识，促使患者和医疗保健专业人员采取预防措施。

② 促进安全用药：通过教育与干预，提高药物使用的安全性。

（2）**常见的 ARMAs 形式**

① 教育计划：向医护人员和患者提供药物安全使用的培训和教育资料。

② 提醒卡和警告卡：分发含有重要安全信息的卡片，提醒关注特定风险。

③ 受控分发系统：对高风险药物实行受控制的处方和分发，确保仅在特定条件下使用。

④ 患者登记计划：对使用某些药物的患者进行登记，以便更有效地监控和管理风险。

⑤ 直接与患者沟通：通过邮件、短信等方式直接向患者发送安全信息或提醒。

（3）**实施 ARMAs 时需要考虑的因素**

① 目标人群：明确是针对医护人员、患者还是二者都包括。

② 信息的清晰和可获取性：确保提供的风险信息准确、易懂且容易获得。

③ 监测与评估：定期检查 ARMAs 的效果，必要时进行调整，确保风险最小化效果。

ARMAs 的成功实施依赖于监管机构、制药企业以及医疗服务提供者的密切合作，他们共同保障药物使用的安全性和患者健康。

3.70　回应药物监管部门关于安全问题的查询——不同职能部门的责任

对药品监管机构提出的关于药品安全问题的查询的回复，需要市场授权持有者内部多个功能部门的合作。这些部门依据自身的专业领域协同工作，以确保所提供的回复全面、准确并且及时。以下列出了参与回应安全咨询的关键功能部门及其在处理安全相关咨询时的职责：

（1）**药物安全部（Pharmacovigilance，PV）**

① 安全数据收集和分析：负责收集、评估和解释所有与产品安全性相关的数据，包括不良反应报告和文献中的安全信息。

② 报告制备：准备必要的安全更新报告（如 PSURs）、信号检测报告和对特定安全问题的深入分析。

③ 风险管理：更新风险管理计划（RMP）和其他相关文件，以反映新的安全信息。

（2）**法规事务部（Regulatory affairs，RA）**

① 监管沟通：作为与监管机构沟通的主要接口，负责提交所有安全报告和文档，并确保符合监管要求。

② 策略制定：与 PV 部门合作，制定回应监管查询的策略，确保信息的准确性和及时性。

（3）**医学事务部（Medical affairs，MA）**

① 专业支持：提供医学专业知识，帮助解释安全数据和评估与产品相关的风险与效益。

② 沟通支援：支持与医疗保健专业人员和患者的沟通，确保他们了解安全信息和采取的风险最小化措施。

（4）质量保证部（Quality assurance，QA）

① 产品质量调查：如果安全问题与产品质量相关，负责进行调查，并提供调查结果。

② 确保合规性：确保所有药物安全性相关的活动和程序遵守适用的质量管理体系。

（5）研发部（Research and development，R&D）

① 提供研究数据：对于需要进一步研究或数据分析以回应安全问题的情况，提供科学和临床研究支持。

② 后续研究规划：规划和实施额外的临床研究或非临床研究，以收集更多安全信息。

（6）市场部（Marketing）

① 市场材料更新：根据新的安全信息更新市场材料和产品信息，确保患者和医疗保健专业人员接收到最新的安全提示。

② 沟通策略调整：调整与产品安全性相关的市场和沟通策略，确保信息的一致性和准确性。

各职能部门之间的有效协作和沟通对于确保对药物监管部门的安全相关查询做出全面和准确的回应至关重要。这种跨部门合作有助于维护患者安全，符合监管要求，并保护 MAH 的声誉。

3.71　临床开发中与药物安全和利益风险评估有关的委员会

在临床开发中，处理药物安全性和利益 - 风险评估的关键机构是药物安全和利益 - 风险（Benefit-Risk，B-R）评估委员会。此委员会负责监控药品研发及上市后的安全性问题，并确保药物使用的整体利益高于风险。这些委员会通常由来自多个专业领域的专家组成，包括但不限于临床医学、药品安全性、流行病学、统计学等领域的专家，他们各自承担着不同的角色和职责。

（1）独立数据监测委员会（Data Monitoring Committee，DMC）　独立数据监测委员会是一个独立的（药物研发机构以外的）专家团队，负责监测临床试验的进行，评估安全性和效果数据，并为试验的进行提供建议。DMC 的成员通常包括临床医生、统计学家和其他领域的专家。他们定期审查试验数据，并在需要时提出建议，例如是否需要修改试验设计、调整剂量或中止试验等。

（2）药物安全监测委员会（Drug Safety Monitoring Board，DSMB）或安全监测委员会（Safety Monitoring Committee，SMC）　功能与 DMC 相似，只是不同的叫法。药物安全监测委员会也是一个独立的（药物研发机构以外的）委员会，负责监测药物的安全性数据。DSMB 的成员通常包括临床医生、药理学家、统计学家和其他专家。他们对临床试验期间的安全数据进行定期评估，并提供关于药物安全性的意见和建议。药物安全监测委员会（DSMB）是临床试验的重要组成部分，在确保参与者安全方面发挥着至关重要的作用。

（3）DSMB 或 SMC 的主要职能

① 安全数据监控：DSMB/SMC 负责定期审查临床试验中收集到的所有安全相关数据，包括不良事件、实验室检测结果等，以此来评价药物或治疗手段的整体安全性。

② 定期安全评估：他们根据事先规划的时间间隔，如参与者数量、试验持续时间或其他重要里程碑，对安全数据进行周期性评估。这个评估频率取决于试验的具体设计和相关风险。

③ 收益与风险评估：通过综合考虑药物的疗效数据和安全性数据，DSMB/SMC 会评估

药物治疗的整体风险与收益平衡，确保治疗带来的潜在好处大于其潜在风险。

④ 修改和终止建议：在安全性评估过程中，如果发现任何可能影响参与者安全的问题，DSMB/SMC 可能会建议对试验方案进行修改，如调整药物剂量、改变治疗计划或调整参与者的资格标准。在极端情况下，为了保障参与者安全，还可能建议停止试验。

⑤ 中期分析：进行中期分析，以便在试验的某个预定时间点上，对安全性和有效性数据进行全面评估。这有助于更早地识别药物的整体风险与收益情况，指导试验是否应继续、需要修改还是终止。

⑥ 沟通和报告：DSMB/SMC 会将他们的评估发现、任何建议的修改或与试验继续或终止相关的决策传达给试验发起人、参与的研究者和监管机构，并提供详细报告，以确保所有相关方都能获得最新的安全信息。

（4）独立伦理委员会（Independent Ethics Committee，IEC）或机构审查委员会（Institutional Review Board，IRB）　独立伦理委员会（IEC）或机构审查委员会（IRB）是由药物研发机构之外的多个成员组成的专业团队，成员包括专业医生、临床研究人员、伦理学家、法律专家、统计学家以及代表研究参与者利益的人士，如社区代表、患者代表或患者亲属。这些成员能提供多角度的见解，特别是在保护参与者权益方面提供宝贵的意见。IEC 或 IRB 的存在是为了确保临床研究在伦理和法律框架内进行，保障研究参与者的利益，同时维护研究的科学有效性和可信度。

IEC 或 IRB 的成员是根据该委员会的规章制度和选拔要求进行任命或选举的。他们的主要职责是确保所有的研究计划从伦理角度进行评估和审核，以确保研究遵循伦理准则、法规要求及相关的审查流程。具体而言，他们关注研究的伦理合规性，确保参与者的权利和安全得到保护，并评估研究的科学合理性。

（5）利益 - 风险（B-R）评估委员会　利益风险评估委员会一般是一个药物研发机构内部的专业委员会，负责评估新药或新疗法的利益和风险之间的平衡。该委员会通常由多学科专家组成，包括临床医生、药剂师、流行病学家、统计学家和伦理学家。他们综合评估临床试验数据和其他相关信息，对药物的效果和安全性进行全面的评估，并提供建议和决策支持。

（6）医学安全委员会（Medical Safety Council，MSC）　MSC 一般是生物制药公司内部的有关药物安全部门领头的常设委员会。该委员会通常由跨职能负责人的管理层组成并由首席安全官（Chief Medical Officer，CMO）担任主席，其主要职责是处理升级的安全问题（尤其是对于重要新出现的安全问题或安全管理团队无法达成共识的安全问题），供专家裁决，并做出有关药品安全的风险评估和决策制定（通常 MSC 的决定是最终的）。

通过以上机制，药物研发机构能够确保在药品上市前和上市后，所有的安全问题都得到妥善管理和解决，保护患者安全，同时促进医药创新。

3.72　常规药物监测活动与附加药物监测活动的比较与实践应用

在药物的风险管理计划中，常规药物监测活动（Routine Drug Monitoring Activities）和附加药物监测活动（Additional Drug Monitoring Activities）共同构成了药物安全监测的双重保障体系，确保药物在市场上的使用尽可能安全。这两种监测策略根据药物开发和上市后的不同阶段，以及面临的安全评估需求，采取不同的侧重点和方法。

（1）常规药物监测活动　主要针对所有处于研发及市场化阶段的药物，重点是收集和评估药物使用过程中的不良反应信息，确保药物的安全性和有效性信息能够持续更新。这些活动包括但不限于临床试验中的不良事件监测、上市后的药物安全性报告收集等。

【案例】阿司匹林的常规监测活动

阿司匹林作为广泛使用的非处方药，在其上市后的常规药物监测中，通过持续收集和分析不良反应报告，监测到了阿司匹林可能引起的胃肠道出血问题。这种常规监测活动包括了从全球范围内的医疗机构和患者那里收集的药物不良事件报告，以及定期评估这些数据以识别任何潜在的安全风险。通过这种持续的安全性评估，能够及时更新阿司匹林的用药指导和警告信息，帮助医生和患者做出更为明智的用药决策，避免可能的风险。

（2）**附加药物监测活动**　则在常规监测的基础上，针对特定的安全关注或未充分解决的安全问题，采取额外的监测措施。这些活动可能包括深入的非临床研究、针对特定患者群体的长期随访研究、实时药物使用数据库的分析等。附加药物监测活动的引入，往往是基于常规药物监测中发现的潜在安全问题，或是为了填补特定安全信息的知识空白。

附加药物监测活动也被称为在常规药物监测中发现任何潜在安全问题时的响应措施。它们的实施是为了进一步明确药物的安全性特征，特别是当常规监测指出某个药物可能存在特定的安全风险，但需要更详细的信息来确认这些风险的性质、严重程度和发生的条件时。

【案例】罗莎格列汀（Rosiglitazone）的附加监测活动

罗莎格列汀是一种用于治疗 2 型糖尿病的口服药物。在其上市后的常规药物监测活动中，发现了罗莎格列汀可能与心脏病发生率增加有关的信号。为了进一步评估这一潜在安全风险，进行了一系列附加的药物监测活动，包括临床试验和队列研究。特别是，进行了一项大规模的队列研究，通过比较使用罗莎格列汀和未使用该药物的糖尿病患者的心脏病发生率，来深入了解罗莎格列汀与心脏病风险之间的关系。这项附加监测活动提供了更详细的安全性信息，帮助监管机构和医疗专业人员做出了相应的风险管理决策，包括对药品标签的更新和使用建议的调整。

通过以上两个案例可以看出，常规药物监测活动和附加药物监测活动在药物安全性评估中各扮演着不同但互补的角色，通过这种双轨制的监测策略，药物的风险管理计划能够更灵活地应对各种安全挑战。

3.73　肿瘤药物临床试验中的存活率、死亡率与全因死亡分析

在开发肿瘤药物的临床试验中，存活率、死亡率和全因死亡率是三个核心指标，它们以不同的方式反映了药物治疗的疗效和安全性。理解它们之间的区别和相互关系对于评估新药的效果至关重要。

（1）**存活率（survival rates）**

① 定义：存活率指在特定时间内存活的患者比例。

② 案例解释：例如，在某肿瘤药物的临床试验中，如果有 100 位患者，其中 90 位在一年后仍然存活，那么这个药物的一年存活率就是 90%。这表明该药物可能有效延长患者的生存时间。

（2）**死亡率（mortality rate）**

① 定义：死亡率是指在一段特定时间内，人群中死亡人数的比例。

② 案例解释：在一项研究中，如果一个城市有 10000 人，一年内有 100 人死亡，那么该城市的年死亡率为 1%。通过比较不同药物治疗的患者群体的死亡率，可以评估药物对降低

特定疾病死亡风险的效果。

（3）全因死亡率（all-cause mortality）

① 定义：全因死亡率是指在特定时间段内，由于任何原因而导致的死亡比例。这个指标不仅反映了特定疾病的致死性，也包括了所有其他可能导致死亡的因素，是评价药物整体安全性的重要指标。

② 案例解释：在某肿瘤治疗药物的研究中，考察了 100 位患者在两年内的全因死亡情况。不仅包括因肿瘤本身导致的死亡，还包括由于药物副作用、其他并发症等其他原因导致的死亡。这有助于全面评估药物的安全性，确保药物在治疗肿瘤的同时不会增加其他死亡风险。

这三个指标相辅相成，为药物的疗效和安全性提供全面的评价依据。高存活率和低死亡率通常预示着药物具有积极的治疗效果；而对全因死亡的分析有助于确定药物是否影响了其他相关的死因。同时，这些指标也有助于评估药物的整体疗效和安全性。通过综合这些指标，研究者和医生可以更准确地判断新药的价值，为患者提供最佳的治疗方案。

3.74　处理药物治疗不良反应的一般性原则

在药物治疗过程中，妥善处理不良事件是保障患者安全和提高治疗效果的关键。以下是一些基本原则和实践建议：

（1）监测与预防

① 个体化评估：在治疗开始前，综合评估患者的健康状况及可能的风险因素，包括药物效果和潜在的不良反应。

② 持续监控：在整个治疗期间，定期检查患者的身体反应，及时发现并处理任何不良反应。

（2）教育与沟通

① 信息透明：明确告知患者可能出现的不良反应，包括预期症状、识别方法和必要时联系医疗团队的流程。

② 双向沟通：鼓励患者分享自身的反馈和担忧，以便医疗团队作出相应的方案调整。

（3）个体化治疗

① 量身定制：考虑患者的年龄、性别、体重和健康状况等个体差异，制定适合其特定需求的治疗方案。

② 适度剂量：优先考虑较低剂量的起始点，根据患者的反应逐步调整，以达到最佳疗效和最小副作用的平衡。

③ 联合治疗策略：在使用多药联合治疗时，应该综合评估各药物的不良反应特点以及药物之间的相互作用，避免增加患者安全风险。

（4）发生不良反应时的处理

① 停药（Drug discontinuation）：停药指的是在出现不良药物反应（ADR）后，完全停止使用引起不良反应的药物。这是一种对于严重或不可接受的不良反应的应对措施，目的是立即消除或减轻不良反应的影响，保障患者的健康和安全。

【案例】李先生，45 岁，因高血压被开了一种新批准上市的降血压药。用药后不久，他发现自己的皮肤上出现了大面积红斑和瘙痒，同时伴有恶心和黄疸。经过医生评估后确认这些症状是由新用的降血压药引起的。为了患者的健康，医生立即决定停用这种药物，并寻找其他治疗方案。

② 去挑战（De-challenging）：去挑战是指在出现疑似不良药物反应后，采取的一种处理措施。具体来说，这个过程包括减少药物剂量或停止使用引起不良反应的药物，然后观察患者的反应是否因此得到改善。这是一种评估药物安全性和患者耐受性的方法，也是判断特定药物是否真的是引起不良反应的原因的一个步骤。

【案例】张女士，因患有抑郁症，开始服用某种抗抑郁药。一段时间后，她出现了口干和便秘的不良反应。医生决定将抗抑郁药的剂量减半，并观察症状是否有所改善。结果张女士的口干和便秘症状得到了明显缓解，同时抗抑郁疗效仍然保持。

③ 重新挑战（Re-challenging）：在停药后不良反应消失或改善的情况下，重新给予同一药物，以确认该药物是否真的是引起不良反应的原因。

【案例】王先生因哮喘被开了一种新的吸入式药物。在开始使用后不久，他出现了咳嗽和呼吸困难的症状，原本以为是药物不适引起。在停药后，这些症状消失了。为了确定是药物引起的还是巧合，医生在一段时间后，决定在严密监控下再次给予王先生同样的药物。结果王先生没有出现之前的症状，从而确认之前的反应可能与药物无关，可能是由其他因素引起的。

总之，处理药物治疗中的不良反应，需要医疗团队综合患者的具体情况和药物特性，采取个性化、灵活的策略，以确保安全有效的治疗过程。

3.75　常见不良反应的风险因素

理解与不良事件（AE）相关的风险因素对评估这些事件的因果关系至关重要。当我们清楚不良事件可能存在的风险因素时，就更容易识别出可能引发这些事件的潜在原因或促进因素。这些关键信息能帮助我们判断某个事件是与特定的药物治疗或医疗介入措施，还是潜在的疾病或其他同时服用的药物有关，抑或仅仅是一个原因不明的巧合。也就是说，并非所有不良事件都直接与某种特定的治疗或干预措施有关。因此，通过了解这些 AE 常见的风险因素，在具体分析每个 AE 案例时，我们才能够区分哪些事件可能是由特定药物治疗引起的，哪些可能仅仅是偶然发生的，从而做出更加准确的判断。这一过程对于确保患者安全和优化治疗方案至关重要。以下列举一些在临床及上市后药物安全评估常见的不良事件相关的风险因素：

（1）深静脉血栓（DVT）常见风险因素：

① 长时间不动：长时间保持相同姿势，比如长途飞行（超过三个半小时）或卧床休息，会增加 DVT 的风险。

② 手术或创伤：大型手术，特别是涉及下肢或腹部的手术，会增加血栓形成的风险。对静脉造成的创伤或损伤也可能是一个促发因素。

③ 年龄：DVT 的风险随着年龄增加而增加，尤其是 60 岁以上的人。

④ 肥胖：超重或肥胖会给静脉施加额外压力，增加血栓形成的可能性。

⑤ 怀孕和产后：怀孕期间激素变化和盆腔静脉压力增加会提高 DVT 的风险。产后期也与较高的风险相关。

⑥ 家族病史：家族有 DVT 或凝血障碍病史可能增加患病的可能性。

⑦ 以往 DVT 或肺栓塞病史：如果曾经有过 DVT 或肺栓塞的病史，再次发生的风险会增加。

⑧ 使用基于激素的药物：口服避孕药、激素替代治疗以及某些影响激素水平的癌症治疗会增加血栓形成的风险。

⑨ 特定的医疗条件：癌症、心力衰竭、炎症性疾病以及某些遗传或自身免疫性疾病可能增加 DVT 的风险。

⑩ 吸烟：吸烟会损伤血管，增加血栓的风险。

（2）药物性肝损伤（DILI）的常见风险因素

① 药物使用：某些药物，例如某些抗生素，抗真菌药，非甾体消炎药（NSAIDs），抗癫痫药和他汀类药物，在某些个体中可能引起肝毒性。

② 多药联用：同时使用多种药物可能增加肝毒性的风险，特别是当药物相互产生负面相互作用时。

③ 剂量和持续时间：使用高于推荐剂量或长时间使用药物可能增加肝毒性的风险。

④ 既往肝脏疾病：既往有肝炎 B 或肝炎 C、脂肪肝病或肝硬化等肝脏疾病的人更容易患药物性肝损伤。

⑤ 年龄和性别：老年人和女性可能因药物代谢和激素影响的差异而更容易患肝毒性。

⑥ 遗传因素：有些个体可能具有使他们更容易患药物性肝损伤的基因变异。比如药物代谢的个体差异可能影响肝脏处理药物的方式，影响肝毒性的风险。

⑦ 饮酒：酗酒或过量饮酒可能加剧特定药物的肝毒性。

⑧ 基础健康状况：某些基础疾病，例如糖尿病、自身免疫疾病或免疫系统紊乱，在服用特定药物时可能增加肝毒性的风险。

⑨ 同时使用其他物质：滥用毒品或违禁药品可能增加肝脏负担，从而增加肝毒性的风险。

⑩ 草药或其他替代疗法：一些没有经过严格临床试验的草药或替代疗法可能具有肝毒性作用，尤其是其他药物联合使用时。

（3）恶心和呕吐的常见风险因素

① 药物使用：一些药物可能会引起恶心和呕吐，如化疗药物、镇吐药、抗生素和非甾体消炎药（NSAIDs）等。

② 手术和麻醉：手术和麻醉过程中可能导致恶心和呕吐。

③ 妊娠：孕期激素水平的改变可能导致恶心和呕吐。

④ 感染和疾病：某些感染和疾病状态，如胃肠道炎症或胃流感，可能引起恶心和呕吐。

⑤ 晕动病：乘车、船只或旅行时，晕动病可能导致恶心和呕吐。

⑥ 化学物质和毒素：暴露在某些化学物质和毒素下可能引起恶心和呕吐。

⑦ 食物中毒：食物中毒可以导致恶心和呕吐。

⑧ 消化系统疾病：消化系统疾病，如胃溃疡或胃炎，可能增加恶心和呕吐的风险。

⑨ 饮酒：酗酒或过量饮酒可能导致恶心和呕吐。

⑩ 情绪和心理因素：压力、焦虑、恐惧或情绪波动可能引起恶心和呕吐。

⑪ 个体敏感性：个体对某些刺激或触发因素可能更敏感，导致恶心和呕吐。

（4）心率加快或心率减慢的常见风险因素：

① 心率加快的风险因素

a. 体育锻炼：剧烈的体育锻炼或过度运动可能导致心率加快。

b. 焦虑和压力：情绪激动、焦虑和压力可能导致心率加快。

c. 药物：某些药物，如咖啡因、阿得拉（含有兴奋剂）、甲基苯丙胺（毒品）等，可能导致心率加快。

d. 发热：高热可能引起心率加快，以促进体温调节。

e. 甲状腺问题：甲状腺功能亢进可能导致心率加快。

f. 低血压：低血压可能引起心率加快，以维持足够的心输出量。

g. 贫血：贫血可能导致心脏为了补偿降低氧气供应而加快心率。

h. 激素变化：妊娠期、更年期等激素变化可能导致心率加快。

② 心率减慢的风险因素

a. 心脏问题：心脏疾病、心律失常比如传导阻滞等可能导致心率减慢。

b. 药物：某些药物，如β受体阻滞剂、某些抗心律失常药物等，可能导致心率减慢。

c. 运动耐力：运动耐力训练可能导致心率减慢，因为心脏的每搏输出量增加。

d. 老龄化：随着年龄的增长，心率减慢可能是正常生理现象。

e. 休息和睡眠：在休息和睡眠时，心率可能自然减慢。

f. 颅内问题：如颅内压增高，可能导致心率减慢。

g. 激素变化：如甲状腺功能减退，可能导致心率减慢。

（5）条件性致病菌感染的常见风险因素

a. 免疫抑制：使用免疫抑制剂（如免疫抑制药物、抗体等）可以抑制免疫系统的功能，以减少自身免疫性疾病的症状或阻止肿瘤生长。然而，这也会减弱对病原体的抵抗能力，增加感染的风险。

b. 白细胞减少：某些抗癌药物可能导致白细胞减少，从而降低免疫系统的功能，增加感染的风险。

c. 病症本身：某些癌症和自身免疫性疾病本身可能已经影响了免疫系统的正常功能，使机体更容易感染。

d. 机体状况：机体的整体健康状况也会影响感染的风险，例如营养不良、慢性疾病等。

e. 特殊环境：医院环境和社区环境中存在许多细菌、病毒等病原体，接触这些环境也可能增加感染的机会。

f. 个体差异：不同个体的免疫系统反应可能有所不同，有些人更容易受到感染。

g. 药物相互作用：某些药物可能影响免疫系统的功能，从而增加感染的风险。

（6）贫血的常见风险因素

① 营养不良：缺乏铁、维生素 B_{12}、叶酸等营养物质可能导致贫血。

② 慢性疾病：慢性疾病，如肾脏疾病、炎症性疾病等，可能影响红细胞生成，导致贫血。

③ 肠道吸收问题：某些胃肠道问题可能影响营养物质的吸收，引发贫血。

④ 消化道出血：消化道出血可能导致急性或慢性失血性贫血。

⑤ 遗传因素：遗传性贫血病，如地中海贫血等，可能导致贫血。

⑥ 妇女生理周期：月经期间，女性可能因失血而导致贫血。

⑦ 某些药物：如抗癫痫药、抗抑郁药、抗酸药等可能引起贫血

⑧ 慢性感染：慢性感染可能影响红细胞生成，引起贫血。

⑨ 骨髓问题：骨髓疾病可能影响红细胞生成，导致贫血。

⑩ 自身免疫性疾病：自身免疫性疾病可能影响红细胞生成，引发贫血。

⑪ 肿瘤：某些恶性肿瘤可能干扰红细胞生成，导致贫血。

⑫ 出血问题：骨折、手术等出血可能导致急性失血性贫血。

⑬ 孕妇：孕妇贫血主要由铁质、叶酸或维生素 B_{12} 缺乏、慢性疾病以及孕期出血引起。

⑭ 慢性肝病：慢性肝病可能干扰红细胞生成，引发贫血。

⑮ 慢性肾脏病：慢性肾脏病可能影响红细胞生成，导致贫血。

（7）出血倾向的常见风险因素

① 抗凝血药物使用：抗凝血药物，如华法林和肝素，会延缓凝血过程，增加出血风险。

② 血小板功能障碍：血小板功能障碍可能导致凝血不足，增加出血的可能性。

③ 遗传因素：遗传性凝血障碍，如血友病等，可能导致出血倾向。

④ 贫血：贫血可能导致凝血因子不足，增加出血风险。

⑤ 肝病：肝脏对凝血因子的合成和分解起重要作用，肝病可能导致凝血功能异常。

⑥ 肾脏疾病：肾脏对血液净化和凝血因子排泄也起重要作用，肾脏疾病可能导致凝血异常。

⑦ 自身免疫性疾病：自身免疫性疾病可能影响凝血因子的正常功能。

⑧ 某些药物：如抗血小板药、非甾体抗炎药等，可能导致出血倾向。

⑨ 癌症：癌症本身及其治疗可能影响凝血系统，增加出血的风险。

⑩ 血管问题：血管脆弱或损伤可能导致出血。

⑪ 血小板减少症：血小板减少症可能导致凝血不足，增加出血的可能性。

⑫ 特定遗传疾病：某些罕见的遗传性疾病可能导致出血问题，如 von Willebrand 病。

⑬ 手术：手术后可能出现凝血异常，增加出血风险。

⑭ 维生素 K 缺乏：维生素 K 是一种重要的凝血因子合成所需物质，其缺乏可能导致出血倾向。

（8）眩晕症状的常见风险因素

① 内耳问题：内耳失衡、良性阵发性位置性眩晕等内耳问题可能导致眩晕。

② 低血压：血压过低可能导致供血不足，引发头晕或眩晕。

③ 中耳感染：中耳感染可能影响平衡器官，导致眩晕。

④ 某些药物：如抗高血压药、抗抑郁药、抗焦虑药等，可能引起眩晕。

⑤ 某些神经系统疾病：如周围神经炎、中枢神经系统问题，可能导致眩晕。

⑥ 血糖问题：低血糖或糖尿病可能影响神经系统，引起眩晕。

⑦ 心脏问题：心律失常、心力衰竭等心脏问题可能导致血液不足，引起眩晕。

⑧ 贫血：贫血可能减少氧气供应，引发眩晕。

⑨ 脱水：脱水可能影响血容量，导致眩晕。

⑩ 颈椎问题：颈椎问题可能影响血液供应和神经传递，引起眩晕。

⑪ 内分泌问题：某些内分泌失调，如甲状腺问题，可能导致眩晕。

⑫ 脑部问题：脑部疾病、肿瘤等可能影响平衡中枢，引起眩晕。

⑬ 外伤：头部外伤或颈部外伤可能导致平衡感觉受损，引发眩晕。

⑭ 荷尔蒙变化：怀孕、更年期等激素变化可能导致眩晕。

⑮ 精神压力：长期压力和焦虑可能引起心理性眩晕。

（9）低血压的常见风险因素

① 某些药物：如抗高血压药、抗抑郁药、抗焦虑药、利尿剂等，可能导致血压下降。

② 脱水：脱水会导致体液不足，从而降低血容量，导致低血压。

③ 心脏问题：心脏病、心律失常、心脏瓣膜问题等可能导致心脏泵血能力减弱，引发低血压。

④ 血容量减少：大量出血、严重脱水、过多排尿等会减少血液容量，导致低血压。

⑤ 神经性低血压：某些神经系统疾病可能干扰神经信号，导致血压下降。

⑥ 内分泌问题：某些内分泌失调，如甲状腺功能减退、肾上腺功能不足等，可能导致低血压。

⑦ 激素变化：某些情况下，如怀孕、更年期，激素水平的变化可能引起低血压。

⑧ 年龄：年老时，心脏泵血能力减弱，血管弹性下降，可能导致低血压。

⑨ 长时间卧床：长时间卧床不动，血液易积聚在下半身，引发低血压。

⑩ 营养不良：长期营养不良可能导致低血压。

⑪ 神经介质问题：某些情况下，神经介质的异常释放可能导致血管扩张，降低血压。

⑫ 草药和补充剂：某些草药和补充剂可能影响血压调节，引发低血压。

⑬ 遗传因素：遗传因素可能影响血压的调节，导致低血压。

（10）高血压的常见危险因素

① 年龄：随着年龄的增长，高血压的风险也增加。

② 家族史：如果您的家庭中有高血压的成员，您可能更容易患上高血压。

③ 肥胖：超重或肥胖通过增加胰岛素抵抗、加强交感神经系统活动、提高钠盐敏感度、影响脂肪组织激素和细胞因子分泌、损害血管功能以及影响肾脏调节能力等机制导致高血压。

④ 高盐饮食：摄入过多的盐可能导致体内液体潴留，增加血压。

⑤ 不健康的饮食：高胆固醇、高脂肪、高糖的饮食可能增加高血压风险。

⑥ 吸烟：吸烟损害血管内膜，导致动脉硬化，增加高血压的风险。

⑦ 饮酒：过量饮酒可能导致高血压。

⑧ 慢性压力和焦虑：长期的压力和情绪问题可能影响血压控制。

⑨ 睡眠不足：长期睡眠不足可能增加高血压风险。

⑩ 糖尿病：糖尿病会损害血管，增加高血压风险。

⑪ 肾脏疾病：慢性肾脏疾病可能导致高血压。

⑫ 激素变化：某些激素变化，如妊娠期和更年期，可能增加高血压风险。

⑬ 某些药物：如某些抗抑郁药、非甾体抗炎药等可能增加高血压风险。

⑭ 其他慢性疾病：一些慢性疾病，如甲状腺问题和某些心脏问题，可能导致高血压。

（11）腹泻的常见诱因和危险因素

① 感染性病原体：病毒、细菌和寄生虫等感染性微生物是引起腹泻的主要原因之一，如食物中毒或传染病。

② 食物不洁：前往发展中国家旅行时，由于饮食和水源不洁，可能增加腹泻的风险。

③ 某些药物：如抗生素、抗生素类药物和一些非甾体抗炎药，可能引起腹泻。

④ 饮食变化：骤然改变饮食习惯、摄入大量油腻食物或摄入过多咖啡因可能导致腹泻。

⑤ 食物不耐受：乳糖不耐受、麦芽糖不耐受等食物不耐受症状可能引起腹泻。

⑥ 精神压力：情绪压力和焦虑可能导致腹泻，这与肠 - 脑相互作用有关。

⑦ 免疫系统受损：免疫系统受损的人，如艾滋病患者或正在接受免疫抑制治疗的人，更

容易患上腹泻。

⑧ 肠道疾病：如克罗恩病、溃疡性结肠炎等炎症性肠道疾病可能导致腹泻。

⑨ 接触动物：接触家禽、牲畜或宠物后，未正确清洁手部可能增加腹泻风险。

⑩ 环境污染：生活在环境污染严重地区可能导致食物、水源受到污染，引起腹泻。

⑪ 消化系统手术：消化系统手术后，肠道功能受到干扰，可能出现暂时性腹泻。

⑫ 抗生素使用：长期或滥用抗生素可能扰乱肠道菌群平衡，导致腹泻。

3.76　不良事件报告率及其常见的影响因素

不良事件报告率（reported rate of adverse events）是衡量在特定时间内，接受特定治疗的患者群中出现不良事件的比例或频率。这一比例通常以百分比或每 10 万人次中发生的不良事件（AE）数量来表示。计算时，分子为发生的事件总数，分母为接受药物治疗的所有受试者的"总暴露时间"，即所有受试者接受治疗或暴露于某种条件下的时间总和（因为在长期的观察性研究或临床试验中，不同的受试者可能会在不同的时间点开始治疗，或者接受不同长度的治疗。有的人可能在整个研究期间都在接受治疗，而有的人可能只接受了短期的治疗。因此，简单地将受试者人数作为分母，并不能准确地反映出人群对于治疗的整体暴露情况）。某种药物的暴露数据通常来自内部销售数据、外部合作伙伴或卫生机构的数据库。考虑不同剂量、剂型或适应症的药物，其暴露量还需要进行相应的估算。这一指标对药物监管机构、医疗提供者和制药公司非常重要，有助于监测药物的市场安全性。

让我们通过一个假设的简化的案例来进一步说明不良事件报告率的计算。

案例背景：某药物 A 在 2023 年进行了一项涉及 10000 名患者的大规模治疗研究，这些患者在整个 2023 年中接受了药物 A 的治疗。

不良事件记录：在这 10000 名患者中，共有 100 名患者报告了与药物 A 相关的不良事件。

下面计算不良事件报告率。

（1）分子（发生的事件总数）　100（即报告不良事件的患者数）

（2）分母（总暴露时间）　由于所有患者都在 2023 年接受了治疗，假设每位患者的治疗时间都是 1 年，因此分母为 10000。

根据这些数据，我们可以计算出药物 A 的不良事件报告率：不良事件报告率 = 100÷10000=0.01

这意味着，药物 A 的不良事件报告率为 1%，或者换算成每 10 万人次中有 1000 次不良事件发生。

在现实情况中，计算不良事件报告率可能会更加复杂，涉及到对不同剂量、不同剂型、不同适应症、不同治疗时长或不同患者群体的详细分析。

然而，实际上不良事件的报告率通常低于实际发生率，这可能由多种因素导致：

（1）认知因素

① 知识与意识不足：医护人员对何时、如何及向谁报告不良事件的了解不够。

② 识别问题：未能将某些健康问题识别为药物不良反应。

（2）报告系统的问题

① 使用不便：系统复杂难用或难以访问，影响报告意愿。

② 缺乏反馈和激励：报告后缺少反馈或激励措施，降低报告动力。

（3）文化与心理障碍

① 担忧负面影响：担心职业报复、法律诉讼或破坏人际关系。

② 责任归属问题：认为不良事件是已知副作用或不可避免时，可能不会报告。

（4）经济与时间压力：

① 时间紧张：医护人员因忙碌而缺少报告时间。

② 资源限制：由于人力、财力限制，医疗机构或个人不愿投入资源进行报告。

（5）政策与法规缺失

① 缺乏明确指导：没有清晰的法律要求或指导原则，导致报告标准不一。

② 数据保护担忧：个人信息保护问题影响报告意愿。

（6）**教育与培训不足**　医护人员在教育和培训中缺乏关于药物安全性和不良事件报告的知识。

（7）**药物属性影响**

① 新药物警觉性：新上市药物可能因警觉性高而报告率增加。

② 严重性与可见性：严重或明显的不良事件更可能被报告。

据估计，美国药监局（FDA）接收到的报告仅占实际不良事件的 1% ～ 10%[9]。报告延迟或漏报是常见问题。与之相反的事例是，在一些发展中国家，由于缺乏暴露数据（分母），无法准确计算不良事件报告率或导致估计偏差。如，笔者个人经验显示，在新冠病毒（COVID-19）大流行期间，许多接收世界卫生组织（WHO）分发或政府捐赠疫苗的发展中国家，仅仅报告了不良事件，但未提供暴露数据，导致 COVID-19 疫苗的不良事件报告率被高估。

提高不良事件报告的质量和数量，需要提升患者和医护人员的意识、简化报告程序、强化系统的可用性及易用性，并建立鼓励报告的文化。

3.77　疑似意外严重不良反应（SUSAR）

疑似意外严重不良反应（Suspected Unexpected Serious Adverse Reaction，SUSAR）指的是在药物临床试验或药品上市后监测过程中发现的，即没有在药品说明书中预期到的，也是严重的不良反应。在临床试验和药物监管领域，SUSAR 的识别、评估和报告是确保患者安全和合规性的关键环节。以下是 SUSAR 的定义和评估过程：

（1）SUSAR 的定义

① 疑似的（Suspected）：有合理的可能性认为该不良事件与药物有关，即使没有确切证据。

② 意外的（Unexpected）：该不良反应的性质、严重性或发生率不符合产品说明书（包括参考安全信息，RSI）中的信息。

③ 严重的（Serious）：不良反应满足以下任一条件——导致死亡、危及生命、需要住院治疗或延长住院时间、导致持续或显著残疾 / 功能障碍、导致先天异常 / 出生缺陷，或被视为医学上重要的事件。

（2）SUSAR 的评估　评估 SUSAR 通常包括以下几个步骤。

① 初步评估：当临床试验中出现一个严重不良事件时，首先要确定这个事件是否与试验药物有可能的关联。

② 意外性判断：比较事件与药物说明书（RSI）中已知信息的一致性，以判断该事件是

否为"意外"。

③ 严重性确认：确认不良事件是否满足上述"严重"的定义。

④ 因果关系评估：评估不良事件与药物之间的因果关系，尽管 SUSAR 的定义中已假定存在某种关联性，但这一步骤依然需要专业的医学判断。

（3）SUSAR 的报告

① 时间要求：对于死亡或危及生命的 SUSAR，通常需在知晓后 24h 内进行初步报告，后续详细信息需在 15d 内补充报告。对于其他 SUSAR，报告时间可能根据具体规定而有所不同。

② 报告对象：SUSAR 报告需提交给监管机构、试验赞助商、伦理委员会 / 研究伦理委员会，以及有时需要通知参与临床试验的其他研究中心。

③ 持续监控和评估：SUSAR 的报告不是一次性事件。随着新信息的出现，可能需要对 SUSAR 进行重新评估，并据此更新药物的安全性信息和临床试验的参考资料。

SUSAR 的识别和管理是药物安全性监管的核心部分，对于保护公众健康、指导安全有效使用药物以及支持监管决策具有重要意义。

3.78　关于非处方产品（OTC）的安全报告与评估

非处方药物（Over-the-Counter，OTC）指无需医生处方便可购买的药品。这类药物通常用于治疗常见病症，被广泛认为安全有效。然而，即便是 OTC 药物，其安全性评估和不良反应报告也不容忽视，这对于保障公众健康至关重要。考虑到 OTC 药物直接面向消费者，其安全性监管需特别注意市场环境与消费者使用习惯的影响。

（1）非处方药的安全报告与评估管理指导原则

① ICH（国际人用药品注册技术要求协调委员会）：尽管 ICH 发布的药物安全性指南（如 ICH E2E）主要针对处方药，但其原则同样适用于 OTC 药物的安全报告与评估。

② FDA（美国食品药品监督管理局）：FDA 设有专门针对非处方药的审查和监管流程，主要基于"OTC 药物审查"制度。FDA 根据药物的种类和作用等特点，提供了细化的管理指南，并通过 MedWatch 系统接收所有药物的不良反应报告，要求制药公司报告严重不良反应和用药错误。

③ EMA（欧洲药品管理局）：EMA 对处方药与非处方药采用类似的安全性与有效性评估流程。所有不良反应报告均需通过 EudraVigilance 系统提交，且制药公司需持续监测其 OTC 产品安全性，定期向 EMA 提交周期性安全更新报告（PSURs）。

（2）药物公司对非处方药的安全报告与评估

① 收集不良反应报告：虽然 OTC 药物上市前已评估安全性，但市场上仍需持续监测不良反应。

② 建立有效监测系统：制药公司需建立系统，有效收集和报告 OTC 产品不良反应信息。

③ 定期评估安全性：依据不良反应数据，定期进行安全性评估，确保产品市场安全性。

综上，非处方药虽然便于公众获取和使用，但其安全性管理不应被轻视。制药公司需积极履行安全报告责任，确保 OTC 产品在市场上的安全使用。

3.79　研究者手册（IB）简介

研究者手册（Investigator's Brochure，IB）是一份关键文件，汇集了有关药物、补充剂、医疗设备等调查产品的重要临床前和临床数据。这份文件旨在为进行人类试验的研究者提供必要的信息，帮助他们了解药物的性质、安全性和有效性，确保临床试验顺利进行。IB重点概述了药物开发过程中至今收集到的数据，是研究过程中的一个活文档，会根据新的研究结果不断更新。

（1）IB的核心目的

① 为研究者提供全面的药物信息，包括但不限于剂量、给药频率、给药方法及安全监测程序等。

② 帮助研究者理解药物研究的关键要素，确保研究的合理性和遵守规范。

③ 信息的呈现要求简明、客观、非推广性（non-promotional），以便研究者进行独立的风险 - 效益评估。

特别情况下，如药物已广泛认知，可能不需详尽的IB，但仍须确保提供足够、更新的药物信息给研究者。IB应至少年审一次，如有重大新信息，需及时更新并通知相关方，如伦理委员会。

IB包含的"数据摘要和研究者指南"旨在明确介绍药物可能的风险、不良反应及需特别注意的测试和预防措施。这基于药物的综合信息，包括物理、化学、药理学、毒理学和临床信息。

赞助商负责保持IB信息的最新性。根据ICH E6临床实践指南要求，拥有最新版的IB是进行临床研究的前提。IB不仅对研究者重要，在审批临床研究、药品上市申请等方面也具有关键作用。

研究者手册是药物临床研究不可或缺的指导文件，确保了临床试验的安全和科学性，对保障受试者安全和支持良好临床实践（GCP）具有重要意义。

（2）IB的主要内容　研究者手册（IB）是药物研究中的核心文档，按照国际医药品注册技术要求协调会（ICH）E6指南第7节的规定，提供了详细的调查药物信息。以下是IB的主要结构和内容概览，旨在为研究者提供关键的药物信息，以指导临床试验的安全与有效进行。

① 摘要：提供对IB各部分内容的综述，包括药物的物理、化学、药理、毒理学、药代动力学、代谢及临床信息的总体概况。

② 引言：介绍调查药物的背景信息，包括通用名、商标名、活性成分、药理分类及其在该分类中的地位，特别强调其潜在优势。此外，概述研究动机、预期的适应症和研究方法。

③ 物理、化学和制药特性及制剂：简述药物的基本特性和配方，为研究者提供足够的信息以评估潜在风险，包括存储、处理要求及使用前的准备步骤。

④ 非临床研究：提供非临床研究的全面摘要，包括药理学、药代动力学和毒理学研究，为首次人体应用前的风险评估提供依据。

⑤ 人体效应：总结迄今为止所有临床研究的结果，包括药代动力学、代谢、药效学、剂量反应、安全性、功效等方面的数据，旨在提供一套完整的临床研究概况。

⑥ 数据摘要和研究者指南：综合解释非临床和临床数据，提供对未来研究方向的指导。该部分旨在总结关键发现，为受试者管理提供实用信息，并依据药物分类中的已发表知识给出建议。

（3）IB的启动时机　研究者手册（IB）是进行人体临床研究前的必备文件，它提供了药物的全面信息，帮助确保研究的安全性和有效性。IB不仅是首次人类临床试验的基础，而且在药物开发的多个监管环节中扮演着关键角色：

① 在美国，提交新药研究申请（IND）时需要提供 IB。

② 在欧盟，IB 是提交药品研究档案和儿科调查计划的必要文件。

③ 此外，IB 还是准备监管沟通（如简报材料）和申请市场营销许可（营销授权）所需文档的基础。

IB 在药物研究与开发的早期阶段就发挥着重要作用，是满足监管要求和支持药物批准流程的关键文档。

3.80　研究者手册中的参考安全信息（RSI）

参考安全信息（Reference Safety Information，RSI）在临床试验中扮演着至关重要的角色。它提供了药物已知安全信息的标准参考，包括副作用、警告、禁忌症以及药物相互作用等。这些信息主要来源于药品说明书、之前的临床试验结果和药物安全更新报告。

（1）RSI 的三大主要用途

① 安全性监测：作为判断新出现或加重的不良事件与已知安全信息关系的基础。

② 不良事件报告：依据国际和地区法规，未列在 RSI 中的严重不良事件包括 SUSAR 需向监管机构报告。RSI 提供评估这些事件的标准。

③ 信息更新：随着更多安全信息的获取，RSI 需定期更新，确保临床试验使用的安全信息反映最新数据。

（2）RSI 的关键组成部分

① 已知副作用：列出药物的已知副作用及其频率和严重程度。

② 特殊警告与预防措施：使用药物时需注意的特殊情况。

③ 禁忌症：标明哪些情况下不应使用药物。

④ 药物相互作用：提供药物与其他物质相互作用的信息。

（3）RSI 在临床试验中的应用

① 参与者筛选：基于 RSI 中的信息决定哪些患者适合参与试验。

② 不良事件管理：帮助研究人员判断不良事件是否预期内，并指导如何管理这些事件。

③ 监管合规：确保临床试验遵守与药物安全性相关的监管要求。

RSI 应根据医药监管活动医学字典（MedDRA）首选术语进行分类，用于评估临床试验中所有"疑似"严重不良反应的预期性。重要的是，随着新的安全信息的出现，RSI 需要及时更新，以确保其内容的准确性和及时性。

3.81　如何决定哪些药物不良反应列入研究者手册（IB）中的参考安全信息（RSI）表

研究者手册（IB）中的参考安全信息（RSI）表对于评估和报告临床试验中的药物不良反应（ADRs）至关重要。列入 RSI 表的 ADR 选择标准根据药品的具体情况和安全档案而定，以下是一些关键考虑因素：

（1）严重性　通常将危及生命、需住院治疗或可能导致长期残疾或死亡的严重 ADR 包含在 RSI 表中。

（2）发生频率　高发生率的 ADR 一般会被列入 RSI 表。极少发生但具有严重后果的

ADR 也应考虑列入。

（3）可预测性 如果根据药物的药理特性或基于类似产品的经验能够预测到某些 ADR，这些 ADR 通常会被包含在 RSI 表中。

（4）相关性 与药物预期用途紧密相关或对药物利益 - 风险评估有重大影响的 ADR 应当列入 RSI 表。

（5）因果关系 有理由怀疑或已确认与药品使用相关的 ADR 应包含在 RSI 表中。

（6）监管要求 基于药品安全性评估，监管机构可能要求将特定 ADR 纳入 RSI 表。

决策过程应基于对包括临床试验数据、上市后监测数据和其他安全信息来源的全面分析。此过程应当与医学和监管专家协作完成，并遵循 GCP 和 GVP 原则以及相关伦理规范。

3.82 研究者手册中不需列入参考安全信息（RSI）表的安全信息

在研究者手册（IB）的参考安全信息（RSI）部分，某些安全信息是不必包含的，但这些信息应在 IB 的其他安全相关部分进行详细说明，如"对人体的影响"中的安全小节或"研究者的数据和指南摘要"。以下是不需要包含在 RSI 中的安全信息类型：

（1）非严重的药物不良反应（ADR） 这些反应虽不严重，但仍应在 IB 的其他部分说明。

【案例】一项关于新型抗高血压药物的临床试验中发现，一部分受试者经历了轻微的头痛和疲劳。虽然这些反应对受试者的日常生活影响不大，因此被归类为非严重 ADR，但这些信息会在 IB 的"对人体的影响"部分详细说明，以供研究人员参考。

（2）被认为是意外的致命"疑似"SAR（serious adverse reaction） 这类事件应作为疑似意外严重不良反应（SUSAR）报告，除非它们已被包含在欧盟药品说明书（EU SmPC）第 4.8 节中。

【案例】在另一项研究中，有一例因使用调查药物后出现的意外死亡案例。由于这种情况未在药品说明书中列出，它应作为 SUSAR 进行报告。然而，如果此类事件之后被纳入了 EU SmPC 的第 4.8 节，那么在后续的 IB 版本中就不再将其列为需特别注意的 SAR。

（3）被认为有生命威胁的"疑似"SAR 若这些事件不被认为是研究药品（investigational medicinal product，IMP）的"预期"SAR，则需要作为 SUSAR 报告。

【案例】假设一位受试者在接受调查药物后，出现了严重的呼吸困难，这是一种潜在的生命威胁情况。若此情况未被预期为调查药物的已知或预期效应，则需要作为 SUSAR 报告，但不必列入 RSI。

（4）仅发生一次且可能与 IMP 有因果关系的 SAR 除非医学判断表明与 IMP 之间有很大的因果关系可能性。

【案例】在临床试验中，出现了一例罕见的肝功能异常事件，这在之前的研究中从未被报告过。这种单一事件，如果经过医学评估认为与 IMP 有很大的因果关系可能性，则应在 IB 的安全数据分析中详细讨论，而不是简单地列入 RSI。

（5）死亡或严重不良事件（SAE） 在具有高死亡率或发病率的试验中被视为与疾病本身相关的事件且无需系统性揭盲的情况下考虑，但如果 IMP 似乎增加了疾病相关事件的风险，则需要仔细评估。

【案例】在一项针对某种晚期癌症的调查药物试验中，发生了多起与基础疾病进展相关的死亡事件。这些事件虽然严重，但被认为是与疾病本身而非 IMP 相关。只有当有证据表明 IMP 增加了这种风险时，这些事件才需要特别评估并报告。

（6）治疗类别中类似产品的预期 SAR　即使在使用 IMP 的受试者中未发生，也不需包含在 RSI 中。

【案例】如果在使用某一类抗抑郁药的受试者中，预期可能出现某些 SAR（如心律异常），但在当前研究药品的临床试验中并未观察到，这类信息就不需列入 RSI，但应在 IB 中其他部分提及。

每个严重不良事件（SAE）都需进行因果关系评估，若研究者认为与 IMP 相关且事件严重，则必须报告为 SUSAR。虽然这些信息不包含在 RSI 表中，但在 IB 的其他部分对这些安全信息进行详细阐述是必要的，以确保研究的全面性和受试者的安全。

3.83　主动药物警戒监测

根据国际医药品注册技术要求协调会（ICH E2E）和世界卫生组织（WHO）的定义，主动药物警戒监测（Active PV Surveillance）是指通过一个连续、预先规划的过程主动收集和分析不良事件数据，以全面识别不良事件的发生情况。这意味着不仅仅是对自发报告系统中的数据进行被动接收和分析，而且是积极地从各种医疗保健数据系统中搜集数以百万计的信息，目的是确认已知的安全信号或发现新的潜在安全问题。

美国食品药品监督管理局（FDA）进一步强调，主动监测涉及主动获取并快速分析大型医疗保健数据系统中的信息，这不仅可以验证已通过被动监测发现的安全信号，还能检测到可能未被自发报告系统报告的其他安全信号。

主动药物警戒监测与被动监测的区别在于其积极性。主动监测要求主动搜集数据，例如通过哨点系统、药物事件监测程序和注册计划，而不是仅仅依赖于医疗保健提供者或患者的自发报告。

【应用示例】一家制药公司可能开发一个在线平台，鼓励医疗保健专业人员和患者主动上报使用其药品时遇到的不良事件。这包括症状描述、使用的药物剂量、治疗持续时间等详细信息。公司随后分析这些数据，以便及早识别任何潜在的药品安全问题，并决定是否需要采取进一步的研究或风险管理措施。

总之，主动药物警戒监测是药物安全监测中的一种系统性方法，通过主动收集和分析数据，为更早地发现和处理潜在的药品安全问题提供了可能。与传统的被动监测方法相比，它提供了更为主动和全面的安全信号检测方式。

3.84　医学安全官员（MSO）角色概述

医学安全官员（Medical Safety Officer，MSO）和全球安全医师（Global Safety Physician，GSP）在药品安全监管（Pharmacovigilance，PV）及患者安全领域扮演关键角色。他们的主要任务是确保药品在临床试验及上市后阶段的安全性，保护患者福祉。以下是 MSO 或 GSP 主要职责的概要：

（1）安全监测与风险评估

① 负责监控临床试验、文献报告、健康当局反馈及市场后监测数据中的药品安全信息。

② 定期对药品进行风险与利益的综合评估，识别新的安全信号或趋势。

③ 制定及更新药品的风险管理计划（Risk Management Plan，RMP），含风险减缓策略。

（2）不良事件报告

① 确保不良事件的收集、评估和跟踪流程符合国际及国内的法规要求。

② 对疑似不良反应进行医学评估，判断其严重性、预期性及与药品的因果关系。

③ 保证重要安全问题和不良事件及时报告给监管机构。

（3）监管合规与沟通

① 确保药品安全活动遵守 WHO、FDA、EMA 等国际药品监管机构的标准。

② 有效地与监管机构就药品安全问题进行沟通，包括提交定期安全更新报告（PSUR）和开发安全更新报告（DSUR）。

③ 与内部团队及外部利益相关者就药品安全信息进行交流。

（4）教育与培训

① 对公司内部员工进行药品安全性和药品警戒的培训，增强安全意识和不良事件报告能力。

② 向医疗专业人员和患者提供药品安全性相关的教育和信息。

（5）跨部门合作

① 与研发、医学事务、市场准入和法规事务等部门紧密合作，确保药品安全性评估覆盖药品生命周期的各个阶段。

② 参与跨功能团队，为药品安全性相关的决策提供专业意见和支持。

（6）安全策略与决策

① 参与制定和执行公司的药品安全性策略和程序。

② 在药品生命周期中提供关于安全问题的专业建议，支持决策过程。

（7）任职要求　包括医学学位、药品安全相关经验、熟悉药品监管要求、优秀的沟通和领导能力等。

MSO 或 GSP 的角色需要具备深厚的医学知识、临床经验以及对药物警戒法规的熟悉。此外，良好的沟通技巧、判断力和决策能力也是完成这一职位所必需的。通过他们的工作，可以确保药物的使用尽可能安全，最大限度地减少对患者的风险。

3.85　药物警戒中医学撰稿人的作用

在药物警戒（PV）活动中，医学撰稿人（Medical Writer）扮演着关键的角色，特别是在相关安全文件的准备和撰写方面。药物警戒活动旨在评估和监测药品上市后的安全性，确保公众使用药物的安全。医学撰稿人在这一过程中的职责包括但不限于以下几个方面：

（1）安全报告撰写　医学撰稿人负责撰写各种药物安全报告，这些报告可能包括但不限于以下方面。

① 个案安全报告（ICSRs）：涉及单个患者药物不良事件的详细报告。

② 定期更新安全报告（PSUR）：定期评估药物的安全性概况，包括所有新的或更新的安全信息。

③ 开发安全更新报告（DSUR）：针对临床试验中的药物，提供年度安全更新。

④ 风险管理计划（RMP）：描述药物的已知或潜在风险，以及如何监测、减轻和防止这些风险。

（2）数据分析和解释　医学撰稿人需要理解和分析安全数据，将复杂的数据转化为易于理解的信息。这包括对不良事件数据进行统计分析、趋势分析以及对数据的综合评估，以确保报告中准确地反映了药物的安全性概况。

（3）**确保合规性** 在撰写安全报告时，医学撰稿人必须确保所有文档符合国际指南和法规要求，如 ICH 指南、当地和区域法规等。这包括确保报告的时效性、完整性和准确性。

（4）**沟通与合作** 医学撰稿人在撰写过程中需要与临床研究、药物安全、法规事务和其他相关部门紧密合作，以确保报告内容的准确性和完整性。他们可能还需要参与跨部门会议，讨论安全问题和撰写报告的策略。

（5）**文档管理和更新** 随着新安全信息的不断出现，医学撰稿人需要定期更新安全文档，确保文档反映最新的安全信息和风险评估。

通过上述活动，医学撰稿人在药物警戒活动中起着桥梁的作用，确保药物的安全信息被准确记录、评估和传达，从而帮助保护公众健康并支持科学的决策过程。

参考文献

[1] Harrison R K. Phase Ⅱ and phase Ⅲ failures：2013-2015[J]. Nat Rev Drug Discov, 2016, 15：817-818.

[2] Dowden H，et al. Trends in clinical success rates and therapeutic focus[J]. Nat Rev Drug Discov, 2019, 18：495-496.

[3] Sun D X，et al. Why 90% of clinical drug development fails and how to improve it? [J]Acta Pharmaceutica Sinica B, 2022，12：3049-3062.

[4] Grady C. Payment of Clinical Research Subjects[J]. J Clin Invest, 2005, 115：1681－1687.

[5] 张凤琴，孙涛，王海学，等 . 新药人体首次剂量设计的技术考虑中国新药杂志 [J]. 2020, 29（13）：1456-1463.

[6] Yao B，et al. Safety Monitoring in Clinical Trials[J]. Pharmaceutics. 2013, 5（1）：94－106.

[7] Mueller M，et al. Current Challenges in Labelling for Generic Medicinal Products：Company Core Data Sheet（CCDS）Development and Maintenance[J]. Pharmaceut Med，2020，34（6）：381－386.

[8] Black S B，et al. The critical role of background rates of possible adverse events in the assessment of COVID-19 vaccine safety [J]. Vaccine, 2021, 39（19）：2712－2718.

[9] US FDA，CDER World，World of Drug Safety Module：AERS has just as many limitations [DB]. https://www. accessdata. fda. gov/scripts/cderworld/index. cfm? action=drugsafety：main&unit=1&lesson=1&topic=8&page=4#：~：text=Estimates%20suggest%20that%20FDA%20receives，Duplicate%20reporting.

第 4 章
生物制品的临床药物安全和药物警戒

4.1　生物制品或生物药物：概述与监管

生物制品或生物药物，根据世界卫生组织（WHO）的定义，是一类源自生物材料的药品，涵盖了蛋白质、多肽、疫苗、病毒、基因治疗产品、细胞治疗产品等。这些产品通常通过生物技术、生物工程、基因工程、蛋白质工程及细胞工程等高科技手段制造，目的在于预防、治疗或诊断各类疾病。由于其生产过程的复杂性及其生物学性质的复杂度，生物药物的开发和生产难度远超传统小分子药物。

（1）生物药物的类型

① 蛋白质疗法：包括单克隆抗体、融合蛋白、酶等，用于直接作用于疾病的特定靶点。

② 疫苗：用于预防各种传染性疾病和治疗某些非传染性疾病。

③ 细胞疗法和基因疗法：包括利用经过修改或未修改的细胞来治疗疾病，以及通过转移特定基因来治疗疾病的策略。

④ 血液制品：包括血浆蛋白质及其衍生物，如凝血因子等。

⑤ 生物相似药（biosimilars）：基于已批准的生物制品（参考药物）开发的类似药物，其没有临床上的显著差异。

（2）生物药物的特点

① 复杂性：生物药物通常为大分子，具有复杂的结构和生产过程。

② 生产过程：需要通过活细胞的培养来生产，这使得其生产过程难以完全标准化，每个批次之间可能存在微小差异。

③ 敏感性：对存储条件和运输方式敏感，需要严格控制环境条件以保持其稳定性和活性。

④ 成本：研发和生产成本高，导致市场上的价格相对较高。

（3）监管机构与标准

① 中国国家药品监督管理局（CDE）：负责生物制品的注册、临床试验及质量控制与监管。要求提交研发数据、生产过程和质量控制信息（包括生产工艺、检验方法和标准等）。此外，CDE 还对生物制品的临床试验进行审查和批准，确保其符合道德和科学要求。

② 美国食品药品监督管理局（FDA）：通过其生物制品评估和研究中心（Center for Biologics Evaluation and Research，CBER）监管生物制品，要求提供充分的非临床和临床数据以支持药物注册。

（4）生物制品与药物安全性　生物制剂具有很强的靶点特异性，因此其副作用大多与其扩大的药理作用有关。与之相反，小分子药物更容易引起有害的非靶向作用（off-target effects）。制造和质量控制直接关联到生物制品的安全性和有效性，这对于保障患者安全至关重要。

4.2　药物研发与安全评价中的生物制品与小分子药物比较

（1）生物制品和小分子药物在药物研发包括安全评价上的差异　生物制品与小分子药物在药物安全评价特征方面存在显著差异，这些差异主要体现在它们的性质、生产方式、免疫原性、靶向特异性、给药方式、稳定性、药物开发过程、安全评价以及监管途径等方面。表 4-1 是生物制品与小分子药物的主要区别：

表 4-1　生物制品与小分子药物的主要区别

比较项目	生物制品	小分子药物
性质	大型、复杂的分子，通常是蛋白质或核酸	小的、化学合成的分子
生产	在活细胞中生产（细菌、酵母、哺乳动物细胞）	在实验室中化学合成
免疫原性	由于其大尺寸和复杂性，具有较高的潜在性，可能诱导免疫反应	潜在性较低，不太可能被免疫系统识别
靶向特异性	高度特异性靶向分子，通常具有较少的非目标效应	可能具有更广泛的靶向特异性，潜在导致更多的非目标效应
给药方式	通常通过注射或输液给药	通常通过口服给药，但也可以通过其他途径给药
稳定性	对环境条件敏感，需要特殊存储和处理	在各种条件下一般稳定，更易于存储和处理
药物开发过程	更复杂和耗时，部分原因是制造过程和生物变异的复杂性	相对较快和较不复杂，因为化学合成过程已经很成熟
安全评价	关注免疫原性、生物活性和可能引起的免疫相关不良事件	关注药动学、药效学和毒性
监管途径	遵循生物制品的特定指南，强调制造过程和纯度	遵循标准药品审批流程，强调化学组成和安全性

此外，小分子药物的制造和质量控制相对较为稳定和可预测。由于它们是由化学合成的，因此可以更容易地控制其质量和稳定性。而生物制品的制造和质量控制更为复杂，因为它们是由生物过程合成的，并且受到生物表达系统的影响。生物制品的质量控制也更加复杂，需要考虑蛋白质的三维结构、糖基化模式和其他特征，需要更多测试和分析，以确保其安全性和有效性。

另一个关键区别是在临床试验阶段。小分子药物的试验设计通常相对简单，而生物制品的试验设计则更为复杂。小分子药物的临床试验通常采用较小的受试人群和相对短期的观察期。相反，生物制品的临床试验需要更多的受试者和较长的观察期，以评估其复杂的药效和安全性。

而且小分子药物通常可以通过口服或注射等传统给药途径进行使用。然而，生物制品因为它们是由大分子构成的，无法通过消化系统有效吸收，通常需要通过注射或静脉滴注等非口服途径进行给药，将导致更多的与注射或静脉滴注相关的副作用比如注射局部皮疹或感染等。

生物制品和小分子药物在目标和非目标效应上存在差异，这对它们的副作用产生影响。生物制品通常以蛋白质为基础，具有高度的特异性和亲和性。由于生物制品的高度特异性，其非目标效应或脱靶效应（off-target effect）引起的副作用比小分子药物少。然而，生物制品也可能出现非目标效应。尽管它们具有高度特异性，但在与机体其他组织或分子相互作用时，仍可能引发非预期的副作用。例如，某些生物制品可能与其他蛋白质结合，干扰正常的生物过程，从而导致不良反应。这种非目标效应的发生可能会增加药物的安全性风险，因此在生物制品的研发和临床应用中需要进行全面的评估和监测。

相比之下，小分子药物通常是由较小的化学分子构成，作用于多个靶标或分子。一方面，它们通过与目标分子的结合来发挥其预期的治疗作用，另一方面，由于小分子药物的多靶向性，它们的目标效应可能更为广泛和复杂，可以同时干预多个信号通路或生物过程。例如，一种小分子抗癌药物可能通过抑制多个肿瘤细胞的增殖和转移来发挥作用，但同时也可能对正常细胞产生一定的影响。此外，某些小分子药物的多靶向性还可能与多个酶相互作用，可能对肝脏、肾脏或中枢神经系统产生不良影响。

（2）生物制品与小分子药物在安全评价上的共性　生物制品和小分子药物都需要通过体外（试管内）和体内（活体内）的预实验来评估其安全性和活性。这包括毒性测试、药理学研究和药动学研究。

两种类型的药物都需经历临床试验阶段，以评估其在人体中的安全性和有效性。这包括初步的人体安全性评估（Ⅰ期试验）、剂量响应关系和副作用评估（Ⅱ期试验），以及广泛的疗效和安全性评估（Ⅲ期试验）。

在药物可以进入市场之前，无论是生物制品还是小分子药物，都必须获得相应国家或地区药品监管机构的审批。这需要提交详细的研发数据、临床试验结果和安全评估报告。

上市后，生物制品和小分子药物均需进行持续的药物监测（药物警戒），以监测和评估长期使用中可能出现的不良反应或其他安全问题。

两者都需要进行药效学（药物作用机制）和药动学（药物在体内的行为）评估，以确定最佳剂量、给药频率和可能的药物相互作用。

两种药物都需要系统地收集和分析副作用和不良反应数据，以评估药物安全性风险，并在必要时采取措施。无论是生物制品还是小分子药物，药物研发和上市后监管都需要制定风险管理计划，以识别、评估、缓解和监测药物使用中的潜在风险。

两种药物的研发和审批过程都需遵循国际通用的药物研发和安全评估指南，如国际医药品规制协调会（ICH）指南，以及各国药品监管机构的具体要求。

4.3　生物药物开发中的国际指导原则：ICH 指南概览

国际人用药品注册技术要求协调委员会（ICH）制定了与生物药物开发相关的多个指南。这些指南为生物药物的质量、安全性和疗效提供了指导。

（1）主要 ICH 指南及其应用

① ICH Q5A（R1）：病毒安全评价　针对源自人类或动物细胞系的生物技术产品，提供病毒安全评价的框架。

② ICH Q5B：质量分析指南　涵盖生产重组 DNA 衍生蛋白质产品的细胞中表达构建的分析方法。

③ ICH Q5C：稳定性测试　提供生物技术 / 生物制品稳定性测试的标准和流程。

④ ICH Q5D：细胞底物衍生与表征　指导如何衍生和表征用于生产生物技术 / 生物制品的细胞底物。

⑤ ICH Q6B：产品规范　规定了生物技术 / 生物制品的测试程序和验收标准的制定指导。

⑥ ICH S6（R1）：临床前安全性评价　指导对生物技术药物进行的临床前安全性评价，确保药物的安全应用。

⑦ ICH S7A：安全药理学研究　规定了进行安全药理学研究的标准，适用于所有人类药物，包括生物药物。

⑧ ICH S9：抗癌药物非临床评价。

⑨ 提供抗癌药物（包括生物药物）非临床评价的指导，强调了药物研发的特殊要求。

（2）重要性与影响　这些指南为生物药物的研发提供了全面的框架，旨在确保生物药物在全球范围内的一致性和质量控制。遵循 ICH 指南不仅有助于生物药物的成功开发和上市，还确保了患者接受的治疗既安全又有效。监管机构，如美国食品和药物管理局（FDA）和欧洲药品管理局（EMA），根据这些指南评估生物药物的注册申请，确保它们满足最高的全球标准。

4.4　生物制品的安全评价性的特殊考虑

生物制品的安全评价需要考虑一些特殊的因素，这些因素反映了生物制品相比于小分子药物在结构复杂性、生产过程和作用机制上的差异。以下是进行生物制品安全性评价时的一些特殊考虑因素：

（1）免疫原性　生物制品由于其大分子特性和复杂的三维结构，可能被机体识别为外来物质而引发免疫反应。这种免疫反应可能导致药物效果减弱、过敏反应或自身免疫疾病。因此，评估生物制品的免疫原性是安全性评价中的重要组成部分。

（2）生物活性和剂量响应关系　生物制品的活性可能受到多种因素的影响，包括生产过程中的微小变化、存储条件以及给药途径等。这些因素都可能影响生物制品的剂量响应关系和疗效，因此需要进行详细的评估。

（3）交叉反应性　生物制品可能与机体内的其他蛋白质或分子发生交叉反应，导致非预期的生物学效应或不良反应。评估生物制品的交叉反应性对于预测和避免潜在的安全风险至关重要。

（4）蛋白质折叠和聚合　不正确的蛋白质折叠和聚合可能影响生物制品的安全性和效力。这些变化可能在生产过程中或储存过程中发生，需要通过特定的分析方法进行检测和控制。

（5）糖基化变异　许多生物制品，如抗体，通过糖基化修饰来增强其稳定性和生物活性。糖基化模式的微小变化可能影响药物的安全性和效力，因此需要进行严格的质量控制和评估。

（6）污染物和杂质　生物制品的生产过程可能引入微生物污染、细胞培养介质的残留物、宿主细胞蛋白质等杂质。评估和控制这些潜在的污染物和杂质对于确保生物制品的安全性至关重要。

（7）长期安全性监测　由于生物制品的复杂性和免疫原性等特性，可能需要更长时间的临床跟踪和监测，以充分评估其比小分子药物相对更长期的安全性。

（8）制造过程和变更控制　生物制品的生产过程对其安全性和有效性有重要影响。任何生产过程中的变化都需要经过严格的评估，以确保不会对产品的质量造成负面影响。

（9）特定途径的给药安全性　由于生物制品通常通过注射给药，需要特别注意注射部位的反应、传染性疾病传播的风险以及不同给药方式（如皮下、肌内、静脉给药）对药物安全性的影响。

（10）个体差异　个体基因差异、免疫状态和并发疾病可能影响对生物制品的反应。安全评价过程中需要考虑这些个体差异，以确保所有患者群体的安全性。

（11）免疫抑制　某些生物制品可能具有免疫抑制作用，抑制患者的免疫系统功能。因此，在使用这些药物时需要特别注意感染的风险，并密切监测患者的免疫状态。

（12）**增加肿瘤风险**　某些生物制品可能与肿瘤发生和生长有关。需要进行严格的肿瘤风险评估，并监测患者的肿瘤标志物和肿瘤发展情况。

（13）**传染风险**　生物制品的生产过程中可能存在传染性病原体的风险，例如病毒或细菌。因此，需要进行有效的病原体检测和去除步骤，以降低传染性病原体的污染风险。

（14）**免疫缺陷患者**　生物制品在免疫缺陷患者中的使用需要格外谨慎，因为这些患者对感染和免疫反应更为敏感。需要对这些患者进行特殊的安全性评估和监测。

生物制品的安全评价要求综合考虑这些特殊因素，采用适当的实验和临床研究方法，以确保患者的安全和药物的有效性。

4.5　常见生物药物的不良反应

生物药物由于其特殊的生物学特性，可能引发一系列不良反应。这些不良反应的性质和严重程度可以根据药物的类型、用途、给药方式以及患者的个体差异而有所不同。以下是一些生物药物常见的不良反应类型：

（1）**注射部位反应**　包括红肿、疼痛、瘙痒或硬结等，是最常见的不良反应之一，通常与药物的注射方式有关。

（2）**过敏反应和超敏反应**　生物药物可能引发包括轻微的过敏反应到严重的过敏性休克在内的过敏反应。这类反应可能与药物的免疫原性有关。

（3）**免疫原性**　由于生物药物可能被机体识别为外源性蛋白质，因此可能激发免疫系统产生抗体，造成原有的治疗效果减弱或产生交叉反应等不良反应。

（4）**增加感染风险**　某些生物制品可能削弱患者的免疫防御力，从而提高了患者感染细菌、病毒和真菌的可能性。

（5）**细胞因子释放综合征**　特别是在使用某些抗癌生物药物（如 CAR-T 细胞疗法）时，可能发生细胞因子释放综合征（cytokine release syndrome，CRS），表现为发热、乏力、恶心、呼吸困难等症状。

（6）**自身免疫性疾病**　某些生物药物可能激活患者的免疫系统，导致自身免疫性疾病的发生或现有自身免疫疾病的加重。

（7）**神经系统副作用**　包括头痛、眩晕和更严重的神经系统反应，如多发性硬化症的加重或新发。

（8）**血液学反应**　如贫血、凝血功能障碍、白细胞减少症或血小板减少等，可能影响患者的血液系统。

（9）**心血管副作用**　某些生物药物可能对心血管系统产生影响，包括高血压、心律不齐等。

（10）**皮肤反应**　包括皮疹、荨麻疹、皮肤干燥或脱屑等，这些反应可能与药物直接或间接的免疫调节作用有关。

（11）**肿瘤溶解综合征**　在治疗某些类型的癌症时，快速肿瘤细胞死亡可能导致代谢异常和器官功能障碍，这是一种需要紧急治疗的严重不良反应。

生物药物的不良反应多种多样，早期识别、管理和预防是保障患者安全和提高治疗效果的关键。对于使用生物药物的患者，医生通常会仔细监测可能的不良反应，并根据需要调整治疗方案。

4.6　血液制品的常见不良反应

血液制品是一种生物制品。根据美国食品药品监督管理局（FDA）的定义，血液制品（blood products）是通过采集、处理和制备人类全血、血浆或其组分而获得的制剂。血液制品的目的是用于治疗、预防或诊断与血液相关的疾病或损伤。

（1）血液制品类型

① 红细胞悬液：通过将血液中的红细胞与液体悬浮剂混合而制成。用于输血以增加患者的氧运输能力。

② 血浆制品：通过将血液中的血浆分离出来并进行处理制备而成。常见的血浆制品包括凝血因子浓缩剂、人免疫球蛋白和白蛋白。

③ 血小板制剂：通过从血液中分离和浓缩血小板而制成。用于治疗血小板减少或功能异常的患者，以促进凝血。

④ 冷冻血浆：将新鲜血浆冷冻保存，并在需要时解冻使用。冷冻血浆可用于治疗某些凝血因子缺乏的病人。

⑤ 白细胞制剂：通过分离和处理血液中的白细胞而制成。用于治疗某些白细胞缺乏病症或白细胞功能异常的患者。

（2）血液制品的常见不良反应

① 过敏反应：例如皮肤瘙痒、荨麻疹、呼吸困难和血管性水肿。这些反应可能与患者对血液制品中的蛋白质成分过敏有关。

② 发热：输血后患者可能会出现发热反应，其中包括寒战、高体温和发热。

③ 输液反应：输血时可能出现的其他反应包括头痛、背痛、恶心、呕吐和低血压等。

④ 传染病：尽管经过筛选和检测，但血液制品仍存在传染病的风险，尤其是与病毒感染相关的风险，如艾滋病和梅毒等。

⑤ 免疫反应：有时患者可能对输注的血液制品产生免疫反应，导致抗体产生或免疫介导的疾病。

（3）血型不合引起的不良反应　除了上述常见不良反应外，血型不匹配也是血液制品输注中一个重要且潜在的危险因素，可能导致严重的不良反应。

① 溶血反应：当接受者的免疫系统识别并攻击输入的不匹配红细胞时，可能发生急性或延迟型溶血反应。这可能导致发热、寒战、背痛、黄疸、暗色尿液、急性肾衰竭等症状。

② 血型不合的免疫反应：除了溶血反应外，血型不匹配还可能引起其他免疫系统反应，如抗体产生，长期可能影响患者接受后续输血或器官移植的兼容性。

③ 转移性急性肺损伤（TRALI）：虽然 TRALI 与血型不匹配的关联不是非常直接，但是输血过程中的免疫反应可能导致此严重并发症，表现为急性呼吸困难、低氧血症和非心源性肺水肿。

需要注意的是，血液制品的不良反应可能因个体差异而有所不同，并且在制备和使用过程中已经采取了多种措施来减少这些风险。然而，严密的监测和适当的安全措施仍然至关重要，以确保血液制品的质量和安全性。

4.7　细胞和基因治疗的安全性评估和药物警戒

细胞治疗（Cell Therapy）和基因治疗（Gene Therapy）作为现代医学领域中的突

破性技术，正为治疗多种疾病提供新的希望。细胞治疗利用植入、移植或激活人体细胞，以修复受损组织或增强免疫功能。基因治疗则通过将正常基因导入人体细胞，以修复或替代缺陷基因，从而治疗疾病。这两种治疗方法均利用生物工程技术，通过对细胞和基因的操作来实现治疗疾病的目的。然而，其安全性等问题仍需在未来的更多的研究中得到不断的改善。

（1）细胞治疗举例

① 干细胞治疗：利用干细胞的自我更新和分化能力来修复受损组织或器官。比如通过将干细胞植入患者的心脏，可以促进受损心肌的修复和再生。因此干细胞治疗被认为是治疗心肌梗死的未来方向。

② 免疫细胞治疗：例如 CAR-T 细胞疗法，通过改造患者的 T 细胞，使其能够识别并杀死癌细胞。该疗法已经在白血病患者中取得了显著的成功。

③ 再生医学：通过细胞治疗技术促进受损组织的再生和修复。

（2）基因治疗举例

① 基因替换：将缺陷基因替换为正常基因，以修复遗传缺陷。

② 基因敲除：利用 CRISPR-Cas9 等基因编辑技术，去除或修正致病基因。比如利用基因编辑技术修复导致囊性纤维化的缺陷基因来治疗囊性纤维化。

③ 基因沉默：通过 RNA 干扰等技术抑制错误基因的表达。

（3）细胞与基因治疗的安全性　确保细胞治疗和基因治疗的安全性是细胞与基因治疗的关键性前提。在治疗过程中需要充分评估和控制可能出现的免疫反应、细胞增殖和转基因等风险。

① 细胞治疗致命事件案例

a. Paolo Macchiarini 事件 [1]：Paolo Macchiarini 是一位意大利籍的外科医生，他在瑞典卡罗林斯卡学院从事细胞治疗研究。他进行了一系列气管移植手术，其中包括使用人工支架结合患者自身干细胞的方法。然而，这些手术过程中发生了严重的并发症，并导致多位患者死亡。这一事件引起了对细胞治疗安全性和伦理问题的广泛关注。

b. X-SCID 试验事件 [2]：X-SCID（X- 连锁免疫缺陷病）是一种罕见的遗传性免疫缺陷病，而一项临床试验旨在使用患者的自体造血干细胞进行基因治疗。然而，该试验中的几位患者在接受治疗后发生了严重的并发症，并最终导致两位患者死亡。这一事件揭示了基因治疗中的安全性和有效性问题，以及对临床试验设计和监管的重要性。

② 基因治疗致命事件案例

a. James Marshall 事件 [3]：James Marshall 是一位患有慢性粒细胞白血病的患者。1999 年，他参加了一项基因治疗试验，希望借此找到治疗之道。不幸的是，治疗过程中他出现了严重的不良反应，最终在治疗后不久去世。

b. Jolee Mohr 事件 [4]：另一起引人注目的案例是 Jolee Mohr 事件。Jolee 是一个婴儿，她因患有一种严重的免疫缺陷病而在 2001 年接受了基因治疗试验。期望通过这种新兴的治疗方法给她带来希望。然而，治疗引发了严重的并发症，导致 Jolee 在治疗后不久离世。

以上事件凸显了细胞和基因治疗在实际应用中可能遇到的安全隐患，以及确保患者安全所需的严格监管措施的重要性。它们提醒医疗界，尽管细胞和基因治疗展现了治疗遗传性疾病的巨大潜力，但在推进其临床应用的同时，必须对患者的安全给予最高优先考虑，并建立更为完善的监管体系，以避免此类悲剧的再次发生。

（4）细胞和基因治疗的安全性评估和药物警戒考虑要点

① 免疫原性评估：细胞和基因治疗可能引起免疫系统反应，包括免疫耐受性丧失、过敏反应或自身免疫反应。需要评估因治疗引入的细胞或基因是否被机体识别为异物，并触发不利的免疫反应。

② 长期跟踪：由于细胞和基因治疗可能对患者产生长期影响，包括可能的迟发性不良反应，如肿瘤形成、遗传物质的意外整合等。因此，对接受这些治疗的患者进行长期跟踪观察是非常必要的。

③ 基因编辑技术的特异性和准确性：使用 CRISPR-Cas9 等基因编辑技术时，需要确保编辑的特异性和准确性，防止非目标基因编辑导致的遗传变异和不良后果。

④ 细胞治疗产品的质量控制：细胞治疗产品的生产过程中可能引入的变异性和不一致性需要严格控制。包括细胞的来源、培养条件、分选和纯化过程，以及可能的细胞污染等，都需要进行详细的质量控制和标准化。

⑤ 病毒载体安全性：许多基因治疗项目使用病毒载体来传递基因，这就需要评估病毒载体的安全性，包括其可能的致病性、整合性和引起的免疫反应。

⑥ 治疗引起的不良效应管理：需要有针对性的方案来监测和管理治疗可能引起的不良效应，如细胞因子释放综合征、肿瘤溶解综合征等。

⑦ 基因流动和环境影响：基因治疗可能存在基因流动的风险，即治疗中使用的基因可能通过某种方式传播到环境中或影响非目标生物。需要评估这种风险并采取相应的预防措施。

⑧ 伦理和同意：细胞和基因治疗涉及许多伦理问题，包括患者的知情同意、治疗的潜在风险与效益的权衡等。确保患者充分理解治疗的性质和可能的风险。

⑨ 数据收集和分析：为了有效监测和评估细胞和基因治疗的安全性，需要建立详细和系统的数据收集、分析和报告机制。

⑩ 国际合作和信息共享：鉴于细胞和基因治疗的全球性和复杂性，国际合作和信息共享对于识别和管理这些治疗方法的潜在风险至关重要。

（5）相关 ICH 的指南　与细胞和基因治疗相关的国际指导文件包括 ICH 的指南，如 ICH S9（非临床安全性评估）、ICH S3A（基因毒性学测试）、ICH S6（生物制品质量控制）、ICH E2D（药物开发中的安全性数据管理）和 ICH E6（临床试验的基本原则）等。这些指南提供了关于安全性评估、不良事件报告和药物警戒的国际标准和最佳实践。

4.8　体内基因治疗的安全性考虑：以重组腺相关病毒为例

体内基因治疗是通过将外源基因或基因编辑工具导入人体内，以达到治疗特定疾病的目的。重组腺相关病毒（recombinant adeno-associated virus，rAAV）因其诸多优势，如低免疫原性、无法自行复制且较小的整合宿主基因组风险，成为目前应用最广泛的基因治疗载体之一。它在治疗神经退行性疾病、遗传性眼病和肌肉疾病方面展现出巨大潜力。然而，使用 rAAV 作为基因治疗载体时，仍需关注以下安全性评估方面。

① 免疫原性：评估 rAAV 引发的免疫反应类型与强度，及其对治疗效果和患者安全的可能影响。

② 插入性突变：尽管 rAAV 整合进宿主基因组的概率低，但存在微小风险，可能导致遗传变异和致癌风险，需要进行评估。

③ 剂量与递送系统：剂量水平和递送手段直接影响 rAAV 的安全性，过高剂量可能引发

毒性反应，而递送系统的选择则关系到病毒的分布和细胞靶向性。

④ 长期效应与稳定性：特别是对于需要长期治疗患者和儿童患者，研究 rAAV 治疗的长效性和长期安全性至关重要。

⑤ 特异性与靶向性：确保 rAAV 精确感染目标细胞，以减少对非目标细胞的影响，避免不必要的副作用。

⑥ 生产与纯化过程：高标准的生产和纯化流程对保障最终产品安全至关重要，生产过程中引入的任何污染物或杂质都需要严格控制。

重组腺相关病毒 rAAV 作为基因治疗载体的应用正日益增加。在此过程中，持续的研究和审慎的安全性评估对于确保患者受益和最小化潜在风险至关重要。此外，持续监测和后期跟进对于及时发现并应对长期或延迟性安全问题同样不可或缺。

4.9 干细胞疗法常见的安全风险及监测

干细胞（Stem Cell）是一种具有自我更新和分化成多种细胞类型的能力的特殊细胞。它们在人体的生长、发育和组织修复中扮演着重要角色。

（1）干细胞主要分类

① 胚胎干细胞：这些干细胞来自于早期胚胎，并且具有向所有类型体细胞分化的潜能，称为全能性。

② 成体干细胞：存在于成年个体中，如骨髓、脑、皮肤等组织。它们通常只能分化成有限的细胞类型，用于维持和修复相应组织。

③ 诱导多能干细胞（iPS 细胞）这是一种通过遗传重编程技术从成年细胞（如皮肤细胞）转化而来的干细胞，具有类似胚胎干细胞的全能性。

（2）挑战和安全风险 干细胞疗法（Stem Cell Therapy）潜在的临床应用非常广泛，包括但不限于治疗某些类型的癌症、神经退行性疾病如帕金森病和阿尔茨海默症（Alzheimer's disease）、心血管疾病、糖尿病、关节炎等。此外，干细胞疗法也被用于组织工程和再生医学，如皮肤再生、骨骼和软组织修复等。尽管这种疗法的潜力巨大，但它仍然面临着一些挑战和以下安全风险：

① 长期安全性和潜在的肿瘤风险：干细胞具有高度的增殖和自我更新能力，细胞可能发生失控的增殖并导致肿瘤形成。这是干细胞疗法最令人担忧的风险之一。

② 免疫排斥反应：患者可能对移植的干细胞产生免疫反应，特别是在异体干细胞移植中。这需要仔细监测并采取相应措施来降低排斥反应的风险。

③ 感染：与移植过程相关的存在感染风险。

④ 不适当的细胞分化：移植的干细胞可能分化成不需要的细胞类型。

⑤ 传染性疾病的传播：如果干细胞来源于供者，存在供者将传染性疾病传输给接收者的风险。

⑥ 来源和纯度：干细胞的来源（比如胚胎干细胞、成体干细胞、诱导多能干细胞等）和纯度对其安全性有重要影响。来源不明或纯度不高的干细胞可能导致不良反应或其他安全问题。

⑦ 个体差异：不同患者对干细胞疗法的反应可能有很大差异。因此，个性化的治疗计划和严格的监测对于保证疗法的安全性至关重要。

（3）药物警戒方面不良反应的监测：

① 定期随访：患者应定期随访其医疗保健提供者，以监测任何并发症迹象。

②影像学研究：常规的影像学检查，如 X 射线、CT 扫描或 MRI，可以帮助监测移植细胞的生长和分化以及任何肿瘤形成迹象。

③血液检测：常规的血液检测可以帮助监测免疫反应并检查任何感染迹象。

④活检：在某些情况下，可能需要移植组织的活检以检查适当的细胞分化并排除肿瘤发生。

⑤数据收集和监测：由于干细胞疗法的复杂性和新颖性，持续的数据收集和分析对于评估其长期效果和安全性至关重要。

4.10　癌症免疫疗法：常见治疗与安全监测

癌症免疫疗法是一种利用人体免疫系统识别和消灭癌细胞的治疗方法。癌症免疫疗法是近年来癌症治疗领域的一大突破，通过激活或增强人体自身免疫系统对抗癌细胞。本文介绍了几种主要的癌症免疫疗法及其应用和安全监测的要点。

（1）主要的癌症免疫疗法

①免疫检查点抑制剂：这类药物通过解除癌细胞对免疫系统的"隐身"机制，使免疫细胞能够识别并攻击癌细胞。常用的药物包括针对 PD-1、PD-L1 和 CTLA-4 的抑制剂。

② CAR-T 细胞疗法：通过改造患者的 T 细胞，让它们表达特定的受体，能够特异性识别并消灭癌细胞。这种方法尤其在某些类型的血液癌症治疗中显示出巨大潜力。

③肿瘤疫苗：通过引入特定的癌细胞抗原，激活患者的免疫系统识别并攻击癌细胞。疫苗旨在防止癌症复发或作为治疗手段。

④细胞毒性 T 细胞（CTL）疗法和肿瘤浸润性淋巴细胞（TIL）疗法：这些方法通过扩增并激活特定的免疫细胞后重新输回患者体内，直接攻击癌细胞。

⑤免疫调节剂和双特异性 T 细胞接合子（BiTE）抗体：通过不同机制强化免疫系统的反应，提高对抗癌细胞的能力。

（2）免疫疗法的潜在风险　免疫疗法的副作用通常与激活免疫系统的机制有关。这些治疗方法可能导致免疫系统过度活跃，引起一系列免疫相关副作用，从轻微的皮疹反应和疲劳到严重的自身免疫性疾病，如肝炎、肺炎、内分泌功能障碍等。在极少数情况下，免疫疗法可能导致免疫系统过度激活引起的细胞因子风暴，这是一种严重的、潜在致命的炎症反应。

①患者选择与治疗策略：选择适合患者的免疫疗法需综合考虑多个因素。首先，患者的整体健康状况、免疫系统功能以及是否存在其他并发疾病都是重要的考虑因素。其次，癌症的类型、阶段以及癌细胞的生物标志物也会影响免疫疗法的选择和预期效果。因此，在制定治疗计划时，医生需要对患者进行全面评估，以制定个性化的治疗方案。

②持续的安全性评估与监测：为了最大限度地减少免疫疗法的风险，对患者进行持续的安全性评估和监测至关重要。这包括定期的体检、实验室检测和特定的生物标志物检测，以及在治疗过程中及时识别和管理任何不良反应。此外，医生和患者需要密切合作，患者应当被告知可能出现的副作用，并在出现任何不寻常症状时及时寻求医疗帮助。

癌症免疫疗法虽然为治疗提供了新的希望，但其安全性仍需密切监测。潜在的风险包括免疫相关的副作用、免疫系统过度激活引起的组织损伤等。因此，选择适合患者的免疫疗法时，需要综合考虑患者的病情、癌症类型及治疗阶段，并进行持续的安全性评估和监测。

4.11　关于免疫疗法研发的国际标准与建议

国际人用药品注册技术要求协调委员会（ICH）针对免疫疗法产品的开发制定了一系列关键指南。这些指南旨在指导开发者如何确保免疫治疗产品的安全性、有效性以及质量保证。以下是几项重要指南的概览：

（1）ICH　S9（抗癌药物的非临床评价）　本指南针对抗癌药物，包括免疫治疗产品，提供非临床评价的建议。内容覆盖了选择合适的动物模型、设计和执行非临床研究的方法，以及如何评估安全性和有效性数据。

（2）ICH　E6（R2）（良好临床实践）　本指南旨在确保临床试验的质量和完整性，提供了设计和实施涉及免疫治疗产品的临床试验的细节指导。它还涵盖了监测、数据管理和报告不良事件的最佳实践。

（3）ICH　E18（优化安全数据收集）　本指南聚焦于如何在临床试验中优化安全数据的收集，特别是针对免疫治疗产品的试验。它提供了识别和评估潜在安全问题的方法，以及设计和执行安全性研究的建议。

（4）ICH　Q3D（元素杂质指南）　本指南提出了控制药品产品中元素杂质的建议，适用于免疫治疗产品。包括了如何识别和控制元素杂质的指导，以及开发和验证检测方法的技术要求。

以上信息整合和更新了免疫治疗产品开发的关键 ICH 指南，以期为研发人员提供更明确、易懂的参考框架。遵循这些指南有助于研发团队确保其免疫治疗产品不仅满足监管要求，而且对患者是安全和有效提供必要的保障。此外，免疫治疗领域还会不断涌现新的发现和方法，因此，建议在以上指南的基础上，研发者还应密切关注 ICH 及其他相关监管机构可能发布的新指南或更新，以便及时适应最新的科学研究和技术发展趋势，保证研发过程的高效和产品的创新。

4.12　免疫治疗相关的主要安全风险

免疫治疗（Immunotherapy），一种通过激活或调整人体自身免疫系统对抗癌症的先进治疗方法，近年来在癌症治疗领域取得了显著进展。这种治疗方式旨在增强免疫系统的能力，识别并消灭癌细胞。了解免疫治疗的工作原理及其可能带来的副作用，对于患者和医疗团队制定治疗计划及采取预防措施至关重要。截至最新数据（2023 年 4 月），美国食品和药物管理局（FDA）已批准了多种免疫治疗药物，用于治疗包括黑色素瘤、非小细胞肺癌、肾细胞癌、霍奇金淋巴瘤等多种癌症类型。

（1）免疫治疗的工作原理　不同于传统的化疗和放疗，免疫治疗致力于增强或恢复免疫系统的自然能力，以提供更为精准和个性化的治疗方案。免疫治疗的工作原理主要可以分为：一是通过免疫检查点抑制剂来阻断癌细胞"隐形"的能力，使免疫细胞能够识别并消灭癌细胞；二是利用细胞治疗，如 CAR-T 细胞疗法，通过改造患者的 T 细胞使其更有效地识别和攻击癌细胞；三是通过癌症疫苗来激活免疫系统对特定癌细胞的攻击。这些方法都旨在调动和增强患者自身的免疫力对抗癌症。

（2）免疫治疗相关的主要安全风险　免疫治疗虽具有革命性的治疗潜力，但也伴随着一系列潜在的安全风险和不良反应。这些不良反应的严重程度不一，从轻微的皮肤反应到可能危及生命的严重并发症都有可能发生。下面是一些主要的安全问题：

① 免疫相关不良事件（immune-related adverse events，irAEs）：这类事件是因免疫系统过度活跃而误攻身体正常组织所致，可能涉及多个器官系统，包括皮肤、消化系统、肝脏、内分泌系统和呼吸系统。常见的表现包括皮疹、结肠炎、肝炎、甲状腺功能异常、肺炎等。

② 过敏反应和超敏反应：部分患者可能对治疗药物或其辅助成分敏感，表现为药物过敏，包括皮疹、荨麻疹、面部肿胀及呼吸困难等。极少数情况下，可能发生严重的过敏反应，如过敏性休克。

③ 细胞因子释放综合征（cytokine release syndrome，CRS）：尤其是在接受 CAR-T 细胞治疗的患者中，T 细胞的大量激活和增殖可能导致大量细胞因子快速释放到血液中，引发包括发热、低血压、多器官功能衰竭等症状。

④ 感染风险增加：由于免疫治疗可能抑制或改变患者的免疫反应，增加了感染的风险，涉及细菌、病毒和真菌等各类病原体。

⑤ 神经毒性：在某些情况下，免疫治疗可能导致神经系统相关的不良反应，包括头痛、眩晕、神经痛，更严重的不良反应如脑炎和脑病。

⑥ 血液学不良反应：包括白细胞减少、血小板减少等，可能增加出血和感染的风险。

⑦ 肿瘤溶解综合征（tumor lysis syndrome，TLS）：这是一种由于大量肿瘤细胞迅速死亡而引起的代谢紊乱，从而导致电解质失衡、尿酸水平升高、急性肾损伤等。

⑧ 自身免疫性疾病：免疫治疗可能激活或加重现有的自身免疫性疾病，如系统性红斑狼疮、类风湿性关节炎等。

（3）**管理策略** 为有效管理这些安全问题，医疗团队会在治疗前进行细致的评估，并在整个治疗期间密切监测患者的健康状况。一旦发现严重不良反应，可能需要暂停或终止免疫治疗，并采取适当的干预措施，如使用皮质激素或其他免疫抑制剂来管理 irAEs。此外，为减少过敏反应的风险，可能需要预先进行药物过敏测试。

4.13 CAR-T 细胞疗法的安全考虑

CAR-T 细胞疗法是一种新型的癌症治疗方式，全称为嵌合抗原受体 T 细胞疗法（Chimeric Antigen Receptor T-cell Therapy）。这种疗法通过提取患者自身的 T 细胞，然后在实验室中对这些细胞进行基因改造，使它们能够识别并攻击癌细胞。改造后的 T 细胞被称为 CAR-T 细胞，它们通过特定的抗原受体能够识别并结合癌细胞上的特定标志物。这样，CAR-T 细胞可以直接杀死癌细胞，或者通过激活免疫系统对癌症进行攻击。CAR-T 细胞疗法最初用于治疗某些类型的血液癌，如急性淋巴细胞性白血病和非霍奇金淋巴瘤，显示出显著效果。近年来，这种疗法的应用领域正在扩展，研究者正在探索其在固体肿瘤，如乳腺癌、肺癌等其他类型癌症的治疗潜力。CAR-T 细胞疗法的优势在于其针对性强、副作用相对较少，能够为传统治疗方法难以治愈的癌症患者提供新的希望。然而，这种疗法也面临着药物安全方面的挑战。CAR-T 细胞疗法在药物安全性和药物警戒方面应该考虑以下几个方面：

（1）**细胞因子释放综合征（CRS）** 这是 CAR-T 疗法最常见的副作用之一，发生于 T 细胞大量激活并释放细胞因子时。症状可以从轻微的发热、寒战到严重的低血压和多器官衰竭不等。因此，监测和管理 CRS 是 CAR-T 疗法的重要组成部分。

（2）**神经毒性** 一些接受 CAR-T 细胞疗法的患者可能会出现神经系统相关的副作用，包括头痛、昏迷、抽搐等。这要求在治疗过程中密切监测患者的神经系统状况。

（3）B 细胞减少和免疫球蛋白缺乏　由于 CAR-T 细胞可针对 B 细胞，该治疗可能导致长期的 B 细胞减少，从而影响患者的免疫功能。

（4）治疗前后的免疫抑制　为减少患者体内现存的 T 细胞，以提高 CAR-T 细胞的成活率，患者在接受 CAR-T 细胞治疗前通常需要进行化疗。这可能导致免疫抑制和感染风险的增加。

（5）长期监测的必要性　由于 CAR-T 细胞疗法的长期效应和潜在副作用尚不完全明确，因此对接受此治疗的患者进行长期随访和监测是必要的。

（6）个体差异性　由于 CAR-T 细胞疗法是一种高度个性化的治疗方式，不同患者的反应可能存在显著差异，因此需要个体化的治疗方案和个性化的安全监测。

CAR-T 细胞疗法在药物安全性和药物警戒方面需要特别关注的是对严重副作用的及时识别和管理，以及对患者长期健康状况的密切监控。

4.14　过敏反应和超敏反应的识别和安全评价

过敏反应和超敏反应是免疫系统对药物或其他物质过度反应的结果，可能表现为从轻微到严重的一系列症状。正确识别和进行安全评价对于预防和管理这些反应至关重要。以下是过敏反应和超敏反应的识别和安全评价的关键点：

（1）识别过敏反应和超敏反应

① 临床表现：过敏反应可以表现为皮疹、荨麻疹、呼吸困难、哮喘、肿胀（尤其是眼睑、嘴唇、舌头）、胃肠道症状（如恶心、呕吐、腹泻）和心血管反应（如低血压）。超敏反应可能导致过敏性休克，这是一种需要紧急医疗干预的严重医疗情况。

② 时间线：反应通常在暴露于过敏原后迅速发生，但有时可能在数小时或数天后才出现。

③历史记录：详细的患者病史，包括以往的药物反应历史和已知过敏，对于预测和识别过敏反应至关重要。

（2）安全评价

① 全面评估：在药物治疗前，应收集患者的详细药物史和过敏史。对于有过敏史的患者，考虑进行替代治疗或在医生监督下小心使用生物制品治疗。

② 皮肤试验：对于某些药物，特别是抗生素和生物制品，可以通过皮肤试验来评估患者对这些药物的过敏反应风险。

③ 剂量调整和监测：对于可能引起过敏反应的药物，开始时使用较低剂量，并在医疗监督下逐渐增加剂量以期降低风险。密切监测患者的反应，特别是在药物初次给药和剂量调整期间。

④ 紧急准备：医疗机构应准备好应对严重过敏反应的发生，包括随时可用的急救设备和药物（如肾上腺素、抗组胺药、皮质激素）。

⑤ 患者教育：教育患者识别过敏反应的早期症状，并在出现这些症状时立即寻求医疗帮助。

⑥ 报告和记录：对于发生的过敏反应和超敏反应，应详细记录并及时报告给药物监管机构，以便收集和评估相关药物的安全性数据。

通过实施这些识别和安全评估措施，能够有效地降低过敏反应和超敏反应的风险，确保患者的安全得到保障。在应对过敏反应时，迅速且恰当的医疗介入至关重要。

4.15 细胞因子释放综合征（CRS）的识别和安全评价

细胞因子释放综合征（Cytokine release syndrome，CRS）是一种由大量细胞因子快速释放入血液引起的系统性炎症反应，常见于某些免疫疗法，如 CAR-T 细胞疗法和其他免疫激活治疗。CRS 的严重程度可从轻微到生命威胁。正确识别和评估 CRS 对于确保患者安全至关重要。

（1）识别 CRS　CRS 的临床表现可以因严重程度不同而有所差异，包括但不限于：

① 轻度至中度症状：发热、乏力、头痛、恶心、呕吐、肌肉疼痛、关节痛、皮疹。

② 中度至重度症状：高烧、显著乏力、低血压、心动过速、呼吸困难、肝脏功能异常。

③ 严重症状：可包括急性呼吸窘迫综合征（ARDS）、多器官功能衰竭、休克、凝血功能障碍。

（2）安全评价

① 治疗前

a. 风险评估：在开始治疗前评估患者的 CRS 风险，考虑疾病负担、先前的治疗反应和患者的整体健康状况。

b. 患者教育：向患者和家属解释 CRS 的潜在风险和症状，以及在症状出现时采取的行动。

② 治疗期间

a. 密切监测：对接受治疗的患者进行密切监测，特别是在治疗的早期阶段，以便于早期识别 CRS 的迹象和症状。

b. 生命体征和实验室检查：定期检查生命体征和进行实验室检查，包括血液细胞计数、肝功能、肾功能和炎症标志物（如 C 反应蛋白、铁蛋白）。

③ 发生 CRS 时

a. 分级和管理：根据 CRS 的严重程度，采取适当的管理措施。轻至中度 CRS 可能只需对症治疗，如退热药和充分的液体补充。在这些情况下，如果医生认为继续治疗对患者有利，且患者的健康状况允许，可能会继续进行生物治疗。

b. 使用抗炎药物：对于中度至重度 CRS，可能需要立即中断生物治疗，使用皮质激素和其他抗炎药物，如托珠单抗（一种针对 IL-6 受体的抗体，用于治疗 CRS）。

c. 重症监护：严重 CRS 患者可能需要转入重症监护室，接受血压支持、呼吸支持和其他紧急干预。

④ 治疗后。即使 CRS 症状缓解，患者也应接受长期监测，以评估潜在的后续效应。

通过及时识别和有效管理 CRS，可以显著减少患者的不适和潜在风险，确保治疗的安全性和有效性。CRS 的管理要求医疗团队具备高度的警觉性和对症状快速响应的能力。

4.16 肿瘤溶解综合征（TLS）的识别和安全评价

肿瘤溶解综合征（Tumor lysis syndrome，TLS）是一种急性代谢异常，通常发生在快速破坏大量肿瘤细胞的治疗后，如化疗、放疗或某些靶向疗法和免疫疗法。TLS 由于肿瘤细胞快速溶解，导致细胞内物质（如钾、磷、尿酸）大量释放入血液，超出肾脏的排泄能力，从而引起一系列严重的代谢和电解质紊乱，可能危及生命。正确识别和评估 TLS 对于预防和管理这一并发症至关重要。

（1）**识别 TLS**　TLS 的临床表现主要包括以下几个方面。

① 高尿酸血症：尿酸水平升高，可能导致急性尿酸性肾病。

② 高钾血症：钾水平升高，可能引起心律失常甚至心脏骤停。

③ 高磷血症及低钙血症：磷水平升高导致钙水平降低，可能引发痉挛、心脏问题或神经系统问题。

④ 急性肾衰竭：由于尿酸、磷和钾的沉积，影响肾脏功能，以至引发肾功衰竭。

（2）**安全评价**

① 风险评估

在启动肿瘤溶解综合征（TLS）的治疗前，对患者进行细致的风险评估至关重要，尤其是针对那些肿瘤负担较重、具有高增殖速率的实体肿瘤或血液肿瘤的患者。

② 监测和预防

a. 密切监测：治疗前后对患者的电解质和代谢指标进行密切监测，特别是尿酸、钾、磷和钙水平。

b. 充分水化：通过增加液体摄入量和使用静脉输液来帮助预防 TLS，以促进尿酸和其他代谢产物的排泄。

c. 使用药物：如必要，使用尿酸氧化酶（如拉斯普利酶）来降低血尿酸水平，以及使用其他药物调节病患的水盐电解质平衡。

（3）**应对措施**　一旦识别出 TLS 的迹象，应立即采取措施，包括加强支持治疗、调整或暂停相关治疗、进行药物干预以及必要时进行血液透析。

（4）**教育患者**　对于高风险患者，提供有关 TLS 的信息，包括可能的症状、预防措施和在出现症状时采取的紧急措施。

通过这些识别和安全评价措施，可以有效地预防和管理 TLS，减少患者的不适和潜在风险，确保患者接受安全有效的治疗。TLS 的有效管理要求医疗团队具备高度的警觉性和快速响应能力，以及对患者进行治前教育，从而对 TLS 可能出现的症状有一定了解。

4.17　生物药品引起的神经毒性及其安全评价

生物药物，如单克隆抗体、融合蛋白、细胞治疗及基因治疗等，为多种疾病的治疗开辟了新路径。然而，这些治疗方案可能伴随着神经毒性风险，影响中枢神经系统（CNS）和 / 或周围神经系统（PNS）。神经毒性的成因复杂，可能涉及药物的免疫调节效应、直接对神经细胞的毒害、血管炎，或其他免疫介导的机制。

（1）**生物药品引起的神经毒性表现**　神经毒性的表现可能包括但不限于以下几个方面。

① 周围神经病变：表现为麻木、刺痛、疼痛或在手脚感觉异常。

② 脑病变：包括头痛、认知功能障碍、意识改变。

③ 脊髓病变：可能导致运动障碍、感觉丧失或排尿障碍。

④ 自主神经病变：可能影响心率、血压、消化和排泄功能。

（2）**安全评价和管理**

① 风险评估

a. 在使用生物药品治疗前，评估患者的基础神经系统状况和潜在的神经毒性风险。

b. 考虑患者既往的神经疾病史或神经毒性药物暴露史。

② 监测和早期识别

a. 定期监测患者的神经系统功能，以早期识别神经毒性的迹象和症状。

b. 在治疗期间和治疗后进行神经系统评估，包括物理检查和必要时的神经电生理检查或影像学检查。

③ 管理和干预。一旦发现神经毒性迹象，应及时与治疗团队沟通，评估是否需要调整治疗方案。

a. 对于轻至中度的神经毒性，可能采取对症治疗，如疼痛管理或物理疗法。

b. 对于严重神经毒性，可能需要暂停或停止生物药品治疗，根据情况考虑使用皮质激素或其他免疫抑制剂。

c. 提供患者教育，让他们了解可能的神经毒性症状，并在出现症状时立即报告。

（3）患者教育和支持

① 患者和家属应被告知生物药品可能引起的神经毒性症状及其重要性。

② 提供心理和社会支持，帮助患者应对神经毒性带来的影响。

生物药品引起的神经毒性需要医疗团队的高度警觉和患者的积极参与才能有效管理。通过定期监测、早期识别和适时干预，可以最大限度地减少不良影响，确保患者安全地接受治疗。

4.18　疫苗接种后不良事件的分类与管理

疫苗接种是预防传染病最有效的方法之一。最近，除了预防传染病外，疫苗接种技术也被开发用于治疗肿瘤。然而，在疫苗接种可能出现一些不良事件，被称为"疫苗接种后不良事件"（adverse events following immunization，AEFI）。这些不良事件根据其性质和原因，可以分为以下几类：

（1）反应原性（reactogenicity）　反应原性相关的不良事件是由疫苗激活免疫系统引起的预期反应。它们通常是短暂的、轻度的、自限性的，并在接种后数小时或数天内出现。常见的反应原性不良事件包括注射部位疼痛、红肿、发热、头痛、疲劳、肌肉酸痛和恶心。反应原性事件是疫苗激活免疫系统的直接结果，这些反应通常是疫苗成分，尤其是免疫佐剂引发的免疫系统自然响应的直接表现。大多数反应原性事件无需特殊治疗，可以通过常规的对症处理，如冷敷、适量使用解热镇痛药物等方法进行缓解。重要的是向接种者提供事先说明，让他们知道这些反应是正常的、预期内的，通常不会持续很长时间。

（2）免疫原性（immunogenicity）　免疫原性引起的不良事件的出现是疫苗在激发免疫应答过程中的一部分，通常是可接受的。这类不良事件主要与免疫系统的反应有关，包括针对疫苗所针对的病原体的抗体产生和细胞免疫反应的发生。这种类型的不良事件涉及更为复杂的免疫应答机制，可能导致过敏反应、接种部位的严重肿胀或其他免疫介导的反应。免疫原性事件的管理可能需要更高要求的医疗干预，例如在出现过敏反应时使用抗过敏药物或在严重情况下暂停后续疫苗接种。此外，对于那些有过敏史或免疫系统疾病史的个体，在接种前应该进行风险评估，并在接种过程中和接种后密切观察可能出现的免疫原性反应。

（3）意外不良事件（unexpected adverse event）　这类不良事件是指与预期反应或已知的疫苗副作用不符的不良事件。这些不良事件可能是因为个体对疫苗成分的特殊反应、罕见的副反应或疫苗制备过程中的问题所致。意外不良事件可能包括严重过敏反应、神经系统疾病、自身免疫反应等。监测和及时报告意外不良事件对于评估疫苗的安全性至关重要，并可能导致进一步的研究和干预措施。

以新冠病毒疫苗为例，最近的观察显示，疫苗接种可能引发一些意外的不良反应。这些包括过敏或超敏反应、多系统炎症综合征（multisystem inflammatory syndrome，MIS）（针对 COVID-19 疫苗的特定反应）、免疫系统的过度焦虑反应，以及疫苗可能导致的特定疾病加重，例如呼吸系统疾病。还有血栓形成伴血小板减少综合征（thrombosis with thrombocytopenia syndrome，TTS），这是一种与 COVID-19 疫苗接种特别相关的血液病症。此外，还观察到神经系统的炎症性反应，如全身性抽搐、格林 - 巴利综合征、横贯性脊髓炎等，这些通常在接种后 7d 内发生。有时，疫苗可能未能提供预期的保护，导致突破性感染。

为了标准化这些不良反应的报告和评估，全球健康机构通常依赖于布莱顿协作标准（Brighton Collaboration Case Definition，BCC）来定义特定的病例[5]。如果某个不良事件没有包含在 BCC 定义中，国际专业委员会的定义则会被采用。世界卫生组织（WHO）提供的 AEFI 因果关系流程[6]，是评估这些不良事件与疫苗接种之间关系的常用方法。所有这些需要特别关注的不良事件（AESI）通常要求在 15d 内快速报告给健康监管机构，并迅速通知医疗人员，以确保及时采取适当的应对措施。

总之，深入理解接种后不良事件的不同类型，对于确保疫苗接种的安全性、提升公共卫生干预的效果、增强公众对免疫接种计划的信任以及指导疫苗的研发和优化具有重要的价值。

4.19　溶瘤病毒治疗的原理及其安全性评价方法

溶瘤病毒（oncolytic viruses）治疗作为一种新兴的抗癌免疫疗法，通过使用经过设计或自然存在的病毒，特别针对并杀死癌细胞，同时激活体内的免疫系统对抗肿瘤。

（1）溶瘤病毒治疗的工作原理

① 选择性感染与病毒复制：溶瘤病毒通过识别肿瘤细胞特有的表面标记或利用肿瘤细胞特殊的代谢环境进行选择性感染。入侵后，病毒在肿瘤细胞内复制，直至引发细胞溶解死亡，释放大量病毒粒子及肿瘤抗原。

② 激活宿主免疫反应：肿瘤细胞的溶解释放出的肿瘤抗原，加上病毒本身的刺激，能有效激活宿主的免疫系统，引发针对肿瘤细胞的免疫应答。

（2）安全性评估的关键要素

① 免疫原性与副作用监测：溶瘤病毒治疗可能激发强烈的免疫反应，需要仔细评估免疫原性及潜在的全身性或局部副作用，如细胞因子释放综合征（CRS）或自身免疫疾病等。

② 病毒的选择性与特异性：确保溶瘤病毒对肿瘤细胞有高度的选择性和特异性是安全性评估的核心，以避免对正常细胞造成损伤。

③ 长期影响与遗传安全性：评估溶瘤病毒治疗可能对患者长期健康及其遗传物质的影响，包括是否有潜在的致癌风险或影响遗传稳定性的风险。

④ 病毒的扩散与免疫中和：监测治疗后病毒在体内的分布、是否存在潜在的病毒扩散风险，以及宿主免疫系统是否可能中和病毒，影响治疗效果。

（3）评估流程

① 临床前评估：临床前评估阶段是通过体外实验和动物模型对溶瘤病毒安全性与效能的全面检测。此阶段的目标是验证溶瘤病毒对癌细胞的选择性攻击能力、激发免疫系统反应的潜力，以及预测可能出现的副作用。

a. 体外研究：通过细胞培养实验评估溶瘤病毒对于癌细胞与正常细胞的识别与选择性，

考察其在不同细胞环境下的复制效率以及诱导细胞死亡（裂解或凋亡）的能力。

b.体内研究：采用动物模型，尽量选用能够模拟人类肿瘤生物学特征的模型，来评估溶瘤病毒在生物体内的分布、持续性、复制行为、毒性水平及其潜在的人体外扩散风险。

一个具体例子是，国内研究机构开发的新型溶瘤病毒产品——基于单纯疱疹病毒类型1（HSV-1）并插入了人类PD-1抗体序列的工程化病毒（HSV-1/hPD-1），在小鼠模型上进行了一系列临床前安全性研究，包括单剂量及重复剂量的毒性研究，以及对病毒的生物分布情况进行的深入探究。研究内容涵盖了对临床表现、体重变化、食欲、血液学及生化指标、免疫细胞计数、器官重量与组织病理学的综合评估。该研究的数据已被成功用于支持在中国的新药调查（IND）申请[7]。

② 临床试验：临床 I 期试验主要侧重于评估治疗的安全性，包括确定最大耐受剂量、确定给药的时间表和途径。此外，对于所有出现的不良事件，无论是预期的还是意外的，都需要进行严格的跟踪、记录和报告。

a.病毒的排泄和传播风险：即病毒是否会从患者体内排出并传播给他人，以及这种排泄的持续时间和相关风险。同时，需要考虑病毒遗传物质可能整合到宿主基因组中的潜力，这可能会增加肿瘤形成的风险。病毒引发的免疫反应，无论是先天的还是适应性的，都需评估其对治疗效果的影响，包括可能导致的病毒复制失控或病毒被中和的风险。

b.治疗的剂量：需要谨慎确定，以确保疗效最大化的同时降低风险。

c.中和病毒：对于可能需要重复使用溶瘤病毒的情况，需要评估免疫系统可能中和病毒的风险。

d.特殊人群：如儿童、孕妇和有特定合并症患者的安全性评估。

③ 上市后监测

a.不良事件的收集与分析：持续收集和分析使用溶瘤病毒治疗后出现的任何不良事件，包括预期中的不良反应以及未预见到的副作用。通过对这些数据的分析，可以进一步了解治疗的安全性。

b.长期效果评估：研究溶瘤病毒治疗在长期应用中对患者健康的影响，包括疗效的持续时间、潜在的长期副作用或治疗后患者生活质量的变化。

c.罕见不良事件的识别：在临床试验阶段，由于样本量有限，某些罕见的不良事件可能未能被发现。上市后监测使得药物在更广泛人群中使用时，这些罕见事件能够被识别和评估。

d.药物相互作用的观察：评估溶瘤病毒治疗与患者可能正在使用的其他药物之间的相互作用，特别是对于那些需要长期服用其他药物治疗的患者。

e.特定人群的安全性评估：对儿童、老年人、孕妇等特定人群使用溶瘤病毒治疗后的安全性和有效性进行特别关注和研究。

随着溶瘤病毒治疗研究的不断深入和技术的进步，相关的安全性评估方法也在不断完善，以期为患者提供更安全、更有效的新型抗癌疗法。国家药监局等监管机构于 2023 年 2 月 13 日正式发布了《溶瘤病毒产品药学研究与评价技术指导原则（试行）》为溶瘤病毒产品的研发、评价和监管提供了标准化的框架，进一步确保这一创新治疗方法的安全性和有效性。

4.20　干细胞治疗及其安全性评估

干细胞治疗（Stem Cell Therapy）目前作为一种前沿的医疗技术，通过利用干细胞的自我更新和组织修复能力，为治疗包括血液病、免疫系统疾病、神经退行性疾病、心血管疾病及某些癌症等多种疾病提供了新的可能。这种治疗方式因其对疾病治疗潜力的巨大展现而备受关注。比如人源干细胞（human pluripotent stem cells），它是一种从人体中获取的多能干细胞，具有自我更新和多向分化的能力，可以形成各种类型的功能细胞，如神经细胞、心肌细胞、肝细胞等。人源干细胞同时还具备细胞再生和组织修复的潜力。

然而，随着干细胞治疗应用的不断扩展，其安全性及可能带来的风险也成为了医学界和患者共同关注的焦点。对于这一创新治疗方法的深入研究和审慎应用，是确保其成为有效且安全治疗手段的关键。同时，随着干细胞技术的不断成熟，特别是诱导多能干细胞（induced pluripotent stem cells，iPSCs）的出现，利用干细胞进行药物安全性和毒性评估的方法已经成为可能，为药物研发提供了一个新的平台。

（1）干细胞治疗的安全性评估　干细胞治疗的安全性是其临床应用的前提。安全性评估主要涉及以下几个方面。

① 免疫排斥反应：监测患者对非自体来源的干细胞治疗可能引发的免疫排斥反应、炎症反应或细胞因子释放综合征（CRS）。因此，如何降低免疫排斥、提高细胞移植的成功率成为一个重点研究方向。

② 肿瘤形成风险：干细胞特别是胚胎干细胞的无限增殖能力，增加了治疗后可能诱发恶性肿瘤的风险。安全性评估需对干细胞的长期稳定性和安全性进行充分的追踪监测。

③ 基因稳定性：在诱导多能干细胞的制备过程中，可能会引入基因突变，影响细胞的稳定性和安全性。因此，需要对干细胞的基因稳定性进行严格监控。

④ 污染和纯度：使用干细胞进行治疗前，需通过严格筛查和处理，评估干细胞产品是否存在微生物污染，以及是否含有未分化的干细胞或其他非目标细胞，这些因素可能增加感染或肿瘤形成的风险。

⑤长期风险监测：评估干细胞移植后可能出现的长期风险，如肿瘤形成（尤其是对于胚胎干细胞和诱导多能干细胞）、基因突变或细胞功能异常。

（2）干细胞在药物安全评价中的应用

① 模拟人体组织和器官：利用干细胞，尤其是 iPSCs，可以培养出不同类型的人体细胞，如心脏细胞、肝脏细胞等，用于模拟人体内的组织和器官。这使得在早期药物研发阶段就能评估药物在特定人体组织中的作用和安全性，减少依赖动物实验。

② 预测药物毒性：通过将干细胞分化成特定类型的细胞，并将其暴露于候选药物之下，研究者可以观察药物对这些细胞的毒性效应。例如，分化出的心肌细胞可以用来评估药物潜在的心脏毒性。

③ 药物代谢和药理学研究：人源干细胞可以分化成肝细胞或其他组织细胞，用于研究药物的代谢途径和药理学特性。这种方法可以更准确地预测药物的代谢过程、药物相互作用和毒性反应，有助于药物开发过程中的药代动力学评估。

④ 个性化医疗：iPSCs 技术允许从特定患者体内获取细胞并诱导其转化为干细胞，这些干细胞可以用来生成该患者的各种细胞类型。这意味着可以基于患者自身的细胞来评估药物的效果和安全性，为个性化医疗提供了实验基础。

（3）干细胞在药物安全评价中的应用面临的挑战　尽管干细胞在药物安全评价中的应用具有显著的潜力，但仍面临一些挑战。

① 细胞分化的复杂性：干细胞至特定细胞类型的分化过程复杂，需要精确的控制和验

证，以确保得到的细胞类型具有足够的成熟度和功能性，能准确模拟人体情况。

② 技术和标准化：当前干细胞技术的应用还缺乏统一的标准化流程，不同实验室间的细胞培养条件和评价方法可能存在差异，影响结果的可比性。

③ 法规和伦理：使用人源性干细胞，尤其是胚胎干细胞进行研究，在伦理和法律上存在争议，需要严格遵守相关规定和指导原则。

（4）干细胞治疗的药物安全评价的相关指南　国际人用药品技术要求协调委员会（ICH）发布了数项与干细胞治疗背景下的安全评估和药物警戒相关的指南。以下是有关特定于该主题的 ICH 指南的一些技术要点。

① ICH S9：抗癌药物的非临床评估——该指南为用于治疗癌症的药物的非临床安全性评估提供了建议。它涵盖了安全评估的一般原则，并强调了考虑基于干细胞的抗癌疗法的具体特性和作用机制的重要性。

② ICH S6（R1）：生物技术衍生药物的临床前安全性评估——该指南为生物技术衍生药物（包括基于细胞的疗法）的临床前安全性评估提供指导。它强调需要对产品质量、非临床药理学、毒理学和免疫原性进行全面评估。

③ ICH E2C（R2）：定期获益 - 风险评估报告（PBRER）——该指南重点关注已上市药品定期安全报告的药物警戒方面。它概述了在持续的安全监测和评估过程中，评估和报告产品利益风险概况的要求。

④ ICH E2D：批准后安全数据管理——该指南为药品批准后安全数据的管理提供了建议。它强调了持续安全监测的重要性以及对干细胞疗法进行适当数据收集、分析和报告的必要性。

⑤ ICH E2E：药物警戒计划——该指南为制定药物产品的药物警戒计划提供指导。它强调了主动安全监控、风险管理以及向利益相关者有效传达安全信息的重要性。

⑥ ICH E2F：开发安全更新报告（DSUR）——该指南为 DSUR 的内容和格式提供了建议，DSUR 是药品临床开发期间的定期安全报告。它解决了临床试验中特定于干细胞疗法的安全数据收集、分析和报告要求。

4.21　生物制品安全与风险管理

生物制品安全与药物安全性评估虽各有侧重，但同样关键于保障使用者和操作者的健康安全。药物安全性评价主要关注的是药物在临床应用中可能对患者造成的不良反应和副作用，特别是在长期使用或在特定人群（如孕妇、老年人）中使用时的安全性问题。相比之下，生物制品的风险评价则更聚焦于实验室环境中的安全问题，如实验室获得性感染的风险，是实验室安全管理中不可忽视的一环。

（1）关键风险因素及管理策略

① 维护公共卫生安全：某些生物制品，特别是含有活病原体的制品，若管理不当，可能造成病原体的泄漏或散布，影响广泛的公共卫生安全。通过严格的安全与风险管理措施，可以有效防止疾病的传播。

② 实验室获得性感染的风险：评估实验室工作人员在操作过程中，特别是在处理传染性材料时，通过不同途径（如气溶胶吸入以及皮肤或黏膜接触）感染的风险。

③ 传染性气溶胶的产生：在某些操作过程中，如混合、离心、振荡等，可能会产生传染性气溶胶，增加了通过呼吸道传播病原体的风险。

④ 锐器和针刺伤害的风险：实验室工作中使用锐器（如针头、刀片等）可能导致针刺伤害，从而增加了通过血液传播病原体的风险。

⑤ 满足法律法规和伦理要求：众多国家和地区对生物制品的研发、生产和应用有明确的法律法规要求，确保生物制品的安全与风险管理不仅是法律的要求，也是伦理的责任。合规的风险管理有助于保护参与者的权益、维护研究和医疗活动的良好声誉。

⑥ 建立公众信任：有效的安全与风险管理措施可以增加公众对生物制品及其应用的信任。在许多情况下，公众对生物技术产品的接受度受到其安全性和潜在风险的影响。透明和严格的风险管理可以帮助消除疑虑，增强公众对科学研究和医疗的信心。

⑦ 实验室安全措施：基于风险评估的结果，制定和实施一系列实验室安全措施，如使用生物安全柜、穿戴个人防护装备（personal protective equipment，PPE）、实施安全操作程序等，以最大限度地降低风险。

⑧ 风险管理和培训：对实验室工作人员进行适当的生物安全和实验室安全培训，确保他们了解潜在风险并掌握减少风险的操作技能。

（2）参考与资源　美国疾病控制与预防中心（CDC）提供了关于生物风险评估的广泛指导，包括《生物风险评估：实验室的一般注意事项》等文档，这些资源为实验室工作人员在处理生物制品时的风险评估和安全操作提供了宝贵的指南。

以上风险评估和实施安全措施，旨在营造安全的实验室工作环境，防止实验室获得性感染，保障公共健康和安全。

4.22　生物类似药开发指南概述

生物类似药（Biosimilar）是一类与已获批准的原创生物制品（即参比制品）在质量、安全性和有效性方面高度相似的生物制品。随着生物技术的不断进步和原创生物制品专利的相继到期，生物类似药的开发逐渐成为制药行业的一个重要趋势。为了规范生物类似药的开发流程，国际人用药品注册技术要求协调委员会（ICH）提出了一系列与生物类似药开发相关的指南。

（1）ICH Q5E　生物技术/生物制品制造工艺变更的可比性。本指南着重于如何评估生物技术和生物制品在经历制造工艺变更后的可比性，确保变更后的产品质量不受影响。

（2）ICH Q6B　生物技术/生物制品的测试程序和验收标准。本指南提供了制定生物技术和生物制品产品规范的指导，确保产品的质量、安全性和有效性。

（3）ICH Q8（R2）　药物开发。本指南包含了药物产品开发过程中的质量设计（Quality by Design，QbD）原则和应用，旨在提高药物开发的效率和质量。

（4）ICH Q9　质量风险管理。本指南提供了质量风险管理的原则和实践指导，包括如何进行风险评估、风险控制和风险沟通。

（5）ICH Q11　药物物质（Drug Substances）的开发和制造。本指南涉及药物物质（包括化学药和生物技术/生物制品）的开发和制造过程，应用 QbD 原则以保障产品质量。

（6）ICH Q12　药品产品生命周期管理。提供了管理药品产品从开发到退出市场整个生命周期过程中的技术和法规考虑。

（7）ICH Q13　药物物质和药品的连续制造。针对药物物质和药品生产中使用连续制造过程的指导，旨在提升生产效率和质量。

遵循 ICH 提出的这些指南，对于生物类似药的研发团队来说，不仅是确保产品质量的要求，也是获得监管机构批准的重要依据。美国食品和药物管理局（FDA）和欧洲药品管理局（EMA）等监管机构在评估和批准生物类似药产品时，均参照这些指南进行。随着生物类似药市场的不断扩大，这些指南对于指导企业合规操作、保障公众健康具有不可替代的作用。

4.23　生物类似药的药品安全性评价和监测考虑要点

生物类似药物是基于已获批准的参比生物制品开发的，它们在分子结构上高度相似，旨在不影响药物的安全性、纯度和效力。鉴于生物类似药与参比生物制品可能存在微小差异，对其进行严格的药物安全性评估和安全监测尤为关键。以下几点是进行生物类似药安全性评价和监测时的重要考虑因素：

（1）**临床试验**　生物类似药物在获批前需经过严格的临床试验，验证其相对于参比生物制品的安全性、效力和免疫原性，确保二者在临床应用中具有可比性。

（2）**不良反应监测**　对生物类似药物引发的所有不良反应进行细致监测，包括局部和全身反应、免疫反应等，及时发现与参比生物制品可能存在的差异。

（3）**免疫原性评估**　考虑到即使是微小的分子差异也可能触发不同的免疫反应，对生物类似药物的免疫原性进行深入评估，确保其免疫安全性。

（4）**药物相互作用**　深入研究生物类似药物与其他药物的相互作用，评估合并用药的安全性，避免潜在的药物相互作用带来的风险。

（5）**长期安全性监测**　通过长期跟踪研究和上市后监测，评估生物类似药物的长期安全性和效力，补充临床试验中可能未能充分揭示的安全性信息。

（6）**药效学和药动学分析**　确保生物类似药物在药效学和药动学上与参比生物制品相似，通过比较它们的作用机制、生物利用度和药代动力学特性。

（7）**质量控制**　生产过程中严格遵守良好制造规范（GMP），通过持续的质量控制确保生物类似药物的一致性、稳定性和纯度。

（8）**上市后持续监测**　生物类似药物批准上市后，实施持续的后上市安全性监测计划，包括定期提交安全更新报告、主动收集不良事件信息以及实施风险管理计划。

根据美国食品药品监督管理局（FDA）和欧洲药品管理局（EMA）的标准，生物类似药与其原始参比生物制品之间需要达到的相似性范围是非常严格的。这种相似性不仅涉及药物的分子结构，还包括其纯度、生物活性、免疫原性、药效学和药动学属性等方面。

FDA 和 EMA 均要求生物类似药在结构和功能上与参比生物制品"高度相似"，不得存在任何"临床上有意义的差异"。这意味着，尽管生物类似药与参比生物制品之间可能存在极微小的差异（由于生物制品的复杂性和生产过程中的自然变异性），但这些差异不应影响药物的安全性、效力和免疫原性。

生物类似药的安全性评估和监测是一个全面的过程，涉及从临床前研究到上市后监测的多个方面。通过这些综合措施，可以确保生物类似药物的安全性，为患者提供有效且安全的治疗选项。

4.24　新生儿通过母乳接触生物制品的安全性研究

许多研究表明，生物制品药物可能会通过母乳传递给婴儿。随着生物制品在治疗炎症性疾病、自身免疫疾病及其他慢性疾病中的应用日益增多，如何确保哺乳期妇女使用这些药物的安全性，特别是药物通过母乳传递给新生儿的风险，成为了医学研究关注的重点。美国食品药品监督管理局（FDA）于 2021 年 9 月为此发布了一系列指导方针，旨在帮助研究人员评估和监测母乳中药物传递的情况及其对婴儿健康的影响。具体的考虑要点和指导如下：

（1）研究药物在母乳中的传递特性

① 临床试验设计：设计针对性的临床试验，旨在评估特定生物制品在母乳中的浓度以及其可能的传递率。这些研究应包括对母乳样本的收集和分析，以测定药物在母乳中的存在与浓度。

② 药物浓度与暴露评估：利用高精度的生物分析方法，准确测量母乳中的药物浓度，以评估婴儿通过母乳摄入的药物量。基于这些数据，估算婴儿的药物暴露水平，以及该水平是否有可能影响婴儿健康。

（2）监测婴儿的健康影响

① 健康监测计划：对婴儿进行综合性的健康监测，包括生长发育指标、免疫反应以及可能的不良反应。这些监测应当从药物暴露开始，持续到足够长的时间，以便捕捉到所有可能的健康影响。

② 长期跟踪：对于某些生物制品，特别是那些可能影响婴儿免疫系统或生长发育的药物，建议进行长期的健康跟踪，以便更全面地评估药物的长期安全性。

（3）伦理和道德考量

① 参与者的知情同意：在进行任何母乳研究之前，必须获得哺乳期妇女的知情同意，包括对研究目的、程序、潜在风险和益处的全面解释。

② 婴儿健康的优先原则：所有研究设计和执行都应遵循"婴儿健康优先"的原则，确保研究的目的不会对婴儿的健康造成威胁。

（4）为医疗专业人员提供指导

① 使用建议：基于研究结果，为医疗专业人员提供具体的药物使用建议，应包括哪些生物制品在哺乳期是安全的、哪些需要谨慎使用，以及哪些应避免。

② 风险沟通：医疗专业人员应当与哺乳期妇女充分沟通，讨论生物制品使用的潜在风险与益处，帮助她们做出明智的决策。

随着生物制品研究的不断深入和技术的进步，我们对这些药物在母乳中的传递行为和对婴儿健康影响的了解将越来越全面。通过科学的研究和严格的监测，我们可以确保哺乳期妇女能在确保安全的同时，继续使用必要的生物制品治疗。

4.25　生物制品静脉注射和皮下注射剂型的安全考虑

生物制品（如抗体）常常开发出静脉注射（intravenous injection，IV）和皮下注射（subcutaneous injection，SC）两种剂型。生物制品静脉注射和皮下注射剂型的安全考虑是确保患者接受治疗时最大限度减少风险的关键。这些安全考虑因素涉及药物的性质、给药途径的特点以及患者的具体情况。

（1）开发 IV 和 SC 剂型的原因

① 治疗方案需要：在治疗开始时，静脉注射的抗体剂型更适合给患者进行负荷剂量。一旦疗效达到预期水平，剂型会转为皮下注射剂型进行维持治疗，以提供更便捷的治疗过程和更好的患者依从性。

② 给药途径：静脉注射和皮下注射代表了两种不同的给药途径。剂型选择取决于所需的药物动力学特性、疗效、安全性以及患者便利性。

③ 生物利用度和药物动力学：给药途径影响生物制品的吸收、分布、代谢和排泄（ADME）。静脉注射确保药物直接注入血液，因此具有即刻和完全的生物利用度。而皮下注射可能吸收较慢，药物动力学特性不同，导致缓释和持久效应。

④ 给药频率：某些生物制品需要频繁给药，这对患者来说可能不方便。皮下注射常常设计成可以减少给药频率，以便在较长时间内提供持续的药物水平。这可以提高患者依从性和便利性，相对于频繁的静脉输注更具优势。

（2）安全考虑　生物制品通过静脉注射（IV）和皮下注射（SC）给药的常见不良反应在一定程度上反映了这两种给药途径的药理特性和药代动力学差异。例如，静脉输注可能带来更高的即刻过敏反应风险，而皮下注射可能与局部部位反应有关。剂型选择可根据特定患者群体的风险 - 效益特性选择最合适的给药途径。以下是静脉注射和皮下注射相关的常见不良反应及其异同：

① 静脉注射（IV）常见不良反应

a. 输液相关反应：如发热、寒战、头痛、恶心、呕吐、过敏反应（包括皮疹、荨麻疹）、胸痛、血压变化等。这些反应通常与药物迅速进入血液循环有关。

b. 感染风险：由于 IV 需要穿透皮肤和血管壁，可能增加感染的风险。

c. 血栓形成：在注射部位或静脉中可能形成血栓。

② 皮下注射（SC）常见不良反应

a. 注射部位反应：包括红肿、疼痛、硬结、瘙痒和炎症。这些反应通常与药物在皮下组织中的局部吸收过程有关。

b. 局部组织损伤：长期或频繁在同一部位注射可能导致局部组织的损伤或脂肪萎缩。

③ 异同点

a. 共同点：无论是 IV 还是 SC 给药，都可能触发免疫系统反应，如过敏反应和抗药物抗体（ADA）的产生，这可能影响药物的安全性和有效性。

b. 差异：IV 给药的不良反应往往与输液过程有关，反应可能更快发生，而 SC 给药的不良反应主要集中在注射部位，发生时间可能更延后。此外，IV 可能与更高的感染风险和血栓形成风险相关，而 SC 注射的主要问题是注射部位的局部反应。

（3）理方法

① 预防和管理输液相关反应：通过调整输液速率、预先给予解热镇痛药或抗过敏药物来预防或减轻 IV 给药的不良反应。

② 注射部位的护理：通过更换注射部位、使用适当的注射技术和局部护理措施来减轻 SC 给药的局部不良反应。

4.26　生物制剂 IND 和 BLA 申请

生物制剂的新药调查（Investigational New Drug，IND）申请和生物制品许可（Biologics License Application，BLA）申请标志着生物制剂从研发到上市的两个关键环节。这些申请过程不仅要求提交详尽的科学数据，而且对生物制剂的独特属性进行深入理解和考量。

（1）生物制剂 IND 申请　IND 申请是临床研究前的必要步骤，其核心目的是确保在进入人体试验之前，生物制剂是安全的。

① 药物描述：详细描述生物制剂的组成、生产方式、物理和化学特性、生物活性及其作用机理。

② 生产和质量控制：说明生物制剂的制造方法、质量控制流程、原料来源、生产环境和设备。需要特别关注生产过程中可能出现的变异及其对产品质量和一致性的影响。

③ 非临床研究数据：包括药理学、毒理学、药代动力学和药效学研究结果。这些研究应充分评估产品的安全性，特别是免疫原性和潜在的毒性。

④ 临床研究方案：包括试验设计、目标人群、剂量选择、安全监测措施等。临床方案应考虑到生物制剂的特殊性，如不同于化学药物的药代动力学特点。

⑤ 调查者手册：提供给临床研究者的详细资料，包括药物的使用方法、可能的副作用、监测要求等。

（2）生物制品 BLA 申请　BLA 申请是生物制剂上市前的关键步骤，需要证明其安全性、有效性和一致性。

① 生物制剂详细描述：详细描述其化学结构、生物活性、纯度、稳定性等。由于生物制剂复杂且易变，因此对其特性的详细了解至关重要。

② 生产流程和质量控制：详细描述生产过程、设施和质量控制措施。生物制品的生产要求高度精密，任何微小的变化都可能影响最终产品的质量和效果。

③ 临床试验数据：提供安全性、有效性、剂量和药物反应的全面数据。临床试验数据必须充分支持产品的预期用途。

④ 标签和包装材料：详细说明产品的使用方法、副作用、储存条件等。

⑤ 风险管理计划：特别是对于具有潜在高风险的生物制品，需要有详细的风险管理和缓解策略。

（3）特殊注意事项

① 免疫原性：由于生物制剂可能诱发免疫反应，因此对免疫原性的评估极为重要。

② 生产一致性：生物制品生产过程中的微小变化可能导致产品性质的显著变化，因此保证生产过程的一致性至关重要。

③ 长期稳定性：需要对生物制剂的长期稳定性进行充分研究，确保其在整个有效期内保持效力和安全性。

生物制剂的 IND 和 BLA 申请要求极高的准确性和全面性，以确保其在临床应用中的安全性和有效性。这些申请过程不仅需要大量的科学数据支持，还需要对生物制剂的特殊性有深刻理解和考虑。

4.27　生物制品与小分子药物 IND 及 BLA/NDA 申请的关键差异

在小分子新药研发中，新药调查（IND）申请和新药上市申请（NDA）是药物开发和上市的关键步骤。相比之下，生物制品的研发和上市则涉及新药调查（IND）申请和生物制品许可（BLA）申请。这两种路径虽然在目标和流程上存在相似之处，但针对生物制品的 IND 和 BLA 申请与小分子药物的 IND 和 NDA 申请在多个关键方面有所不同：

（1）审批流程与监管机构

① 小分子药物的 IND 和 NDA 通常由美国食品药品监督管理局（FDA）的药品评价与研究中心（CDER）负责审批。

② 生物制品的 IND 和 BLA 则由 FDA 的生物制品评价与研究中心（CBER）负责审批，

因为生物制品涉及更复杂的生物学问题和生产过程。

③ 在欧洲医药品管理局（EMA）的体系中，EMA 没有像 FDA 那样明确划分药品评价与研究中心（CDER）和生物制品评价与研究中心（CBER）这样的机构。相反，EMA 通过其人用药品委员会（CHMP，Committee for Medicinal Products for Human Use）来负责审批所有类型的药品，包括小分子药物和生物制品。

④ 在中国，药品的申请和审批由国家药品监督管理局（NMPA）负责。NMPA 负责审批包括小分子药物和生物制品在内的所有药品的临床许可和上市申请。与美国 FDA 和欧洲 EMA 的管理方式不同，NMPA 下设的药品审评中心（Center for Drug Evaluation，CDE）主要负责这两类药品的审评工作。

（2）产品的复杂性和制造过程

① 小分子药物相对简单，其结构明确，可通过完全化学合成的方式生产。

② 生物制品，包括蛋白质、抗体、疫苗等，通常由活细胞通过复杂的生物技术方法生产，因此，对其所涉及的制造过程和质量控制要求更为严格和复杂。

（3）安全性与有效性评估

① 小分子药物的安全性和有效性评估主要侧重于药物的化学属性和体内外研究结果。

② 生物制品的评估不仅要考虑其生物学特性和药理作用，还需重点关注免疫原性（即引发免疫反应的潜能）等生物制品特有的安全性问题。

（4）文件和数据要求

① 生物制品的 IND 和 BLA 申请通常需要提供更多关于生产过程、产品纯度、稳定性和生物活性的详细信息，因为这些因素对生物制品的安全性和有效性影响比小分子药物更大。

② 小分子药物的 IND 和 NDA 申请虽然也非常严格，但由于生产过程相对简单，文件和数据要求在生产过程方面的内容上的要求比生物制品相对较少。

（5）上市后监管

① 对于生物制品，上市后的监管更加重视监测免疫原性和其他长期安全性问题，可能需要更长时间的后续研究和监控。

② 小分子药物的上市后监管虽然同样重要，但焦点和方法可能因药物的性质不同而区别对待。

总之，生物制品的 IND 和 BLA 申请与小分子新药的 IND 和 NDA 申请之间存在重要区别，这反映了生物制品相对于小分子药物在生产、安全性评估和监管要求上的复杂性和特殊性。

4.28 疫苗与其他生物制品的独特差异性探讨

疫苗作为预防性生物制品，在研发、生产、审批及应用等多个环节展示出与其他生物制品显著的差异性。这些差异不仅体现在其使用目的和对象上，还涉及免疫原性、安全性要求、生产流程以及伦理政策等方面。

（1）使用目的与对象

① 疫苗：旨在通过激发免疫系统反应来预防疾病，广泛应用于健康人群，包括婴儿、儿童及成人，为公共卫生提供重要保障。

② 其他生物制品：主要针对已经发病的患者，治疗包括慢性疾病、遗传性疾病、癌症等在内的各种疾病。

（2）免疫原性与安全性

① 疫苗：通过模拟病原体感染来诱发特定的免疫反应，目的是建立长期的免疫记忆，因此其免疫原性是其核心功能。

② 其他生物制品：虽也可能引发免疫反应，但通常视为不希望出现的副作用，尤其是在治疗用途中需避免激发不必要的免疫反应。

（3）安全性要求与监管

① 疫苗：鉴于其广泛用于健康人群，包括敏感人群如儿童和孕妇，因此其安全性标准极为严苛，任何潜在的副作用都必须经过严格评估。

② 其他生物制品：尽管安全性同样至关重要，但在患有严重或慢性疾病的患者中使用时，可能在风险与效益之间进行更为灵活的权衡。

（4）生产与质量控制

① 疫苗：由于其直接影响疫苗的效力和安全性，生产过程和质量控制标准极为严格，需确保每一批次疫苗的稳定性和一致性。

② 其他生物制品：虽同样遵循严格的生产标准，但考虑到其治疗目的，生产过程中的质量控制焦点可能与疫苗有所不同。

（5）稳定性与储存条件

① 疫苗：需要考虑全球分发的物流挑战，特别强调稳定性和储存条件，确保疫苗长途运输后仍保持有效。

② 其他生物制品：虽然稳定性和储存同样重要，但其条件和要求可能因治疗目的和使用范围而异。

（6）政策与伦理考量

① 疫苗：其研发、分配和接种策略常涉及广泛的公共卫生政策和伦理考虑，如强制接种、优先接种顺序等。

② 其他生物制品：更侧重于治疗决策、患者选择和医疗保险等个体化问题。

（7）治疗性癌症疫苗　除了传统的预防性作用外，疫苗在癌症治疗领域的应用也日益受到关注。这类疫苗被称为治疗性癌症疫苗，其目的不是预防癌症的发生，而是直接用于治疗已经存在的癌症。治疗性癌症疫苗通过激活或增强患者自身的免疫系统，帮助身体识别并攻击癌细胞。这种方法利用了免疫系统对特定癌症相关抗原的识别能力，通过引导免疫系统针对这些特定抗原产生反应，从而达到抑制癌症进展或减少复发的目的。比如使用患者自身的肿瘤细胞或特定的肿瘤抗原来制备疫苗，经过加工处理后再重新注入患者体内，以诱发针对肿瘤的免疫反应。

综上所述，疫苗的这些特殊性质，使得其在公共卫生领域扮演着无可替代的角色，同时也对研发、生产和监管提出了独特的挑战。理解这些差异有助于更好地规划疫苗和其他生物制品的研发路径，确保它们能够安全、有效地服务于公众健康。

4.29　疫苗接种与潜在免疫介导性疾病（pIMDs）的风险评估

疫苗接种是预防疾病和保护公共健康的重要措施。然而，在极少数情况下，疫苗可能引发免疫介导性疾病（potential immune-mediated disorders，pIMDs）。这类疾病可能由于疫苗诱发的异常免疫反应，从而导致机体免疫系统错误地攻击自身组织。值得注意的是，这些情况非常罕见，且疫苗的益处在大多数情况下远远超过了潜在的风险。

（1）典型的 pIMDs 案例

① 格林 - 巴利综合征（GBS）与流感疫苗

a. 背景：GBS 是一种影响周围神经系统的罕见疾病，可能导致肌肉无力甚至瘫痪。该病与感染（包括流感）有关，在极少数情况下，也与流感疫苗接种有关。

b. 疫苗关系：1976 年美国的猪流感疫苗接种后，观察到 GBS 发病率略有上升，随后的研究表明流感疫苗可能轻微增加 GBS 的风险，约每百万剂次疫苗接种额外增加 1～2 例。

② 特发性血小板减少性紫癜（ITP）与麻疹 - 腮腺炎 - 风疹（MMR）疫苗

a. 背景：ITP 是一种导致血小板数量减少的免疫性疾病，可能由感染或药物引发。

b. 疫苗关系：在 20 世纪 90 年代末，MMR 疫苗接种后收到 ITP 案例的报告。但风险极低，估计每 3 万至 4 万剂次疫苗接种后可能出现 1 例 ITP。

（2）风险管理与监测　疫苗的安全性通过严格的临床试验和事后监测系统进行评估，以确保其安全性和有效性。尽管个别情况下可能出现 pIMDs，但疫苗在预防重大疾病方面的益处通常远大于其潜在风险。为此，美国食品药品监督管理局（FDA）等监管机构制定了疫苗风险管理计划（RMP），旨在评估并监控疫苗接种后的潜在风险，包括 pIMDs。

尽管疫苗与潜在免疫介导性疾病（pIMDs）之间存在极低的关联风险，但广泛的科学研究和监测显示，疫苗的健康益处在绝大多数情况下显著超过了这些潜在风险。公众和医疗专业人员应继续根据最新的科学证据和监管指导，做出明智的疫苗接种决策，以保护个体和公共健康。

4.30　疫苗 BLA 申请的特殊注意事项

疫苗作为一种特殊的生物制品，向美国食品药品监督管理局（FDA）提交的生物制品许可申请（BLA）过程涉及一系列独特的复杂步骤和严格的文件要求。相较于一般生物制品，疫苗 BLA 申请需特别关注以下几个方面：

（1）详尽的产品描述　全面介绍疫苗的成分、活性成分来源、制造过程、剂型和剂量，确保每一环节的准确和透明。

（2）生产过程和质量控制　详述疫苗的制造步骤、质量控制标准和生产设施的合规性，特别强调关键生产环节对产品质量的影响。

（3）非临床与临床数据

① 安全性与免疫响应：基于实验室和动物模型的研究结果，评估疫苗的安全性和免疫效果。

② 人体研究结果：提供临床试验数据，详细说明疫苗在人群中的安全性、免疫原性和有效性。

（4）标签和包装　包含疫苗使用说明、潜在副作用、储存条件等关键信息，确保使用者能够正确理解和应用。

（5）风险管理　详细阐述监测和管理疫苗使用中潜在风险的具体方案。

（6）特殊考虑事项

① 免疫原性与长期效力：关注疫苗引发的免疫反应，不仅要评估短期内的效果，更重要的是证明其长期的保护能力。

② 安全性标准：特别是针对广泛用于健康人群的疫苗，对任何潜在副作用的评估必须异常严格和细致。

③ 生产一致性：保证生产过程中的每一批疫苗都能达到相同的高标准，对于确保疫苗的效力和安全性至关重要。

④ 稳定性考量：对疫苗在储存和运输过程中的稳定性进行全面研究，保障其长期有效性。

⑤ 广泛的人群适应性：考虑疫苗在不同人群（年龄、种族、健康状况等）中的效果和安全性，确保疫苗的普适性和包容性。

⑥ 上市后监测：制定详细的监测计划和应对策略，应对疫苗上市后可能出现的问题，保护公众健康。

疫苗的 BLA 申请不仅是证明其科学和技术成就的过程，更是一个确保公众健康和安全的重要步骤。通过这一系列严格的审查和评估，疫苗生产商需要向监管机构展示其产品能够在广泛应用中保持一致的高品质和明确的效益。

4.31　ICH 指南在疫苗开发中的应用与指导

国际人用药品注册技术要求协调委员会（ICH）为保证疫苗及其他生物技术产品的安全性、疗效性和质量，制定了一系列关键指南。这些指南涵盖了疫苗开发的全过程，从产品设计、质量控制到生产过程，为疫苗研发提供了全面的科学和技术支持。以下是主要 ICH 指南的概览：

（1）ICH Q5D　生物技术产品的质量

① 核心内容：提供了关于疫苗等生物技术产品质量的综合指导，强调产品特性、可比性分析以及分析方法的开发和验证。

② 应用价值：帮助疫苗开发者确立产品质量标准，指导分析方法的准确实施。

（2）ICH Q6B　生物技术 / 生物制品的测试程序和验收标准

① 核心内容：着重于疫苗产品的鉴定、纯度和效价测试，为这些关键质量属性提供了详细的评价指导。

② 应用价值：确保疫苗安全使用前的质量控制，提升疫苗质量监管的标准化和科学化。

（3）ICH Q8（R2）　药物开发

① 核心内容：包括对疫苗开发流程的指导，强调制造过程设计、开发与优化，及过程验证的重要性。

② 应用价值：指导疫苗的研发工作，尤其是在生产工艺和质量设计方面，促进疫苗开发的高效性和创新性。

（4）ICH Q9　质量风险管理

① 核心内容：提供了疫苗开发和制造中质量风险管理的框架，包括风险评估、控制和监测策略。

② 应用价值：帮助疫苗开发者识别和管理整个生产过程中的潜在风险，确保产品质量和患者安全。

（5）ICH Q11　药物物质的开发和制造

① 核心内容：关注于疫苗及其他药物物质的制造过程特性和控制，提供了详细的制造过程开发指导。

② 应用价值：促进疫苗生产过程的优化和标准化，提高生产效率和产品质量的一致性。

通过遵循这些 ICH 指南，疫苗开发者不仅能够确保其产品的高标准和高质量，同时也能有效应对严格的监管要求。这些指南的实施，对于加速疫苗的研发进程、提升公众健康保护水平，以及促进全球疫苗研发领域的科学发展和技术进步具有重要意义。随着科学技术的不断进步和全球疫苗需求的增加，这些指南也将继续更新和完善，以适应疫苗开发的新挑战和新需求。

参考文献

[1] Sjöqvist S，et al. Ethics，transparency and public involvement in stem cell-derived embryo research in Sweden：a new legislative proposal[J]. Journal of translational medicine，2018，16（1）：141.

[2] Braun C J，et al. Genetic regulation of human stem cells：current challenges and future prospects[J]. Human Molecular Genetics，2009，18（R1）：R82-R88.

[3] Cavazzana-Calvo M，et al. Gene therapy for hemoglobinopathies[J]. Hematology/Oncology Clinics，2012，26（6）：1083-1097.

[4] Cavazzana-Calvo M，et al. Gene therapy for primary immunodeficiencies[J]. Human gene therapy，2010，21（6），761-769.

[5] Brighton Collaboration Case Definition，BCC[DB]. https://brightoncollaboration. us/wp-content/up-loads/2021/01/COVID-19-updated-AESI-list. pdf.

[6] WHO：Causality assessment of an adverse event following immunization（AEFI）：user manual for the revised WHO classification，2nd ed. [DB]. 2019 update. https://www. who. int/publications/i/item/9789241516990

[7] Wang W，et al. Preclinical safety assessment of toxicity and biodistribution of oncolytic virus HSV-1 expressing human PD-1 antibody in mice[J]. Regulatory Toxicology and Pharmacology，2022，132：105166.

第 5 章
药品安全信号检测与管理

5.1 药物的安全信号识别与管理

根据欧洲药品管理局（EMA）的定义，药物的安全信号指关于新的或已知不良事件的信息，这些不良事件可能由药物引起，并需要进一步的调查。这些信号可以来自多个信息源，包括自发报告系统、临床研究和科学文献等。

安全信号的识别并不意味着确认药物确实引起了报告中的不良事件。实际上，患者可能同时存在其他疾病或使用其他药物，这些都可能是不良事件的原因。因此，对安全信号的评估是为了确定药物和不良事件之间是否存在因果关系。

对安全信号的评估是例行药物监测的一部分，也是药品持有人（MAH）对卫生主管部门和预期患者的承诺和法律保证。

以下是对安全信号识别和管理的一些关键指南和法规：

（1）CIOMS Ⅷ 《药物监测中信号检测实践问题指南》提供了信号检测的方法和建议，涵盖了与医疗产品相关的潜在不良事件信号的识别和评估。

（2）FDA 行业指南 《良好药物监测实践和药物流行病学评估指南》强调了及时检测、评估和沟通安全信号的重要性，以及药物监测在评估医疗产品效益和风险中的作用。

（3）EMA 良好药物监测实践指南（GVP）第九模块（信号管理） 专门涉及信号管理，包括信号检测、验证、优先级确定和评估的流程，以及与信号相关的风险沟通和决策建议。

哪些不良事件通常会被视为开发中产品的安全信号？

（1）紧急安全措施需要关注的安全主题。

（2）因安全原因导致研究终止的安全主题。

（3）临床前/非临床期间的疑似意外严重不良反应（SUSAR）。

（4）卫生当局要求的临时安全评估。

最终决定某一安全主题是否构成安全信号，需要药物安全医师或安全管理团队（SMT）基于产品知识、临床科学和药物警戒的综合判断。

哪些不良事件通常不被视为开发中产品的安全信号？

（1）已知的药物类效应

【案例】假设我们考虑 ACE 抑制剂（一类用于治疗高血压的药物）的情况。这一类药物的一个已知药物类效应是引起咳嗽。因此，当一种新的 ACE 抑制剂药物开发时，患者在使用这种新药物后报告咳嗽的情况并不被视为一个新的安全信号，而是作为一个已知的药物类效应。这种咳嗽的 ADR 不需要作为一个单独的安全问题进行进一步调查，因为它已经被广泛认识并记录在 ACE 抑制剂类药物的药物说明书中。

（2）参考安全信息（RSI）的例行更新或年度审查

【案例】设想一个场景，一款用于治疗糖尿病的药物，其参考安全信息（RSI）中包括了该药物可能引起的低血糖事件。每年制药公司都会对这款药物的安全数据进行例行审查，以反映在过去一年中从临床试验、市场后监测和文献报告中收集到的最新安全信息。在这一年度审查中，虽然发现了一些新的低血糖事件报告，但这些新信息并没有改变该药物低血糖风险的整体评估。因此，虽然这些新的低血糖事件被包含在年度安全更新报告中，但 RSI 关于低血糖风险的描述保持不变，因为这些新报告与之前的评估一致，仍然反映了已知的药物安全性档案。

（3）新药申请背景下卫生当局实施的 ADR，或作为不需要进一步调查或评估的标准标签谈判的一部分

【案例】假设一家制药公司申请新药的上市许可，这种药物用于治疗高血压。在新药申请的过程中，卫生当局（如 FDA 或 EMA）可能会指出，根据已提交的数据，头痛作为一种已知的不良药物反应（ADR）应被包含在产品的说明书中。尽管这个 ADR 在新药的临床试验中被频繁报告，但由于它是高血压治疗药物的一个常见副作用，卫生当局可能会判断不需要对这个特定的 ADR 进行进一步的安全评估或研究。因此，这个 ADR 被直接包含在药品的标准标签中，作为上市审批过程的一部分。

（4）来自业务合作伙伴的收购后／许可后遗留信号，不进行新评估

【案例】假设制药公司 A 收购了另一家公司 B 的一款在市场上已有多年销售历史的药物。在收购过程中，公司 A 继承了公司 B 关于这款药物的所有药物安全数据和报告，包括一些历史安全信号。这些安全信号可能涉及罕见的不良事件，但经过公司 B 及时的调查和评估后认为不需要进一步行动。在收购后，公司 A 对这些遗留的安全信号进行了审查，并决定基于公司 B 之前的评估结果和监管机构的反馈，不对这些历史信号进行新的安全评估。当然，公司 A 仍然会持续监控这款药物的安全性，并对新的安全信息做出响应。

这些指南和实践帮助制药公司、监管机构和其他利益相关者有效地识别和管理与医疗产品相关的安全信号，确保了潜在风险能够迅速被识别、评估和适当地传达，保障了患者和公众的安全。

5.2 药物安全信号检测的基本原则

药物安全信号检测是指通过系统的监控和分析，识别可能与药物使用相关的新的、未知的或增加严重性的不良事件或其他安全问题的过程。药物警戒科学工作者依据药物安全配置文件的成熟度和相关产品的病例报告数量，为每种药物产品制定特定的检索策略。为了确保药物使用的安全性，他们至少每月对标准数据集进行一次检索，内容包括：

（1）监测期内的不良事件（adverse events，AE）／不良药物反应（adverse drug reactions，ADR），特别关注指定医疗事件（designated medical events，DME）和目标医疗事件（targeted medical events，TME），以及该时段内的新病例。

（2）来源广泛的不良事件汇总报告，涵盖严重事件（serious adverse events，SAE）、非严重事件（Non-SAE）和其他特别关注的不良事件（adverse events of special interest，AESI），其来源包括：

① 临床研究；

② 监管报告；

③ 商业投诉；

④ 体外和体内动物实验研究；

⑤ 流行病学数据；

⑥ 媒体、网站和社交媒体；

⑦ 医学文献；

⑧ 非标签使用的数据。

综合安全数据应包括基于 MedDRA 编码的术语分类、事件频率、事件的性质和类型（如严重性、特殊关注事件、预期性、相关性等），并根据监管承诺、现有风险管理计划或已知

安全问题定义是否需要额外的检索策略。

在持续监测病例报告以识别安全信号时，考虑因素包括：

① 来自摘要表的信息，如病例总数、致命或严重病例数、未列出的病例数等；

② 线索信息，包括人口统计学信息、疑似药物剂量、时间关系等；

③ 不良事件的其他明显可替代的解释，如潜在疾病或同时使用其他药物等原因；

④ 因果关系的评估。

PV 专员在评估潜在信号时会考虑：

① 仔细审查个案详情；

② 将 AE 报告率与历史数据进行比较；

③ 依据更可靠的数据源，如随机双盲的临床研究中的相关 AE 发生率；

④ 生物学效应、药代动力学或药效学研究中的实验数据；

⑤ 类似产品中相似事件的病例搜索；

⑥ 产品说明书中未记录的新 AE，特别是严重且在特定病人亚群（如老年人，儿童等）中出现的。

评估潜在安全信号后，应考虑的措施包括：

① 将评估结果、影响及行动计划立即通知监管机构；

② 将所有检测到的潜在信号通知相关医务人员；

③ 将检测到的潜在安全信号纳入产品安全信息文件或进一步的信号监测跟踪计划。

通过以上流程，药物安全信号检测为后继的药物安全信号评估提供基础。药物安全信号的检测是药物安全监管的第一步，目的是早期识别任何可能的新不良反应或已知不良反应的新的变化，即"安全信号"。这些信号可能是新的或未知的不良事件，也可能是已知不良事件的发生率、严重性或模式的变化。从识别潜在问题（检测）到确定问题的性质和严重性（评估）是两个密切相关且十分重要的药品安全性监测和管理步骤，它们共同确保了药物使用的安全性。

5.3　药物安全信号的验证

药物安全信号验证是药物安全监测过程中的一个关键步骤，目的是确定检测到的信号是否真实反映了药物的潜在安全问题。验证过程涉及对初步信号的深入分析，以确认其可靠性、一致性和可能的生物学机制。以下是药物安全信号验证的具体步骤和方法：

（1）信号的初步评估

① 数据完整性检查：评估信号来源的数据质量和完整性，确保信号基于可靠和充分的信息。

② 重复性检查：确认是否有来自不同来源的相似报告，以及在不同数据集中是否能够重复检测到该信号。

（2）详细信息收集

① 案例详细回顾：对相关的不良事件报告进行详细分析，包括病例描述、药物使用历史、并发症情况等。

② 补充数据获取：可能需要从原始报告者、文献或其他数据源获取额外信息，以更全面了解不良事件的背景和上下文。

（3）分析和评估

① 定性分析：基于临床知识和现有的科学证据，评估药物与不良事件之间的可能联系。

② 定量分析：如果数据允许，进行定量分析，如计算不良事件的发生率、相对风险等，以及可能的剂量 - 效应关系。

（4）因果关系评估

① 使用标准化工具：应用 Bradford Hill 准则等标准化方法，评估因果关系的强度和可能性。

② 专家咨询：在需要时，咨询临床医生、药物流行病学家或其他专家的意见，以解释复杂的情况或数据。

（5）综合评价

① 风险 - 效益分析：将信号的潜在风险与药物的治疗效益进行比较，评估是否需要采取风险管理措施。

② 信号的优先级排序：根据信号的严重性、紧急性和公共健康影响，确定其在药物安全监测中的优先级。

（6）文档记录和报告

① 详细记录：将验证过程中的所有步骤、分析结果和决策过程详细记录，以备未来参考。

② 内部和外部报告：根据监管要求和内部政策，向相关监管机构、合作伙伴和公众报告验证结果。

通常情况下，信号验证 PV 工作者对信号进行验证时还会具体评估：

（1）报告的质量 数据的完整性，信息的合理性，可用的数据以证实报告的诊断。

（2）药物安全信号是否有剂量 - 反应效应的证据。

（3）检查事件频率 例如与之前时期相比和 / 或与预估的患者暴露量相比的自发报告数量；在临床试验数据的背景下，相同类型的信息。

（4）潜在风险群体的数据模式一致性。

（5）药物相互作用。

原则上，只有没有先前意识到的新信号应该被验证。然而，如果已知关联的报告频率、持续时间、严重程度或先前报告的结果（例如死亡）发生变化，表明关于已知关联的新信息，则可能会引起新的信号。

在对安全信号进行调查后，可以得出以下结论之一：

（1）已验证并接受 假定产品与事件之间存在因果关联。

（2）未验证并拒绝 假定产品与事件之间不存在因果关联，或者待定。

（3）未被证实的信号 无法得出关于因果关系的明确结论。信号将在定义的时间点进行进一步监测和重新评估。

药物安全信号的验证是一个动态和迭代的过程，可能需要随着新信息的出现而不断调整和更新。

5.4 药物安全信号的优先级排序考虑因素

药物安全信号的优先排序是药品安全监测过程中的一个重要步骤，旨在确定哪些信号需要紧急关注和进一步评估。这一过程帮助监管机构、药品公司和医疗保健提供者合理分配资源，以最有效地保护公众健康。PV 工作者将及时识别对公共健康有重大影响或可能显著影响已治疗患者的药物利益风险配置经过验证的信号。这些信号需要紧急关注，并需要进行优先排序即无延迟地进行评估。

以下是进行药物安全信号优先级排序的主要考虑因素：

（1）临床严重性

① 生命威胁和致死性：涉及生命威胁或导致死亡的信号具有最高优先级。

② 不可逆转性损伤：如永久性伤害或严重残疾。

③ 严重程度：包括需要住院治疗或延长住院时间的不良事件。

（2）公共健康影响

① 影响人群的广泛性：广泛使用的药物或影响广大人群（如儿童、孕妇）的安全信号具有较高优先级。

② 疾病的严重性：用于治疗严重或生命威胁疾病的药物相关信号。

（3）信号的新颖性和意外性

① 未知或意外的不良事件：对于新药或已知药物的未知不良事件具有更高的优先级。

② 已知信息的新方面：对已知不良事件的严重程度的新变化、新的风险因素等。

（4）数据的一致性和质量

① 数据来源多样性：来自多个独立来源的信号更值得关注。

② 数据质量：基于高质量、可信的数据源的信号具有更高的优先级。

（5）潜在的生物学可信度

① 药理学合理性：与药物的已知作用机制相符的不良事件。

② 剂量-反应关系：存在剂量依赖性增加的风险。

（6）可预防性　如果通过更改用药指导或采取预防措施可以减少风险，这类信号优先级较高。

（7）社会关注度　受到公众或媒体广泛关注的安全信号可能需要优先处理，以管理潜在的公共健康恐慌。

如果新药的上市许可申请仍在评估中，在产品安全信号监测跟踪表中记录信号优先级排序过程的结果。

优先级排序不是一个静态的过程，而是随着新信息的出现和现有信息的更新而动态调整的。正确的优先级排序确保药物监管机构和药品公司能够迅速采取行动，针对最紧迫和严重的安全问题进行深入评估和有效管理。

5.5　药物的安全信号评估的基本原则

药物安全信号评估是药物安全监管的核心环节，它涉及对药物使用中出现的潜在安全问题进行系统性分析和评估。这一过程的目的是确定药物与特定不良事件之间是否存在因果关系，评估药物的风险-效益比，并根据需要采取适当的风险管理措施。以下是药物安全信号评估的基本原则：

（1）全面性　药物安全信号评估应基于全面的数据收集，包括但不限于自发报告系统中的不良事件报告、临床试验数据、药物流行病学研究结果、医学文献及其他相关信息来源。

（2）系统性　应采用系统化的方法对信号进行评估，如使用标准化的评估工具和流程，确保评估的一致性和可重复性。

（3）客观性　评估过程中需对数据进行客观、无偏见的分析，考虑所有可能的解释，并基于证据做出结论。

（4）**因果关系评估** 采用科学的因果关系评估方法，如 WHO-UMC 系统或布拉德福德·希尔标准，来分析药物与不良事件之间的关系。

（5）**风险－效益分析** 在确定药物与不良事件之间的关联性后，需要进一步评估该药物的风险与其治疗效益之间的平衡，以指导临床使用和监管决策。

（6）**透明性** 评估过程和结果应当透明，及时与医疗专业人员、患者及监管机构共享，确保所有相关方都了解药物的安全信息。

（7）**动态性** 安全信号评估是一个动态过程，随着新信息的不断出现，可能需要重新评估先前的结论，并根据最新数据更新风险管理措施。

（8）**预防原则**：在有限的证据情况下，采取预防措施以保护患者安全，如在药物标签中添加警告，实施风险最小化策略等。

药物安全信号评估的最终目标是确保药物的安全使用，保护患者免受不必要的风险。通过遵循上述原则，可以有效地识别、评估和管理药物相关的安全问题，确保药物的风险与效益处于最佳平衡状态。

5.6　药物的安全信号评估具体方法和步骤

药物安全信号的评估涉及一系列方法和步骤，旨在系统地确认、验证和评估潜在的药物安全风险。以下是药物安全信号评估的具体方法和步骤：

（1）**步骤 1　信号检测**

① 自发报告系统：分析来自医疗保健专业人员和患者的自发报告数据。

② 数据库挖掘技术：利用药物安全数据库进行数据挖掘，识别异常信号。常用的方法包括频率比较（如报告比率）、时序分析和数据挖掘算法（如贝叶斯方法）。

③ 文献回顾：系统地检索和分析相关科学文献，寻找新的或罕见的不良事件报告。

④ 临床试验数据和真实世界证据：分析临床试验结果和真实世界研究数据，检测新的安全信息。

（2）**步骤 2　信号确认**

初步评估：对检测到的信号进行初步评估，确认其新颖性和潜在的临床意义。这可能涉及对原始报告的审查，以确保数据的质量和完整性。

（3）**步骤 3　信号验证**

① 信号强度评估：对信号的强度进行评估，包括不良事件的严重性、报告的一致性、数据源的可靠性等。

② 补充信息收集：可能需要收集额外信息，如更详细的患者历史、附加的实验室测试结果或其他相关数据，以帮助验证信号。

（4）**步骤 4　因果关系评估**

① 案例评估：对个别病例进行深入分析，评估药物与不良事件之间的时间关系、剂量响应关系、撤药反应等。

② 布拉德福德·希尔（Bradford Hill）准则：应用 Bradford Hill 的九条准则（如一致性、特异性、时间顺序等）来评估因果关系的可能性[1]。

（5）**步骤 5　风险评估**

① 定量风险评估：使用流行病学方法计算特定不良事件的相对风险或发生率，以估计药物的风险大小。

② 风险因素分析：识别和分析可能影响风险大小的因素，如患者年龄、性别、共病和共用药物。

（6）步骤6　风险-效益分析。对药物的风险和治疗效益进行综合评价，考虑是否需要采取风险管理措施。

（7）步骤7　风险沟通和管理

① 制定风险管理计划：根据风险评估结果，制定和实施风险管理计划，可能包括修改产品标签、发布安全警告、限制药物使用等。

② 沟通策略：开展与医疗保健专业人员和公众的风险沟通，确保安全信息的传播。

（8）步骤8　监测和再评价。定期监测风险管理措施的实施效果，评估是否需要进一步调整或补充措施。

整个过程是迭代和动态的，需要根据新的信息和数据不断调整和更新安全评估和风险管理策略。有效的药物安全信号评估和管理依赖于跨学科团队的合作，包括药品监管专家、流行病学家、临床医生、统计学家等。

5.7　药物的安全信号因果关系确认的常用标准

在药物安全监测领域，确认安全信号与药物之间的因果关系和评估药物治疗相关的所有不良事件之间的因果联系遵循相同的原则。确定因果关系对于判断潜在安全信号是否真正由药物引起至关重要。准确的因果关系评估不仅能帮助我们理解和控制药物可能引起的风险，同时对于确保患者安全、指导临床使用及制定药物监管政策都极为关键。目前，全球已有相关机构的几套广泛认可的标准用于确认药物治疗不良事件的因果关系，主要包括：

（1）世界卫生组织（WHO）

① 时间关系：不良事件在用药后迅速发生更可能与药物相关。

② 因果关系：排除其他因素后，若药物与不良事件有合理的因果关系，关联性更大。

③ 药物反应性：药物的已知药理作用与不良事件的生物学机制一致时，关联性更强。

④ 事件再现性：若不良事件在药物重复使用时多次出现，则可能性更大。

⑤ 排除其他因素：若能排除其他可能导致不良事件的因素，则药物关联性更强。

（2）美国疾病控制与预防中心（CDC）　同 WHO 标准类似，CDC 也强调时间关系、因果关系、剂量反应关系、事件的知名性和再现性等因素。

（3）欧洲药品管理局（EMA）药物风险评估委员会（PRAC）　EMA 的评估标准与 WHO 和 CDC 相似，也包括时间关系、因果关系、事件再现、事件的知名性等因素。

（4）布拉德福德·希尔（Bradford Hill）标准　包括关联强度、一致性、特异性、时间顺序、剂量反应关系、生物学原理、一般性、实验支持、顺序和可预测性等因素。

（5）布莱顿合作组织（Brighton Collaboration）——适用于疫苗　强调时间关系、因果关系、剂量反应关系、事件再现、事件的知名性、事件撤离和实验研究支持等因素。

在进行不良事件因果关系确认时，需要考虑上述因素的综合影响，并且在评估过程中详细列出可能影响评估的缺失要素，如患者的详细信息、伴随疾病或药物治疗情况等。同时，要注意识别并考虑可能的混杂因素，确保评估结果的准确性。

不同机构和标准虽然在细节上有所差异，但核心原则一致：通过系统地分析不良事件与药物使用之间的关联，来判断这些事件是否为药物引起的。这些标准为全球药物安全监测提供了重要的科学基础，确保了药物安全性评估的科学性和有效性。

5.8　药物的安全信号风险评估流程

药物的安全信号风险评估是药物安全监测中至关重要的一步，它通过深入分析已识别的安全信号来确定药物使用的风险程度。以下是药物安全信号风险评估的关键步骤及方法概述：

（1）数据源选择

① 自发报告系统：利用药物不良事件报告系统收集的数据，如 FDA 的 FAERS 或欧盟的 EudraVigilance。

② 临床试验数据：安全性数据来源于各阶段的临床试验。

③ 观察性研究和实际使用数据：涵盖队列研究、病例对照研究等观察性研究结果。

（2）风险指标计算

① 发生率（incidence rate）：评估在特定时间内，药物使用者中新发不良事件的比率。

② 相对风险（relative risk，RR）：比较药物使用者与未使用者中特定不良事件的风险。

③ 优势比（odds ratio，OR）：主要在病例对照研究中应用，评估暴露组与非暴露组的不良事件发生概率比。

④ 可归因风险（attributable risk）：估算由于药物使用而额外增加的不良事件风险。

（3）统计方法应用

① 时间至事件分析：测量从开始用药到不良事件发生的时间间隔。

② 多变量分析：控制混杂变量，独立评估药物与不良事件的关系。

③ 数据挖掘：利用算法在大数据集中寻找不良事件的模式和趋势。

（4）风险模型建立

① 剂量 - 反应关系：探究不良事件风险与药物剂量之间的相关性。

② 风险预测模型：结合多种因素预测特定不良事件发生的可能性。

（5）不确定性评估

① 置信区间：为风险估计提供范围，反映统计上的不确定性。

② 敏感性分析：检验数据选择、统计方法变化对评估结果的影响。

（6）特别关注敏感人群　如儿童、老年人、孕妇等，评估其风险 - 效益比。

（7）结果解释和应用

① 将风险量化结果与药物的治疗效益比较，指导医疗决策。

② 有效沟通风险信息，确保医疗保健专业人员和患者清楚了解药物的安全性。

药物安全信号的风险评估是一个动态且持续的过程，随着新安全信息的不断出现，评估和管理措施需相应更新。记录安全信号调查的风险评估结果，基于新证据制定防范或最小化患者风险的策略。

5.9　药物安全信号评估后的行动方案指南

完成药物安全信号的评估之后，如果发现具有潜在的安全风险，或者存在可能对患者安全造成影响的情况，那么安全管理团队（SMT）将会提出一系列行动建议。这些建议通常需要提交给公司内部的产品安全委员会（通常称为医学委员会）进行审查和批准。根据安全信号的性质和严重级别，可能采取的行动措施包括但不限于以下几点：

（1）启动健康危害评估（Health Hazard Assessment，HHA）　对于潜在的场外

行动（如市场召回），评估健康风险的大小。

（2）进行质量投诉相关的进一步产品评估调查　对于与产品质量相关的安全信号，深入调查以确定问题的根本原因。

（3）及时向监管机构报告　根据合规要求，将安全风险信息和评估结果上报给相关的卫生或药物监管机构。

（4）直接与医疗专业人员沟通　通过致医生信函等方式，直接向医疗专业人员提供安全信息和行动指南。

（5）更新安全相关标签或处方信息　基于新的安全信息，更新药物说明书和标签，增加警告、禁忌症或使用建议等。

（6）向研究调查人员、伦理委员会报告　更新临床研究文件，必要时暂停或终止正在进行的研究。

（7）持续评估产品的利益－风险平衡　根据新的安全数据和信息，重新评估药物的总体风险与效益。

（8）通过额外研究进一步调查安全风险　开展后授权安全研究（PASS）等，深入了解安全问题。

（9）制定和执行药物监管计划　针对已识别的风险制定具体的监管策略和计划。

（10）定期安全报告和监控　在定期安全更新报告（PSUR）中继续监控该安全信号。

（11）更新风险管理计划（RMP）　根据新的风险信息，更新RMP，包括风险最小化措施。

（12）实施增强的药物监测活动　增加对特定安全问题的监测力度。

（13）提供额外的教育材料或培训　向医疗专业人员和患者提供针对性的教育和培训材料。

（14）引入额外的风险最小化措施　如患者登记计划、医生认证程序等。

在采取这些行动时，产品安全审查委员会将确定适当的行动启动和完成时间表，并确保所有行动都得到妥善记录和执行，以预防或最小化患者风险，确保药物的安全性。

5.10　药物安全信息有效交流策略

在药物安全监测中，对药物安全信号进行风险评估后，将评估结果和相关安全信息有效地传递给医疗保健专业人员、患者及公众，以及监管机构是确保药物安全使用的关键步骤。以下是实施有效安全信息交流的关键策略和步骤：

（1）明确信息交流的目标群体

① 医疗保健专业人员：包括医生、药剂师和护士等，他们需要掌握药物的安全信息以指导临床决策。

② 患者和公众：了解药物使用的潜在风险及安全用药指南。

③ 监管机构：获取药物安全评估结果，进行政策制定和监管决策。

（2）准备和定制信息内容

① 清晰准确：确保信息的准确性，避免过于专业的术语，让非专业人士也易于理解。

② 相关性：根据不同目标群体的需求提供直接相关的信息，如医疗保健专业人员的临床指导，患者的安全使用建议等。

③ 及时性：保证安全信息的及时更新，反映最新的药物安全评估结果和建议。

（3）选择合适的交流渠道

① 专业渠道：通过专业会议、医学期刊、在线医疗平台等向医疗保健专业人员传递信息。

② 公众渠道：利用新闻媒体、社交媒体、患者教育材料等向患者和公众广泛传播信息。

③ 直接通信：通过安全警告信、药物包装插页等方式直接向相关人群提供信息。

（4）实施风险沟通计划

① 医疗保健专业人员培训：提升他们对药物安全信息的理解及传递能力。

② 患者教育：提供易懂的教育材料，帮助患者正确使用药物。

③ 提升公众意识：通过公共卫生宣传活动增强公众对药物安全的认知。

（5）监测和评估交流效果

① 反馈收集：通过调查和反馈机制了解目标群体对安全信息的接受度和反应。

② 效果评估：定期检查安全信息传递的效果，包括信息的覆盖范围、接收程度以及可能引发的行为改变。

（6）**持续改进**　根据反馈和评估结果，不断优化安全信息交流的策略和方法。

通过这些策略，可以确保所有相关方获得最新、最准确的药物安全信息，有效降低药物使用的安全风险。

5.11　药物安全信号的管理及案例说明

药物安全信号管理是药物安全监管过程中至关重要的一环，涵盖了从信号检测到采取行动和沟通的全过程。它不仅涉及识别和评估潜在的不良事件，更重要的是制定有效的管理策略，以确保药物使用的安全性和有效性，保护患者健康。下面详细介绍药物安全信号管理的各个环节（图 5-1），并通过两个案例加以说明。

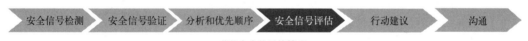

药物安全信号的管理

图 5-1　药品安全信号管理工作流程

药物安全信号管理的关键环节如下。

（1）**信号检测**　目的是通过多种手段（如自发报告系统、数据库挖掘、文献回顾等）早期识别可能的安全信号。

（2）**信号验证**　对初步检测到的信号进行初步分析和评估，确认其真实性和可靠性。对于来自权威机构（如 EMA 或 FDA）的信号，一般认为其已经过验证。

（3）**信号优先级确定**　根据信号的严重性、公共卫生影响等因素，确定需要优先处理的信号。

（4）**信号评估**　对已验证的信号进行深入分析和评估，以明确药物与不良事件之间的因果关系。

（5）**行动建议**　根据信号评估的结果，制定相应的风险管理措施和行动计划。

（6）**信息沟通**　将信号管理的结果和采取的措施通报给医疗专业人员、患者及相关监管机构。

处理信号的时间取决于其对相关人群的严重性和潜在公共卫生影响。如果接受的话，可能构成重大公共卫生威胁的潜在安全信号（例如，既严重又频繁的意外不良事件）应该优先处理，直到安全管理团队和 / 或监管机构定义时间表。

以下是两个案例，用以说明药物安全信号的检测和管理：

【案例一】一种抗抑郁药物被报告与自杀行为相关。制药公司接收到多个自发报告，描述了患者在使用该药物后出现自杀念头和行为。这些报告引起了药物监管机构的关注，并被视为潜在的药物安全信号。制药公司对这些报告进行了详细的分析，并发现了与药物使用相关的一些共同特征。进一步的研究表明，该药物可能与自杀行为之间存在因果关系。因此，制药公司决定立即采取行动，包括更新药物标签以提醒医生和患者注意自杀风险，并与监管机构合作进行更广泛的安全评估。

【案例二】一种糖尿病药物被怀疑与心血管事件相关。在一项临床试验中，研究人员观察到使用该药物的患者发生心脏病发作的风险似乎比对照组高。这个观察到的差异引起了药物安全信号的关注。研究人员进一步分析试验数据，并进行了心血管事件的统计学评估。结果显示，使用该药物的患者确实有较高的心血管事件风险。这一发现引发了制药公司和监管机构的重视。制药公司决定更新药物的警示信息，并与监管机构共同制定措施来管理该药物的风险，并提供更全面的警示和建议给医生和患者。

通过多种信息源的综合分析和进一步的调查，可以确定药物与不良事件之间的因果关系，并采取适当的措施来减少患者的风险。这种管理是制药公司对卫生主管部门和预期患者的承诺，以确保药物的质量和安全性。

5.12　市场授权持有人在药物安全信号管理中的职责

市场授权持有人（MAH）在药物安全信号管理中扮演着核心角色，负责确保药物在上市后的持续安全监控，及时识别、评估和应对潜在的安全风险。以下是 MAH 在药物安全信号管理中需履行的关键职责[2]：

（1）建立和维护药物安全监测系统　需建立和持续维护一个有效的系统，以系统地收集、记录和分析药物的安全信息。

（2）持续收集和评估安全信息

① 从自发报告、医学文献、临床试验及其他研究中不断收集安全信息。

② 定期对收集到的数据进行评估，以发现潜在的药物安全信号。

（3）实施信号检测活动　采用科学的方法和工具进行信号检测，既包括定量方法（如数据挖掘）也包括定性方法。

（4）对识别的信号进行深入评估

① 对识别出的潜在安全信号进行详尽评估，决定是否需要进一步的风险缓解措施。

② 评估可能涉及更深层次的数据分析，例如专门的文献回顾、病例分析或开展特定的流行病学研究。

（5）更新产品信息和沟通风险

① 根据信号评估结果，必要时更新药物标签、说明书等，确保最新的安全信息被医疗保健专业人员和患者所知。

② 通过不同形式的安全通讯，如信件或公告，主动传达重要的安全信息和风险管理措施。

（6）向监管机构报告

① 按规定向监管机构报告安全信号及采取的风险管理措施。

② 提交定期安全更新报告（PSURs）、信号评估报告等相关安全文档。

（7）风险管理计划的实施和更新

① 基于信号评估结果，制定或更新风险管理计划（RMP），并执行相应的风险缓解策略。

② 监测风险管理措施的效果，并根据新的安全信息进行调整。

（8）确保内部流程的合规性

① 确保内部的药物安全监测和信号管理流程符合国际及地区监管机构的标准和指南。

② 对内部团队进行培训，确保他们掌握药物安全监测和信号管理的最新知识和最佳实践。

如果市场授权持有人在其药品使用中检测到潜在的药物安全信号，应依照《药物安全监管实践指南（GVP）模块Ⅸ》中描述的流程进行信号的验证和管理（图 5-2）。

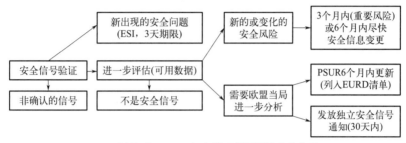

图 5-2　MAH 如何处理检测到的安全信号

总之，市场授权持有人在信号管理方面的责任是确保其药品的持续安全监控，及时识别和妥善处理安全风险，以保护公众健康并遵守相关法规要求

5.13　欧洲药品管理局（EMA）的指定医疗事件（DME）

欧洲药品管理局（EMA）制定的"指定医疗事件（Designated Medical Events，DME）清单"是一个特定的列表，涵盖了认为与药物使用有严重且潜在相关性的医疗事件，即便这些事件发生的频率极低。该清单的目标是通过加强对这些特定事件的监测和报告，来提升药物安全性的管理水平。清单中包括的 MedDRA（医学事件报告术语）首选术语，标识了通常可能与多种药理学或治疗类别的药物存在因果关系的严重医学状况。

（1）"指定医疗事件"的特点

① 对公共卫生构成高风险；

② 可能是药物使用的直接后果；

③ 需要特别关注和快速响应；

④ DME 清单的内容不是最终的，可能会随着使用经验的积累而发生变化。

（2）"指定医疗事件"的清单的内容　急性肝功能衰竭，急性肾损伤，无颗粒细胞增生，过敏反应，过敏性休克，类似过敏反应，类似过敏性休克，血管性水肿，纯红细胞再生障碍，再生不良性贫血，自身免疫性溶血性贫血，自身免疫性肝炎，自身免疫性胰腺炎，氮质血症，失明，骨髓衰竭，耳聋，神经感觉性耳聋，永久性耳聋，短暂性耳聋，剥脱性皮炎，广泛性剥脱性皮炎，伴有嗜酸性粒细胞增多和全身症状的药物反应，药物性肝损伤，多形红斑，发热性中性粒细胞减少症，粒细胞缺乏，溶血，溶血性贫血，肝功能衰竭，肝梗死，肝坏死，暴发性肝炎，免疫性血小板减少性紫癜，肠穿孔，缺血性胰腺炎，中性粒细胞减少性结肠炎，中性粒细胞减少性感染，中性粒细胞减少性脓毒症，水肿性胰腺炎，视神经缺血性神经病，胰腺炎，急性胰腺炎，全血细胞减少症，产品微生物污染，进行性多灶性白质脑炎，肺动脉高血压，肺纤维化，肺高血压，肾衰竭，雷耶综合征（Reye's syndrome），横纹肌溶解，史蒂文斯 - 约翰逊综合征（Stevens-Johnson syndrome），突发性心脏死亡，突发性听力丧失，突发性视力丧失，血栓性血小板减少性紫癜，多发性室性心动过速，中毒性表皮坏死松解症，中毒性视神经病，通过产品传播的传染性病原体，心室颤动。

5.14　特别关注的不良事件（AESI）

特别关注的不良事件（Adverse Event of Special Interest，AESI）指的是在药品安全性监测中需特别留意的不良事件。这些事件因其严重性、罕见性或新颖性而被重点标记，以便在临床试验中或药品上市后进行更细致的追踪与分析。AESI 的识别通常在临床试验设计阶段完成，并在药品上市后的长期安全监测中持续受到关注。

（1）AESI 既可能是严重的不良事件（SAE），也可能是非严重的不良事件（non-SAE）。

（2）需要事先明确定义 AESI，并在后续流程中进行严格的监控与确认。

（3）对于 AESI 的发现需要像对待 SAE 一样向健康监管机构快速报告。

在新药开发的临床研究计划中，定义 AESI 需要遵循以下步骤：

（1）风险评估　全面评估药物的潜在风险，包括分析药物作用机制、历史数据、类似药物的不良事件数据及临床前研究数据。

（2）关键事件确定　识别与药物使用相关，可能对参与者造成重大危害的不良事件，尤其是那些严重、罕见或新颖的事件。

（3）监控计划制定　为识别的 AESI 制定详细的监控计划，包括报告标准、时限、程序以及再确认和分析的方法。

（4）应急计划制定　为可能发生的 AESI 准备详细的应对措施，涵盖事件评估、药物因果关系确定及保障受试者健康和安全的方案。

（5）培训与沟通　确保所有参与临床试验的人员，如研究人员、监查员、数据管理人员等，充分了解 AESI，并知晓在 AESI 发生时的应对措施。

通过上述步骤，可以在临床研究计划中对 AESI 进行全面的定义和管理，以保障受试者安全，确保临床试验的可靠性和完整性。

【AESI 案例】

（1）心肌梗死　如果某药物与心肌梗死存在潜在关联，尤其是当药物用途与心血管疾病无关（如抗抑郁药或某些抗炎药）时，心肌梗死可能被列为 AESI。

（2）肝毒性　对于在先前的临床试验或应用中显示可能对肝脏有害的药物，与之相关的肝毒性事件（如肝炎、肝功能异常等）可能会作为 AESI 进行特别监测。

（3）自杀行为或意图　对某些可能影响心理状态的药物（如抗抑郁药、抗焦虑药等），自杀相关的不良事件因其严重性及对公共健康的影响通常被列为 AESI 进行重点关注。

5.15　药品安全监管中的新兴安全问题、重大安全问题及紧急安全措施

药品安全监测和管理领域中，新兴安全问题（Emerging Safety Issues，ESI）、重大安全

问题（Significant Safety Issues，SSI）和紧急安全措施（Urgent Safety Measures，USM）是十分重要的药品安全概念或步骤。它们指导监管机构和药品公司应对可能影响公众健康的药物安全风险，确保采取适当行动管理和降低风险。

（1）**新兴安全问题（ESI）**　ESI 指那些与药物使用相关联，且之前未被充分认识或评估的潜在安全风险，包括新发现可能引起严重不良反应的药物问题。ESI 的发现是药物安全监测的重要环节，目的是通过早期预防措施保障患者安全。

【案例】一种新上市的抗癌药物在上市后不久，收集到少量报告指出患者在使用该药物后出现罕见的严重肝脏损伤。这种肝脏损伤在药品上市前的临床试验中未被观察到，因此被认为是一个新兴安全问题（ESI）。随着对这一安全风险的进一步评估和研究，监管机构要求药品公司更新产品说明书，增加对该严重肝脏损伤的警告，并进行更广泛的安全监测。

（2）**重大安全问题（SSI）**　SSI 涉及可能严重影响患者健康的已知或新识别的安全风险。这要求立即采取行动，可能涉及更改药品说明书、限制药物使用，甚至撤回产品。SSI 的确定通常基于累积的证据，如新的研究数据或广泛的使用反馈。

【案例】一种广泛使用的降血压药物，在全球范围内长期观察研究中发现，与药物相关的心血管不良事件风险较预期高。这个发现被认为是一个重大安全问题（SSI），因为它可能对广大使用该药物的患者群体产生重大影响。作为响应，监管机构要求药品公司在药品标签中明确增加心血管风险的警告，并对医疗保健专业人员进行培训，以确保他们了解这一新的风险信息。

（3）**紧急安全措施（USM）**　在识别到严重安全问题时，采取的即时行动称为 USM，旨在防止或减少药物对患者健康的风险。措施可能包括立即撤回药品、发出安全警告、暂停或终止临床试验等。USM 作为预防性措施，旨在进行更深入评估前立即降低潜在风险。

【案例】在一项针对儿童使用的疫苗的临床试验中，研究人员发现接种疫苗后的儿童出现了严重的过敏反应。考虑到过敏反应的严重性和对儿童健康的潜在风险，监管机构立即采取了紧急安全措施（USM），要求暂停该疫苗的使用，并对事件进行彻底调查。在确认过敏原并评估风险后，监管机构和药品公司决定对疫苗配方进行修改，以降低过敏风险，同时增加对可能过敏反应的警告信息。

在管理 ESI、SSI 和 USM 的过程中，有效沟通至关重要。监管机构需确保医疗保健专业人员、患者和公众能及时获取准确的安全信息，以便做出明智决策。同时，跨国和地区间的监管机构合作和信息共享，对于协调一致地处理跨界药物安全风险至关重要。

5.16　接种后不良事件（AEFI）及其因果关系评估方法

接种后不良事件（Adverse Events Following Immunization，AEFI）指在接种疫苗后发生的任何不良医疗事件。AEFI 可能与疫苗本身直接相关，也可能是偶然发生的事件，与疫苗没有因果关系。因果关系评估是确定 AEFI 与疫苗之间关系的过程，旨在评估这些不良事件是否由疫苗引起。

（1）**AEFI 的分类**　AEFI 通常根据其与疫苗的因果关系被分类为以下几种。

① 疫苗产品相关反应：直接由疫苗成分引起的反应。

② 接种错误反应：由于接种过程中的错误（如错误的给药方法）引起的反应。

③ 疫苗品质缺陷相关反应：由疫苗存储、运输或处理不当导致品质缺陷引起的反应。

④ 心因性反应：由接种过程中的恐惧或焦虑引起的反应，而非疫苗本身。

⑤ 一般偶然事件：接种后发生的事件，与疫苗无直接因果关系。

（2）因果关系评估方法　评估 AEFI 与疫苗之间因果关系的方法包括以下几种。

① 个案调查：对每个 AEFI 个案进行详细调查，包括病例历史、接种历史、临床表现、实验室测试结果等，以确定是否存在其他可能的原因。

② 临床评估：由医疗专家团队基于临床数据进行评估，参考已知的疫苗安全性资料和疫苗不良反应的背景发生率。

③ 流行病学研究：通过观察性研究，如队列研究、病例对照研究，评估 AEFI 发生率与未接种人群相比是否有显著差异，从而推断因果关系。

④ 标准化工具：使用世界卫生组织（WHO）等机构开发的标准化工具和准则进行评估，如 WHO 的 AEFI 因果关系评估算法。因果关系评估方法还可采用布莱顿合作组织（Brighton Collaboration）相关定义以及美国 CDC、欧盟 PRAC 的因果关系评估方法。

⑤ 专家咨询：在复杂或不确定的情况下，寻求疫苗安全专家或专门委员会的咨询。

因果关系的评估是一个复杂过程，需要综合考虑多种信息和数据。准确评估 AEFI 与疫苗之间的因果关系对于疫苗的安全性监测和公众信心至关重要。这有助于识别真正由疫苗引起的不良事件，同时区分那些与疫苗无关的事件，从而为疫苗接种政策和实践提供科学依据。

5.17　向监管机构报告疑似意外严重不良反应（SUSAR）的流程

疑似意外严重不良反应（SUSAR）指那些意外且严重的不良事件。药物研发单位或赞助商向监管机构报告 SUSAR 案例需要遵循特定的流程，以确保提供的信息具有完整性、准确性和及时性。国际通用的向药物监管部门报告 SUSAR 案例的步骤如下：

（1）通知赞助商（Sponsor）　调查员或研究机构应在得知疑似意外严重不良反应后尽快通知研究的赞助商。

（2）初步评估和记录　在识别 SUSAR 后，首先对事件进行初步评估，收集所有相关信息，包括患者的病史、用药史，以及任何相关的实验室或诊断测试，并在临床试验记录表中进行详细记录。

（3）遵守报告时间限制

① 对于致死或危及生命的 SUSAR，通常需要在 24h 内向相关监管机构进行初步报告，随后提供完整的跟进报告。

② 对于非致死或非危及生命的 SUSAR，通常需在 15d 内报告。

（4）使用电子报告系统

① 大多数监管机构要求通过电子系统报告 SUSAR，如欧洲的 EudraVigilance 系统或美国的 FDA 安全报告门户。

② 报告前需要确保有适当的访问权限和培训。

（5）提供必要的详细信息　报告应包含患者信息（匿名化）、详细的不良事件描述、研究药物信息、事件发生的时间线、治疗措施、结果和评估研究药物与不良事件之间关系的证据。

（6）向伦理委员会 / 研究伦理板报告　除了监管机构外，也需要向审批研究的伦理委员会或研究伦理委员会报告 SUSAR，遵守当地的法规和指导原则。

（7）持续监测和更新

① 继续监测和评估研究药物的安全性，必要时更新同意文件和试验参与者的信息。

② 对于新发现的信息或对 SUSAR 的进一步了解，需要及时向监管机构和伦理委员会提供更新。

（8）**训练和遵守 SOP**　确保所有参与临床试验的人员都对 SUSAR 的识别、评估和报告程序有适当的训练，并遵循标准操作程序（SOP）。

报告 SUSAR 是一个复杂的过程，要求准确、及时和完整地传达信息。这不仅有助于及时识别药物潜在的安全问题，也是符合伦理和法规要求的重要组成部分。

5.18　赞助公司与研究调查员在 SUSAR 案例因果关系评估上分歧的处理

在临床药物警戒活动中，赞助公司与研究调查员之间关于 SUSAR（疑似意外严重不良反应）案例因果关系评估的分歧是常见的。处理这类分歧的第一步通常是通过讨论和协作尝试寻找解决方案。重要的是，赞助公司不应对研究调查员的 SUSAR 案例因果关系评估施加压力或影响，保持研究的客观和公正至关重要。

在分歧情况下，赞助公司一般会采取以患者健康安全为首要考虑的保守态度，根据以下原则决定是否向监管机构报告 SUSAR 案例：

（1）如果研究调查员评估 SUSAR 案例因果关系为"相关"，而赞助公司认为"不相关"，则应上报。

（2）如果研究调查员评估 SUSAR 案例因果关系为"不相关"，而赞助公司认为"相关"，则亦应上报。

若分歧无法通过讨论和合作解决，应遵循研究协议或监管指南中规定的争议解决程序。这可能包括成立一个独立的审查小组或咨询外部专家进行不良事件因果关系的独立评估。

在某些情况下，监管机构可能介入分歧解决过程。赞助商需要遵照相关的法律规定和指导原则来确定适当的行动计划。

处理因果关系评估分歧的过程中，所有参与方应本着合作的态度和确保研究参与者安全的责任心来进行。正确处理这些分歧对保障患者安全和药物研发的顺利进行具有重要意义。

5.19　FDA 的"哨兵计划"及其对药物安全监测的革新

美国食品药品监督管理局（FDA）为了加强对药物及其他医疗产品使用后安全性的监测，根据 2007 年 FDA 修正案（FDAAA）的要求，于 2008 年 5 月启动了"哨兵计划"（Sentinel Initiative）。这是一个采用大数据和电子健康记录等现代技术手段，建立的全国性电子监测系统，旨在实时跟踪和评估市场上医疗产品（包括药物、疫苗、生物制剂和医疗设备）的安全性。

哨兵计划的核心特征包括：

（1）**数据融合**　整合多来源数据，如电子健康记录（electronic health record，EHR）、医疗保险索赔数据和药房数据等，汇聚成一个庞大的数据库，提供丰富的患者治疗信息和药物使用情况。

（2）**高效的大数据分析**　应用先进的大数据技术，对广泛的临床数据进行综合分析，以识别新的或罕见的药物不良反应，确保药物安全性的早期发现和准确评估。

（3）**实时监测**　"哨兵计划"能够在药物上市后，对其安全性进行持续、实时的监测，使 FDA 能够迅速识别并应对药物安全问题。

（4）细致的信号评估：在检测到潜在的安全信号后，进行深入分析和评估，以确定是否存在实质性的安全风险，这一过程确保了响应措施的准确性和有效性。

（5）支持药物监管决策　"哨兵计划"提供的数据和分析结果，为 FDA 的药物监管决策提供了科学依据，增强了药物监管的效率和准确性。

（6）合作伙伴　该计划与医疗机构、医疗保险公司、研究机构等合作，形成了一个广泛的数据网络。

（7）隐私保护　"哨兵计划"在处理个人健康信息时严格遵守隐私保护规定，确保患者信息的安全。

（8）国际影响　作为全球首个此类大规模药物监测项目，哨兵计划为其他国家提供了药物安全性监测的模范，推动了国际间在药品监管领域的合作和知识分享。

"哨兵计划"不仅提升了药物安全监测的实时性和准确性，也代表了医药监管领域技术进步的典范。通过这一计划的实施，FDA 能够更有效地保护公众健康，确保医疗产品的安全性和有效性。

5.20　如何从不良事件报告中识别潜在药物安全风险

在药品安全监测领域，从不良事件（AE）报告中甄别出潜在的安全风险是一项关键任务。这不仅有助于及时发现新的安全信号，也能够对已知风险的变化做出评估。以下是识别潜在药物安全风险的关键步骤，旨在通过系统化的方法提高不良事件报告的分析效率和准确性。

（1）详尽信息收集

① 基本信息：患者年龄、性别等。

② 药物使用情况：包括剂量、给药方式、用药时间等。

③ 不良事件描述：包括发生时间、严重程度、持续时间、处理措施等。

（2）评估报告完整性与一致性

① 确认报告是否提供了足够的信息进行评估。

② 比较不同报告间的一致性，如不良事件类型和发生时间。

（3）分析时序关系　评估药物使用与不良事件发生之间的时间顺序关系。

（4）不良事件的临床表现　症状、体征和实验室检查结果的详细描述。

（5）考虑其他影响因素

① 其他可能影响不良事件的因素，如患者基础疾病、生活方式、其他药物使用、药物间的相互作用。

② 患者人口统计特征：包括患者的种族、特定合并症人群、地理分布等基本特征，这有助于确定是否存在特定人群或地区的风险。

③ 患者病例中使用的剂量：包括标签剂量、超过标签剂量和过量使用的情况，以了解剂量与不良事件之间的关系。

④ 给药途径：描述药物的给药途径，如口服、注射等，以了解给药途径与不良事件之间的关系。

⑤ 批号信息：如有可能，提供药物批号，以便追踪特定批次是否与不良事件相关。

⑥ 事件报告率的时间变化或产品生命周期（product life cycle）内的变化：监测事件

报告率是否随着时间或产品生命周期的变化而发生变化，这可以帮助识别事件的趋势和影响因素。

（6）使用因果关系评估工具　应用如 WHO 的因果关系评估算法等工具分析药物与不良事件间的关系。准确评估不良事件与药物之间的因果关系，对于确保患者安全、指导临床使用和药物监管决策至关重要。

（7）专家评审　对复杂或不明确的情况，进行专家组评审。

（8）跨学科合作　评估过程中可能需要跨学科团队合作，包括药物安全专家、临床医生、流行病学家等，以确保全面和准确的评估。

（9）识别安全信号　基于相似报告的累积或单一严重报告，判断是否存在潜在安全信号。

（10）记录与报告　将评估结果详细记录，并根据监管要求进行报告。

（11）信息共享　与医疗保健专业人员和患者共享不良事件和药物安全信息，提高公众对药物安全性的认识。

通过这些系统化的步骤，可以有效地从不良事件报告中甄别出潜在的药物安全风险，进而采取相应的管理措施，以保护患者健康和公共卫生安全。

5.21　哪些药物安全信号可能需要进一步调查

在药物安全监测过程中，识别哪些安全信号需要进行深入调查是至关重要的步骤。这不仅能够帮助确认信号的真实性和严重性，还能确定其影响范围，并评估是否需采取相应的风险缓解措施。以下列出了几类特别需要进一步调查的药物安全信号：

（1）严重事件频率增加　已知不良事件发生的严重程度若明显上升，需立即调查原因。

（2）罕见严重事件的发生　在一般人群中极为罕见的严重不良事件出现时，这可能指向新的安全风险。

（3）新的交互作用　新发现的药品与药品、医疗器械、食品或膳食补充剂之间的相互作用，可能暗示潜在的安全问题。

（4）易感人群的发现　如识别到具有特定种族背景、遗传易感性或特定合并症人群中的不良反应，这类信号需优先考虑。

（5）产品使用误解　由于名称、标签、包装或使用方式引起的混淆，可能导致不良事件，这类情况需要仔细评估。

（6）使用方式引发的担忧　超出推荐剂量或在未建议的人群中使用所引发的问题需要进一步审查。

（7）风险管理策略的评估　如果出现看似表明风险最小化措施失败的严重不良事件，需对现行风险管理策略进行重新评估。

（8）其他安全担忧　赞助商或监管机构识别的其他潜在安全问题也需纳入考虑。

这些信号可能意味着在药品、医疗器械、食品或膳食补充剂的使用过程中出现了潜在的安全问题，需要进一步评估和调查，以确保患者的安全。

调查方法包括：

（1）收集和分析更多病例报告；

（2）进行定向的流行病学研究；

（3）复查临床试验数据；

（4）进行实验室研究或动物研究以探索生物学机制。

5.22 安全生物标志物在药物安全监测中的应用

安全生物标志物是医学研究和药物开发领域中用于评估药物或治疗方法潜在毒性和不良效应的重要工具。通过血液、尿液或组织样本中可测量的物质或生理性指标，安全生物标志物能够反映生物体内的生理或病理状态变化，从而指示机体对药物或化学物质的反应。这类标志物在早期警示、风险评估、降低试验失败率和实现个体化治疗方面发挥着不可或缺的作用。

（1）安全生物标志物的作用

① 早期警示：能提供关于药物潜在毒性的初步信号，有助于在药物开发的早期阶段发现潜在风险。

② 风险评估：监测特定生物标志物的变化，为评估药物安全性提供了量化的依据。

③ 降低失败率：通过早期识别安全问题，可以有效避免临床试验的失败和不必要的成本支出。

④ 促进个体化医疗：帮助医生根据患者的生物标志物状况选择更为安全和有效的治疗方案。

（2）常见的安全生物标志物应用示例

① 肝脏毒性：如 ALT、AST 和 ALP 等指标，用于评估药物对肝功能的影响。

② 肾脏毒性：如血肌酐、尿素氮（BUN）和肾损伤分子 -1（KIM-1）等，监测药物对肾脏功能的潜在损害。

③ 心脏毒性：心肌损伤可通过肌钙蛋白和脑钠肽等标志物评估。

④ 神经毒性：对潜在影响神经系统的药物，监测相关神经毒性生物标志物以评估潜在的神经损害。

（3）其他考虑

① 跨学科研究：安全生物标志物的开发和验证需要跨学科的合作，包括药理学、毒理学、临床医学等领域的专家共同参与。

② 监管认证：安全生物标志物的使用需要得到相应监管机构的认证和指导，确保其在药物安全性评估中的有效性和准确性。

③ 数据标准化：为了实现生物标志物数据的通用性和可比较性，需要制定统一的测量和数据报告标准。

安全生物标志物作为一种重要的药物安全性评估工具，在药物开发和监测中发挥着至关重要的作用。通过对安全生物标志物的持续研究和应用，可以更有效地保障药物治疗的安全性和有效性，同时推进个体化医疗的发展。

5.23 分数报告比率（FRR）在药物安全评估中的应用

分数报告比率（Fraction reporting ratio，FRR）是药物安全监测中的一种重要分析方法，用于量化药物不良事件报告的相对频次，尤其在处理大型数据库或药物监测系统中的数据时显得尤为重要。FRR 通过将某一特定不良事件的报告频次与该药物引起的所有不良事件报告总频次进行比较，使研究人员能够有效识别出潜在的药物安全隐患，并对药物潜在风险进行相对评估。

（1）定义及计算方式　FRR 的计算公式为特定不良事件报告数除以该药物所有不良事件报告的总数。这个比值反映了相对于该药物引起的所有不良事件，某特定不良事件发生的频率。

（2）应用领域

① 信号检测：FRR 用于识别潜在的药物安全信号，尤其是那些相对更频繁报告的不良事件。

② 风险评估：通过比较不同药物对同一不良事件的 FRR，评估和比较药物的相对风险，有助于指导临床决策。

③ 药物监测：上市后的药物安全监测中，FRR 有助于持续评估药物的安全性档案，并及时采取风险管理措施。

（3）局限性　尽管 FRR 是一种有用的工具，但它也存在局限性，例如可能受到报告偏差的影响，并且不能确定因果关系。因此，FRR 应与其他药物安全评估方法结合使用。

（4）信号检测示例　假设监管机构关注一款药物可能导致肝功能损害的报告增加，他们可能采用 FRR 来量化这一风险。通过比较肝功能损害报告的 FRR 与其他时期的数据，可以评估该风险的变化趋势，从而判断是否需要进一步调查或采取措施。

（5）其他事项

① 阈值设置：为了有效识别安全问题，可以设置 FRR 的警戒水平，如 FRR>2.0 和 FRR 的下限置信区间的下界（FRR025）>1 作为警报触发条件。

② 跨数据库分析：FRR 的有效性可通过跨多个数据库和临床数据源的分析来增强，这有助于确认发现的信号是否具有普遍性。

③ 标准化流程：制定 FRR 计算和评估的标准化流程，以确保数据分析的准确性和可比较性。

FRR 在药物安全性评估中扮演着关键角色，为监管机构和医药公司提供了一个有力的工具来监控和管理药物相关的安全风险。

5.24　实际世界证据（RWE）分析在安全信号评估的应用

实际世界证据（Real world evidence，RWE）分析在药物安全信号评估中发挥着至关重要的作用，它通过分析真实世界的临床实践数据，来评估和分析药物的安全性。这种分析方法的应用极为广泛，从信号检测、安全风险评估到因果关系分析，RWE 分析都能提供重要支持。

（1）RWE 分析的应用

① 信号检测：通过分析大规模真实世界的医疗数据，识别药物与特定不良事件之间的关联性。

② 安全风险评估：评估药物治疗与潜在风险之间的联系，帮助识别特定患者群体中的安全问题。

③ 因果关系分析：通过考察药物暴露与不良事件之间的时间关系和其他因素，评估药物与不良事件之间的因果关系。

（2）RWE 分析的优势

① 真实性：RWE 分析基于真实的临床实践数据，能够反映真实世界中的药物使用和安

全性情况。

② 大规模数据：基于大量的医疗记录和数据，可以检测罕见的不良事件和特定人群的风险。

③ 多样性：RWE 分析可以涵盖不同病人群体、药物使用情况和临床实践，提供全面的安全性信息。

（3）RWE 分析局限性

① 数据质量：实际世界数据的质量可能不如临床试验数据，可能存在信息缺失或不准确。

② 混杂因素：在真实世界数据中，患者的背景和治疗方式可能不一致，可能存在多种混杂因素干扰分析结果。

③ 因果关系局限性：与随机对照试验相比，RWE 分析无法提供同样高水平的因果推断。

（4）常用 RWE 来源

① 电子健康记录（EHRs）：医院、诊所和医疗机构的电子健康记录包含了患者的临床信息、药物使用情况和诊断信息。

② 健康保险数据：包括医疗索赔数据、药物处方数据和医疗费用数据等，反映了患者的治疗和医疗历史。

③ 登记疾病数据库：各国和地区的登记疾病数据库包含了疾病诊断、治疗和患者人口学信息。

④ 社交媒体数据：社交媒体平台上的讨论和信息可以反映患者对药物使用和不良事件的看法。

⑤ 移动健康应用数据：移动健康应用可以收集患者的生理数据、用药记录和症状反馈。

⑥ 生物样本库数据：生物样本库中的样本数据可以用于分析药物治疗与生物标志物之间的关系。

⑦ 药房数据：药房销售数据可以提供药物的使用频率和趋势信息。

⑧ 医学文献和临床研究数据：包括发表的医学文献和已发表的临床研究数据。

（5）RWE 应用的注意事项：

① 补充数据：实际世界证据分析是药物安全信号评估中的补充数据输出，而不是替代品。合理的信号评估方法需要综合性的安全数据评估。

② 明确研究的问题：使用真实世界数据的快速信号评估在具体实践中的前提是必须提出准确的研究问题 [3]。

5.25 观察／预期比率分析（O/E 分析）在药物安全信号检测和评估中应用

在药物安全信号检测和评估中，观察事件数／预期事件数比率分析（Observed events/Expected events，O/E 比率）是一种常用的统计方法，用于量化特定不良事件的发生率是否超出了预期。这种方法尤其适用于药物监测和后市场安全评估，帮助研究者和监管机构确定是否存在潜在的药物安全风险。

（1）定义和计算

① O（Observed）：观察到的事件数，即在特定时间内，与药物使用相关联的特定不良

事件的实际报告数量。

② E（Expected）：预期事件数，根据背景发生率或在类似人群中未使用该药物时的预期不良事件发生率估计而来。

③ O/E 比率通过以下公式计算：

$$O/E \text{ 比率} = \text{观察到的事件数} \div \text{预期事件数}$$

（2）应用

① 信号检测：如果 O/E 比率显著大于 1，可能表明与药物相关的不良事件发生率超过了预期，可能存在安全信号。这是一个提示需要进一步调查的指标。

② 风险评估：通过比较不同时间段、不同地区或不同人群的 O/E 比率，可以评估药物安全性的变化和风险的差异。

③ 比较分析：O/E 比率也可以用于比较不同药物或治疗方案对特定不良事件风险的影响，为临床决策提供支持。

（3）优点

① 直观：O/E 比率提供了一种直观的方式来评估药物安全性问题，易于理解和解释。

② 灵活性：可以根据不同的预期模型调整预期事件数的估计，适用于多种情况和数据集。

（4）局限性

① 数据质量依赖性：O/E 比率的准确性依赖于观察到的事件数和预期事件数的准确估计，受限于数据的完整性和质量。

② 因果关系局限性：O/E 比率较高可能是需要进一步调查的安全信号，但它本身不能证明药物与不良事件之间的因果关系。

③ 混杂因素：预期事件数的估计可能受到多种混杂因素的影响，需要通过复杂的统计方法来调整。

（5）其他考虑　为了提高 O/E 分析的准确性和可靠性，建议结合药物使用的实际情况和患者特征进行分层分析，同时考虑到药物使用背景下的整体医疗环境和患者健康状况的变化，进一步提升药物安全性监测的精确度和有效性。

5.26　药物安全信号评估中常用的统计工具

药物安全信号的评估是确保药物使用安全性的关键环节。为此，在评估的具体实践中，PV 工作人员采用了一系列统计工具来辅助这一过程，以下是几种常用的统计方法及其应用：

（1）不均衡性分析

① 定义：通过比较接受特定药物治疗患者中某一不良事件的发生率与整体未接受该药物治疗患者中该事件的发生率，以识别可能的安全信号。

② 常用测量：包括比例报告比（PRR）、报告比值比（ROR）和信息成分（IC），这些指标有助于揭示特定不良事件与药物使用之间的潜在关联。

（2）贝叶斯数据挖掘

① 特点：结合先验知识与实际数据，更新药物与特定不良事件之间关联的概率。

② 应用：在数据较少或报告率较低的情况下，依然能有效地识别安全信号。

（3）事件发生时间分析　评估从药物开始使用到不良事件发生之间的时间关系，帮助判断药物使用与不良事件之间是否存在时间依赖性。

（4）顺序概率比检验　能够基于连续收集的数据评估安全信号，减少识别安全信号所需的时间，同时控制误报的风险。

（5）分层分析　在特定患者亚群中评估安全信号，如按年龄、性别或伴随用药等因素进行分层，有助于识别在整体人群中不易察觉的安全信号。

这些统计工具的选择和应用需考虑数据的来源、质量、可用性以及研究的特定目的。为增强安全信号检测的准确性，通常会采用多种方法进行交叉验证。同时，对于复杂或新颖的数据集，开发和采用新的统计方法也是不断进行的。在应用这些工具时，重要的是要理解它们的优势、局限和适用条件，确保安全评估的结果既科学又可靠。随着医疗大数据和人工智能技术的发展，未来药物安全信号的检测和评估将更加精准高效。

5.27　流行病学在药物安全信号评估中的应用

流行病学在药物安全信号评估中扮演着关键角色，通过系统地分析真实世界的数据来揭示药物使用和潜在不良事件之间的可能联系。流行病学输出的主要背景信息包括背景发病率、患病率、诊断标准、疾病表型、人口统计学、地理、环境暴露、社会经济地位和其他患者特征。利用流行病学方法，研究者能够更准确地评估和解释安全信号，判断它们是否指示存在真正的健康风险。以下是流行病学在安全信号评估中应用的几种主要方法：

（1）病例对照研究　病例对照研究是评估药物安全信号的一种常用方法，通过比较有不良事件（病例组）与没有不良事件（对照组）的患者，来评估特定药物暴露与不良事件之间的关联。这种设计特别适用于稀有不良事件的研究。

（2）队列研究　队列研究通过追踪药物暴露和未暴露的人群来评估特定不良事件的风险。这种研究设计可以是前瞻性的（从药物暴露开始向前观察和分析）或回顾性的（从某一点回顾过去的药物暴露）。队列研究有助于评估风险的大小和药物与不良事件之间的时间关系。

（3）横断面研究　横断面研究在特定时间点评估群体中药物使用与不良事件的关联。虽然这种方法对于建立因果关系较弱，但它有助于快速评估特定人群中药物使用的模式和潜在的安全问题。

（4）自控案例系列设计　自控案例系列设计是一种利用患者作为自己对照，通过比较患者在特定时间窗口内药物暴露前后的不良事件发生率的设计方法。这种设计减少了混杂因素的影响，因为它不需要选择一个独立的对照组。

（5）利用现实世界数据　随着电子健康记录和大型数据库的发展，现实世界数据（real-world data，RWD）在药物安全信号评估中变得越来越重要。这些数据源可以提供关于药物使用、患病率和不良事件发生率的大量信息，有助于生成和验证安全信号。

（6）元分析　通过整合多项研究结果，元分析提高了统计能力，能够揭示更细微的风险差异，为药物安全性问题提供更全面的理解。

在应用这些方法时，重要的是要考虑到每种研究设计的优缺点、潜在混杂因素的影响，以及数据质量对评估结果的影响。流行病学方法的综合应用，加上对现有医学知识的深入理解，可以有效地指导安全信号的评估工作，确保患者用药安全。

5.28　不良事件发生时间（TTO）分析在药物安全评估中的应用

不良事件的发生时间（Time to onset，TTO）是指从患者接受药物治疗或干预措施开始的时间，到不良事件首次发生的时间间隔。在药物安全性评估和医学研究中，TTO 用于分析药物治疗与不良事件之间的时间关系。通过计算 TTO，可以了解药物治疗后不良事件出现的速度和时间模式，进而帮助评估药物与不良事件之间的潜在因果关系。

通常情况下，从临床试验中招募的患者处获取 TTO 信息没有问题，因为在研究方案中对安全数据收集和报告事件的后续程序有明确的规定。然而，对于来自自发报告病例的后市场不良事件（除了通常具有足够案例信息以满足出版要求的文献病例外），大约有 1/3 的报告病例在报告时没有 TTO 信息，尤其是自发报告给公共卫生报告领域 / 系统或多媒体的病例。为了获得足够的案例信息进行强有力 / 有意义的医学评审，必须采取一切手段发送跟踪查询以收集信息。

在不良事件（AE）的因果关系评估中，TTO 分析方法对于确定药物治疗与 AE 发生之间的时间关系（Temporal relationship）至关重要。该方法通过分析药物治疗开始后多久出现不良事件，帮助评估药物与事件之间的可能关联性。TTO 分析在因果关系评估中的应用如下：

（1）时间关系分析　通过 TTO 分析，可以确定药物治疗与不良事件发生之间的时间关系。如果不良事件在药物治疗后迅速发生，可能性更大，而如果发生在治疗后一段时间后，可能性较小。这有助于判断药物是否可能是不良事件的潜在原因之一。

（2）因果关联性评估　较短的 TTO 可能暗示药物与不良事件之间的因果关联性较强，但并不意味着一定存在因果关系。通过将 TTO 与临床信息（如药物的药理学、生理学特性）结合考虑，可以更准确地评估药物治疗与 AE 之间的可能因果关联性。

（3）案例深入分析　TTO 分析可以帮助识别早期不良事件，有助于提前采取干预措施。此外，针对长时间的 TTO，还可以进一步考虑其他潜在因素，如其他药物使用、基础疾病等，以评估药物与 AE 之间的因果关系。

不良事件发生时间（TTO）分析为评估药物治疗与不良事件之间的因果关系提供了重要的时间维度视角，有助于药物监管机构和医疗专业人员做出基于证据的安全性决策。然而，除 TTO 外，还需考虑其他因素如剂量反应关系、疾病自然进程、患者基础状况等，以构建更准确的药物安全评估模型。此外，正确应用 TTO 分析需要高质量的数据支持和综合其他相关信息的能力。

5.29　自控案例序列法（SCCS）：精准评估药物安全性的强大工具

自控病例序列法（Self-controlled case-series，SCCS）是一种在药物安全信号检测和评估中常用的非常有价值的研究方法。它专注于分析在同一患者内，对比药物暴露前后不良事件发生率的变化。

（1）方法概述　SCCS 方法基于个体在暴露和非暴露期间内的事件发生情况，是一种在人口中进行自我对照的方法。研究人员使用同一人的不同时间点来比较被调查药物的使用（暴露）和未使用（非暴露）期间内的事件风险，从而评估药物与特定事件之间的关联性。

（2）在药物安全信号检测和评估中的应用　SCCS 方法可用于检测和评估药物与不良事件之间的关系，尤其在罕见事件的情况下，因为它不需要大规模的人口样本。它通常被用于以下情况：

① 发现新的不良事件信号；

② 验证已知的不良事件信号；

③ 评估药物与特定事件之间的时间关系。

（3）设计和实施注意事项

① 人群选择：适用于那些有明确药物暴露和非暴露期的患者。

② 时间窗口：根据药物作用机制和临床经验设定合理的观察时间窗口，确保能够准确捕捉到不良事件的发生。

③ 数据质量：高质量的数据是精确分析的基础，需要确保收集的暴露和事件数据完整、准确。

④ 统计方法：常用泊松回归等统计方法比较不同时间窗内的事件发生率，要求科研人员具备一定的统计知识。

⑤ 结果解释：SCCS 结果应谨慎解释，不能证明因果关系，只能显示关联性。

（4）特殊考虑　自控案例系列方法（SCCS）是一种独特的研究设计，通过让参与者在不同时间段内既作为研究对象也作为对照组，有效地控制了不会随时间变化的混杂因素。这种方法在评估药物安全性和药物暴露对特定不良事件影响时极为有用。然而，为了确保研究结果的有效性，SCCS 设计必须满足以下几个关键要求：

① 药物暴露应是短期的并且具有即时影响：这意味着研究的药物或治疗应该只在有限的、短暂的时间段内作用于参与者，这样可以更清晰地观察到药物暴露和随后不良事件之间的直接联系。

② 不良事件应该是突发的：SCCS 设计要求研究中的不良事件在药物暴露后突然发生，这有助于确定事件与药物暴露之间的时间关联性。

③ 不良事件的发生不应影响未来的药物暴露：为了保证研究的准确性，不良事件的发生不应改变参与者未来被再次暴露于该药物的可能性。这一要求确保了研究结果不会因为不良事件的发生而偏离原有的研究路径。

④ 不良事件的发生不应缩短或延长研究的观察期：在 SCCS 设计中，研究的观察期应当是固定的，不应因为不良事件的发生而被缩短或延长。这确保了研究在整个观察期内保持一致性和可比性。

SCCS 方法的这些要求确保了研究能够准确评估药物暴露和不良事件之间的关系。通过满足这些条件，研究人员可以利用 SCCS 设计来控制固有的混杂因素，提高研究结果的可靠性和解释力。

5.30　药物安全信号分析的常用工具

药物安全信号分析工具在药物安全监控和药物监管中扮演着至关重要的角色。这些工具不仅能够帮助医药专业人员准确地识别和评估药物相关的安全风险，还能确保药物使用的安全性，及时采取相应措施保护患者健康。

（1）药物安全信号分析工具的作用

① 信号检测：利用统计学和数据挖掘技术从海量药物使用数据中筛选出可能的不良事件关联，辅助专业人员发现潜在的药物安全问题。

② 信号评估：这些工具进一步评估识别出的信号的重要性，通过分析事件的严重程度、频率、药物暴露水平等因素，决定是否需要深入调查。

③ 数据可视化：通过直观的数据展示功能，使用户能够清晰地理解药物安全信号的分布和趋势，辅助决策制定。

④ 风险管理：一旦确认药物安全信号，这些工具助力制定有效的风险管理策略，包括药物说明书的更新、警告信息添加等。

⑤ 监管报告：生成满足监管要求的详细报告，提供药物安全信号的全面分析结果。

（2）常用的药物安全信号分析工具

① OpenVigil：一个开源工具，专用于药物监管数据分析，支持自发报告的统计分析。

② SafetyRx：分析电子病历以检测处方药物相关的潜在安全信号，采用自然语言处理技术提取信息。

③ SAP 药物监管：提供一站式药物监管解决方案，涵盖病例管理、信号检测等功能，支持高级分析和报告。

④ IBM Watson：利用 AI 和 NLP 从多种数据源中识别安全信号，包括社交媒体和科学文献。

⑤ Empirica Signal：使用统计算法从不良事件数据中识别安全信号，并提供强大的可视化工具。

⑥ SAS 药物开发：一个综合性平台，提供从信号检测到风险管理的全套药物安全分析工具。

⑦ Evidex：一个药物监管数据分析平台，提供信号检测、病例管理和监管报告等功能。

⑧ UMC Vigilance：这是一个基于 Web 的药物监管系统，提供病例管理、信号检测和监管报告功能，同时包括数据分析和可视化功能，助力安全信号的识别和药物安全趋势的监控。

⑨ MyMeds&Me：这是一个以患者为中心的药物安全解决方案，允许患者直接报告不良事件，同时为医疗专业人员提供实时安全监控功能。它整合了病例管理、信号检测和监管报告功能。

⑩ Oracle Health Sciences InForm：这是一个临床试验数据管理系统，包括安全报告功能，可用于追踪不良事件并为监管机构生成安全报告。

⑪ Drug Safety Triager：这是一款下一代药物安全文献审查软件，通过自动化、可配置性和直观的用户界面，简化了文献筛选工作流程，提高了效率和成本效益。

⑫ Ennov Group-PV Works：PV Works 是一个药物安全软件工具，简化了药物监管流程，实现对不良事件数据的高效管理。它包括自动化的病例处理、工作流管理及集成的分析和报告功能，支持药物监管活动的整个生命周期。

⑬ BaseCon-SafetyBase Interchange：这是一个促进制药公司与监管机构之间安全数据交流的药物安全软件工具，使用标准化格式交换有关不良事件的信息，并提供数据分析和信号检测工具。

⑭ SafetyView：这是一个提供药物安全数据综合视图的软件工具，整合了来自多个来源的数据，如电子健康记录和不良事件报告，包括自动化的病例处理、信号检测和风险管理工具，支持监管合规性，并促进了各利益相关者之间的沟通和协作。

（3）特殊考虑 其实，许多安全数据库本身已经包含了某些安全分析能力，但在临床和上市后药物安全领域，还有一些更专注于分析的工具被广泛用于执行日常安全评估任务。这些分析工具或平台通常应用人工智能、机器学习、基于云的和自然语言处理（Natural language processing，NLP）等技术，改变了今天资源密集型的药物监管工作负荷，确保更明智、更高效的方法。

　　虽然这些工具提供了强大的支持，但它们仅是药物安全监测的一部分。有效的药物安全监测还需要结合临床知识、药物作用机理和病人特征等信息进行综合评估。此外，随着技术的进步，人工智能、机器学习等新兴技术正在不断改善和增强药物安全信号的检测和评估能力，为药物安全监测带来新的机遇和挑战。

参考文献

[1] Hill A B. The Environment and Disease: Association or Causation? [J]Proceedings of the Royal Society of Medicine, 1965, 58 (5): 295-300.

[2] EMA: Questions & answers on signal management[R]. 2021, EMA/261758/2013 Rev 4*. https://www.ema.europa.eu/en/documents/other/questions-answers-signal-management_en.pdf.

[3] Lavertu A, et al. A New Era in Pharmacovigilance: Toward Real - World Data and Digital Monitoring[J]. Clin Pharmacol Ther, 2021, 109 (5): 1197 - 1202.

第6章
中国药物安全评价和药物警戒及中草药研究现状

6.1　中国药品监管环境演进及药品安全性评价进展

随着中国经济的快速发展和人口老龄化的加剧，对高质量、高效益药物的需求不断增加。为了满足这一需求，中国政府在近年来对药物监管体系进行了一系列变革。这些变革包括缩短药物注册审批时间、简化审批流程、加强药物安全监管等措施，旨在提高创新药物在中国市场的可获得性。

为了评估近年来药品监管改革措施的成效，复旦大学药学院的邵黎明教授领导的研究团队深入分析了 2015—2020 年间，美国食品药品监督管理局（FDA）批准的新药在中国市场的可获得性，以及这一时期中国药品监管制度变革对新药可获得性的具体影响[1]。该研究全面评价了药品监管体系更新带来的积极效果，总结了几个如下关键发现：自 2015 年起，国家药品监督管理局不断实施了一系列创新性的药品监管改革，旨在提高药品审批的透明度和响应速度，以适应快速发展的医药行业需求。首先，缩短的药品注册审批时间显著加快了创新药物进入中国市场的速度，提升了药物的上市效率。其次，审批流程的简化减轻了药品注册的复杂度，显著提高了企业提交注册申请的效率。最后，加强的药物安全监督进一步确保了药品的质量与安全，增加了公众对新药的信任。比如，2015—2020 年，美国食品药品监督管理局（FDA）共批准了 200 个新分子实体（new molecular entity，NME）。同期，62 种新药在中国获批。其中包括 28 种 NME、17 种新生物制品和 17 种中药。在美国批准的 200 项 NME 中，截至分析截止日期 2022 年 2 月 1 日，55 项（28%）也在中国获批 . 此外，2015—2020 年间美国批准的 200 项 NME 中，93 项（47%）被批准用于治疗罕见病，其中 23 项也在中国获批。对于 2015—2020 年间获得 FDA 以及 NMPA 批准的 NME，中美两国批准的平均滞后时间为 2.2 年，短于 2004—2014 年期间观察到的 3 年滞后时间。

该研究还强调了制度变革对创新药物研发环境的积极影响。随着中国药物监管体系的不断完善，药物研发环境逐渐优化，为企业提供了更好的研发条件。例如，优化的审批流程和药物注册制度使得企业在药物研发过程中能够更加高效地获取临床试验和注册批准，从而提高了创新药物的研发速度和效率。

然而，该研究也指出了制度变革仍然面临的一些挑战。例如，药物注册审批时间的缩短可能会导致药物的临床试验和安全监管不足，可能对药物的长期安全性和疗效评估造成影响。此外，变革后的药物监管体系的实施和执行也需要进一步完善，以确保药物的质量和安全性。

（1）中国药品监管环境的演变　国家食品药品监督管理局（SFDA）药物评价中心（CDE）成立于 1985 年，前身是药物评审办公室。自 1989 年起被列为卫生部直属机构，1995 年改名为药物评价中心。它于 1998 年从卫生部划归 SFDA。2013 年，新建国家食品药品监督管理总局（CFDA），直属国务院。2018 年，国家药品监督管理局（NMPA），划归新成立的国家市场监督管理总局。这一改变旨在加强对药品监管的整体管理，提高药品安全和质量监督水平，以适应不断发展的药品监管需求。国家药品监督管理局将继续负责药品的注册、审评、监管以及监督检查等职责，以确保中国市场上的药品安全有效，保障公众健康。

（2）SFDA 早期对新药安全评估要求　CDE 在成立初期只有 6 名工作人员。然而，直到 20 世纪 90 年代中期，它已经完全建立了药学、药理学 / 毒理学和临床部门，并形成了负责对新药、进口药物和仿制药的技术审查的机构框架。卫生部药品委员会于 1993 年 7 月颁布了《新药临床前研究指导原则（西药）编写》（以下简称《指导原则》），其中包括对新药（西药）临床前药学、药理学和毒理学评价的指导。在这个编写的一般药理学研究指南中，一般药理学研究的目的被定义为：研究药物在其主要疗效之外的广泛药理作用，但没有提到药物的潜在新作用和不良反应的观察。

CDE 于 1999 年 9 月修订并发布了《一般药理学研究指导原则（讨论版）》，此修订参考了国外文献，并强调基于药理作用进行特殊研究的重要性，广泛研究各种系统功能、治疗范围和药物有效特性。然而，与已确定或假定的人体安全性与药物一般药理学之间的关系方面并未进行深入讨论。

2004 年，CDE 根据日本卫生劳动省 1991 年颁布的《一般药理学研究指南》和国际人用药品注册技术要求协调会议（ICH）2001 年制定的《安全药理学指南》，修订并颁布了《一般药理学研究指导原则》。在《化学药物一般药理学研究指南》中，一般药理学研究的目标被定义为鉴定药物的意外药理作用，以指导临床前化学药物的安全评估。

（3）CFDA/NMPA 近期对新药安全评估要求　国家药监局自 2015 年以来的监管改革大大提高了药品审评和审批过程的透明度和效率。下面为 2015 年以来助力加快新药审批的几项重大监管改革政策：

为了加快临床急需的国外新药的审评和批准，2015 年 3 月，NMPA 规定进口药物可以在中国进行多中心临床试验。2017 年 6 月，NMPA 加入了人用药品技术要求国际协调理事会（ICH），并引入了药物研发和注册的全球标准（如 ICH E5 和 ICH E17）。

2017 年 10 月，NMPA 发布了《关于调整进口药品注册管理有关事项的决定》，规定在中国进行国际多中心药物临床试验，允许同步开展 Ⅰ 期临床试验。一个例子是 Epclusa（索磷布韦 + 维帕他韦），用于治疗成人和 3 岁及以上儿童的慢性丙型肝炎。Epclusa 于 2018 年 5 月（FDA 批准 23 个月后）在中国迅速获得批准，主要基于五项多中心 Ⅲ 期试验。

2018 年 7 月，NMPA 发布了《国家药品监督管理局关于调整药物临床试验审评审批程序的公告》，对临床试验申请启动了 60d 审批制度，也被称为临床试验默示许可制度。2018 年 11 月正式实施后，IND 的平均审批时间从 6 个月或更长时间稳步下降到 60 个工作日内。

同样在 2018 年 7 月，NMPA 发布了《接受药品境外临床试验数据的技术指导原则》，以加快临床急需的海外新药的审批。2018 年 10 月，NMPA 与国家卫生健康委员会共同发布了《临床急需境外新药审评审批工作程序》。2020 年，CDE 在 3 个月的规定时限内完成了所有临床急需的 13 种罕见病治疗药物的技术审评，其他 26 种急需药物的审评在 6 个月内完成，减少了进口新药审批的时间滞后。

此后，在 2020 年 7 月，NMPA 开始实施新修订的《药品注册管理办法》，进一步优化了审评审批流程，鼓励制药公司基于临床实用性开发新药。2020 年 10 月，CDE 发布了《境外已上市境内未上市药品临床技术要求》，列出了 3 类可以减少或豁免临床试验的境外原研药。

近年来，中国在创新药物开发领域取得了显著进展，明显得益于国家药物监管的变革、各级政府政策的大力支持、科研投资的增加以及医药行业整体环境的改善。具体体现在以下几个关键方面 [1,2]：

（1）药品监管体系的改革　国家药品监督管理局（NMPA）对药品审批流程进行了大刀阔斧的改革，大幅缩短了新药审批时间，提高了审批效率，旨在促进药物创新和加速新药上市流程，为创新药物的研发和上市提供了便利条件。

（2）政府政策的支持　中央至地方各级政府出台了一系列扶持政策，包括税收优惠、资金补助、创新平台建设等，增加对生物医药研发的财政支持，以及鼓励国际合作，大力支持医药科研和创新药物开发。

（3）**研发投资增加**　随着医药研发成为重点关注领域，创新药物研发重视程度的提升，公共部门与私营基金的投资大幅增加，确保了创新药物开发过程中的资金支持。

（4）**科研能力提升**　中国的科研机构和制药企业在生物技术、基因编辑、细胞疗法等前沿领域展现出强大的研发能力，推动了多项创新药物的研发。

（5）**国际合作**　通过与国际药企和研究机构的合作，中国在药物研发方面获得了更广泛的知识交流和技术转移，加速了创新成果的产出。

（6）**市场潜力**　随着中国医药市场的快速增长，对创新药物的需求不断上升，为新药提供了广阔的市场空间。

中国创新药物开发的快速进展标志着国家在全球医药行业中的地位日益重要，预示着未来在全球健康事业中将发挥更加关键的作用。

6.2　中国合同研究组织（CRO）的发展与影响

近年来，中国的合同研究组织（Contract research organization，CROs）经历了快速发展，成为全球药物研发领域的重要力量。中国 CROs 通过提供从药物发现、临床试验到药物注册的全链条或一站式服务，成为全球药物创新的重要力量。国际制药公司纷纷选择与中国 CRO 合作，主要是出于对其高效的研发能力和成本效益的考量。据统计，超过一半的国际药企在中国进行了部分研发活动，覆盖了从早期药物筛选到临床试验各个阶段。中国 CRO 行业的市场规模在过去十年里实现了爆炸性增长，年增长率超过 15%，至 2021 年行业总值预计达到数十亿美元，凸显了其在全球药物研发市场中的重要地位。中国 CROs 也在生物技术、精准医疗和大数据分析等领域展示了强大的创新能力。一些领先的 CROs 通过自主研发，成功推动了多个创新药物项目。同时，中国政府通过对各级生物医药开发平台及孵化器提供鼓励政策和资金支持，进一步促进 CRO 行业的发展。药物监管部门也积极制定推广与国际接轨的新药开发指导原则，同时优化药品审批流程，极大地促进更多的生物医药研发项目，进一步带动中国 CRO 事业的发展。

自 20 世纪 90 年代末，国际 CRO 在中国的拓展已经开始，早期的代表如 Quintiles 在 1996 年在香港设立办事处，MDS Pharma Service 在北京成立了一家投资公司。1998 年，随着中国政府实施新的药物注册法规，需要制药公司提供科学证据以证明新药的安全性和有效性，为 CRO 提供了关键的市场机遇[3]。近十多年来，全球药物开发环境的变化促使跨国制药公司在中国建立临床前研究与开发中心，逐渐增加了离岸外包的临床前安全研究，进一步带动了该地区临床前 GLP CRO 行业的飞速发展。

中国于 20 世纪 80 年代末和 90 年代初相继开展了药品和其他相关产品的 GLP 研究和实施工作。1993 年，政府以国家科委主任令形式发布《药品非临床研究管理规定（试行）》，经几年试用和修订后于 1999 年由国家药品监督管理局第 14 号令发布《药品非临床研究质量管理规范》（试行）。2003 年 6 月，国家食品药品监督管理局令第 2 号《药物非临床研究质量管理规范》发布，国内首批 4 家机构通过 GLP 检查的时间也正是在这一年。中国政府自 2008 年建立"新药创制与开发计划"以来，大规模投资以支持国内药物研发。2012 年，国务院颁布了"国家战略性新兴产业'十二五'发展规划"，明确将生物医药定位为国家战略性新兴产业的关键组成部分。这一决策为中国生物医药行业带来了前所未有的支持和发展机遇，极大地促进了本土研究团队和实验室设施的加强。在 2023 年 7 月 1 日，新修订的《药物非临床研究质量管理规范认证管理办法》正式施行，这不仅为通过 GLP 认证的药物非临床安全性评价研究机构颁发了新版药物 GLP 认证证书，有效期延长至 5 年，同时也标志着 GLP 认证的申请、审查和审批流程全面电子化，提高了管理效率和透明度。

到目前为止，中国已经建立起约 300 家临床前 CRO 机构的庞大网络。这些机构中，有 64 家获得了国家药品监督管理局的 GLP 认证，24 家通过了经济合作与发展组织（OECD）的 GLP 认证，以及 16 家达到了美国食品药品监督管理局（FDA）的 GLP 标准，其中 8 家实验室同时获得了 NMPA、FDA 和 OECD 的三重认证。这些获得国际认证的临床前 CRO 不仅在国内市场获得了广泛认可，同时也吸引了众多国际客户的目光。他们在药物代谢、药物动力学、药物毒理学等关键领域展现出强大的专业能力，运用先进的实验室设备和技术，以满足全球药物研发的高标准需求。这一系列发展和认证不仅证明了中国临床前 CRO 行业的专业水平和国际竞争力，也为全球药物研发领域提供了宝贵的资源和服务，进一步巩固了中国在全球生物医药研究与开发领域的重要地位。

同样，中国的临床 GCP CRO 行业也呈现出蓬勃发展的趋势。目前，中国拥有许多临床 CRO 机构，提供从临床试验规划到执行的全方位服务。这些 CROs 为跨国制药公司、本土药企以及其他研发机构提供服务。临床 CROs 的业务范围涵盖多个治疗领域，包括药物、生物制品和医疗器械等。通过为客户提供高效、质量稳定的临床研究支持，这些临床 CROs 在国内外赢得了良好的声誉。

总之，中国 CROs 正通过其日益增强的研发能力和国际合作，它们为国内外的药企和研究机构提供了丰富的研发服务，为全球药物创新做出重要贡献，同时也促进了中国在全球医药行业中的地位提升。

6.3　中国实施 E2B（R3）药物警戒报告的深远影响

近年来，随着中国于 2017 年 6 月加入国际人用药品注册技术要求协调委员会（ICH），成为其第八个监管成员，国家药品监督管理局（NMPA）积极采纳并实施了一系列 ICH 指南，其中包括 E2B（R3）——一项国际标准，旨在电子化传输不良事件报告。E2B（R3）标准的实施，对于提升中国药物警戒（PV）体系的效率和质量具有划时代的意义。

E2B（R3）标准引入了更为详细且标准化的数据元素要求，以便适应电子健康记录和技术进步，从而实现药物不良反应报告的规范化和自动化。NMPA 根据这一标准制定了明确的实施时间表，要求从 2019 年 5 月起，所有临床试验申办者必须以 E2B（R3）格式提交国内外的严重意外不良反应报告（SUSAR）。国家药监局下属药品审评中心（CDE）负责药品注册申请的技术审查，药品监测中心通过国家药品不良反应检测系统负责对药品不良反应和医疗器械不良事件进行监测。为满足 ICH E2A 加急报告要求，英文版可在 7～15d 内提交，中文版应在 15d 内提交。对于已上市产品的 ADR，CDE 自 2020 年 1 月起开始接受 E2B R3 格式的案件。2022 年 7 月开始，所有 MAH 将强制提交所有 E2B R3 格式的上市后 ADR。

（1）E2B（R3）内容特点

① 标准化数据格式：E2B（R3）提供了一种标准化的电子报告格式，使得药物不良反应的报告更加规范化和自动化。这包括患者信息、不良事件描述、药物信息、报告者信息等详细的数据元素。

② 数据交换：E2B（R3）支持国际间以及不同药物监管机构和制药公司之间的数据交换，促进了全球药物安全监测网络的协作和信息共享。

③ 兼容性和互操作性：新标准提高了与现有电子医疗记录系统的兼容性和互操作性，便于从多种数据源自动提取和汇报不良事件信息。

（2）E2B（R3）设施意义

① 提高报告质量：通过标准化的数据元素和格式，E2B（R3）提高了不良事件报告的完整性和一致性，从而增强了报告的质量和可靠性。

② 加强药物监测：实施 E2B（R3）标准有助于中国及时发现和响应药物安全问题，提高药物监管的效率和效果，保障公众健康。

③ 促进国际合作：符合国际标准的药物警戒体系可以加强中国与其他国家和地区在药物安全监测方面的合作，共享药物安全信息，共同提升药物使用的安全性。

④ 支持创新药物发展：有效的药物警戒体系是药物研发和市场准入的重要支撑，实施 E2B（R3）有助于提升中国药品监管的国际信誉，促进创新药物的研发和全球化进程。

实施 E2B（R3）药物警戒报告标准，使中国药监部门能够及时发现和响应药物安全问题，提高药物监管的效率和效果。这一变革不仅增强了中国与其他国家和地区在药物安全监测方面的合作，共享药物安全信息，而且提升了中国药品监管的国际信誉，推动了创新药物的研发和全球化进程。中国实施 E2B（R3）标准是向着提升药物安全监测质量和支持药物创新迈出的关键一步，对于保障公众健康和促进医药产业的发展具有深远的影响。

6.4 药物非临床安全性评价研究机构信息平台上线运行

2022 年 12 月 15 日，国家药品监督管理局（NMPA）正式发布了《关于药物非临床安全性评价研究机构信息平台上线运行的通告》，标志着药物非临床安全性评价研究机构（GLP机构）管理迈向了新的里程碑。该通告旨在加强对 GLP 机构的管理，通过组织建立"药物非临床安全性评价研究机构信息平台"，实现对 GLP 机构信息的集中汇总与公开透明，促进了监管效能和公众透明度的提升。

该平台的上线运行，要求所有 GLP 机构、各省级药品监督管理局以及国家药监局下属的食品药品审核查验中心等相关部门，从通告发布之日起登录平台，并及时更新机构信息、认证情况、监督检查结果及违法行为的查处等相关信息。此外，该平台还对公众开放，使公众能够方便地查阅到相关的公开信息，增加了信息的透明度和可获取性。

该信息平台的建设不仅是对药品管理法及相关法规要求的一种落实，也是加强 GLP 机构全流程管理、强化社会监督的重要措施。通过完善机构档案、公开相关信息，该平台有助于提升机构管理的透明度和效率，同时为药物研发申请人提供更好的支持和服务。

此外，该通告也提到，药物临床试验机构（GCP 机构）的相关备案管理信息系统已于 2019 年 12 月 1 日上线并持续进行完善。至此，中国在药物 GLP 机构和 GCP 机构档案的建立及其信息化、规范化管理方面实现了全面覆盖，这对于提高药物研发的质量和效率、保障药物研发过程中的安全性具有重要意义。

综上所述，药物非临床安全性评价研究机构信息平台的上线运行，是中国药物监管领域信息化建设的重要成果，对于促进药物安全性评价工作的规范化、透明化和高效化具有深远的影响。

6.5　加强药品质量安全管理：药品上市许可持有人责任监督管理新规实施

为进一步加强药品质量和安全管理，确保公众用药安全，根据《中华人民共和国药品管理法》等相关法律法规的要求，国家药监局近期制定并发布了《药品上市许可持有人落实药品质量安全主体责任监督管理规定》。这一重要文件自 2023 年 3 月 1 日起开始实施，旨在明确药品上市许可持有人（Marketing authorization holder，MAH）在药品质量安全方面的主体责任，提升药品监管效能，保障公众健康安全。

规定重点明确了药品上市许可持有人在药品生命周期内的质量安全管理责任，包括药物警戒体系的建立与维护、药物安全风险的监控与管理等关键方面。特别是第十条和第二十条，这两条规定分别从药物警戒负责人的资质要求和药物警戒体系的建立与运作提出了明确的要求和指导。

根据第十条的规定，药物警戒负责人需为公司内部具有一定管理职务的人员，且应具备医学、药学、流行病学或相关专业背景，以及相应的学历和专业技术资格，确保其拥有足够的专业知识和技能，负责药物警戒体系的有效建立、运行和持续改进。

第二十条要求药品上市许可持有人必须建立完善的药物警戒体系，并设立专门的药物警戒部门，依照药物警戒质量管理规范开展工作。这包括但不限于药品不良反应及其他有害反应的监测、识别、评估和控制，旨在最大限度降低药品使用过程中的安全风险。

通过这些规定的实施，旨在强化药品上市许可持有人的法律责任，促进其建立和完善药物警戒管理体系，提高药品安全监测和风险控制的水平。这不仅有助于提升药品的整体质量安全管理，也是保障公众健康和利益的重要措施。

6.6　加强药物临床试验安全性数据快速报告：常见问答（2.0版）指南解读

随着医药行业的快速发展，确保药物临床试验期间的安全性数据快速、准确报告变得尤为重要。2023 年，国家药品监督管理局响应国际药品注册技术要求协调委员会（ICH）E2A、E2B 等指南的落地实施要求，推出了更新版的《药物临床试验期间安全性数据快速报告常见问答（2.0 版）》指南，旨在进一步统一安全性数据报告标准，提升数据质量，优化临床试验管理。

该指南提供了一系列详细的指导意见，旨在帮助临床试验单位和研究人员更加系统地理解和执行安全性数据的收集、整理、分析及报告过程。内容覆盖了药物不良反应的报告流程、安全性数据的分析方法、伦理审查委员会的报告要求等关键环节，为临床试验的有效和安全管理提供了强有力的支持。

针对临床试验过程中遇到的常见问题，如不良反应的定义标准、如何正确评估和报告不良反应等，该指南给出了明确的解答和操作指引。通过这些具体指导，研究人员能够在符合政策法规的前提下，更加准确地识别、记录和报告临床试验过程中的安全性问题。

此外，该指南还强调了遵循国家相关政策法规和 ICH 指导文件的重要性，指出临床试验期间安全性数据的报告应当及时提交至药监局药品不良反应监测中心，确保监管部门能够及时了解和监控药物安全性状况，采取相应的风险管理措施。

为确保临床试验的安全性、有效性及完整性，研究者需建立健全的质量控制和质量保证体系。这不仅涉及数据的准确性和完整性，还包括及时上报不良事件、积极配合监管部门的调查和处理，以及向伦理审查委员会提交必要的安全性报告。

总体而言，《药物临床试验期间安全性数据快速报告常见问答（2.0 版）》为临床试验研究人员提供了一份全面、实用的操作手册，有助于提升药物临床试验的管理质量，确保研究的顺利进行，同时保障受试者的安全和权益。

6.7 深化新药获益–风险评估：国家药监局发布技术指导原则

2023 年 6 月，国家药品监督管理局（NMPA）药品评价中心（CDE）发布了具有里程碑意义的《新药获益–风险评估技术指导原则》。此举标志着中国药物监管领域在提高新药安全性与疗效评估标准方面迈出了重要一步。该指导原则旨在引导和规范新药从研发阶段到市场准入全过程中的获益与风险评估，确保新药审评审批工作的规范化和科学化。

（1）主要目的

① 提升新药评估标准：指导原则强调了新药获益与风险之间平衡的重要性，旨在通过规范化的评估方法，加强对新药安全性与疗效的综合评价，确保药品的高质量标准。

② 促进制药行业发展：通过明确获益–风险评估的标准和流程，促进药物研发的创新和高效，同时提高新药审评的透明度和可预见性，为制药企业提供更明确的研发指向。

（2）重点内容解析

① 获益-风险平衡原则：指导原则核心在于确保新药的潜在获益大于其可能带来的风险，为临床决策提供科学依据。

② 数据集成与综合评价：要求收集并综合分析来自多个来源的数据，如临床试验、药物监测、病例报告等，以全面评估药物的安全性和有效性。

③ 持续评估：强调获益-风险评估是一个跨越药物生命周期的持续过程，从早期研发到上市后监管，确保随时响应新的安全性信息。

④ 风险最小化措施：指出需要制定有效的风险管理策略，如患者教育、监测计划等，以降低药物使用风险。

⑤ 患者参与：鼓励将患者视角纳入获益-风险评估，重视患者对治疗价值的主观感受和偏好。

（3）实施意义　《新药获益–风险评估技术指导原则》的发布，不仅为药品研发和审评提供了科学、详细的操作指南，更反映了中国药监局加强药品监管、保障公共健康安全的决心。通过这一系列举措，预期能够实现以下目标：

① 提高药物研发效率：清晰的获益–风险评估标准有助于指导药物研发方向，提高研发效率和成功率。

② 保障患者安全：通过持续和全面的安全性监测及时识别和管理药物风险，保障患者用药安全。

③ 推动国际合作：指导原则的国际标准化有助于促进与国际药品监管机构和制药企业之间的合作与交流，加强我国在全球药品安全监管领域的影响力。支持制药行业创新：通过提供明确的获益–风险评估框架，激励制药企业开展创新药物的研发，促进医药行业的健康发展。加强公众健康保护：确保上市药物的安全性和有效性，增强公众对药品监管体系的信任，维护公共健康安全。

随着《新药获益–风险评估技术指导原则》的实施，预计将为我国药品审评审批制度带来深远的影响。它不仅提升了药品安全性和有效性评估的科学性和系统性，而且通过引入更加开放和透明的评估机制，进一步增强了药品监管的国际合作与对话。这将有助于提升我国药品监管的国际形象，提升我国制药企业的国际竞争力，推动我国从药品大国向药品强国的转变。

6.8　加强药品网络销售监管：保障公众健康与安全

国家药品监督管理局（NMPA）于 2022 年 9 月发布并于同年 12 月 1 日正式实施的《药品网络销售监督管理办法》，标志着我国药品网络销售监管进入新阶段。该办法的出台，旨在加强对网络药品销售的全面监管，确保药品销售活动的合法性、安全性和有效性，同时保护消费者权益，维护公众健康安全。

在数字化时代背景下，药品网络销售已成为公众获取药品的重要途径之一。然而，网络销售的便捷性也带来了监管上的挑战，如非法销售、药品质量安全问题等，给公众健康带来潜在风险。因此，《药品网络销售监督管理办法》的实施，对于规范药品网络销售行为，确保药品质量安全具有重要意义。

该办法明确了药品网络销售企业的许可、实名认证、资质审核等要求，旨在从源头上确保网络销售药品的合法性和质量安全。通过要求药品销售信息的公开透明，加强消费者对药品信息的了解，增强消费者的自我保护意识。

此外，加强处方药管理，禁止未经批准的药品在线销售，严格落实药品咨询与不良反应监测机制，是保障网络药品销售安全的关键措施。通过建立数据保护和隐私安全措施，进一步保障消费者的个人信息安全。

《药品网络销售监督管理办法》的实施，不仅加强了药品网络销售的监管力度，提高了药品质量安全水平，也促进了药品销售行业的健康发展。该办法的实施，为构建合规有序的药品网络销售环境、保护消费者权益、确保公众健康安全提供了坚实的法规保障，体现了国家药监局对药品网络销售领域监管的高度重视和坚定决心。未来，随着技术进步和行业发展，相关监管措施和政策也将不断完善和优化，以适应新的发展需求，保护更多消费者的健康和安全。

6.9　加强中药新药药学研究：国家药监局发布新技术指导原则

中药新药是指在传统中药基础上，以中药材或中药制剂为原料，经过现代化研究方法开发出的新型中成药品种。中药新药研究需要从不同的角度和层面进行综合研究，以确保其质量、疗效和安全性。中药新药研究需要按照科学规范的要求进行设计和实施。

国家药监局药审中心于 2020 年发布的《中药新药研究各阶段药学研究技术指导原则（试行）》为中药新药研发提供了全面的科学指引。这一指导原则的发布，标志着中国在中药现代化进程中，向标准化、科学化迈出了重要一步。本指导原则不仅覆盖了中药新药从发现、研发到上市全过程中的各项药学研究要求，而且提出了对中药新药安全性、有效性评价的具体技术要求，有力地促进了中药新药研究的规范化和国际化。

中药新药研发面临的挑战与机遇并存。一方面，中药成分复杂，作用机制多样，这对研发和评价工作提出了更高的要求；另一方面，现代化手段的应用，如高通量筛选等，为揭示中药作用机制、优化药物组合提供了新途径。此外，中药新药的临床前安全性评价涵盖了从药物代谢动力学到多种毒性测试的全面评价，确保了药物研发的安全性。而临床安全性评价则强调了随机化、双盲等科学试验设计，确保了研究结果的客观性和可靠性。

从技术指导原则中可以看出，国家药监局强调了中药新药研究应遵循的科学性和规范性，同时也鼓励利用现代科技手段加速中药现代化和国际化进程。这不仅对提升中药新药的研发水平、保障药品质量安全具有重要意义，也为中药走向世界、参与国际竞争提供了指导和支持。

该技术指导原则的主要内容总结如下：

（1）中药新药的临床前安全性评价应遵守的相关规定和国家标准

① 应当包括药物代谢和药动学、药物毒性和安全性等方面。

② 应当在体外和体内进行，同时还应当对毒性和安全性进行评价。

③ 需要对不同剂量的药物进行毒性评价，并确定其毒性发生的阈值。

④ 需要考虑多种不同的毒性反应，包括急性毒性、亚急性和慢性毒性等。

⑤ 应当考虑药物的剂量、给药途径和给药时间等因素。

⑥ 需要进行多种安全性评价，如致突变性、致癌性、致畸性等。

⑦ 需要考虑药物对人体不同器官的影响，如心血管系统、神经系统等。

⑧ 对药物的代谢和药动学特性进行评价，包括药物的吸收、分布、代谢和排泄等方面。

⑨ 需要对药物在体内的代谢产物进行评价，以了解其代谢途径和毒性。

⑩ 需要对药物的药物相互作用进行评价，以了解药物的安全性和有效性。

⑪ 需要考虑药物在不同种类动物体内的安全性评价，以确定药物的安全性。

⑫ 应当采用最新的研究方法和技术，如转录组学、蛋白质组学等。

⑬ 需要进行评价结果的数据分析和解释，并撰写相应的报告。

⑭ 应当考虑在中药新药研究的不同阶段进行评价，以确保药物的安全

（2）中药新药的临床安全性评价应遵守的相关规定和国家标准

① 在临床试验中应当采用随机化、双盲、安慰剂等方法。

② 研究方法和技术的要求较高，包括质量控制、数据分析等。

③ 要求研究数据应当真实可靠，遵守科学伦理规范。

④ 对于药物的质量和安全性提出了要求，包括原料药、制剂等方面。

⑤ 研究报告应当详实、准确、清晰。

⑥ 鼓励在中药新药研究中采用现代技术手段，如分子生物学技术、基因组学等。

⑦ 对于中药配方颗粒、注射剂等制剂的研究也提出了要求。

⑧ 在研究过程中应当注意中药材的资源保护。

⑨ 研究者应当具备专业知识和道德素质。

⑩ 指导原则还对于中药新药的审评审批提出了要求，如申报材料的完整性、符合性等。

⑪ 指导原则还提出了中药新药临床试验监管的要求。

⑫ 要求在研究过程中应当加强信息公开和沟通。

⑬ 对于中药新药研究工作的重要性进行了强调。

通过这些技术指导原则的实施，预期将促进中药新药研发的标准化和国际化，加快中药现代化进程，同时保护和合理利用中药资源，为全球医药健康事业贡献中国智慧和方案。这一系列措施和要求，无疑将推动中药产业的持续健康发展，使中药在新的时代背景下焕发出新的生机和活力。

6.10　传统中药（TCM）安全评价的挑战与进展

中国是世界上最大的中医药大国。2016 年的国际市场估计约为 10.25 亿美元。根据不同的估算方法，中草药在全球草药市场中占有 20% ～ 50% 的份额[4]。源自中国古代的中医，通过数千年的发展，已经成为一种包括中草药、针灸、艾灸、推拿、饮食疗法、太极和气功等多种实践方式的综合性医疗体系。尽管中医包含多种不同的实践形式，但中草药占据了中医实践的核心位置。

传统中药（Traditional Chinese medicine，TCM）涵盖了数千种药用物质，主要源自植物，同时也包括一些矿物质和动物来源的物质。在临床实践中，中医师通常会使用 200 ～ 600 种中药材。人们普遍认为中草药因为来源于天然产品，不含人工添加剂而副作用较少，但实际上，尽管中医在临床实践中已有数千年的历史，许多中草药产品仍缺乏关于其安全性以及现代科学证据支持的最新数据。

TCM 的理论、诊断、处方原则和加工方法与现代西方医学完全不同，因此，尝试以科学和现代化的方式进行管理和监管面临着巨大的挑战。到目前为止，与中草药产品安全性相关的问题仍然众多，包括产品质量、不当实践、药物／草药相互作用、污染物和毒性问题。此外，中草药的疗效机制大部分仍然不明确。世界卫生组织指出，与中草药产品疗效相关的主要挑战包括缺乏研究数据和缺少适当的机制来控制和监管广告宣传、声称的临床用途和草药产品。随着中草药产业的稳步增长和全球对中草药的广泛使用，中药的安全评价成为一个关键领域，目的是确保中药产品的安全性和质量，最大程度地减少安全风险，并为这一古老的医学体系提供科学证据和临床评估。

（1）TCM 面临的主要挑战及应对方法　传统中药（TCM）在非临床安全评估方面存在独特的挑战和差距，这主要是由于其复杂的性质和文化背景所致。TCM 非临床安全评估的一些关键差距和挑战包括：

① 复杂性和多样性（难以标准化）：TCM 通常是由多种成分混合而成，这使得难以标准化和确保制剂和剂量的一致性。TCM 通常是由多种植物、动物和矿物等成分混合而成的复杂药物，这使得其临床前评价变得更加复杂。这些复杂性使得难以确定特定成分的药效和安全性。

② 质量控制的标准化：TCM 的制备方法和成分组成可能因生长环境、收获时间等因素而变化。因此，在确保剂量一致性和产品质量方面存在挑战，这可能会影响临床前评价的结果。

③ 缺乏临床前数据：许多 TCM 在历史上已被广泛使用，但很少有经过现代科学研究的临床前数据。缺乏这些数据使得对 TCM 的药理学、毒理学和药代动力学了解不足。

④ 过去缺乏监管指南：对于 TCM 的安全评估既往缺乏监管指南，而且目前不同国家在安全评估的标准和要求上仍然存在差异。

⑤ 毒性机制的有限了解：TCM 的毒性机制尚不完全了解，很难根据对个别成分的了解来预测不良反应。

⑥ 非临床数据的适用性有限：由于代谢和基因构成的差异，TCM 的非临床数据可能并不直接适用于人体。

⑦ 缺乏适用的动物模型：TCM 可能影响与西方药物不同的生理系统，因此需要使用替代的动物模型或体外方法进行安全评估。

⑧ 文化背景的差异：TCM 根植于与西方医学不同的文化背景和哲学，这可能导致对安全数据的解释和评估存在差异。

⑨ 有限的数据可用性：TCM 的安全数据缺乏全面性，许多传统药物并未经过严格的安全评估。

中草药产品的内在毒性通常被低估，大量中草药可能对人体有毒。例如，甘草（一种常用中草药）及其提取物通常作为祛痰、调理辅助以及多种配方的调和成分，含有矿物皮质激素，可引起水肿、高血压和电解质紊乱。虽然根据几千年的传统知识和临床实践积累，中草药常用形式（无论是单个草药还是配方）的注意事项、警告和禁忌在中药典、专著和数据库中都有所记录，但是并不规范或字义含糊。再者，某些中草药即使有现代毒理学的资料，但是这些安全信息主要基于这些草药中分离或纯化的化学成分生成的科学数据，而不能代表整株草药。

为了应对中草药产品以上内在毒性的挑战，需要制定更严格的规范和监管措施。中国国家药品监督管理局（NMPA）已采取措施，推动建立中医药注册和评价的证据体系。为实现这一目标，NMPA 药品评价中心制定了两个重要的指南：

① 基于人用经验的中药复方新药临床研究与开发指南（试行）：该指南旨在促进基于人用经验的新中药复方制剂的开发。它提供了开展临床研究以评估中药复方制剂安全性和有效性的框架。该指南可能强调收集和记录人用经验的重要性，以支持新中药药物的研发。

② 基于"中医药理论、人用经验和临床试验相结合"的注册与评价证据体系下沟通指南（试行）：该指南强调将中医药理论、人用经验和临床试验相结合，作为注册和评价中药产品的基础。它提出了综合方法，整合了传统知识、现代科学方法和临床证据，以评估中药产品的质量、安全性和有效性。

这两个指南旨在建立更为健全的基于证据的中医药注册和评价体系，将传统知识和实践与现代科学标准相结合。通过强调人用经验、临床试验以及传统和现代方法的整合，这些指南提供了一个框架，以确保中药复方制剂的安全性和有效性。

这些指南已经过 NMPA 的审核和批准，并于 2022 年 4 月 29 日生效。它们反映了中国在通过基于证据的评估和注册流程、现代化中医药实践、确保中药产品的质量和安全性方面所做的努力。

（2）TCM 实践中的安全风险意识　在中医药实践中，从业者的专业知识和资格直接关系患者的健康安全。这一领域存在的安全风险，包括误诊、不恰当的处方、对禁忌症的忽略或误解、剂量和治疗周期的不当设定，以及对已知药物相互作用及特定物质相关警告的忽视等。为了克服这些问题，避免不当的使用和操作带来的安全隐患，强化中草药合理使用和剂量控制显得尤为重要。此外，增强对中医从业人员的教育和监督也十分必要。建议对全科医生和药剂师进行中草药安全知识的培训，以提供有效的患者指导。

（3）TCM 质量控制的挑战　中医药在质量控制方面面临着重大挑战，包括存在假冒伪劣草药产品、标签错误，以及农药、重金属等有害物质的污染，这些问题可能导致不良事件发生。此外，中药制剂中掺杂西药的情况也时有发生。药物掺假常见于非甾体抗炎药、镇静剂和类固醇药物，例如布洛芬（非甾体抗炎药）、地西泮（镇静剂）和泼尼松（类固醇药物）等。

为应对质量控制不足的挑战，需要建立更加严格的质量标准和监管措施，以确保中草药产品的纯度和质量。这包括执行良好的生产规范，建立合适的检测和测试方法，以及推动国际质量标准的制定。

（4）自行用药和药物－草药相互作用　在大多数亚洲国家，人们可以通过处方或非处方的方式获取中草药产品。自行用药时，往往不能保证完全提供安全信息或消费者遵循安全指示，这可能给自行用药的患者带来风险。为了应对这些挑战，需要提供更多的安全信息，确保中草药产品的标签中明确列出了已验证的注意事项、相互作用和副作用。此外，应鼓励消费者与医疗从业者沟通，以便了解患者是否使用中草药产品，从而避免药物－草药相互作用导致的不良反应。

（5）TCM 的获益与风险评估的挑战　中草药，作为中医药体系的核心，其疗效和安全性评估在很多情况下缺乏充分的科学证据。与化学药品相比，中医药的多成分复杂性和多靶点机制使得传统的药效评价方法难以适用，因而，中草药的获益与风险评估面临特殊挑战。本书讨论了中草药疗效评估的主要挑战和科学化途径，以提升其临床应用的安全性和有效性。

① 非均一化学成分带来的疗效不一致性：中草药的多样性和复杂性导致其化学成分存在显著的非均一性，这不仅增加了标准化和质量控制的难度，而且直接影响治疗效果的一致性。因此，精确识别和量化中草药中的活性成分至关重要，以确保其疗效的稳定性和可预测性。

② 多重临床终点与中医诊断模式的差异：中草药的治疗效果常常涉及身体多系统的综合调整，而非西医所关注的单一疾病或病理状态。这一差异使得中草药疗效评估需要采用更为全面和多维度的临床终点，以全面反映其对人体健康的综合影响。

③ 草药成分比例的非标准化问题：中草药配方中的成分比例常根据传统经验或临床反馈进行调整，这种灵活性虽有其独到之处，但也给疗效的一致性和可复制性带来挑战。因此，开发标准化的配方和剂量指导原则显得尤为重要。

④ 协同作用和协同机制的研究：中草药的疗效往往依赖于成分之间的相互作用，而非单一成分的作用。深入研究中草药成分间的相互作用机制，有助于更好地理解和优化其疗效。

⑤ 研究数量和质量的提升：尽管中草药在传统医学中应用广泛，但缺乏高质量的临床试验和机制研究支持其疗效。加强科学研究，采用现代研究方法和技术，是提升中草药疗效评估科学性的关键。

随着中药的安全性评价研究不断深入，中国国家药监局（NMPA）已出台了一系列规范和指南，旨在提升中药的生产、质量控制和使用标准。未来，通过科学化的研究方法，结合传统理论和现代医学的优势，将进一步促进中草药在全球医疗体系中的安全和有效应用。

6.11　探讨传统中药使用中的不良反应实例

尽管传统中药（TCM）因其源自天然成分和数千年的使用历史而被广泛使用，但关于其安全性的关注仍在增加。由于传统中药使用的复杂性和文化多样性，准确统计与之相关的不良反应案例尚存在挑战。科学研究和监管机构的报告揭示了与中药使用相关的一系列引人注目的不良事件。

科学文献回顾显示，从 1966 年到 2018 年，已发表了 1000 多份涉及中药不良反应的病例报告和系列研究，揭示了与中药使用相关的潜在风险[5]。最常见的不良事件包括肝脏和肾脏损伤、胃肠道问题和过敏反应，其中一些事件导致了严重后果，包括 65 例死亡和 24 例残疾。这些病例主要来自亚洲，特别是中国，凸显了加强对中药使用相关不良事件报告和监测的必要性，同时也指出了对中药产品进行更严格监管和质量控制的重要性。

美国食品和药物管理局（FDA）也因潜在健康风险对几种中药产品发出警告，特别是那些通过虚假声明销售的减肥和性能增强补充剂。这些产品可能含有未申报的有害成分，造成消费者健康风险[6]。

值得注意的是，与中药使用相关的不良事件实际数量可能远超文献报道，因许多案例可能未被报告或被误归因于其他原因。并非所有不良事件都直接由中药成分引起，一些不良事件可能与剂量、药物相互作用或个体健康状况相关。

以下列出了十个与传统中药使用相关的典型不良反应实例，涉及的问题包括中药中的有毒成分如马兜铃酸、重金属污染（如汞、铅、砷），以及某些药材（如麻黄、附子根、银杏叶等）所引发的严重健康问题[7~16]。

（1）马兜铃酸　含有马兜铃酸的中药与肾毒性和肾衰竭有关。

（2）汞　含汞的中药与婴儿的肾毒性、神经系统症状和发育异常有关。

（3）铅　含铅的中药与儿童的认知障碍和发育迟缓有关。

（4）砷　含砷的中药与肝毒性、肾毒性和神经毒性有关。

（5）麻黄　含麻黄的中药可能与心血管系统毒性相关，可能引发高血压、心律失常和心肌梗死等问题。

（6）附子根　含有附子根的中药与心律失常、癫痫发作和低血压有关。

（7）银杏叶　含有银杏叶的中药与出血性疾病、癫痫发作和肝毒性有关。

（8）川乌　含有川乌的中药与呼吸衰竭、癫痫发作和心脏骤停有关。

（9）丹参　含有丹参的中药与出血性疾病、低血压和肝毒性有关。

这些实例凸显了对中药进行严格安全评估和监管的必要性，以及加强中西医从业者间合作、提升患者安全和推广循证中医药使用的重要性。随着对中药安全性评价的关注日益增加，中国国家药监局（NMPA）已出台相关规范和指南，旨在提升中药的生产和质量控制标准。尽管已取得一定进展，但中药安全性评价领域仍面临挑战，需要进一步的科学研究和监管努力。

6.12　传统中药稳定性研究的挑战与进展

传统中药（TCM）的稳定性研究对确保其产品质量、安全性及有效性至关重要。鉴于中药的成分复杂多样，稳定性评估面临着独特的挑战。本文概述了中药稳定性研究的核心内容及其挑战，并探讨了当前的研究趋势和典型案例。

（1）传统中药稳定性研究的关键内容

① 物理与化学稳定性：探讨中药材、提取物或制剂在储存过程中物理与化学性质的变化，例如颜色、溶解性和有效成分含量等。

② 微生物稳定性：评估中药在储存期间的微生物增长，如细菌、霉菌和酵母，确保其符合微生物安全标准。

③ 加速稳定性测试：通过在提升的温度和湿度条件下加速药物老化过程，预测中药在正常储存条件下的稳定性。

④ 长期稳定性测试：在规定时间内，按照正常储存条件监测中药的稳定性，以评估其长期稳定性。

（2）面临的挑战

① 成分复杂性：中药含有众多化学成分，如多糖、生物碱、黄酮等，这些成分间的相互作用增加了稳定性评估的复杂度。

② 标准化难题：由于中药来源广泛且品种繁多，缺乏一致的标准化评估方法，使不同药材或制剂的稳定性难以比较。

③ 检测方法限制：现有的分析技术可能难以全面准确测定中药中所有活性成分的含量与稳定性，尤其是痕量成分。

④ 环境因素影响：中药的稳定性易受光照、温度、湿度等多种环境因素影响，实验中控制和模拟这些因素较为困难。

⑤ 法规和指导原则缺乏：相较于西药，中药在稳定性评估方面的法规和指导原则较少，增加了研发与质量控制难度。

（3）当前趋势

① 现代化技术应用：利用高效液相色谱、质谱和核磁共振等先进技术，识别和量化中药中的活性成分。

② 国际标准化：随着中药在全球范围内的普及，越来越多的国际标准被用于中药稳定性测试。

③ 全面评估：除主要活性成分外，对中药中的杂质、有害金属和微生物污染进行全面评估。

（4）典型案例

① 黄连：在特定储存条件下，黄连素可能降解，影响药效。

② 当归：当归中挥发油在不当储存条件下可能挥发，影响药效与安全性。

③ 甘草：甘草酸在某些条件下可能转化为甘草酸钾，影响草药安全性。

为克服这些挑战，需要开发更先进的分析技术，建立科学合理的评估方法，并加强对影响中药稳定性因素的研究，同时不断完善相关法规和标准，确保中药产品的质量与安全。

6.13　草药诱发的肝损伤

草药诱发的肝损伤（Herbal-induced liver injury，HILI）是指由于食用草药以及含有草药成分的膳食补充品而引起的肝脏功能障碍或损伤。随着人们对自然健康产品的兴趣增加，草药以及含有草药成分膳食补充剂的使用越来越普遍，随之而来的 HILI 的报告也逐渐增多。HILI 现已成为药物诱导性肝损伤（DILI）的一个重要组成部分，在某些地区，其发生率甚至超过了现代药物（西药）引起的肝损伤。

（1）HILI 的特点和挑战

① 多样性：草药以及含有草药成分的膳食补充剂种类繁多、成分复杂，不同地区和文化背景下的人们选择和使用的产品各不相同，这给 HILI 的诊断和管理带来了难度。

② 诊断困难：HILI 的诊断往往困难和复杂，因为缺少特定的生物标志物。医生需通过排除其他肝损伤原因并详细评估患者的草药及膳食补充剂使用历史来进行诊断，这可能导致诊断的不确定性或延迟。

③ 成分不明确：许多草药以及含有草药成分膳食补充剂的具体成分和剂量在标签上标示不清，或存在掺杂和污染问题，使得确定具体致伤成分变得更加困难。

④ 公众认知：公众可能认为"自然"等同于"安全"，对草药以及含有草药成分膳食补

充剂可能带来的风险缺乏足够认识。

（2）HILI 引发的 DILI 例子

【例 1】一名 40 岁女性出现黄疸、疲劳和腹痛。她过去一个月一直在服用添加枸杞的茶改善失眠。实验室检测显示肝酶和胆红素水平升高。肝活检证实了长期服用添加枸杞的茶极其可能引起的草药诱发的肝损伤（HILI）。停用该茶，并对患者进行补水和肝功能监测的支持性护理。她的症状在接下来的几周逐渐缓解。

【例 2】一名 50 岁男性出现恶心、呕吐和腹痛。他过去几个月一直在服用一种主治跌打损伤的中成药治疗自己的慢性背痛。实验室检测显示肝酶和胆红素水平升高。影像学研究显示肝脏肿大。诊断为由中草药引起的 HILI。停用该中成药，并对患者进行支持性护理。他需要住院数周，但最终在无需肝移植的情况下康复。

（3）预防和管理

① 提高公众意识：增强公众对于草药、中成药以及含有草药成分的膳食补充剂可能导致肝损伤风险的认识。

② 规范产品质量：加强对草药，中成药以及含有草药成分的膳食补充剂生产和销售的监管，确保产品质量和成分的准确标示。

③ 详细病史询问：医生在评估患者肝功能异常时，应详细询问其草药和膳食补充剂的使用历史。

④ 鼓励报告不良事件：鼓励医生和患者报告疑似 HILI 案例，以便收集和分析相关数据，提高对 HILI 的认识和理解。

⑤ 研究和教育：进行更多关于草药、中成药以及含有草药成分的膳食补充剂安全性的研究，并将这些信息纳入医学教育和公众健康教育中。

通过实施上述措施，能够有效减少草药性肝损伤（HILI）的发生，从而保障消费者的健康安全。然而，鉴于草药、中成药及含草药成分的膳食补充剂的广泛使用及其内在复杂性，草药性肝损伤依然是一个需全球共同关注并协作解决的重大挑战。

6.14　中国药品监管药品追溯码查询系统

中国药品监管部门为加强药品的监管和确保药品流通的安全性，实施了药品追溯系统。该系统的一个关键组成部分是药品追溯码查询系统。通过这个系统，消费者和药品流通各方可以查询药品的来源、流向、生产批次等信息，从而实现药品全生命周期的追踪和监管。

（1）实施背景与挑战

① 实施背景：随着药品市场的快速发展和药品流通渠道的多样化，确保药品安全已成为重大公共卫生课题。药品追溯系统的建立响应这一需求，通过技术手段加强药品全链条的监管。

② 挑战：实施药品追溯系统面临的挑战包括技术标准的统一、数据共享和保护、各方参与主体的协同工作等。

（2）药品追溯码查询系统的主要功能

① 药品信息查询：允许消费者和相关方查询药品的详细信息，包括生产企业、生产日期、批号、有效期等。

② 流通追踪：通过追溯码可以追踪药品的流通路径，包括药品的批发、零售等各个环节，确保药品来源的可靠性和流通的合规性。

③ 假冒伪劣药品识别：帮助消费者识别药品的真伪，防止假冒伪劣药品流入市场，保护消费者健康。

④ 不良反应追踪：一旦药品出现质量问题或不良反应，通过追溯码可以快速定位受影响的产品批次，及时进行召回或采取其他措施，减少对公众健康的影响。

（3）如何使用　消费者和药品流通各方可通过指定的网站、移动应用程序或其他电子渠道输入药品的追溯码进行查询。具体操作方法和查询入口，一般由药品监管部门或指定的第三方机构提供。中国的药品追溯系统是保障药品安全的重要措施之一，通过实施这一系统，旨在建立更加透明、高效的药品监管环境，为公众健康提供保障。

药品的追溯码为一药一码。

6.15　草药在药物警戒系统中的重要性

如今，药物开发的重点是寻找新的活性化合物或组合，但成本也在不断增长，这使得草药成为合成药物的有吸引力、无害且更便宜的替代品。像所有药物一样，草药并非没有风险，许多研究表明草药、中成药及含草药成分的膳食补充剂存在潜在的不良反应和药物间的相互作用。草药在药物警戒系统中的重要性逐渐被全球医疗健康界所认识和重视。

草药在药物警戒系统中的重要性体现在以下几个方面：

（1）草药的广泛使用　在许多国家和地区，尤其是在亚洲、非洲和拉丁美洲，草药是日常医疗和健康保健的重要组成部分。即便在西方国家，随着对自然和替代疗法兴趣的增加，草药和膳食补充剂的使用也在上升。

（2）草药的安全性问题：虽然草药通常被认为是安全的，但它们也可能引起不良反应或与其他药物发生相互作用，尤其是当草药与处方药同时使用时。因此，监测草药的安全性评估至关重要。现有统计数据表明，一些世代使用的传统药物的草药产品实际上可能具有致癌、肝毒性、心脏毒性和其他严重副作用。草药的安全性评估应至少包括体外和体内基因毒性试验、长期啮齿动物致癌性试验，某些情况下还应进行生殖和发育毒性研究并检查对药物代谢酶的影响[17]。

（3）信息缺乏和监管挑战　相较于传统药物，关于草药的安全性、有效性和质量控制的信息往往更为缺乏。此外，草药的监管政策在不同国家之间存在差异，这增加了药物警戒系统在全球范围内监控草药安全性的难度。

（4）促进全球健康安全　通过有效的草药使用监测和不良反应评估，药物警戒系统能够及时识别潜在健康风险，为制定安全使用指导方针提供科学依据，从而保障全球消费者健康安全。

（5）提升公众意识　将草药包含在药物警戒系统内，能提高公众对草药潜在风险的认识，激励消费者和医疗专业人员报告草药使用中出现的不良反应，进而促进草药的安全应用。

将草药纳入药物警戒系统对于确保草药安全使用、保护消费者健康及推进全球公共卫生安全至关重要。这一过程需要各国政府、国际组织、医疗卫生专业人士，以及草药生产者和消费者的密切合作与共同努力。

6.16　膳食多酚（Dietary Polyphenols）对 CYP3A4 的作用

人类细胞色素 P450 酶负责代谢多种物质，包括内源性化合物（如类固醇激素、脂质和胆汁酸）以及药物、环境污染物和膳食成分等外源性物质。因此，细胞色素 P450 酶在催化广泛底物的氧化反应中起着关键作用，尤其是在药物和膳食化合物等外源性物质的代谢过程中。在这个庞大的氧化酶家族中，CYP3A4 是参与药物代谢和肝脏中大多数其他外源性物质代谢的主要酶，同样在肠道中也极为重要。实际上，CYP3A4 参与了超过 50% 的市场上药物的代谢 [18]。

（1）膳食多酚　膳食多酚是一类存在于植物食物中的天然化合物，它们在食物中的含量较多，具有多种生物活性和保健效果。膳食多酚被广泛研究，因为它们被认为对人体健康有益，可能对抗氧化应激、炎症等具有积极影响。

以下是一些"膳食多酚"的例子 [19]。

① 儿茶素：存在于绿茶中，具有抗氧化和抗炎作用。

② 类黄酮：存在于水果、蔬菜中，如花青素、槲皮素等，具有抗氧化和抗炎特性。

③ 黄酮醇：存在于豆类、葡萄酒中，如白藜芦醇，也具有抗氧化性质。

（2）膳食多酚与人体细胞色素 P450 酶的相互作用　膳食多酚与人体细胞色素 P450 酶相互作用的研究揭示了膳食多酚能够显著影响 P450 酶的活性，进而调控药物的代谢速率和疗效 [20]。膳食多酚对 P450 酶的影响主要体现在以下两个方面：

① 抑制作用：特定的膳食多酚能够抑制某些 P450 酶的活性，这可能导致药物代谢速度下降，从而影响药物的效力及其潜在毒性。最为人熟知的例子是葡萄柚及其制品（如葡萄酒）对 CYP3A4 酶的抑制作用。葡萄柚汁已被证实可以显著抑制 CYP3A4 活性，而 CYP3A4 是一种关键的细胞色素 P450 同工酶，它负责氧化多种药物和外源性物质，在许多系统性药物的清除过程中起到主导甚至是决定性的作用。

② 激活作用：有些多酚则可能通过激活特定的 P450 酶来加速药物的代谢过程，从而缩短药物在体内的停留时间和降低其效力。例如，白藜芦醇，一种存在于红葡萄酒、葡萄皮和某些植物中的膳食多酚，已被发现能够激活肝脏中的若干细胞色素 P450 酶，包括 CYP1A1 和 CYP1A2。这些酶在药物代谢中起着至关重要的作用。激活这些酶可能导致某些药物代谢加速、增快药物清除速率，进而影响药物的疗效和作用持续时间。因此，在摄入高剂量白藜芦醇时，应当注意其对药物代谢可能造成的影响。

（3）药物安全方面的意义　了解膳食多酚与细胞色素 P450 酶之间的相互作用，对于指导安全有效的药物使用具有重要意义，尤其是在考虑到膳食补充剂摄入与药物治疗并用的情况下。如果膳食多酚干扰了某些药物的代谢，可能会导致药物与其他药物相互作用，产生不良反应，或者影响该药物本身的预期疗效。因此，考虑到人们饮食中膳食多酚的摄入，对于药物的安全性和有效性评估非常重要。

在大多数情况下，已有证据表明食品、饮料、食品添加剂以及口服药物中的成分能够抑制 CYP3A4 活性。这种抑制作用可能导致更多以活性形式进入血液循环的药物，实际上增加了药物的有效剂量，通常会引发药物的不良反应，有时甚至可能导致致命的毒性反应。肝脏中药物之间、食物与药物之间以及草药与药物之间的相互作用在已发表的文献中已有充分的记录和报道。

6.17　中国细胞与基因治疗的进展与规范要求

细胞与基因治疗代表了医学治疗的新前沿，利用细胞和基因工程技术对抗疾病。细胞治疗通过植入、移植或激活人体细胞来修复受损组织或增强免疫功能。而基因治疗则通过向人体细胞内导入正常基因来修复或替代缺陷基因，进而治疗疾病。作为继小分子和大分子靶向疗法之后的新一代精准治疗方式，细胞与基因治疗为治疗肿瘤、罕见病、慢性病及其他难治性疾病开辟了新的理念和途径。这种新兴的治疗方式已成为现代医疗的重要趋势，在多种疾病特别是癌症、遗传性疾病、传染病的治疗中展示了优异的效果，预计在未来 20 年将维持高速增长。

自 2017 年美国食品和药品管理局（FDA）批准首批 CAR-T（嵌合抗原受体 T 细胞）治疗产品以来，全球目前已上市 7 款 CAR-T 产品，其中中国贡献了 2 款。8 年前，国内开始研究 CAR-T 药物，从起步到现今已有两款产品获得上市批准。此外，行业内涌现出大量生物科技企业的新产品申报，显示新技术领域拥有巨大的发展机遇。在 FDA 的审批名单上，已有超过 100 项产品申请被接受，这些产品针对 20 多个不同靶点，其中 9 款产品针对双靶点，体现了细胞与基因治疗领域蓬勃发展的势头 [21]。

细胞和基因治疗领域面临的一大挑战是规范的建立和完善，以确保治疗的安全性、有效性和一致性。为此，中国不断完善相关规范和指导文件，以适应该领域的发展和创新需求。中国国家药品监督管理局（NMPA）已发布了一系列细胞和基因治疗相关的规范要求：

① 《药品注册管理办法》明确了药品注册的流程和要求，包括细胞与基因治疗产品的注册和审批要求。

② 《细胞与基因治疗药品研究与开发质量管理规范》为细胞和基因治疗药品的研究与开发提供指导，覆盖质量管理、生产工艺、检验方法等方面。

③ 《临床试验技术指导原则（试行）》提供了临床试验的详细技术指导，包括细胞和基因治疗的临床试验设计、参与者选择、安全监测等方面的要求。

④ 《细胞与基因治疗产品技术评价指南》旨在评估细胞和基因治疗产品的质量、安全性和有效性，包括产品制备、质量控制、安全性评价、临床研究等方面的要求。

中国还参考国际药品管理机构的指南和标准，如国际人用药品注册技术要求协调委员会（ICH）的指南，以确保细胞和基因治疗的研发和临床应用达到国际标准。

6.18　中国人源干细胞研发及其规范要求的进展

近年来，随着国际上在人类多能干细胞（hPSC）及其衍生产品的研发进展，尤其在治疗严重及广泛疾病方面取得显著成就，中国在该领域取得了领先地位。例如，中国成功实现了人类胚胎干细胞在太空中的造血分化，标志着在特殊环境下干细胞应用研究的突破。2022年，中国科研团队开发出一种技术，能将人类多能干细胞转化为类似 8C 阶段的细胞，进一步扩展了干细胞研究的深度和广度。同时，新成立的国家干细胞资源中心拥有 600 多个经中国科技部正式记录的 hPSC 系列，其中 47 个系列也在国际 hPSCreg 项目中注册，获得独立认证，可用于欧洲委员会资助的研究项目中。该中心利用自有细胞系列，已成功制造 8 种不同的临床合格细胞类型，这些细胞类型已被用于 9 种不同适应症的临床研究中 [22]。

为确保人源干细胞产品研究和评价的规范化，2023 年，国家药品监督管理局发布了《人源干细胞产品药学研究与评价技术指导原则（试行）》。这份指导原则涵盖了从质量控制、鉴定、稳定性研究到活性评价、规模化生产、质量标准、不良事件监测及文件管理等多个技术环节的指导建议，并针对人源干细胞产品的安全性评价提出了详尽的技术要求：

（1）**细胞毒性评价**　需要对人源干细胞产品进行细胞毒性评价，包括体外细胞毒性测试和体内动物模型评估。这有助于确定干细胞产品对细胞和组织的毒性作用。

（2）**致突变性评价**：要进行干细胞产品的致突变性评价，以确定其对基因突变的潜在影响。这可以通过常规的突变性检测方法（如 Ames 试验）或其他适用的技术进行。

（3）**致瘤性评价**　需要评估人源干细胞产品的致瘤性潜能，以确定其在移植后是否会引发肿瘤。这可以通过体外肿瘤形成试验和体内动物肿瘤模型评估来完成。

（4）**致畸性评价**：要进行干细胞产品的致畸性评价，以确定其对胚胎发育的潜在影响。这通常包括在小鼠或其他适当动物模型中进行的胚胎发育毒性实验。

（5）**免疫原性评价**　需要评估人源干细胞产品的免疫原性，以确定其在免疫系统中引发的免疫反应。这可以通过体外和体内免疫学实验来完成，包括淋巴细胞激活和细胞因子释放等指标的评估。

（6）**传染性病原体评价**　对于使用人源干细胞产品的过程中，需要对潜在的传染性病原体进行评估和筛查，以确保产品的安全性。

这些安全性评价要点旨在评估人源干细胞产品的潜在风险，确保其在临床应用过程中的安全性。在进行安全性评价时，需要采取合适的实验方法和动物模型，并参考相关的国际和国内规范和指南，确保评价的科学性和可靠性。这些技术要点旨在指导人源干细胞产品的药学研究和评价工作，确保其质量、安全性和有效性。

紧接着，国家药监局药审中心发布了《人源性干细胞及其衍生细胞治疗产品临床试验技术指导原则（试行）》，旨在规范人源干细胞及其衍生细胞治疗产品的临床试验。该指导原则主要围绕适应症和试验设计、临床试验安全性评价、数据质量和分析、伦理和法律问题、监管和审核要求等方面进行了详细规定，以确保临床试验的科学性、规范性和伦理性。该指导原则主要包括以下内容：

（1）**适应症和试验设计**　明确人源性干细胞及其衍生细胞治疗产品的适应症范围和临床试验设计原则，包括试验设计类型、试验阶段、试验目标和终点等方面的要求。

（2）**临床试验安全性评价**　规定了人源性干细胞及其衍生细胞治疗产品临床试验中的安全性评价要求，包括不良事件报告和处理、临床试验中的监测和评估等方面的内容。

（3）**数据质量和分析**　明确了临床试验数据的质量要求，规范了数据采集、管理和分析的流程，并详细说明了数据监控和验证的标准。

（4）**伦理和法律问题**　强调了在人源性干细胞及其衍生细胞治疗产品临床试验中必须遵守的伦理和法律准则，包括知情同意、隐私保护和患者权益保护等方面的规定。

（5）**监管和审核要求**　明确了人源性干细胞及其衍生细胞治疗产品临床试验的监管和审核要求，包括临床试验申请、审批流程和文件提交等方面的规定。

尽管人源干细胞在药物开发和疾病治疗中展现出巨大潜力，但技术复杂性、细胞分化的效率和一致性、安全性问题及临床转化等挑战依然存在。然而，随着技术的不断进步和研究的深入，人源干细胞的应用前景广阔，预期将为新药开发和疾病治疗领域带来创新和突破。

6.19　《化妆品安全技术规范》的重大更新：向更高安全标准迈进

国家药监局于 2024 年 3 月宣布，将《化妆品毒理学试验方法样品前处理通则》等 19 项制修订项目纳入《化妆品安全技术规范（2015 年版）》，此项措施旨在提高化妆品安全性标准，确保消费者健康与安全。经化妆品标准专家委员会审议通过后，这一更新举措正式生效，标志着化妆品检验方法及安全要求的一次重大进步。

此次发布的 19 项制修订项目中，包含 12 项新增检验方法和 7 项修订检验方法。新增的检验方法主要针对化妆品毒理学试验的样品前处理等方面，而修订的检验方法则包括对化妆品中二噁烷、二甲硝咪唑等 120 种原料以及二硫化硒的检测方法。这些新的或修订的检验方法将从 2024 年 12 月 1 日起正式执行，届时化妆品注册、备案及抽样检验都将采用这些更新的标准。

此外，通告还明确了比马前列素、拉坦前列素、他氟前列素、他氟乙酰胺、曲伏前列素等 5 种物质作为新增禁用物质，即刻起纳入《化妆品安全技术规范（2015 年版）》执行。这表明国家药监局在化妆品安全管理方面采取了更加严格的措施，以确保消费者使用化妆品的安全。

通过这一系列的更新和完善，国家药监局展现了对化妆品安全性的高度重视和不断推动化妆品行业健康发展的决心。这些措施有助于提升化妆品行业的整体安全标准，保护消费者的利益，同时也为化妆品企业提供了明确的技术和安全指导。随着这些新规的实施，预计将进一步推动化妆品行业的技术进步和产品升级，为消费者带来更安全、更高质量的化妆品产品。

6.20　人类遗传资源（HGR）的监管

近年来，在全球范围内，许多国家对人类遗传资源（human genetic resources，HGR）的监管逐渐变得更加严格和复杂。由于遗传信息的重要性以及涉及的伦理、隐私和国家安全等问题，各国纷纷加强了对 HGR 的法规和政策制定。一些国家强调了数据隐私保护和知情同意原则，确保遗传信息的合法和透明获取与使用。同时，为了防范潜在的风险，一些国家对于外国投资者和企业在获取或处理本国 HGR 方面进行了限制和审查，以维护国家的主权和安全。

（1）美国　在美国，人类遗传资源的监管涉及多个领域，包括隐私保护、伦理准则、知识产权和研究伦理等。美国的监管框架相对分散，涉及联邦法律、国家机构的指导方针以及州级法规。个人遗传信息的隐私保护受到《健康保险流通与责任法案》（HIPAA）等法律的保护，而研究伦理则受到机构的审查和伦理委员会的监管。美国食品药品监督管理局（FDA）和国立卫生研究院（NIH）等机构发布了关于基因组研究和生物样本使用的指导方针，以确保研究的合法性和伦理性。自 2019 年以来，不论数据量如何，对于在维护或收集遗传信息的企业进行的外国投资，甚至是非控股投资，都成为了美国外国投资委员会（CFIUS）审查的焦点。

（2）欧洲联盟（EU）　在欧洲联盟，人类遗传资源的监管主要受到《一般数据保护条例》（GDPR）的影响，该条例保护了个人数据的隐私和权利。此外，欧洲生物医学研究伦理委员会（ECMREC）和各国国家伦理委员会也负责监管与遗传资源相关的研究伦理。EU 还发布了关于生物医学研究的指导原则，旨在保障研究的伦理性和法律合规性。

（3）中国　在中国，人类遗传资源的监管体系也在逐步完善和强化。中国政府于 2019 年发布了《人类遗传资源管理条例》，该条例明确了对 HGR 的管理要求，强调了对遗传信息的合法获取和使用。根据该条例，任何涉及 HGR 的收集、保藏、出口以及国际合作都需要经过相关部门的事前批准或信息备案。这一严格的监管机制旨在保障国家的生物安全、保护遗传信息的安全和隐私，以及维护国家主权。

COVID-19 大流行进一步凸显了生物安全的重要性，生物安全是国家安全的一个组成部分，涵盖了防控大流行病、生物技术研究和应用的安全以及 HGR 的安全等。《生物安全法》于 2020 年 10 月颁布，与 HGR 管理条例一起，对涉及 HGR 的制药公司和临床研究机构（CROs）施加了严格的合规要求。

实际上，关于中国 HGR 的收集、出口、国际合作或其他涉外规定，早在 1998 年，中国科学技术部（MST）就通过其《人类遗传资源暂行办法》（以下简称"暂行办法"）进行了事前批准的设定。根据当前的 HGR 监管体制，中国 HGR 的收集、保藏、用于国际合作和出口都需经过 MST 的事前批准。外国实体被禁止参与相关 HGR 的收集、保藏和出口，只允许与中国实体在利用中国的 HGR 方面进行国际合作。涉及外国实体的两类活动需要向 MST 进行信息备案：①基于中国 HGR 的多中心临床试验，以获得中国的上市许可；②向外国实体提供 HGR 信息（包括在线传输、提供实体存储介质等）或者外国实体访问（包括发表论文、书籍或会议材料、信息共享等）HGR 信息 [23]。

根据国务院令第 777 号，自 2024 年 5 月 1 日起，人类遗传资源管理工作将由科学技术部调整为国家卫生健康委员会负责。原有申请流程及平台保持不变。该调整旨在更好地管理和保护人类遗传资源，促进科学研究与应用的健康发展。

HGR 的监管不仅仅涉及法规制度，还需要在国际合作、数据共享、伦理原则等方面进行平衡和协调。在全球范围内，国际社会需要共同探讨如何平衡科研和创新的需求，与遗传资源的合法和合规使用之间的关系。同时，各国需要在保护自身利益的同时，促进科技创新和合作，实现共赢的局面。

6.21 中国外商投资企业协会药品研制和开发行业委员会（RDPAC）

中国外商投资企业协会药品研制和开发行业委员会（Research and Development-based Pharmaceutical Association Committee，RDPAC）是代表在中国活跃的研发型外资药企的一个重要组织。中国的研发型制药协会委员会（RDPAC）和美国的制药研究与制造商协会（Pharmaceutical Research and Manufacturers of America，PhRMA）相似，都是代表专注于拥有强大研发能力的制药公司的非政府组织，倡导支持制药创新、知识产权和有利于新药开发、批准和监管的政策环境，强调了研发在创新药物开发中，满足未被满足的医疗需求的关键作用。两个组织在不同的地区都强调其会员公司在通过开发针对各种疾病的药物、疫苗和疗法方面对全球健康的贡献。

在中国的研发型制药协会委员会（RDPAC）成立于 1999 年，是中国对外投资企业协会（CAEFI）下的一个委员会。RDPAC 目前代表着 46 家拥有研发能力的领先跨国制药公司，其使命包括多个关键领域，例如以商业上可行和对社会负责任的方式提供高质量、创新的医疗产品和服务，确保患者及时获得创新和高质量的药物，保持对伦理研究和商业实践的最高标准的坚持，为中国的生物制药行业的增长做出贡献，以及支持中国可持续医疗系统的发展。

（1）RDPAC 愿景　兼顾社会责任与行业发展，为中国提供高质量的、创新的医疗健康产品和服务；为确保患者及时获得质优及创新药品而努力；在研究和商业运营中保持诚信，遵循最高标准道德规范；对中国生物制药产业的发展做出积极的贡献；支持中国建立可持续发展的医疗卫生体系。

（2）药品质量与安全　为深入落实《药品管理法》中"确保药品质量，保障公众用药安全与合法权益，促进公共健康"的目标，RDPAC 将与中国制药行业的标杆企业一同分享先进的全球药品生产管理经验和全生命周期质量管理体系。我们积极参与医药政策的实施和相关法规的建议，支持上市后药品监管，确保患者能够获得高质量、安全有效的药品。

（3）目前的工作组（包括但不限于）　包括法规监管工作组、药物警戒工作组、化学物质控制（CMC）工作组、非临床工作组（包括药物安全评估，动物福利、DMPK、QA）。

非临床工作组成立于 2011 年，当时成员包括超过 10 位来自设有研发中心的外资药企在中国的非临床药物安全、药代动力学（PK）、吸收、分布、代谢及排泄（ADME）、实验动物福利及质量保证领域的负责人。本书的作者是该工作组的创始成员之一。在研发型制药协会委员会（RDPAC）的指导下，该工作组与美国食品药品监督管理局（FDA）和欧洲药品管理局（EMA）合作，在中国积极推广国际通行的良好实验室规范（GLP）培训。通过"训练至信任（train to trust）"理念，旨在提升本地合同研究组织（CRO）合作伙伴的合规性，为全球项目的推进做出贡献。此外，RDPAC 非临床工作组还支持中国国家药品监督管理局药品评价中心（NMPA CDE）在将国际协调会议（ICH）指南进行本土化翻译和校对的工作。

这些努力反映了 RDPAC 通过创新、质量与安全、患者获取、伦理实践和知识产权保护等方面，致力于推动与中国药物监管改革、创新药物的研发、注册和审评的全球同步化，以及提高药物创新的翻译研究和临床开发能力。如需了解其工作组和倡议的更详细信息，可以访问 RDPAC 的官方网站，该网站将提供最新和最全面的见解（http：//en.rdpac.org/）。

6.22　RDPAC 数字医疗合规指南：引导会员公司安全有效利用数字化工具

2023 年 7 月 26 日，研发型制药协会委员会（RDPAC）发布了《数字医疗合规指南》，旨在为会员公司在使用数字化工具与医疗卫生专业人士、患者及其他利益相关方互动时，提供遵循的合规原则和标准[24]。这一指南特别强调了数字医疗的独特性及其在医疗、生活、社会中应用的广泛性，涵盖移动健康、数据科学、人工智能等技术领域，目的是通过优化决策、服务和患者健康结果来促进医疗体系的改进。

数字健康在生物制药产业中的应用不仅优化了研发流程、临床试验和病患管理，而且促进了医疗服务提供者的参与和患者的活跃参与。它倡导通过数字工具改进患者和医疗提供者之间的沟通，促进信息共享，简化实际世界数据的收集，从而支持监管决策和提升药物的安全性与有效性评估。

随着全球制药公司逐渐加强医疗卫生领域的数字技术应用，国际制药行业已制定了一系列原则和指导文件，为考虑数字医疗技术应用的公司提供参考。这些文件包括《生物制药行业数字医疗全球政策原则》《社交媒体与数字化渠道指南联合说明》等，由国际制药企业协会联盟（IFPMA）、日本制药企业协会（JPMA）、欧洲制药企业协会联盟（EFPIA）共同制定。

在中国，随着数字化工具在医疗沟通交流中的广泛使用，RDPAC 鼓励会员公司与外部利益相关者保持有效互动，以提升医疗卫生专业人士和患者的知识及管理能力。数字化工具的应用已经改变了制药行业与医疗卫生专业人士及患者之间的互动模式，提高了互动的覆盖面、效率和有效性，同时也带来了法律、监管合规、内部控制、风险管理和医学伦理方面的新挑战。

RDPAC 通过制定《数字医疗合规指南》，为会员公司提供了一套原则性的非约束性指导，旨在确保在利用数字化工具进行医疗卫生专业人士和患者互动时的合规性，同时保持医学伦理的最高标准。RDPAC 计划根据需要继续提供更详细的专题性合规指南，以支持数字医疗的安全有效应用。

6.23　国际合作中的NMPA：全球药品监管与公共卫生事务的密切互动

国际药品监管和公共卫生事务的复杂性要求各国监管机构之间必须有着紧密的合作与互动。在这一背景下，中国国家药品监督管理局（NMPA）与世界卫生组织（WHO）和美国食品药品监督管理局（FDA）等主要国际健康机构建立了密切的合作关系，共同推动全球药品安全和公共卫生标准的提升。

（1）国际合作项目　NMPA不仅积极参与国际人用药品注册技术要求协调委员会（ICH）等国际药品监管机构合作项目，而且与FDA、WHO等机构携手，致力于推动药品审评和监管的国际一致性。这种合作确保了监管政策和标准在全球范围内的协调与统一，促进了国际药品贸易和公共健康事务的顺畅进行。

在加强与国际药品监管机构的互动和合作方面，中国国家药品监督管理局（NMPA）不仅与世界卫生组织（WHO）和美国食品药品监督管理局（FDA）保持紧密合作，还与欧洲药品管理局（EMA）和日本制药企业协会（JPMA）在药品安全、良好实验室规范（GLP）和良好临床实践（GCP）培训等领域展开了一系列互动。例如，NMPA与EMA共同举办了药品安全监测和药物警戒培训工作坊，旨在提升中欧两地监管人员在药品安全领域的专业能力和互动。此外，双方也在推进药品审评和批准过程中的国际一致性方面进行了积极探讨，通过分享最佳实践和经验，促进了药品监管的国际协调。NMPA与JPMA在良好实验室规范（GLP）和良好临床实践（GCP）培训方面进行了有效的合作。通过参与JPMA举办的GLP和GCP国际研讨会和培训项目，NMPA加强了与日本在药品研发质量管理标准方面的交流和学习。这些培训和交流活动不仅提升了中日两国监管人员和研发人员的专业水平，也促进了中日药品行业在研发质量管理方面的接轨和合作。

（2）培训和能力建设　通过参与WHO和其他国际组织举办的培训与能力建设活动，NMPA提升了其监管人员的专业能力和国际视野。这些活动不仅加深了NMPA与国际社会的联系，也为中国在全球药品监管领域的参与奠定了坚实的基础。

（3）公共卫生应急响应　在COVID-19等全球健康危机中，NMPA与FDA、WHO等机构紧密协作，协调药品和疫苗的紧急使用授权和监管。这种合作体现了在应对全球公共卫生紧急情况时，国际社会的团结与协作精神。

NMPA的国际合作不仅限于与监管机构之间的直接互动，还包括参与WHO制定的全球健康标准和指导原则的工作，以及支持WHO的药品预审计划。这一计划的目标是评估药品、疫苗和诊断试剂的质量、安全性和有效性，NMPA在其中发挥着关键的支持作用。

此外，美国FDA于2008年11月开始设立隶属于全球政策与战略办公室（OGPS）的中国办事处，负责FDA在中国的现场工作。美国FDA在中国设立的办事处进一步加深了FDA与NMPA之间的合作。北京办事处的设立旨在确保出口到美国的中国生产的医疗产品和食品满足安全、质量和有效性的高标准。

通过这些国际合作和互动，NMPA不仅提升了中国在全球药品监管领域的地位，而且为保障全球公共卫生安全做出了重要贡献。这种跨国界的合作模式为其他国家的监管机构提供了值得借鉴的经验，展现了在全球化时代下，公共卫生安全和药品监管需要全球合作和共同努力的重要性。

参考文献

[1] Kong L H，et al. Innovation in the Chinese pharmaceutical industry[J]. Nat Rev Drug Discov，2023，22（1）：12-13.

[2] Su X，et al. Trends in innovative drug development in China[J]. Nature Reviews Drug Discovery，2022，21（10）：709-710.

[3] Shi Y Z，et al. Contract Research Organizations（CROs）in China：integrating Chinese research and development capabilities for global drug innovation[J]. Globalization and Health，2014，10：78.

[4] Zhou X，et al. Current Status and Major Challenges to the Safety and Efficacy Presented by Chinese Herbal Medicine[J]. Medicines（Basel），2019，6（1）：14.

[5] Zheng J，et al. Spontaneous reports of adverse events associated with traditional Chinese medicines：a systematic review[J]. Journal of ethnopharmacology，2019，236：487-501.

[6] FDA.（2018，November 27）. Beware of fraudulent "dietary supplements"[R]. https://www. fda. gov/consumers/consumer-updates/beware-fraudulent-dietary-supplements.

[7] FDA. Aristolochic Acid：FDA Warns Consumers to Discontinue Use of Botanical Products that Contain Aristolochic Acid[R]. 2001. https://www. fda. gov/food/cfsan-constituent-updates/aristolochic-acid-fda-warns-consumers-discontinue-use-botanical-products-contain-aristolochic-acid.

[8] Su Y，et al. Mercury toxicity in traditional Chinese medicine：A systematic review[J]. Front Pharmacol，2021，12：742031.

[9] Hsiao S H，et al. Systematic review and meta-analysis of lead-contaminated Chinese herbal medicine[J]. Environ Sci Pollut Res Int，2018，25（30）：30202-30213.

[10] Zhao P，et al. The toxicity of arsenic in traditional Chinese medicine[J]. Biomed Res Int，2018：5040136.

[11] FDA. Ephedra：Information for Consumers[DB]. 2004. https://www. fda. gov/drugs/information-consumers-and-patients-drugs/ephedra-information-consumers.

[12] Cheng Y，et al. Aconitum alkaloids：Toxicological effects and detoxification mechanisms[J]. Molecules，2018，23（11）：2924.

[13] Mix J A，et al. Adverse effects of herbal medicines：An overview of systematic reviews[J]. Clin Med（Lond），2019，19（3）：223-235.

[14] Wang Y，et al. Acute respiratory failure caused by Chuanwu in China：A systematic review[J]. J Ethnopharmacol，2019，241：111978.

[15] Chan K，et al. Adverse interaction between warfarin and Danshen（Salvia miltiorrhiza）[J]. Ann Pharmacother，2001；35（4）：501-504.

[16] FDA. Final rule declaring dietary supplements containing ephedrine alkaloids adulterated because they present an unreasonable risk[J]. Fed Regis，2004，69（3）：678-780.

[17] Gromek K，et al. Pharmacovigilance of herbal medicines[J]. International Journal of Risk & Safety in Medicine，2015，27：55-65.

[18] Basheer L，et al. Interactions between CYP3A4 and Dietary Polyphenols[J]. Oxid Med Cell Longev，2015：854015.

[19] Bailey D G，et al. Grapefruit juice – drug interactions[J]. Br J Clin Pharmacol，1998，46：101–110.

[20] Guengerich F P. Catalytic selectivity of human cytochrome P450 enzymes：relevance to drug metabolism and toxicity[J]. Toxicol Let，1994，70：133–138.

[21] 傅苏颖. 细胞与基因治疗成为现代医疗主要趋势[R]. 中国证券报，2023. https://www.cs.com.cn/cj2020/202304/t20230412_6336522.html。

[22] Stacey G N，et al. Biobanking of human pluripotent stem cells in China[J]. Cell Proliferation，2022，55：e13180.

[23] Lu C F，et al. China on the Move：An Improving Regulatory Landscape with New Challenges Ahead – Genomics and National Security[R]. GT Advisor，2021. https://www. gtlaw. com/en/insights/2021/6/china-on-the-move-an-improving-regulatory-landscape-challenges-genomics-national-security.

[24] RDPAC《RDPAC 数字医疗合规指南》[DB]. 2023. https://www. rdpac. org/index. php?r=site%2Fnews&id=295

第7章
药物安全评价和药物警戒的
特殊考虑

7.1　药物安全评估中的'未知的未知'：持续警觉与主动监测的重要性

人类至今对药物安全的了解仍然是有限的。药物安全领域的复杂性要求研究人员、监管机构和医疗专业人士保持谦虚和警觉态度，随时准备应对新数据和信息揭示的不确定性。在药物安全评估过程中，我们识别了三类信息：已知的已知、已知的未知和未知的未知。

（1）已知的已知　这些是药物安全方面已经被充分研究、记录和理解的内容。它指的是关于药物安全性的已知信息包括不良反应。药物安全评估依赖于已知的已知，作为对药物安全性评估的基础。

（2）已知的未知　它指的是关于药物安全性的一些不确定或未解答的问题。在药物安全评估中，识别和承认已知的未知很重要，因为它们驱使我们对这些"已知的未知"进行进一步的调查或监测。

（3）未知的未知　这一说法指的是当前未知或无法知晓的风险或因素。这些是药物安全方面认知存在知识和技术缺口的地方。在药物安全评价和药物警戒的背景下，这一概念至关重要。这些往往是药物安全方面尚未被认识或理解的地方，尚未有文献记录或人们尚未预见到的潜在风险或不良反应。"未知的未知"的概念强调在药物安全评估中需要持续保持警惕和监测。意外的不良事件可能发生，因此对新信息和新的安全问题应保持开放态度。

药物开发过程中的临床前研究和临床试验虽然对安全性进行了评估，但这些研究由于样本大小、持续时间和研究环境的限制，可能无法检测到所有不良反应或安全问题。这些未在试验中检测到的不良反应或安全问题，即所谓的"未知的未知"。在药物评估过程中未被识别的潜在风险或效果，对药物警戒系统尤为重要。

药物上市后，新的、未预见的不良效果可能随时出现。药物警戒系统的目的是检测、分析这些不良效果的发生率，并评估其影响，确保持续的药物安全。通过从医疗保健提供者和患者那里收集信息，并主动管理风险，该系统能够适应新信息，最小化对患者的风险。

总之，认识到并应对"未知的未知"是药物安全评估中的一个持续过程，涉及持续的监测、分析实际数据和实施主动风险管理策略。通过采取积极主动和警觉的药物安全方法，我们可以建立一个强大的药物警戒系统，适应新信息，保护公共卫生，确保药物的效益超过其潜在风险。

7.2　应用全面安全数据评估和管理药物哨兵案例

在药物监测和患者安全管理中，"哨兵案例（Sentinel case）"（即引发安全关注或标志着与药物或医疗产品相关的潜在不良反应的特定事件）扮演了至关重要的角色。它们可能暗示一个新的、未被发现的安全问题或信号，通常会引发进一步的调查和分析，以确定是否存在真实的安全信号，这可能需要采取监管措施或更改产品标签。因此，"全面安全数据评估（Totality of comprehensive safety data assessment）"，即分析和评估，来自多个数据源的广泛安全数据（包括临床试验数据、上市后监测、自发性不良事件报告、观察性研究、文献分析、大数据等其他相关来源的数据），以评估药物或医疗产品的整体安全性成为了一项关键任务。这种评估方法通过综合考虑大量数据，通过累积证据、模式和趋势的分析，甄别哨兵案例的真伪，揭示药物安全问题的特征和潜在的风险，为制定有效的风险管理策略提供了坚实的基础。

应用全面的安全数据评估哨兵案例，是药物监测和患者安全管理中的一个关键步骤。这一过程涉及收集、整合和分析来自各种来源的数据，以下是实施这一评估的步骤：

（1）建立监测系统　首先建立一个能够实时收集和监控安全数据的监测系统，包括但不限于电子医疗记录系统、药物销售和使用数据库以及健康保险数据库等。

（2）识别哨兵案例　利用监测系统识别出异常模式或潜在的安全信号，可能表明了与药物相关的不良事件或风险。特别关注那些罕见、严重或未预料到的不良反应。

（3）收集和整合数据　全面评估哨兵案例需要收集包括临床数据、药物使用历史、患者健康状况和潜在的干扰因素在内的详细信息，并可能需要跨多个数据源和系统进行数据整合。

（4）进行综合分析　采用统计学方法和数据分析技术对收集到的数据进行综合分析，旨在评估不良事件的频率、严重性及其与药物使用之间的可能关联。

（5）评价因果关系　基于数据分析结果，评估哨兵案例中的不良事件与药物之间的因果关系，同时考虑其他可能的解释、干扰因素和偶然性。

（6）制定风险管理措施　若评估结果表明药物与不良事件之间存在因果关系，则需制定相应的风险管理措施，包括更改药物标签、限制使用条件、进行风险沟通或在极端情况下撤回产品。

（7）持续监控和反馈　在实施任何风险管理措施后，在实施任何风险管理措施后，MAH将继续监控哨兵案例和与之相关的药物安全数据，定期评估措施的效果，并根据需要进行调整。

应用全面的安全数据评估来评价哨兵案例是一项复杂但至关重要的任务，它要求系统地收集、整合和分析来自多个来源的数据。通过这一过程，可以及时识别潜在的药物不良反应和安全风险，为制定有效的风险管理策略提供支持。因此，这一方法不仅增强了药物的安全性评估，也促进了患者的安全管理。

7.3　不良药物反应的识别、特征化及其在安全性文档中的更新

在药物安全监测领域，及时识别并准确特征化不良药物反应（ADR）对于保障患者安全、提高治疗效果至关重要。对ADR的准确特征化是将相关的药物安全信息准确纳入安全性文档中的前提。准确的ADR特征化也是医疗专业人员做出更明智的临床决策、监管机构合理地进行药品安全性评估的基础。因此，将这些信息准确纳入安全性文档中，如研究者手册、风险管理计划、药品标签和公司核心数据表，是药品管理和监督不可或缺的一环。

对不良药物反应的特征化以及将其纳入安全性文档，包括更新研究者手册（IB）、风险管理计划（RMP）、标签和公司核心数据表（CCDS）等，需要经历以下几个步骤：

（1）病例评估　在报告不良事件后，首先需要根据相关参考标准（例如布莱顿协作组织针对疫苗后不良事件的案例定义指南）对案例进行鉴定，然后对已鉴定的不良事件进行评估，包括评估其严重程度、临床意义以及与药物的可能因果关系。这涉及对可用安全数据的分析、患者特征的评估以及治疗与不良事件之间时间关系的判断等。

（2）因果关系评估　进行因果关系评估，以确定药物与不良事件之间是否存在因果关系。考虑因素包括时间关联、解除再接触试验、已知药物效应等。在当前生物制药行业的药物监测实践中，为了确定报告的不良事件最终是否为已确认的ADR，会进行聚集类似不良事件的回顾、相关临床研究案例评估、观察/预期分析（O/E分析）、来自公司外部安全数据库的数据挖掘以及疾病背景的流行病学数据调查和已发表文献的综述，以帮助生成基于全面

安全数据的综合安全评估。

（3）不良药物反应（ADR）分类　如果药物与事件之间确立了因果关系，那么将该不良事件归类为 ADR。ADR 是对药物的不良和意外反应，可能在治疗期间以正常剂量发生，也可能由于用药错误、滥用或超标使用而引起。

（4）ADR 的特征化　一旦识别出 ADR，药品持有人（MAH）、卫生主管机构、医护人员以及接受治疗的患者都希望进一步对这种不良药物反应进行特征化。对不良药物反应（ADR）进行特征化涉及评估和描述反应的如下方面。

① 人口统计信息：年龄、性别、种族、国家 / 地区。

② 临床表现：与 ADR 相关的临床表现或症状。包括反应的发生时间、持续时间和性质的信息。

③ 严重程度：评估 ADR 的严重程度，从轻微到严重。此评估考虑了反应对患者健康状况的影响以及对医疗干预的需求。

④ 时间过程：描述药物使用与 ADR 发生之间的时间关系，包括潜伏期、持续时间和反应的解决过程的信息。

⑤ 剂量 - 反应关系：评估药物剂量与 ADR 的发生或严重程度之间的关系。这有助于确定是否存在剂量依赖性效应。

⑥ 风险因素：确定可能增加 ADR 发生或严重程度的任何易感因素或患者特征，可以包括年龄、性别、伴随用药或基础疾病等因素。

⑦ 结果：评估 ADR 的结果，包括是否自发解决、需要医疗干预或导致任何长期后果。

⑧ 相关性：确定 ADR 对患者安全、药物疗效或治疗决策的临床意义。这有助于评估反应的整体重要性。

⑨ 文档记录：确保对 ADR 进行准确和全面的文档记录，包括频率、严重程度和反应的任何特定特征等相关细节。通过对 ADR 进行全面的特征化，医护人员和监管机构可以更好地了解其性质、风险概况以及对患者安全和药物使用的影响。

（5）更新安全性文档

① 纳入研究者手册（IB）：将不良药物反应（ADR）信息纳入研究者手册，该手册提供了关于药物、其安全性概况和潜在风险的综合信息。

② 风险管理计划（RMP）：对于重要的不良药物反应（ADR）或需要特定风险缓解措施的情况，制定风险管理计划（RMP）。RMP 概述了最小化与药物相关风险的策略，包括安全监测活动以及针对医疗专业人员和患者的额外预防措施。

③ 标签更新：如果不良药物反应（ADR）被认为在临床上具有重要意义或对安全用药很重要，那么将更新药物的标签以包含相关信息。这包括添加警示、注意事项、禁忌症和使用说明。

④ 公司核心数据表（CCDS）：将不良药物反应（ADR）信息纳入公司核心数据表，该表是一份包含有关药物重要安全信息的综合参考文件。

对 ADR 进行精确的特征化，及时将其信息更新到相关安全性文档中，对于维护药品的安全性、指导医疗实践以及保护患者安全具有至关重要的作用。

7.4　确定药物不良事件是否与药物有因果关系的考虑要点

在确定药物不良事件（AE）是否与药物有因果关系时，以下是一些需要考虑的要点：

（1）**时间关系**　给药与不良事件发生之间是否存在时间关系？换句话说，该不良事件是在服药后不久发生的吗？

（2）**量效关系**　药物与不良事件之间是否存在量效关系？也就是说，副作用是否随着药物剂量的增加而变得更严重？

（3）**解除挑战**　停药后不良事件是否缓解或改善？这一点对于确认药物与不良事件之间的关联性极为重要，因为如果停药后症状得到明显缓解，这可能表明不良事件与药物使用有直接关系。

（4）**再次挑战**　当患者停药后再次服用药物时，不良事件是否重现？这一过程有助于进一步证实药物与不良事件之间的因果联系。

（5）**生物学上的合理性**　探讨是否存在药物可能导致不良事件的生物学合理机制。包括了解药物的药理学作用机制，以及如何可能引起观察到的不良事件。

（6）**既往报道**　检查是否有其他患者服用相同药物后报告了类似的药物不良反应（ADR）。这通过评估是否有足够的证据表明在不同患者中重复出现相似反应，从而支持药物与不良事件之间的潜在联系。

（7）**替代解释**　对于某药物不良事件是否有任何其他替代解释，例如：

① 是否有潜在的合并疾病成为诱发该药物不良事件的危险因素？

② 患者既往病史是否有相似表现？

③ 患者有合并用药吗？合并用药引起的相同的药物不良反应（ADR）（检查这些合并用药的标签文件，如 USPI 和 SmPC 等）？

④ 同类药物有报道相同的 ADR 吗？但是请注意，由于药物监管部门审批任何标签文件的更新都需要时间，因此在同类药物标签文件添加新的 ADR 通常会有所延迟。在这种情况下，最好同时检索文献中的病例报告，因为与标签文件的更新相比，文献中的病例报告及时性更强。

在确定药物不良事件是否与药物有因果关系时，应综合考虑所有这些因素。然而，重要的是认识到因果关系并不总是可以明确确定，并且在某些情况下，药物与药物不良事件之间的关系可能依然模糊不清。

7.5　在临床试验中决定治疗后随访频率及间隔以监测患者安全性的关键考量因素

在临床试验中，确立治疗后随访的频率和间隔对于监测患者安全性、收集关键数据、评估治疗效果及确保研究遵循规定的合规性至关重要。随访可以帮助监测治疗过程中的安全性，随访访问提供了评估治疗效果的机会。通过定期随访，研究人员可以评估患者的病情改善情况，观察治疗是否达到预期的效果，并根据需要调整治疗方案。随访也有助于患者监护和支持。研究人员可以在随访期间与患者交流，了解他们的病情和治疗反应，提供必要的支持和教育，以增强患者参与度和治疗依从性。

在临床试验中，决定治疗后随访频率的考虑因素有以下几点：

（1）**治疗性质**　考虑治疗的类型和特性。例如，在癌症治疗的临床试验中，如果采用了一种新型的放疗技术，该技术被认为具有较高的风险和副作用，可能需要更频繁地随访以确保患者的安全。

（2）**已知的潜在副作用**　根据预先的安全性数据，包括预临床试验和早期临床试验的结果，应对已知副作用进行监测，并据此设定随访频率。例如，在一项心脏药物试验中，新药物被怀疑可能会导致严重的心律失常。在这种情况下，研究团队可能会决定加强随访频率，以监测患者的心律情况，并及时调整治疗方案以确保患者的安全。在免疫性血小板减少性紫癜（ITP）的临床研究中，定义随访访问的重要性同样适用。ITP 的临床病程通常是急性的，并且约 50% 的 ITP 病例具有自限性的临床病程，即病情可能会自行恢复。在这种情况下，定义适当的随访访问间隔对于及时诊断并避免漏诊或不良事件非常重要。如果随访间隔过长，患者可能会错过重要的评估和监测时机，导致患者病情恶化或出现严重并发症。或者由于缺失诊断而低估不良事件发生的严重性和频率。

（3）**研究设计和指南**　例如，在一项关于糖尿病药物的临床试验中，研究设计规定每个月进行一次随访，并根据指南的建议，监测患者的血糖水平、肾功能和心血管指标，以评估药物的疗效和安全性。

（4）**治疗的性质和作用机制**　不同的治疗方法（如药物、外科手术、放射疗法等）具有不同的作用机制和潜在风险，这会影响到需要多久进行一次安全性评估。

（5）**治疗所针对的病症的严重性和进展速度**　对于进展快、生命威胁大的疾病，可能需要更频繁的监测，以及时发现问题并进行干预。

（6）**患者人群的特性**　年龄、性别、基线健康状况、合并症、遗传因素等都可能影响患者对治疗的反应和副作用风险，需要根据患者人群的具体特点来决定随访策略。

（7）**治疗持续时间和随访期的总长度**　长期治疗可能需要不同的监测策略，特别是对于那些可能累积毒性或迟发性副作用的治疗。

（8）**监测技术的可用性和敏感性**　使用的监测技术（如实验室测试、影像学检查等）的选择也会影响到监测的频率和方式。

（9）**监管要求和指导方针**　不同地区的监管机构可能对某些治疗或疾病的安全性监测有具体要求，需要遵循相关的法规和指导方针。

（10）**患者安全和舒适度**　例如，在一项慢性疼痛治疗的临床试验中，研究团队可能会决定每月进行一次随访，以确保患者的安全和舒适度。过于频繁的随访可能会给患者带来额外的负担和不便，因此团队在权衡患者利益和监测需求时，应该做出合理的随访频率决策。

在临床试验中制定治疗后随访安排时，必须综合考虑上述因素，以确保患者的最佳安全性和试验的准确性及有效性。

7.6　常见抗癌化疗药物不良反应及其管理策略

抗癌化疗药物的使用虽然在治疗癌症中起到了关键作用，但其不可避免地会引发一系列不良药物反应（ADR）。这些反应不仅是由于化疗药物对癌细胞的毒杀作用，同时也因其对正常细胞的损伤。为了达到预期的治疗效果，有时还需要增加药物剂量，进一步增加了 ADR 的风险。此外，有效的化疗往往需要连续多个疗程，这限制了在出现 ADR 时迅速停药或调整治疗方案的可能性。以下是一些常见的不良反应及其可能的管理策略：

（1）**恶心和呕吐**　为缓解化疗引起的恶心和呕吐，医生可能会开具抗恶心药物，如 5-HT3 受体拮抗剂金刚烷胺，可通过口服或静脉注射给药。在使用这些药物时，需密切监测患者的肝肾功能，并注意药物间的相互作用。此外，前列腺素抑制剂也可用于预防胃溃疡的发生。

（2）**腹泻**　管理腹泻的措施包括保持良好的水分补充，避免摄入刺激性食物，并在医生的建议下使用止泻药。

（3）**脱发**　建议使用温和的清洁方法保护头皮，避免热水冲洗和使用硬质梳子，同时可以通过佩戴帽子或头巾来保护头部。

（4）**骨髓抑制**　化疗可能导致白细胞、红细胞和血小板的数量减少，医生会定期监测血液细胞计数，并在必要时通过输血或使用生长因子刺激造血。

（5）**疲劳**　适度的体育活动、保证充足的睡眠和摄取均衡营养可帮助缓解疲劳感。

（6）**皮肤反应**　建议使用温和的皮肤护理产品，避免长时间暴露在阳光下，并可能需使用医生开具的局部药膏来缓解皮肤炎症。

对于晚期癌症患者，他们可能因健康状况较差而需要额外的支持和治疗。整体上，尽管化疗的不良反应可能带来挑战，但通过适当的管理策略，可以最大限度地减轻这些反应对患者生活质量的影响，同时维持治疗的有效性。

7.7　疫苗接种中的特殊安全考虑及管理策略

疫苗或免疫接种（Vaccinations 或 Immunization）在预防传染病方面发挥着至关重要的作用，与传统化学药物相比，其安全性考虑有着显著的区别。这些区别主要体现在以下几个关键方面：

（1）**预防性质**　疫苗主要用于健康个体，尤其是易感年龄段的幼儿，作为暴露前的预防措施。这就要求疫苗的安全性必须达到极高的标准，因为任何潜在的副作用都将直接影响公众的接受度和疫苗接种计划的成功。

（2）**生物复杂性**　疫苗作为复杂的生物制品，可能含有多种成分，如抗原、活体微生物、佐剂和防腐剂，每个成分都可能带来独特的安全隐患。

（3）**接种频率与长期效应**　疫苗通常仅接种一次或间隔较长，与其他医药产品相比，其长期免疫效果及潜在的严重不良事件监测（AEFI）更具挑战性。

（4）**联合接种**　疫苗通常与其他疫苗同时接种，这使得对特定疫苗的因果关系归因变得复杂。

（5）**活疫苗的特殊风险**　接种活疫苗可能导致接种者或其接触者体内的减毒微生物引起疾病。

（6）**区分自然感染**　任何 AEFI 都需要与同时期可能发生的自然感染区分开来。

（7）**公众意识与报告**　公众意识、多媒体和政府号召对 AEFI 的报告产生重要影响。

（8）**社区疾病减少与个体健康效益**　由于疫苗在减少社区疾病方面的成功，个别接种者可能不会感受到直接的健康效益，这可能影响某些人群的接种动力。

（9）**独特的不良事件**　疫苗可能引发特定于其作用机制或配方的独特不良事件，包括注射部位反应、发热、过敏反应或罕见的疫苗特异性不良事件。

（10）**联合疫苗的挑战**　联合疫苗含有多种抗原，药物警戒工作应综合考虑各个成分的安全性，并评估潜在的相互作用或累加效应。

（11）**大规模免疫运动的挑战**　在短时间内向大量个体接种疫苗，药物警戒系统需准备好监测可能出现的潜在安全信号。

（12）**生命周期内的持续评估**　疫苗在其整个生命周期中进行持续的安全评估，包括长期安全性监测、加强剂量、成分变化及接种计划更新。

（13）**信号检测和评估**　强大的信号检测和评估系统对于迅速识别疫苗潜在的安全问题

至关重要。

（14）**特殊监测系统**　如美国的疫苗安全数据联接（Vaccine Safety Datalink，VSD）等主动监测计划，为疫苗安全性提供了重要支持。

疫苗接种中的特殊安全考虑要求公共卫生部门、研究人员和医疗保健提供者采取综合性的管理策略，以确保疫苗的安全使用和公众的信任。

7.8　理解疫苗诱导血清阳性现象及其对诊断检测的影响

疫苗诱导的血清阳性现象（Vaccine-induced seropositivity，VISP）是指接种疫苗后，个体血液检测中出现与疫苗的目标病原体（target pathogen）相关的特定抗体阳性反应。这种现象有时会在诊断某些感染或疾病时造成混淆，因为检测到的抗体可能源自之前的自然感染，也可能是疫苗接种的结果。理解和识别 VISP 对于医疗保健提供者和实验室专业人员在解释诊断测试结果时至关重要，尤其是在病患近期接种了疫苗的情况下。

疫苗通过刺激免疫系统产生针对特定病原体或其组成部分的抗体，为未来的病原体暴露提供保护。因此，接种疫苗后的个体血液中可能存在可检测水平的特定抗体。然而，在某些情况下，旨在检测特定病原体抗体的诊断测试可能无法区分自然感染产生的抗体与疫苗诱导的抗体之间的差异。这可能导致检测结果的假阳性，即便个体可能未曾自然感染过该病原体。

区分疫苗诱导的血清阳性现象（VISP）与目标病原体的自然感染，需要综合考虑多个因素和采取特定的策略。以下是一些关键的方法和考虑点：

（1）**时间线索**　仔细评估疫苗接种时间和检测阳性结果之间的关联。如果抗体阳性出现在接种疫苗后的短期内（通常在几周内），这可能更倾向于是 VISP。相反，如果个体在接种疫苗前就已经显示出阳性，或者在接种疫苗很长时间后突然变为阳性，那么可能更倾向于自然感染。

（2）**检测特定抗体类型**　某些疫苗（如不活化疫苗）可能只诱导特定类型的抗体产生，而自然感染可能会引起更广泛的免疫反应，包括多种抗体类型。通过检测特定类型的抗体（如 IgM、IgG 等），可能帮助区分 VISP 与自然感染。

（3）**利用病原体特异性检测**　一些诊断测试可以检测病原体的特定部分或变体，这些部分或变体可能不会由疫苗引起抗体产生。通过这些特异性高的检测，可以帮助区分是由于疫苗接种还是自然感染产生的抗体。

（4）**综合评估临床症状**　自然感染通常会伴随具体的临床症状或体征，而仅由疫苗引起的血清阳性不会引起这些症状。因此，结合患者的症状和体征进行评估，对于区分 VISP 与自然感染非常重要。

（5）**流行病学信息**　考虑个体的暴露史和流行病学背景。如果个体处于高感染风险的环境，或有明确的感染源暴露史，那么检测到的阳性反应可能更可能是自然感染所致。

（6）**分子生物学检测**　在某些情况下，使用 PCR 等分子生物学方法直接检测病原体的遗传物质，可以明确区分自然感染与 VISP。因为即使是 VISP，也不会在体内检测到病原体的 DNA 或 RNA。

（7）**专业实验室评估**　在有条件的情况下，可以考虑将样本送往具备高级别诊断能力的实验室，进行更深入的分析和评估。

通过以上方法的综合应用，可以在很大程度上区分 VISP 和目标病原体的自然感染。

然而，每种情况都是独特的，需要医疗保健专业人员根据个体的具体情况进行综合判断和处理。

7.9 如何在安全管理团队（SMT）会议中达成共识

药物安全管理团队（SMT）会议是药物研发过程中的一个关键环节，旨在评估和管理药物的安全性问题。这个团队通常包括来自不同学科的专家，如临床研究、药物安全性、医学事务、统计学、法规事务等。SMT 会议的目的是确保药物的安全性监测和风险管理措施得到有效实施，并及时识别、评估和应对安全性信息。SMT 会议中达成共识对于确保安全决策明智且广泛接受非常重要。以下是一些建议，可帮助在 SMT 会议中达成共识：

（1）**明确议程和目标** 在会议开始前，应明确会议的议程和目标。必要时会前进行信息交流和观点沟通，这有助于确保在正式 SMT 会上集中讨论关键问题，团队成员高效地工作，达成共识。

（2）**跨学科团队合作** SMT 由来自不同背景的专业人士组成，每个成员都有其独特的专业知识和视角。鼓励开放、相互尊重地沟通，确保每个成员的意见都被听取和考虑。

（3）**数据驱动的决策过程** 基于实证数据做出决策。团队成员应共享相关的安全性数据和信息，以便于基于充分的证据进行讨论和决策。基于数据、证据和最佳实践来做出安全决策。提供相关信息和统计数据，以支持提议的安全措施和战略。为要呈现的数据做好充分准备，并预测 SMT 会议上可能提出的问题。必要时，在安全团队内召开模拟 SMT 会议，甚至邀请一些与安全主题相关的关键利益相关者。

（4）**使用标准化工具和流程** 应用标准化的评估工具和流程（如风险管理计划、信号检测方法等）来支持决策过程，有助于提高讨论的效率和决策的一致性。

（5）**寻求共识而不是一致同意** 在某些情况下，可能无法达到所有成员的一致同意。在这种情况下，寻求共识而非强制一致意见，确保能够采取行动并前进，寻求解决潜在问题的方案。

① 促进开放沟通：营造一个支持性的环境，让所有团队成员都能够舒适地表达他们对安全问题的意见和想法。鼓励积极倾听和建设性反馈，促进开放对话。作为会议主持人，鼓励协作解决问题和集思广益。使用循环法或名义小组技术等技巧，确保每个人的意见都得到听取。

② 避免首选投票：尽管投票可以作为最后的选择，但首先尝试通过讨论和劝说达成共识。投票可能导致赢家和输家，并可能在团队内部造成分裂。

③ 尝试解决会议中未解决的问题：如有必要，可以召开额外的 SMT 会议，重点讨论未解决的问题，并提供额外的数据或分析结果。除非非常必要，否则尽量避免将未解决的问题升级交给医疗安全委员会（Medical Safety Council，MSC）。

④ 愿意妥协：在某些情况下，达成完全共识可能具有挑战性。愿意探讨妥协或替代解决方案，以满足大多数团队成员的需求。

⑤ 总结并确认共识：在会议结束时，总结达成的关键共识，并确保所有团队成员都对所做的决定达成一致意见。确认达成的共识和采取的行动项目。

⑥ 跟进行动项目：会议结束后，跟进行动项目，确保执行并有效监控已达成的安全措施。

通过遵循这些步骤，安全管理团队可以共同努力，就重要的安全决策达成共识，并促进所有利益相关者参与创造更安全的工作环境。

7.10 在临床研究中预定义预期不良事件的策略

在临床研究中，预定义预期不良事件（Anticipated adverse events，AAEs）是临床试验设计和实施过程中的一项重要工作，对确保试验参与者的安全、满足监管要求、优化风险管理和提升临床试验的整体质量具有至关重要的意义。

（1）预期不良事件（AAEs）的定义 根据 ICH E2A 指南，预期不良事件是基于药物或产品类别的已知安全档案可预见的不良事件。这些事件应在临床试验开始前通过临床试验方案、调查员手册或其他相关文件进行明确说明。例如：

① 基于既往临床经验或前期数据，某药物治疗试验可能预期出现如恶心、头痛或皮疹等不良事件。

② 正在研究的疾病人群的已知疾病发展进程，例如患有慢性阻塞性肺病的病人的肺炎，在癌症受试者试验中观察到的非急性死亡，以及在糖尿病管理试验中的糖尿病酮症酸中毒。

③ 与潜在疾病或状况不太可能相关但在研究人群中常见的事件，例如，在老年人群中的心血管事件或髋部骨折，以及在透析人群中的容量过多或肺水肿。

④ 作为背景治疗方案的药物使用的众所周知的后果，例如，与骨髓抑制化疗药物相关的中性粒细胞减少，与抗凝剂相关的脑内出血，以及与免疫抑制方案相关的巨细胞病毒结肠炎。

可以对以上讨论作这样简化理解：预期 = 某个药物的属性；预期 = 某种人群的属性

但是，任何危及生命/急性死亡以及恶化和趋势变化将不被视为预期不良事件。

（2）预定义 AAEs 在临床试验中的意义

① 增强临床试验参与者的安全：通过预先识别可能与药物或治疗相关的不良事件，研究团队可以制定相应的监测计划和预防措施，从而在临床试验过程中更好地保护参与者的安全。

② 提高临床试验效率：预定义 AAEs 有助于研究团队对潜在的风险有更清晰的了解，能够更快速和准确地识别和报告不良事件，减少对试验数据解释的干扰，提高临床试验的效率和质量。

③ 满足监管要求：在临床试验方案中明确列出预期不良事件是监管机构要求的一部分，有助于证明研究设计的完整性和科学性，是获得临床试验批准的重要条件之一。

④ 优化风险管理：通过预定义 AAEs，研究团队可以更系统地进行风险管理，包括风险评估、风险沟通和风险缓解措施的实施，确保临床试验的风险处于可接受的范围内。

⑤ 促进伦理审查：预定义 AAEs 有助于伦理审查委员会（IRB/EC）评估临床试验方案的伦理性，判断研究是否在尽可能保护参与者权益的前提下进行，增强了试验的伦理可接受性。

（3）如何预定义 AAEs

① 文献回顾和药物历史：研究团队应该通过回顾相关药物或治疗方法的历史研究和文献，来确定以前报告过的不良事件，这些信息可以帮助预定义预期的不良事件。

② 药物作用机制：了解药物的作用机制和药理学特性可以帮助预测可能出现的不良反应，尤其是那些与药物作用机制直接相关的反应。

③ 监管机构指南：参考相关监管机构（如美国食品药品监督管理局 FDA、欧洲药品管理

局 EMA 等）发布的指南和要求，这些指南通常会提供关于如何识别和分类预期不良事件的信息。

④ 专家咨询：与临床医学、药理学和其他相关领域的专家进行咨询，可以提供宝贵的见解，帮助预定义可能出现的事件。

⑤ 风险管理计划：制定详细的风险管理计划，包括监测策略、数据安全监察委员会（DSMB）的设立等，以确保能够及时识别和应对预期内外的事件。

（4）预定义 AAEs 示例　疫苗试验中的注射部位反应的预期不良事件：注射部位的疼痛、发红或肿胀在接种调查疫苗后通常是预期的，这是基于先前的临床试验或类似疫苗的已知副作用。如果超过 50% 的参与者报告注射有部位反应，将被视为"预期不良事件"。此外，如果超过 10% 的参与者出现严重或持续的反应，也将被视为预期不良事件。

通过以上这些方法，研究者可以有效地预定义临床研究中可能遇到的预期事件和预期不良事件，从而更好地保护参与者的安全，确保研究的伦理性和科学性。

7.11　如何报告预期不良事件

报告预期不良事件（Anticipated adverse events，AAEs）是临床试验管理中的一项重要责任，对于保障参与者的安全、评估药物的安全性、满足监管要求以及提高临床研究的质量都具有重要意义。比如，FDA 在其指南和规定中遵循 ICH 的标准，要求药物开发商在临床试验期间识别、记录和报告预期和非预期的不良事件。FDA 特别强调了对于临床试验中发现的所有不良事件，无论是预期还是非预期的，都需要进行适当的管理和报告，以确保参与者的安全并提供准确的药物安全性信息。

（1）为什么要报告 AAEs

① 保障参与者安全：通过及时报告 AAEs，可以快速采取措施保护参与者免受进一步的风险，例如，调整剂量或提供特定的治疗。

② 评估药物安全性：报告 AAEs 有助于全面评估药物的安全性档案，确保药物的风险 - 效益比在可接受范围内。

③ 满足监管要求：根据 ICH 指南和各国监管机构的要求，准确报告 AAEs 是药物研发过程中的法律和监管义务。

④ 提高研究质量：通过系统地报告和分析 AAEs，可以提升临床试验的科学性和可靠性，为药物的进一步研究和上市提供重要数据支持。

（2）AAEs 的报告规则

① 确定报告标准：预期不良事件的报告应当基于事件的严重性和是否可预见性进行判断。所有严重和 / 或不寻常的预期不良事件都需要被报告。

② 报告时间框架：对于预期但严重的不良事件（SAEs），需要在确定后尽快向监管机构、伦理委员会和赞助商进行初步报告，随后提供完整的跟进报告，包括事件的详细信息和评估结果。

③ 详细记录与评估：所有预期不良事件都应该被详细记录，并进行因果关系评估。即使是预期内的不良事件，也需要评估其与试验药物的相关性。

④ 定期更新与汇总：除了对个别事件的即时报告之外，赞助商还需要定期收集和分析所有预期不良事件的数据，编制周期性安全更新报告（DSUR 或 PSUR），并提交给相关监管机构和伦理委员会。这些报告应该包括对试验药物安全性的综合评估。

此外，在美国食品药品监督管理局（FDA）的《针对 INDs 和 BA/BE 研究的安全报告要求指南（2012）》中，对于预期不良事件的报告提出了进一步说明：单个案例的预期不良事件不应以加速方式进行报告。然而，如果通过聚合分析发现这些严重不良事件（SAEs）在治疗组中的发生率明显高于对照组，并且存在合理的证据表明这些事件与药物之间可能有因果关系，那么这些安全事件就应该以加速方式报告。对于作为预期事件的个别病例安全报告中的 SAEs，并不会对正在研发中的药物的安全性文件造成实质性影响；因此，赞助商在制定安全监测计划时，应明确指出不计划逐一报告那些预期的不良事件。

7.12　大数据挖掘与现实世界证据在药物安全性分析中的局限性

基于药物安全数据库和分析工具如大数据挖掘、现实世界证据分析、观察期／预期比分析和风险比分析等方法为药物安全评估提供了重要的补充信息，但并不能作为临床研究或上市后 PV 报告中安全评估的替代方案。

我们必须清楚地认识到，虽然大数据挖掘和现实世界证据分析等方法在药物安全评估中发挥了重要作用，但它们也有其局限性。首先，这些方法通常依赖于大规模的医疗数据库，其中包含来自实际使用的患者数据。这些数据库可能存在缺失、错误或不完整的数据，这可能影响分析的准确性和可靠性。其次，这些方法往往是观察性研究，而不是随机对照试验，因此可能受到多种因素的干扰，导致观察到的关联并不一定是真正的因果关系。因此，对于这些分析结果的解读和评估需要格外谨慎。

基于大数据挖掘和现实世界证据的安全数据分析的局限性还包括：

（1）**数据标准化和整合问题**　不同来源的数据可能缺乏标准化，使得整合和分析变得复杂。此外，来自不同数据库的数据可能需要特定的映射和转换工作，以确保数据的一致性和可比性。

（2）**信号检测的限制**　虽然现有的工具可以帮助识别潜在的安全性信号，但这些方法可能无法检测所有类型的信号，特别是对于罕见事件或需要长期观察才能显现的安全性问题。

（3）**统计方法的局限性**　安全数据分析常用的统计方法可能不适用于所有情况。例如，对于非随机化数据的分析可能需要复杂的统计模型来调整混杂因素，这些模型的选择和应用本身就存在挑战。

（4）**解释和推广结果的复杂性**　分析结果的解释需要专业知识，特别是在区分真正的安全性信号和偶然发现之间。此外，从特定人群或研究设置中得出的结论可能不适用于更广泛的患者群体。

（5）**技术和资源限制**　高级数据分析通常需要昂贵的软件和强大的计算资源，以及具有专业技能的人员来操作这些工具。不是所有的机构都能负担这些资源。

由此，这些方法不能完全替代临床研究和上市后报告的重要性。临床研究仍然是评估药物安全性的黄金标准，因为它们采用随机对照试验设计，可以更准确地评估药物的效果和安全性。上市后报告也是发现新的或罕见的不良事件的重要来源，需要得到充分的重视和监测。

虽然大数据挖掘和现实世界证据分析等方法有其局限性，但它们仍然为药物的安全评估提供了有价值的信息。在药物上市后，这些方法可以用于监测药物在真实世界中的使用情况和安全性表现，及时发现罕见或新出现的不良事件。同时，这些方法可以为后续的临床研究提供重要的线索和假设，指导更深入的研究。

7.13　在药物警戒中使用观察／预期分析（O/E）的特殊注意事项

观察／预期比（Observed/Expected ratio，O/E）是药物安全性监测中常用的一种方法，主要用于评估药物不良事件（AE）的报告频率是否超出了基于该药物已知安全性资料的预期。该方法通常被用于探索药物使用与特定不良事件之间的潜在联系。然而，在应用 O/E 分析时，需要考虑以下几个关键注意事项，以确保分析的准确性和结果的可靠性：

（1）**选择合适的参考人群**　确定 AE 预期数量的关键是选择一个与药物接触人群在年龄、性别及其他重要人口统计学特征上匹配的参考人群。这有助于保证比较的公平性和合理性。

（2）**确保充分的暴露数据**　O/E 分析的精确性极大依赖于暴露数据的质量和完整性。准确完整地获取药物暴露的患者数量、暴露持续时间以及药物剂量等信息至关重要。针对罕见不良事件，由于数据稀缺，分析可能缺乏足够的统计力度，使得得出明确结论变得困难。因此，O/E 分析更适合用于评估常见的安全问题。

（3）**混杂因素的调整**　进行 O/E 分析时，应考虑对潜在的混杂因素进行调整，如医疗状况、并用药以及其他可能增加 AE 风险的因素，以避免分析结果的偏差。

（4）**采用恰当的统计方法**　选择适合的统计方法来计算 AE 的预期数量，并对观察到的 AE 数量与预期数量之间的差异进行显著性检验，是确保分析结果准确性的关键步骤。

（5）**分析结果的综合解释**　O/E 分析的结果需要在药物的已知安全档案、药物暴露人群的规模与特点以及其他相关背景信息下进行谨慎解释。重要的是要评估识别出的 AE 是否具有临床相关性，并考虑是否需要进行进一步调查或采取相应措施。

综上所述，在药物安全性监测中应用 O/E 分析时，通过考虑上述特殊注意事项，可以更准确地识别和评估药物不良事件的风险，为药物的安全性评价和后续的临床管理提供重要的信息支持。

7.14　非临床药物安全信号与临床数据不一致时的应对策略

当非临床药物安全信号与临床安全数据不一致时，可能对药物的开发和评估过程提出了挑战。这种不一致的情况并非罕见，它可能由多种原因引起，需要认真评估和应对。非临床安全信号主要来源于体外实验（如细胞培养）和动物研究，而临床安全数据则来自于人体临床试验。这两部分数据可能出现不一致，原因多样，包括但不限于实验设计的差异、物种间的生物学差异、数据解释的主观性等。我们应该如何处理这种情况呢？下面将就这个话题，从频率、原因、决策依据、药品上市持有人（MAH）需要采取的措施，以及监管机构的立场进行讨论。

非临床药物安全信号与临床安全数据这种情况在药物研发和上市后监测过程中时有发生。例如，某些药物在动物模型中显示出潜在的毒性，但在临床试验中并未观察到相应的不良事件。反之亦然，有些药物在动物研究中未显示出明显的毒性，但在临床使用中出现了意外的不良反应。这些案例突出了非临床和临床数据的差异性，也提醒了我们在药物研发和监测过程中需要更加谨慎和全面地考虑安全性问题。

不一致的原因可能是多方面的 [1]。首先，临床试验和非临床研究的目标、设计和特点不同，导致了两者获得的数据可能并不完全一致。非临床研究通常在动物模型中进行，而临床试验涉及人类患者，两者之间存在生物学和物种差异。虽然我们已知非临床研究的实验动物与人类之间基因高度的相似性，但是基因相似性并不在整个基因组上均匀分布，在特定的基因或区域可能存在差异。此外，基因相似性的概念未考虑物种之间的功能差异，即使基因相似性较高，功能上的差异可能也是显著的。因此，在使用动物模型进行生物医学研究和药物开发时，研究人员还必须考虑其他因素。其次，临床试验在临床实践中可能受到各种因素的干扰，例如患者的遵循性、共患病、用药干预等，这些因素可能导致临床数据与非临床数据不一致。此外，罕见的不良事件在临床试验中可能无法被充分检测到，而在非临床研究中可能更容易被发现。

当非临床药物安全信号与临床安全数据不一致时，我们需要通过以下步骤仔细评估和应对：

（1）**全面评估相关数据**　对所有相关的非临床和临床数据进行彻底复查和分析，确认数据的准确性和可靠性，评估研究设计、执行质量、数据收集和分析方法。

（2）**认识到生物学和物种间差异**　理解非临床试验与人类生理间存在的生物学差异，这些差异可能导致药物在不同物种间反应的差异性。

（3）**进行桥接和验证研究**　如有可能，开展额外的桥接研究或验证研究，比如使用更贴近人类生理的动物模型或采用体外人类细胞模型，来验证非临床信号在人体中的相关性。

（4）**加强临床监测**　在临床试验中增强对特定安全问题的监控，通过加强剂量选择、患者筛选和监测措施来应对潜在风险。

（5）**寻求专家意见**　就数据差异和后续步骤咨询临床医学、药理学、毒理学和生物统计学等领域的专家。

（6）**与监管机构进行透明沟通**　保持与监管机构的沟通，及时报告安全信号和采取的措施，以及后续研究的计划。

通常情况下，从符合 GLP（良好实验室规范）的非临床毒理学和安全药理学研究中识别出的安全信号将被认真考虑为临床研究中的潜在安全信号，并列入风险管理计划（RMP）文件，并作为特殊关注不良事件（AESI）列入临床研究方案（Clinical study protocol），同时通过临床访视和实验室检测进行更频繁的监测。如果经过精心设计的临床研究仍然无法观察到从非临床安全研究中发现的安全问题，市场授权持有人（MAH）仍然倾向于将它们列为 RMP 中的重要潜在风险，以进行未来的密切监测，并包含在药物的标签文件中，以向开具处方者和预期的患者进行透明沟通。

例如，波生坦（Tracleer）是一种治疗肺动脉高压（PAH）的药物。在对 Tracleer 进行的动物非临床安全研究中，发现了生殖毒性，暗示该药物可能对动物的生殖和胎儿发育产生不利影响。然而，这种在动物研究中观察到的生殖毒性，在人类临床试验中并未发现。因此，将这一发现列入风险管理计划（RMP）作为一个重要的潜在风险，进行未来的密切监测。上市后，波生坦的药品说明书中明确了其动物实验中观察到的生殖毒性，市场授权持有人（MAH）也一直采取预防措施，避免孕妇使用此药，并对其在人类中的生殖安全性进行长期严格监测。

此外，如果在精心设计的临床试验中未观察到之前从非临床研究中发现的安全问题，这并不意味着这些问题不存在或不重要。可能存在多种原因导致在临床试验中未能观察到这些问题，如样本量不足、研究设计不当、患者群体特征等。因此，对于这些未能在临床试验中观察到的潜在安全问题，药品持有人除了会将其列入 RMP 并进行进一步的监测和评估以外，有时，市场授权持有人（MAH）还会进行上市后安全研究（PASS），以在更长的时间窗口内，在更大的治疗暴露患者群体中继续观察某个安全问题的潜在风险。

7.15 免疫检查点抑制剂引发的肝损伤与严重皮肤反应及其管理

免疫检查点抑制剂（Immune checkpoint inhibitors，ICIs）的出现标志着恶性肿瘤治疗领域的一次革命性进展，显著改善了多种癌症患者的生存预期和治疗效果。这类药物通过阻断免疫系统中的抑制信号，激活患者对肿瘤的免疫应答。然而，随着 ICIs 在临床上的广泛应用，其诱发的免疫相关不良事件（irAEs）逐渐浮出水面，其中包括药物诱导的肝损伤（DILI）和严重皮肤反应等。

（1）ICIs 治疗癌症的 3 个例子

① PD-1 抑制剂：PD-1（programmed cell death protein 1）抑制剂是一类免疫检查点抑制剂，用于增强患者自身免疫系统对癌细胞的攻击。该类药物通过阻断 PD-1 和其配体 PD-L1（programmed death-ligand 1）之间的结合，从而恢复 T 细胞对癌细胞的杀伤能力。一种常见的 PD-1 抑制剂是 Keytruda（pembrolizumab），已被广泛应用于多种癌症的治疗，如非小细胞肺癌、黑色素瘤和肾细胞癌。

② CTLA-4 抑制剂：CTLA-4（cytotoxic T-lymphocyte-associated protein 4）抑制剂也是一类免疫检查点抑制剂，可用于癌症治疗。这些药物抑制 CTLA-4 分子的功能，增强免疫细胞对癌细胞的攻击。一个著名的 CTLA-4 抑制剂是 Yervoy（ipilimumab），在恶性黑色素瘤的治疗中得到了广泛应用。

③ PD-L1 抑制剂：PD-L1 抑制剂是针对 PD-L1 分子的药物，通过阻断 PD-L1 与 PD-1 或 CD80 的结合，从而增强 T 细胞的抗肿瘤免疫应答。例如，Tecentriq（atezolizumab）是一种 PD-L1 抑制剂，已被批准用于乳腺癌、膀胱癌和非小细胞肺癌的治疗。

然而，免疫检查点抑制剂适应症的扩大和使用的增加导致称为免疫相关不良事件（Immune-related adverse events，irAEs）的毒性报告增加，包括药物诱导的肝损伤（DILI）和严重的皮肤反应。

（2）ICIs 引起的肝损伤及管理　ICIs 诱发的肝损伤，亦即免疫介导的肝炎（immune-mediated hepatitis，IMH），虽相对罕见，但属于严重的不良事件，可能导致生命危险。临床上表现为 ALT（丙氨酸氨基转移酶）、AST（天冬氨酸氨基转移酶）和胆红素水平的升高。早期识别及管理对降低严重并发症风险至关重要。免疫介导的肝炎的发生机制主要被认为是 T 细胞的过度激活。报道称，IMH 的发生率为 1% ～ 15%。由于缺乏特异性标志物，排除 IMH 的诊断至关重要。尽管大多数 IMH 症状较轻并且可以康复，但也有几例死亡病例的报道，这引起了越来越广泛的关注[2]。治疗通常涉及暂停 ICIs 治疗并使用皮质类固醇抑制免疫反应。在严重情况下，可能需使用更强的免疫抑制剂。

（3）ICIs 引起的严重皮肤反应及管理　ICIs 也可能引起严重的皮肤反应，包括但不限于药物反应性皮疹、剥脱性皮炎和 Stevens-Johnson 综合征 / 毒性表皮坏死松解症（SJS/TEN）。这些皮肤反应可以从轻微的皮疹到严重的、危及生命的皮肤脱落。对于轻到中度的皮肤反应，通常推荐使用局部或系统性皮质类固醇，同时可以继续进行 ICI 治疗。然而，对于严重的皮肤反应，可能需要立即停止 ICI 治疗，并开始更积极的治疗，如高剂量皮质类固醇，甚至是其他免疫抑制剂。

【病例 1】免疫检查点抑制剂引起的史蒂文斯 - 约翰逊综合征（Stevens-Johnson syndrome，SJS）：这个病例报告描述了一位接受纳武单抗（Nivolumab）治疗的患者，在同时接受拉莫三嗪（Lamotrigine）治疗时发生了严重的史蒂文斯 - 约翰逊综合征（SJS）。SJS 是一种严重的皮肤反应，通常由药物引起。在这个案例中，免疫检查点抑制剂和拉莫三嗪可能相互作用，导致了这种严重皮肤反应的发生[3]。

【病例 2】免疫检查点抑制剂引起的毒性表皮坏死松解症（TEN）：该病例报告来源于一项临床试验，该试验研究了纳武单抗（Nivolumab）和伊匹木单抗（Ipilimumab）联合治疗晚期黑色素瘤的效果。在此研究中，记录到一例患者发生了毒性表皮坏死松解症（TEN），这是一种罕见且严重的皮肤副作用。虽然此类严重反应的发生率不高，但是由此病例可见免疫检查点抑制剂有可能引发此类皮肤反应[4]。

（4）免疫相关不良事件（irAEs）的管理原则

① 早期识别：对于 ICIs 治疗引起的不良事件，早期识别是关键。这需要对潜在的 irAEs 有高度警觉，并定期监测相关的生化指标和临床症状。

② 多学科合作：管理 ICIs 引起的不良事件需要肿瘤科医生、免疫学家、皮肤科医生、肝病专家等多学科团队的合作。

③ 个体化治疗：治疗方案应根据不良事件的严重性和患者的具体情况个体化设计。

目前对与 ICIs 相关的 DILI 和严重皮肤反应的认识仍在不断发展，还需要进一步的研究来更好地理解潜在机制和风险因素。对这些不良事件的管理通常需要及时识别和治疗，包括停用相关药物和在严重病例中开始免疫抑制治疗。

7.16 药物副作用的两面性

药物副作用，或称药物不良反应，指在使用正常剂量的药物进行疾病的预防、诊断或治疗过程中可能引发的有害反应。这些反应可能是非预期、有害的，亦可能是预期中的、可接受的。尽管"副作用"一词通常带有负面含义，意味着这些反应是不受欢迎的，但从另一个角度来看，副作用仅仅是治疗过程中的一个"次要效果"。当用于治疗其他疾病时，这些次要效果可能既有益也有害，具体取决于治疗的指征（indication）。实际上，许多药物在人体内的作用超出了预期的用途，因为它们一旦进入人体，就会全身循环，影响包括循环系统、呼吸系统和神经系统在内的各个器官系统。以下是几种常见处方药物带来的意外但有益的副作用实例：

（1）非那雄胺促进男性头发生长 非那雄胺（Finashona）原本用于治疗良性前列腺增生（BPH），它通过抑制 5α- 还原酶来减少二氢睾酮（DHT）的产生。由于 DHT 在促进前列腺增生和男性型脱发中起着关键作用，非那雄胺在治疗过程中发现具有促进头发再生的副作用，表现出对头发生长的潜在益处。目前，非那雄胺也被用于治疗男性型脱发。

（2）"伟哥"治疗勃起功能障碍（ED） 西地那非（Sildenafil），伟哥（Viagra）的化学名称，最初被辉瑞制药公司研发作为一种治疗心绞痛和高血压的药物。它通过阻断磷酸二酯酶 5（PDE5）放松血管中的平滑肌细胞，增加血流量以缓解心绞痛症状。然而，在临床试验早期阶段，研究者意外发现西地那非可以改善勃起功能，这一发现最终将研究重点转向用西地那非治疗勃起功能障碍。1998 年，美国食品和药物管理局（FDA）批准西地那非作为治疗勃起功能障碍的第一个口服药物上市，商品名为伟哥（Viagra）。

更多药物副作用的实例进一步印证了药物副作用相对性：

（1）塞来昔布（Celecoxib） 原本旨在治疗高血压，却发现其副作用能促进头发生长，因此被应用于脱发治疗。

（2）艾司唑仑（Estazolam） 用于缓解焦虑和失眠，其副作用之一是减轻肌肉痉挛，这使得它也可用于治疗癫痫和震颤性疾病。

（3）硫酸吗啉胍　作为治疗哮喘的药物，其副作用包括促进脂肪分解，因而被用于体重管理和增加肌肉重量。

（4）哌拉西林/他唑巴坦（Piperacillin/Tazobactam）　主要用于治疗耐药性结核病，其副作用之一是促进骨骼生长，因此被用来治疗骨质疏松症。

（5）氟西汀（Fluoxetine）　虽为治疗抑郁症的药物，但其副作用之一是抑制食欲，从而被用于处理厌食症和减肥。

（6）赖氨酸　在治疗乳腺癌的同时，副作用中增强的免疫系统功能使其能用于某些自身免疫性疾病的治疗。

（7）甲磺酸左旋多巴　用于治疗帕金森病，意外发现其副作用之一是增加性欲，因此被用于处理性功能障碍。

（8）地塞米松　这种抗炎和抗过敏药物能减轻恶心和呕吐，被用于化疗引起的恶心、呕吐的辅助治疗。

（9）苯妥英钠　治疗癫痫的同时，其副作用之一是抑制细胞增殖，被用于治疗某些类型的癌症。

这些例子不仅展示了药物副作用的相对性，而且凸显了通过深入理解药物作用机制和副作用，如何将潜在的挑战转变为改变治疗范式的机会。它们强调了在药物研发中采用灵活思维的重要性，以及创新地利用可能的副作用所带来的积极变化。

7.17　特定情况下危及生命或死亡病例免除加速报告的指导原则

在药物安全性监测（Pharmacovigilance，PV）的实践中，一般要求对危及生命或导致死亡的不良事件进行加速报告（expedited reporting）。这一规定旨在确保药品监管机构能够及时获悉相关信息，采取必要措施保护公共健康。然而，在临床试验中的特定情况下，一些危及生命或死亡的病例可能因为属于疾病的自然进展（如癌症末期，严重心衰，肾衰末期受试病人处于危及生命状态或者在临床试验观察期间死亡）而不需要按照常规的加速报告程序上报。

这类特殊情况主要涉及两种场景：

（1）当临床试验的主要疗效终点包括死亡或其他严重结果　根据 ICH E2A 指导原则，如果临床研究的主要疗效终点之一为死亡或其他"严重"结果，那么这些因疾病自然进程而导致的预期危及生命或死亡的严重不良事件（serious adverse reactions，SARs）可免除常规加速报告要求（通常是 7d 内）。关键是在临床试验启动前，研究团队应与药监部门进行充分沟通，取得一致意见，并在临床试验方案中明确记载此类事件的处理方式，同时在研究完成后的报告中进行总结和讨论。

（2）已知与药物治疗相关但属预期的危及生命或死亡事件　依据"临床试验便利化工作组"（Clinical Trial Facilitation Group，CTFG，2017 年 11 月）的建议，若某些危及生命或死亡事件虽与药物治疗有关但属预期范围内，这些事件应在研究者手册（Investigator's Brochure，IB）的参考安全信息（Reference Safety Information，RSI）中明确列出，并可免除加速报告。

这些指导原则的制定，旨在平衡药物安全性监测的需要与临床研究的特殊情况，避免因常规加速报告要求而可能带来的资源过度分配问题，同时确保重要安全信息能够得到适当处理。对于涉及严重不良事件的临床研究，透明的沟通、明确的方案记录以及事后的详细报告对于维护患者安全、促进科学研究的进步至关重要。

7.18　临床双盲试验中揭盲的适当时机与条件

　　随机、双盲、对照的临床试验构成了评估药物安全性与有效性的黄金标准。这种双盲试验设计有助于最大程度地减少试验结果的偏差。尽管如此，保持双盲状态对于维护临床研究的完整性至关重要，不当揭盲（unblinding）可能会威胁到研究的完整性（integrity）。然而，在某些特定情况下，为了确保科学研究的严谨性和参与者的安全，揭盲（即揭示参与者接受的是实验药物还是对照治疗）成为必要的安全措施。

　　以下情形可能需要进行揭盲：

　　（1）**研究结束时的揭盲**　通常在研究全部结束、数据收集完毕并进行了初步分析之后进行揭盲，这一步骤允许研究人员无偏见地评估治疗的有效性和安全性。

　　（2）**中期分析期间的部分揭盲**　为了审查数据，一些试验可能会计划在研究的某个阶段进行中期分析。这些分析通常由独立数据监控委员会（IDMC）执行，他们可以根据初步结果建议是否继续、修改或提前终止试验。为了保持研究的完整性，这种类型的揭盲通常是局限于 IDMC 的。

　　（3）**医疗紧急情况下的个案揭盲**　如 ICH 指导原则 E2A 所述，如果参与者遭遇严重不良事件或出现医疗紧急情况，且知晓治疗分组对于适当的医疗管理至关重要，则可能对个别案例进行揭盲。这种揭盲的目的是在不影响研究其他部分盲性的情况下进行，以维护研究的完整性。

　　（4）**重复出现的 SUSAR 时的揭盲**　如果一个研究中出现多个相似的严重意外不良反应（SUSARs），可能需要揭盲以判断这些事件是否与研究药物有关，这对其他参与者的安全可能至关重要。

　　（5）**监管要求下的揭盲**　在少数情况下，如出于安全考虑或公共卫生危机期间评估药物的紧急使用授权时，监管机构可能要求提前揭盲。

　　（6）**参与者研究结束或退出时的揭盲**　对于完成研究或选择退出的参与者，研究协议可能允许在研究结束或退出时揭示其特定的治疗分配，以便进行后续（停药后）跟踪。

　　揭盲过程应严格遵循研究协议，该协议需由机构审查委员会（IRBs）或伦理委员会审查并批准。协议中应明确揭盲的具体标准和程序，确保在伦理和科学上妥善处理揭盲行为。非计划性或不适当的揭盲可能损害研究结果的可靠性，有时甚至需要进行额外的研究或数据分析来验证发现。

7.19　儿科用药安全性评价的特殊考量

　　儿童在生理、生化以及发育层面与成人有着显著差异，这决定了不能简单地将成人药物研究的数据直接用于儿童。针对儿科用药安全评价，需要考虑一系列特殊因素及遵循相关的国际人用药品注册技术要求协调委员会（ICH）指导原则。这些特殊考量因素对确保儿童用药的安全性与有效性至关重要。

　　（1）**儿科用药的特殊考虑因素**

　　① 发育中的器官系统：儿童正处于生长发育阶段，其器官系统如肝脏、肾脏及中枢神经

系统等还未完全成熟，这些差异可能会影响药物的代谢与药效，从而对药物的安全性与有效性产生影响。

②体重与体积比率：儿童的体表面积与体积的比率与成人不同，这可能导致药物的分布与清除速率有所差异，因此在给药剂量上需要进行相应的调整。

③生长发育的潜在影响：药物治疗可能会对儿童的生长发育产生影响，这要求在药物研发与评估过程中进行长期的安全监测。

④剂型和给药方式：儿童的服药接受度需要特别考虑，液体剂型通常比固体剂型更易于儿童接受。

（2）ICH E11 指导原则要点　ICH 发布的 E11 指导原则专门针对儿科人群的药物研究，旨在确保儿童用药研究的科学性与伦理性。

①定义和分类：E11 指导原则对儿童不同年龄段进行了明确的定义与分类，从新生儿到青春期，以确保研究设计与年龄阶段相适应。

②非临床试验：在启动儿科临床试验前，建议对药物在适当的动物模型中进行安全性评估，特别是其对生长发育的潜在影响。

③药代动力学和药效学研究：强烈推荐在儿童中开展药代动力学与药效学研究，以确定合理的剂量。

④剂量形式与给药方式：建议开发适合儿童的剂型，同时考虑儿童的特殊需要和偏好。

⑤长期安全监测：对可能影响儿童生长发育的药物，推荐进行长期安全性监测，以识别潜在的远期不良影响。

儿科用药的安全性评价涉及众多复杂且具有挑战性的考量，遵循 ICH E11 指导原则不仅有助于保护儿童参与者的安全，也促进了儿科药物研究的科学性与伦理性。

7.20　儿科药物研究计划：确保儿童用药安全性与有效性的关键步骤

在药物开发过程中，儿科研究计划（Pediatric Investigation Plan，PIP）和儿科研究方案（Pediatric Study Plan，PSP）分别是欧洲药品管理局（EMA）和美国食品药品监督管理局（FDA）提出的重要监管要求。它们旨在确保药物或生物制品在儿童患者中的安全性和有效性得到充分评估。由于儿童在生理、生化和发育方面与成人存在显著差异，这些计划要求制药公司制定全面的研究计划，以评估其产品在儿童群体中的作用。

（1）儿科研究计划的核心考虑要点

①发育中的器官系统对药代动力学和药效学的影响：考虑到儿童的肝脏、肾脏和中枢神经系统等器官系统仍在发育中，必须评估药物如何在这些未成熟的生物系统中分布、代谢和发挥作用。

②基于体重与体表面积的剂量调整：由于儿童的体重与体表面积比与成人不同，确定儿童适宜的剂量尤为关键。

③对儿童生长发育的潜在影响：需评估药物是否可能对儿童的长期生长和发育造成不良影响。

④适宜的药物剂型和给药方式：基于儿童的特殊需要和接受度，开发适合儿童使用的药物剂型。

（2）EMA 的 PIP 和 FDA 的 PSP 主要内容

①背景信息和儿科需求的证据：对药物进行描述，并说明儿童中需使用该药物的理由。

② 预计的安全性和有效性研究：详细规划如何在儿童中评估药物的安全性和有效性，包括研究设计、预期研究的儿童年龄组别等。

③ 药代动力学和药效学研究：基于儿童特有的药理特性制定的研究方案。

④ 剂量形式和给药方式的特殊考虑：考虑儿童的接受度和便利性，提出特定的药物剂型和给药方式。

⑤ 风险管理和长期安全监测计划：针对可能的不良反应和其他风险，制定预防和应对措施。

（3）研究结束后的承诺

① 数据提交时间表：明确指出预期向监管机构提交各项研究结果和数据的时间节点。

② 对成人数据的外推可行性：在某些情况下，成人的研究数据可以在科学合理的基础上外推至儿童，减少儿童群体中的研究负担。

儿科研究计划不仅要求药物开发者进行儿科特定的研究以收集关键数据，而且强调了对儿童患者群体安全性和有效性评估的重要性。这些计划确保儿童患者能够在科学和伦理的基础上获得新的治疗机会，同时保护他们免受不必要的风险。

7.21　儿科药物外推法中的安全性考虑

儿科药物外推法是一种在国际人用药品注册技术要求协调委员会（ICH）中定义的方法，旨在提供支持证据以确保药物在儿科人群中的安全和有效使用。该方法基于一个前提：某些药物和治疗在儿童与其他年龄段患者之间的疾病进程和药物反应足够相似，从而允许我们通过成人数据来推断儿童的治疗反应。通过这种方式，我们可以减少对儿童进行直接临床试验的需求，降低他们面临的不必要试验风险。

然而，在应用儿科外推法之前，必须仔细评估其适用性。不是所有药物和治疗都适合儿科外推。决定是否进行外推需要综合考虑疾病的生物学机制、药物的药代动力学（PK）和药效学（PD）等多个方面。

在实施儿科外推法时应考虑的关键安全因素包括：

（1）生理和代谢差异　儿童与成人在生理和代谢方面存在显著差异。这些差异可能导致药物在儿童体内的行为与成人不同，比如，药物的药代动力学（PK）和药效动力学（PD）在儿童中可能与成人不同，从而影响药物的安全性和效果。

（2）成长发育阶段　儿童处于不同的成长发育阶段，药物在不同阶段的儿童体内的反应可能有所不同，特别是在新生儿、婴儿、幼儿和青少年之间。

（3）长期影响的考虑　儿童可能面临药物长期使用的效果，这些效果在成人的短期临床试验中可能不会显现出来。

（4）剂量调整　儿简单基于体重调整剂量可能不足以适应儿童的需要，还需考虑器官功能、成熟度和发育状态等因素。

（5）不良反应的特异性　儿童可能会体验到与成人不同的不良反应，或某些不良反应在儿童中的发生率更高。

（6）适宜的药物剂型　成人的药物剂型可能不适用于儿童，可能需要开发适合儿童的配方，如口服液、咀嚼片等。

（7）伦理考量　儿童作为一个特殊的研究对象，不能为自己做出医疗决策，因此在进行儿科研究时需要进行特别的伦理考虑。

（8）成人数据的局限性　仅依靠成人数据进行儿科外推可能导致关于儿童特有反应或问题的信息不足。

儿科药物外推法的实施需要在科学证据和伦理原则的基础上进行谨慎考虑。通过这种方法，我们可以在保护儿童免受不必要的研究风险的同时，确保他们能够获得安全有效的治疗。这需要监管机构、医疗专家和研究人员之间的密切合作，以确保所有安全考量都得到妥善处理。

7.22　固定剂量组合药物开发中的 ICH 指南

固定剂量组合药物（Fixed dose combinations，FDCs）将两种或更多活性成分合并于单一剂型中，目的是提高治疗效果、增强依从性或减少药物间相互作用。为了确保这类药物的质量、安全性和有效性，国际人用药品注册技术要求协调委员会（ICH）提供了一系列指导原则以指导 FDCs 的研发。

以下是开发 FDCs 时需遵循的主要 ICH 指南，以及每项指南的核心内容：

（1）ICH M3（R2）——非临床和临床研究指南

① 提供关于含小分子药物的人类临床试验和上市授权的指导。

② 包括固定剂量复方药物开发的建议，以及针对人类使用药物的非临床安全研究建议。

③ 强调对 FDCs 每个组分进行非临床安全研究的必要性，评估药物相互作用和毒性研究。

（2）ICH E2C（R2）——定期效益风险评估报告

① 指导如何为 FDCs 药物准备定期效益风险评估报告（PBRER）。

② 要求 PBRER 应包括有关 FDCs 各组分及组合制剂的信息，并全面评估 FDCs 的效益 - 风险概况。

（3）ICH Q8——药物开发

① 提供药物设计、开发过程及生产过程的质量管理综合指导。

② 虽非专门针对 FDCs，但所覆盖的药物开发基本原则同样适用于 FDCs。

（4）ICH Q9——质量风险管理

① 系统地识别、评估、控制质量风险的方法指导。

② 对 FDCs 而言，包括评估不同成分间可能的相互作用及其对产品质量的影响。

（5）ICH Q10——药品质量体系

① 概述全面的质量管理体系，确保药品的质量、安全性和有效性。

② 对 FDCs 而言，确保从开发到生产及市场后监测的每个环节都实施有效的质量控制和保证措施。

（6）ICH E8——临床试验的一般考虑事项

① 设计、执行、记录和报告临床研究的一般原则和考虑事项。

② 对 FDCs 的开发而言，包括确保临床试验能有效评估组合成分的疗效和安全性。

（7）ICH E9——临床试验的统计原则

① 讨论临床试验设计和数据分析的统计原则，确保结果的有效性和可靠性。

② 对 FDCs 来说，涉及评估组合药物与组合药物中的单一成分或其他治疗方案的比较研究。

（8）ICH E10——选择对照组的考虑事项

① 如何选择适当的对照组以确保临床试验结果的科学性和客观性。

② 对评估 FDCs 的研究而言，选择合适的对照组尤为重要，包括活性对照、安慰剂对照或历史对照。

这些指南为 FDCs 的开发提供了全面的框架，确保了药物研发过程的科学性、系统性和国际一致性。遵循这些指南能帮助制药企业有效地管理质量风险，确保 FDCs 的安全性、有效性和高质量。

7.23　固定剂量组合药物（FDCs）的安全性评价与 ICH 指南的应用

固定剂量组合药物（FDCs）将两种或多种活性成分合并在一个单一剂型中，旨在提升治疗效果、增加患者依从性或降低药物间相互作用。为了保证这些复合药物的安全性和有效性，美国食品和药品管理局（FDA）以及国际人用药品注册技术要求协调委员会（ICH）提供了详细的指导原则。

（1）FDCs 的 "组合规则"　根据美国 FDA 颁布的 21CFR 300.50 条款，即所谓的 "组合规则"，每个组合药物的成分必须对治疗效果做出贡献，并且每种成分的剂量必须确保组合在预期患者群体中的安全性和有效性。为满足这些要求，通常需要进行多因素临床研究，以证明每个组分的独立和协同作用。

例如，如果该产品旨在组合药物 A 和药物 B，则可能需要使用以下治疗组进行 2 项临床研究，以证明每种成分都有助于药物的整体效果：安慰剂，药物 A，药物 B，药物 A 和药物 B 结合。

（2）评价 FDC 安全性和有效性时需要特别考虑的几个因素

① 相互作用和药代动力学：药物之间可能发生相互作用，影响其吸收、分布、代谢和排泄。在评价 FDC 时，需要研究药物的药代动力学，确保它们之间没有不良的相互作用，以及在联合使用时的药物水平是否安全有效。

② 药物配伍性：FDC 中的药物需要在化学和物理上相容，以确保在同一剂型中稳定存在。药物之间的配伍性问题可能导致药物的降解或不稳定，影响治疗效果。

③ 剂量比例：FDC 中每种药物的剂量比例需要精确，以确保它们的联合使用具有预期的疗效。剂量比例的不当可能导致某一种药物的过量或不足，影响疗效或增加不良反应的风险。

④ 药效和毒性评估：需要对每种药物的药效学和毒性学进行全面评估，包括药物的目标作用机制、疗效证据以及可能发生的不良反应和副作用。

⑤ 临床试验设计：在评估 FDC 时，需设计能全面评价其疗效和安全性的临床试验，尤其是将 FDC 与其单一成分或其他治疗方案进行对比的研究设计。

⑥ 毒副作用监测：FDC 上市后需要进行持续的毒副作用监测，以便及时发现和报告不良反应。这有助于确定 FDC 的长期疗效和安全性。

⑦ 个体化治疗：患者的生理特征、疾病状态和其他药物使用可能影响 FDC 的疗效和安全性。因此，需要考虑个体化的治疗方案。

⑧ 法规和规范：不同国家和地区对于 FDC 的批准和监管可能存在不同的法规和指南。评价 FDC 的有效性和安全性时需要遵守相应的法规和指南要求。

（3）实际案例与法规应用　在 2019 年，美国食品和药物管理局（FDA）发布了固定剂量组合药物（FDCs）上市后监测报告（Post-Market Surveillance Report，PMSR）的具体指南。根据这一指南，除了对不良事件进行常规的个案安全报告（Individual Case Safety Report，ICSR）外，PMSR 还须包括以下三种特定情况的详细报告。

① 设备应用组合产品：对于包含医疗设备组成部分的组合产品，必须根据 21CFR 803.12（a）的规定提交所有相关的 ICSR 及其指导信息。

② 新药申请（NDA）或仿制药申请（ANDA）组合产品：这类产品需提交所有 ICSR，包括 5d 内的紧急报告和故障报告，如果组合产品中包含设备组成部分，则需符合 21CFR 314.80（g）的相关指南要求。

③ 生物制品许可申请（BLA）组合产品：同样需要提交所有 ICSR，包括 5d 报告和故障报告，如果组合产品中包含设备成分，则按照 21CFR 600.80（h）的相关指南进行。

这些具体要求确保了在 FDCs 上市后对潜在安全风险进行有效监控，及时发现和处理与药物相关的任何不良事件或设备故障，以保障公众健康安全。

【案例】一家大型制药公司开发了一种组合药物，用于治疗高血压和高胆固醇，该药物结合了两种活性成分：一种降压药和一种降脂药。这种 FDC 旨在提高患者的依从性，并减少患者需要服用的药物数量。

① 临床试验和批准：该组合药物在进行了广泛的临床试验后，获得了 FDA 的新药申请（NDA）批准。在临床试验中，研究人员重点监控了药物的疗效和安全性，特别关注任何可能的药物相互作用和不良反应。

② 上市后监控：根据 FDA 的 2019 年 PMSR 指南，制药公司建立了一个全面的上市后监控计划：

a. 设备应用组合产品：尽管此案例的 FDC 不包含任何设备组成部分，但该公司确保所有其他上市后安全数据都符合 FDA 的规定和标准。

b. NDA 组合产品的安全报告：公司提交了所有必要的个案安全报告（ICSR），包括 5d 内的紧急报告。这些报告详细记录了任何重大不良事件或潜在的药物相互作用。

c. 监测和风险管理：公司制定了详尽的风险管理计划，并在产品上市后积极收集和分析数据，以评估长期的安全性和有效性。此外，还定期向 FDA 提交效益风险评估报告（Periodic Benefit-Risk Evaluation Report，PBRER），以提供关于药物风险 - 效益平衡的最新信息。

7.24 药物主导的器械组合产品（DLCPs）市场后监管的挑战与解决方案

在上节内容我们讨论了药物 - 药物的固定剂量组合情况下的安全性评价的特殊考量。在临床医学实践中，还经常使用以药物为主导的器械组合产品（Drug-led combination products，DLCP）。在 DLCP 中药物成分起主导作用，而医疗器械部分用于辅助药物的有效释放或作用。这类产品设计结合了药物治疗效果和器械应用的便利性，提供了更加精准有效的治疗方案，但同时也带来了一系列监管挑战。

（1）DLCPs 的实例及其应用

① 药物洗脱支架：用于心血管疗法，这些支架涂覆药物以防止血管再狭窄，通过药物的逐渐释放抑制疤痕组织生长，保持血管通畅。

② 带药吸入器：直接将药物输送到呼吸系统，治疗如哮喘或 COPD 等疾病。

③ 胰岛素泵：为糖尿病患者持续输送胰岛素，器械部分控制胰岛素输送，调节血糖水平。

④ 经皮贴剂：通过皮肤输送药物，结合药物制剂与输送系统，控制药物释放。

⑤ 药物输注系统：用于输送如止痛药、化疗药物或抗生素等，通过泵或输注器直接输送药物到患者血液中。

（2）市场后监管挑战及解决方案

① 不良事件报告

a. 挑战：全面准确地收集关于 DLCPs 的不良事件信息可能困难，信息的完整性和时效性常常受到影响。

b. 解决方案：建立强大的不良事件报告系统，包括详细的报告指南和强制性报告要求，以及提供用户友好的工具供患者报告不良事件。利用电子健康记录进行主动监测也有助于识别潜在的不良事件。

② 识别产品问题

a. 挑战：当不良事件被归因于单一成分而非组合产品整体时，检测产品问题如缺陷或故障变得复杂。

b. 解决方案：实施有效的市场后监测计划，加强监管机构、制造商、医疗保健提供者和患者间的协作，包括例行检查和审计。

③ 独特的安全性和有效性考虑

a. 挑战：药物和器械成分的相互作用带来独特的安全性和有效性问题，确定不良事件的因果关系复杂。

b. 解决方案：制定评估每个成分对不良事件因果关系的明确指南，促进药品和医疗器械领域专家之间的合作，建立标准化的安全性和有效性评估方法。

④ 数据整合和分析

a. 挑战：组合产品产生的数据量大且来源多样，整合和分析这些数据复杂。

b. 解决方案：运用人工智能和机器学习技术整合分析数据，建立互操作系统和数据共享协议以促进数据整合。

DLCPs 的监管、开发和市场后监测需要跨领域合作，以确保产品的安全性、有效性和高质量。通过解决上述挑战，可以优化监管框架，更好地保护患者健康和福祉。监管机构、制造商和医疗保健提供者需要共同努力，确保市场后监测的有效性和产品的长期安全使用。

7.25 药物在怀孕期间的安全监测时间框架

怀孕期间对药物暴露的监测持续时间应根据药物本身的特性、其对怀孕潜在影响以及具体研究或监测目标来确定。通常，监测从受孕开始，并持续整个怀孕期间，有时甚至延伸到出生后，以便全面评估怀孕过程及其对新生儿的影响。

持续的监测能够帮助医疗研究人员收集药物如何影响胎儿发展的综合数据，从而评估潜在风险、先天性缺陷或其他不良结果。这些信息对于理解药物的风险至关重要，并可以指导临床决策。

出生后，监测通常需要继续进行，以便对儿童的健康和发展进行长期评估。因为药物的影响可能不会立即显现，继续监测能够提供关于儿童身体、认知和行为发展的重要信息。

最终原则是，药物监测的具体持续时间应由相关研究的目标和药物潜在风险共同决定。这种系统的监测框架确保了从妊娠早期到孩子成长的各个阶段都能对药物安全性进行有效评估，以最大限度地保护母亲和婴儿的健康。

7.26　孕期药物暴露的风险评估：对母体和父体暴露信息的监管要求

在报告孕期药物暴露案例时，药物监管机构通常要求市场授权持有人（MAH）提供关于母体及父体药物暴露的详细信息，以评估潜在的胎儿风险。这些信息对于完整的药物安全性评估和对孕期胚胎及新生儿健康监测至关重要。

（1）母体药物暴露信息

① 定义：指孕前或孕期间，母体接触药物的情况。这包括在怀孕各阶段（如胚胎期、胎儿期）的药物接触。

② 重要性：母体药物暴露信息对评估药物对怀孕结局（如流产、早产、出生缺陷等）的潜在影响至关重要，有助于制定相关的药物使用建议和警告。

（2）父亲药物暴露信息

① 定义：指受孕前或受孕时，父亲接触某种药物的情况。

② 重要性：虽父亲药物暴露对胎儿的直接影响较小，但某些药物通过影响精子质量和遗传物质可能间接影响胎儿健康和发育。因此，收集父亲药物暴露信息有助于完善药物的安全性评估。

（3）胎儿生长发育监测

① 定义：监测胎儿在子宫内的生长和发育情况。

② 重要性：目的是评估药物对胎儿健康的潜在影响，包括监测出生缺陷、生长迟缓、早产及出生时健康状况等。

（4）收集和报告要求

① 数据收集：MAH 应通过临床试验、市场后监测（如自愿报告系统、病例研究）和文献回顾等途径，全面收集母体和父亲药物暴露信息。

② 分析和评估：对收集的数据进行综合分析，以确定药物暴露对孕期结局的影响。

③ 报告：根据药物监管机构的要求，在产品说明书中包含关于孕期使用药物的安全信息，并定期更新。

（5）监管框架　不同国家和地区的药物监管机构，如美国 FDA 和欧洲 EMA，对孕期药物暴露信息的收集和报告有具体要求。这些机构强调在孕期确保药物安全性的重要性，并要求在产品标签和患者信息材料中提供准确、全面的安全信息。

全面考虑孕期中母体和父体的药物暴露，能够帮助更全面地理解潜在风险和结果。这不仅有助于揭示遗传和表观遗传的影响，还能评估复合效应、跨代影响、解决孕前药物使用问题、促进遗传环境相互作用研究，并加强风险交流，支持孕期更安全的药物使用。

7.27　放射性药品的安全评估的特殊考虑因素

放射性药品（Radiopharmaceuticals）是指含有放射性核素的药物，用于诊断和治疗恶性肿瘤、心脑血管疾病、中枢神经系统疾病等。这些药物的特殊之处在于它们释放放射性辐射来实现其诊疗效果。放射性药品主要包括放射性核素制剂、核素标记药物等。美国 FDA 根据其《行业指南："开发医用影像药物和生物制品"第一部分：进行安全评估》曾经对放射性药品的安全评估提出过以下考虑原则：对于放射性标记药物，应特别考虑选择放射性核素、放射性标记技术和放射药物纯度；针对儿童使用的影像产品，需要额外考虑安全因素，如剂量调整和使用适当的影像技术。中国国家药品监督管理局借鉴国际经验，结合我国监管实际发布《关于改革完善放射性药品审评审批管理体系的意见》（国药监药注〔2023〕20号），以旨缩短与国际先进水平差距，优化放射性药品注册检验、注册核查工作机制，满足临床需求，鼓励放射性药品研发。

以下是放射性药品安全评估中的一些特殊考虑因素：

（1）辐射剂量　需要计算给患者使用的放射性药品的有效剂量，以评估潜在的辐射风险。有效剂量考虑了辐射能量的种类和接受辐射的组织或器官的辐射敏感性。

（2）辐射暴露时间

① 物理半衰期：考虑放射性同位素的物理半衰期，即同位素放射活性下降到一半所需的时间。这对于评估患者和环境的长期辐射暴露有重要意义。

② 生物半衰期：生物半衰期指放射性物质从生物体中消失一半所需的时间，这影响患者体内辐射剂量的持续时间。

（3）辐射类型　不同类型的放射性射线（α射线、β射线、γ射线）具有不同的穿透能力和生物学效应，这需要在安全评估中予以考虑。

（4）使用途径和分布

① 药物的生物分布：评估放射性药品在体内的分布、代谢和排泄路径，以了解哪些器官或组织可能受到较高辐射剂量的影响。

② 给药途径：口服、静脉注射或其他给药途径会影响放射性药品在体内的分布和排泄。

（5）特殊人群的考虑　由于儿童和孕妇的辐射敏感性较高，对这些人群使用放射性药品时需要特别谨慎，可能需要调整剂量或考虑其他诊疗方法。

（6）环境保护　放射性药品的使用产生的废物需要特殊处理，以避免对环境和公众健康造成辐射风险。

（7）法规遵从　遵守有关放射性物质使用、储存、运输和废弃的国家和国际法规和指南。

放射性药品的安全评估需要跨学科的合作，包括药理学、医学物理学、核医学和辐射安全专家的共同努力，以确保患者接受安全、有效的治疗，同时最小化对医疗人员和环境的辐射风险。

7.28　不良事件报告中的案例叙述与首选术语（PT）的应用

在药物安全监测和不良事件报告中，案例叙述与首选术语是两个核心元素，分别提供事件的详细背景和标准化描述，确保了不良事件信息的准确性与一致性。

（1）案例叙述（case narrative）

① 目的与内容：案例叙述详细记录了不良事件的背景信息，包括患者基本资料（如年龄、性别）、用药详情（剂量、给药方式、用药时长）、不良事件具体情况（发生时间、持续时长、严重程度）、采取的治疗措施、事件结果，以及报告者的综合评估。此外，还应包括患者的其他健康状况、共病及并用药物情况。

② 作用：案例叙述的详细性和客观性使其成为评估药物相关风险和理解临床情境的重要工具。

（2）首选术语（preferred term，PT）

① 定义与来源：首选术语是一种标准化的医学术语，通常选自如 MedDRA（医药品监管

活动用医学术语字典）这样的系统，用于一致地描述不良事件。

② 功能：首选术语的使用有助于统一不良事件的分类，减少因术语不一致带来的误解和混淆，便于数据分析和跨研究、跨国界的信息比较。

（3）两者的协同作用

① 互补关系：案例叙述提供了事件的全面背景和细节，有助于深入理解个案情况；首选术语则确保了信息的标准化和可比较性。这两者的结合，不仅有助于药物安全监测人员准确把握事件的全貌，也支持了不良事件数据的规范化报告和分析。

② 实际应用：在进行药物安全评估时，通过结合案例叙述的详细记录和首选术语的标准化分类，可以更有效地识别、管理药物相关风险，并对不良事件进行精准监控。

总结：案例叙述和首选术语在药物安全监测和不良事件报告中各司其职，通过它们的综合应用，可以提升药物监管的效率和准确性，为保障公众健康提供强有力的支持。

7.29　不良药物反应（ADR）的综合考量

世界卫生组织（WHO）将不良药物反应（ADRs）定义为在药物正常使用剂量下产生的有害和意料之外的反应。这种反应不仅可能预示着药物使用的风险，而且通常需要采取预防措施、特定治疗、调整剂量方案，甚至产品撤回。该定义也扩展到了因用药错误或滥用而引起的反应，以及对未经授权或超范围使用药物的反应。

早在 25 年前的一项分析中，Lazarou 等通过分析 14 项医院病例报告研究，发现在美国，ADRs 是住院患者死亡的第四大原因，仅次于心血管疾病、癌症和脑卒中[5]。这突显了预防和诊断 ADRs 在确保患者安全中的重要性。尽管采取了各种预防措施，约有 5%～10% 的入院患者可能经历 ADRs。ADRs 的发生率与其识别方法密切相关，而多数 ADRs 并不会引起严重的全身症状[6]。在住院患者中，与 ADRs 特别相关的药物包括抗血小板药物、抗凝药物、细胞毒性药物、免疫抑制剂、利尿剂、抗糖尿病药物和抗生素。致命的 ADRs 通常与出血有关，其中最常见的疑因是非甾体抗炎药（NSAID）与抗血栓/抗凝药物的合用[7]。

（1）不良药物反应的分类

① A 型反应：有时称为增强反应，是"剂量依赖性"的，可以根据药物的药理学预测。

② B 型反应：称为奇特反应，是特异性的，不能根据药理学预测。

（2）不良药物反应的预防　尽管一些 ADR 是不可预测的，如个体对青霉素类抗生素的突然过敏反应，但许多 ADR 是可以通过足够的预见性和监测来预防的。流行病学研究显示，约 1/3 到 1/2 的 ADRs 是可预防的。降低 ADRs 发生概率的干预措施是减少患者伤害风险的重要途径。

（3）确定易感性并相应修改治疗选择　了解患者的易感性有助于指导处方决策，从而降低 ADRs 风险。患者的用药历史有助于识别任何以前的 ADRs，从而避免再次暴露。其他易感因素如年龄、性别、怀孕状态和种族也可以帮助预测 ADRs 的风险。例如，非洲或加勒比裔患者在治疗高血压时，建议使用 Ⅱ 型血管紧张素受体拮抗剂而不是 ACE 抑制剂，因为后者可能引起血管性水肿。药物基因组学开始为更个性化的药物选择提供预测工具，从而帮助确定谁可能更易遭受特定 ADRs。

（4）药物特异性不良药物反应的药物基因组学易感性示例　一些药物的 ADRs 与特定的遗传标记高度相关，例如卡马西平与 HLA B15：02 的关联，这在一些亚洲人群中可能引发严重的皮肤反应。辛伐他汀与 SLCO1B1 基因变异相关，可能导致部分患者出现肌肉相关副作用。

（5）确保治疗计划减轻任何可能的不良反应　谨慎的处方是减少 ADRs 的关键。例如，联合使用叶酸和甲氨蝶呤可以降低由于甲氨蝶呤引起的不良反应风险。监测使用肾脏活性药物或利尿剂时的电解质和肾功能也是至关重要的。

（6）挑战与策略：**不良药物反应的报告**　不良药物反应（ADR）的报告是确保药物安全性和有效性的关键过程。自发性报告系统，作为监测 ADR 的主要手段，已经存在了半个世纪。通过这种系统，药物监管机构能够收集关于所有授权和未授权药物及疫苗的疑似 ADR 信息，无论是处方药还是非处方药。有效的报告至少需要四个基本信息：可识别的患者、具体反应、疑似药物和可识别的报告者。尽管如此，报告者被鼓励提供尽可能多的数据和临床背景信息以促进准确评估。

尽管有明确的报告要求，ADR 的报告率普遍偏低，实际报告的比例估计不足 5%。这种低报告率限制了系统准确提供发病率数据的能力，并可能导致真实发生率被严重低估。以下是 ADR 报告中存在的几个主要挑战及其解决策略：

① 低报告率：不少医疗专业人员和患者可能不清楚如何报告 ADR，或认为报告过程繁琐。这种情况可能解释为何一些药物安全问题，如吡咯烷二酮和罗非昔布引发的心血管事件，尽管广泛使用这些药物，却长时间未被发现。

② 因果关系难以确定：有时很难确定不良事件与特定药物之间的直接因果关系，因为患者的病史和其他同时使用的药物也可能影响评估。

③ 报告质量不一：由于医疗专业人员和患者可能不熟悉报告要求或缺乏时间和资源，所提供的报告可能信息不全，难以用于有效的风险评估。

④ 隐私问题：患者可能担心报告 ADR 会泄露他们的个人信息，这也是报告系统设计中必须考虑的一项重要因素。

为了应对这些挑战并提高 ADR 报告的效率和准确性，需要加强对医疗专业人员和患者的教育，提高他们对 ADR 报告的意识和能力。此外，简化报告程序并确保患者隐私得到充分保护也是提高报告率的关键。通过这些措施，可以最大限度地减少不良药物反应对患者造成的影响，并提高药物的整体使用安全。

不良药物反应是新药开发和上市后临床实践中一个重要的安全问题，可能导致患者伤害和额外的医疗成本。虽然不可避免地会发生一些 ADR，但许多 ADR 是可以预防的，并且患者易感性的评估是预防 ADR 的关键。通过采取预防措施、准确诊断和有效治疗，可以最大程度地降低不良药物反应对患者的影响。

7.30　评估药物相互作用（DDI）的特殊考虑要点

在前面的章节我们已经对药物间相互作用（Drug-drug interaction，DDI）的基本概念进行了介绍。由于理解和研究药物相互作用在药物安全评估和药物警戒（PV）调查中不容忽视的重要性，本节我们将对 DDI 时的发生机制和安全管理要点进行更深度的探讨。

在临床实践中，多重用药是一个重要的药物安全问题，尤其是在老年人群中（因为需要多种药物治疗同时存在的多种慢性疾病）。据统计，在美国，65 岁及以上成人的多重用药率高达 65%。这种情况进一步增加了药物相互作用（DDI）的风险。药物间的相互作用涉及不同药物在体内的相互影响，可能导致药效增强、减弱，或产生新的不良反应。

（1）DDI 的机制

① 酶抑制或诱导：了解药物是否通过影响特定的药物代谢酶（如 CYP450 酶家族）来抑制或诱导其他药物的代谢是关键。酶抑制通常导致药物浓度增加，而酶诱导可能导致药物浓度降低。

② 转运蛋白的作用：考虑药物是否影响药物转运蛋白（如 P-glycoprotein），这些蛋白负责药物的吸收、分布和排泄。

③ 食物影响：某些药物相互作用可能受食物影响，食物可以改变药物的吸收率或程度。

④ 受体作用的相互影响：药物可能通过作用于相同或相反的受体来增强或抵消彼此的效果。

⑤ 年龄、性别和遗传背景：患者的年龄、性别和遗传差异可能影响药物代谢和相互作用的风险。不同患者的药物代谢和排泄能力不同，因此相同的药物组合可能在不同患者中产生不同的相互作用效应。

（2）DDI 的安全管理

① 制定风险管理计划：DDI 的研究有助于制定有效的风险管理计划，包括在药品说明书中提供 DDI 信息，指导临床使用。

② 监测和调整剂量：在可能发生重要 DDI 的情况下，密切监测患者的疗效和毒性，必要时调整剂量。部分药物需要定期监测血药浓度，以确保其在治疗范围内。药物间相互作用可能影响药物浓度，需要密切监测。

③ 使用临床指南和数据库：利用临床指南和专业数据库来评估和管理潜在的 DDI。

④ 早期评估：在药物开发早期阶段评估候选药物的潜在 DDI，以规避后期开发中可能出现的问题。在药物开发早期阶段识别潜在的 DDI，可以避免后期开发中出现昂贵的失败，减少因安全问题导致的药物撤市。

⑤ 预防不良事件：通过对 DDI 的深入了解，医疗保健提供者可以预防可能因相互作用而引起的严重不良事件，包括药物毒性增加和治疗效果降低。

⑥ 剂量调整：了解 DDI 可以帮助医生在临床实践中更准确地调整药物剂量，避免药物浓度过高引起的毒性或药物浓度过低导致的疗效不足。

⑦ 个性化治疗：基于个体的特定情况（如遗传背景、共患疾病等）评估 DDI 风险，有助于实现个性化治疗方案。

⑧ 指导临床实践：基于 DDI 研究的结果，制定和更新临床指南，指导医生合理使用药物，管理和预防 DDI。

⑨ 疾病状态：患者的健康状况，如肝脏或肾脏功能不全，可能影响药物的代谢和清除，从而影响 DDI 的风险。

⑩ 窄治疗指数药物：对治疗剂量敏感的药物，如抗癫痫药物，可能更容易受到其他药物的影响而升高血药浓度，继而引发药物不良反应，因此需要更加谨慎地管理。

⑪ 药物选择：在可能的情况下，优先选择不会相互影响的药物。避免同时使用相同代谢途径的药物，以减少相互作用的风险。

⑫ 专业咨询：医疗保健专业人员应该了解患者正在使用的所有药物，包括处方药、非处方药和补充剂，以避免可能的相互作用。

⑬ 注意不良反应：在患者开始新药治疗时，密切关注任何不良反应或不寻常的症状，可能是由于药物相互作用引起的（病人同时服用其他药物）。

⑭ 老年患者：老年患者通常同时使用多种药物，药物代谢和排泄可能减缓，增加了相互作用的风险。在老年患者中更需要注意。

⑮ 监测和调整：如有必要，可以通过监测药物浓度、临床反应和实验室指标，适时调整药物剂量或停止使用特定药物，以减少药物相互作用风险。

⑯ 提高患者和公众意识：通过教育患者和公众关于 DDI 的知识，增强他们在药物治疗中的自我保护能力。

药物间相互作用是一个复杂的问题，需要综合考虑药物特性、患者情况和实际应用。在药物治疗中，及时的信息共享、专业咨询和合理用药都是确保药物治疗安全和有效的重要环节。

7.31　合作开发或共同销售药物的药品安全监控管理

随着制药行业的发展，合作开发或共同销售药物已成为常态。为了确保上市后药物的安全性被有效监控和管理，合作双方通常会签订药品安全监测协议（Pharmacovigilance Agreement，PVA）。PVA 是一种正式的、书面的协议，规定了合作双方在药物安全监测和报告方面的职责和流程，明确每个合作伙伴在药品安全报告和评估方面的责任和角色。

以下是通过 PVA 共同管理上市药物产品安全报告和评估的关键要点：

（1）明确职责分配

① 数据收集：协议应明确指出哪一方负责收集不良事件报告，包括来自临床研究、文献、健康保健专业人员和消费者的报告。

② 数据评估：指定哪一方负责对安全数据进行初步评估，包括确定事件的严重性和是否与药物相关。

③ 报告提交：明确哪一方负责向监管机构提交必要的安全报告，包括个案安全报告（ICSR）和定期更新安全报告（PSUR）。

（2）信息共享和沟通机制

① 定期更新：建立机制，定期交换安全信息和数据，确保双方都了解最新的安全性评估和监管要求的变化。

② 紧急情况下的沟通：在发现重大安全问题时，建立快速沟通渠道，以便迅速采取行动，如市场撤回或安全警告更新。

（3）数据管理和保密性

① 数据整合：确保双方可以访问和利用共同的数据库，以便对安全性数据进行全面分析。

② 保护患者隐私：遵守相关的数据保护法规，确保患者信息的保密性和安全性。

（4）培训和质量控制

① 人员培训：确保负责药物安全监测的员工接受适当的药品安全和法规遵从培训。

② 质量保证：建立质量控制流程，定期审查和评估药物安全监测和报告的效果和质量。

（5）监管合规性

① 遵守法规：协议应确保双方的药品安全活动完全符合所在国家或地区的法律和监管要求。

② 监管机构的交流：在必要时，合作双方应共同与监管机构沟通，解决可能出现的药物安全问题。

通过这样的药品安全协议，合作双方可以确保药物上市后的安全监测和管理工作得到有效执行，并根据实际操作经验进行调整和改进。

7.32 ICH 指南在仿制药开发中的应用

国际人用药品注册技术要求协调委员会（ICH）发布了多项指南，旨在促进药品开发过程中的技术标准化和规范化，包括原研药（innovator drugs）和仿制药（generic drugs）。与仿制药开发密切相关的 ICH 指南主要集中在质量、安全性和有效性的评估上，以下是一些与仿制药开发密切相关的 ICH 指南概览：

（1）ICH Q1A-Q1F——稳定性测试 这套指南详细规定了药品稳定性测试的必要标准，对于确保仿制药在规定的储存条件下保持稳定性极为重要。

（2）ICH Q2（R1）——分析验证 此指南提供了确保分析方法适用于药品质量控制的验证原则，对于仿制药的质量控制尤为关键。

（3）ICH Q3A-Q3D——杂质测试 这些指南具体描述了如何识别、量化和控制药品中的杂质，是保证仿制药质量安全的重要参考。

（4）ICH Q5A-Q5E——生物技术产品 这些指南虽主要面向生物技术产品，但其中关于生物相似性的内容对开发生物仿制药具有参考价值。

（5）ICH Q6A——药品注册规格 此指南定义了药品注册申请中必须提供的规格信息，适用于原研药和仿制药。

（6）ICH Q8——制药开发 虽主要针对原研药，但其中关于工艺开发和质量风险管理的内容也适用于仿制药开发。

（7）ICH Q9——质量风险管理 提供了评估、控制和沟通药品开发与生产过程中质量风险的系统方法，对仿制药生产同样适用。

（8）ICH Q10——制药质量系统 描述了仿制药生产企业应遵循的全面质量管理系统，包括质量保证、生产、质量控制等原则。

（9）ICH Q11——药品物质开发与制造 提供了药品物质开发和制造的综合指导，涵盖了仿制药原料的选择和控制。

（10）ICH E5——跨地区临床试验差异 虽主要针对新药，但此指南有助于理解在不同地区进行仿制药生物等效性研究的临床试验要求差异。

通过遵循这些 ICH 指南，制药企业不仅能确保仿制药的质量和疗效与原研药一致，还能促进全球药品监管的统一性和协调性。

7.33 生物利用度和生物等效性在仿制药安全性评估中的作用

生物利用度（Bioavailability，BA）和生物等效性（Bioequivalence，BE）是药物开发和安全性评价中的两个重要概念，特别是在仿制药的研发和审批过程中。

（1）生物利用度（BA） 生物利用度指药物给药后其有效成分进入全身循环的速率和程度。BA 的测量提供了药物吸收速率和程度的关键数据，这对评估药物的疗效和安全性至关重要。通过分析 BA 数据，可以确定最适宜的给药途径、剂量及剂型，确保药物在体内达到合适的浓度，发挥预期治疗作用，同时避免因过量引起的不良反应。

（2）生物等效性（BE） 生物等效性的评估是通过比较两种药物（通常是仿制药与其对

应的原研药）在相同条件下的生物利用度来进行的。若两药物的 BA 数据在统计上无显著差异，它们即被视为生物等效。BE 研究主要在仿制药开发和审批中使用，目的是验证仿制药与原研药在安全性、疗效和质量上的一致性。通常，BE 的判定基于比较两种药物的药代动力学参数，如 AUC（药物浓度时间曲线下面积）和 $C_{\max}$（最大血药浓度）。若这些参数在接受范围（如 80% ～ 125%）内，两种药物则被认为是生物等效的。

（3）BA 和 BE 在药物安全性评价中的应用

① 确保疗效与安全性：通过 BA 和 BE 研究，确保药物在人体内以适当的速率和剂量被吸收，达到治疗所需浓度，从而保证疗效和最小化安全风险。

② 剂量优化：BA 数据有助于优化药物剂量，避免不必要的副作用，同时确保足够疗效，尤其对于治疗窗口狭窄的药物来说至关重要。

③ 促进仿制药合理使用：BE 研究通过证明仿制药与原研药的等效性，为医生和患者使用仿制药提供信心，有助于药物的普及和降低医疗成本。

④ 监管审批：BA 和 BE 数据是监管机构批准仿制药上市的重要依据，确保了公众能够使用既安全又有效的药物。

生物利用度和生物等效性研究是药物安全性和有效性评价的核心部分，对于保证患者接受高质量、有效及安全的治疗起到了关键作用。

7.34　临床试验与监管报告中"第 0 天"定义的比较

在临床试验和监管报告中，"第 0 天（Day 0）"的定义对于确保数据的一致性和准确性至关重要。本节将对临床试验中的"第 0 天"与监管的不良事件报告中的"第 0 天"的定义进行比较，探讨这两种定义在实际应用中的差异以及它们对研究和报告流程的具体影响。通过这种比较，可以更好地理解在不同情境下如何准确记录和处理与药物相关的事件。

（1）在临床试验中不良事件的"第 0 天"定义　在临床试验中，不良事件的"第 0 天"通常定义为研究药物首次给药的日期。这一定义对于标准化数据收集与分析过程至关重要，确保所有的不良事件都能针对给药时间被准确记录和评估。

例如，如果一位临床试验参与者在"第 0 天"接受研究药物，并在随后的第 3 天发生了一个不良事件，该事件将被记录为在给药后的第 3 天发生。这种方法有助于确保数据的一致性、准确性和可比性。

（2）监管的不良事件报告中的"第 0 天"定义

① 事件发生日："第 0 天"通常被视为不良事件发生的具体日子，即患者或受试者经历不良事件的日期。

② 公司知情日：从公司获知不良事件的那一天起，监管报告的计时开始。这一日期标志着报告时间线的启动，其重要性在于它触发了必须遵循的报告流程。不良事件报告的具体流程和时间线可能因国家和监管机构的具体规定而异，并根据不良事件的严重性和性质有所区别。

（3）监管合规性

这两种"第 0 天"的定义虽然都关联于时间的追踪和记录，但它们在应用上有所不同：

① 临床试验中的"第 0 天"主要关注于研究的统一起点，确保所有不良事件与药物给药的关联性能被准确评估。

② 监管中的"第 0 天"则更侧重于确保监管合规，强调从知情到报告不良事件的过程中

的时间敏感性，以符合监管机构对于及时性和完整性的要求。

通过明确"第0天"的不同定义，临床试验可以更有效地管理和报告不良事件，提高试验的整体质量和监管遵从性。这种区分对于药物开发和监管实践中处理不良事件的方式具有重要意义，确保了数据的准确收集与及时、透明的沟通。企业需要严格遵守这些指南，以确保准确和及时地履行监管责任。

7.35　药物引起的肝损伤（DILI）

药物性肝损伤（Drug-induced liver injury DILI）是指由药物引起的肝脏损伤。它是药物不良反应中的一个重要类别，并且是药物上市后被撤下的主要原因之一。

DILI 可以是暂时的，但在某些情况下可能是严重的，甚至导致急性肝功能衰竭。此外，DILI 的表现形式多种多样，可以模拟几乎所有已知的肝病类型，这使得其诊断和治疗都有一定的复杂性。

（1）DILI 的发病机制　药物性肝损伤（DILI）可以通过多种机制发生，这些机制可能因具体药物和个体因素而异。一些已知的机制包括：

① 直接毒性：有些药物或其代谢物可直接损害肝细胞，导致肝损伤。这可能是通过氧化应激、线粒体功能障碍或其他细胞机制发生的。

② 代谢激活：有些药物需要肝脏的代谢激活才能变得活跃或从体内消除。然而，这种代谢过程也会产生有毒副产物，损害肝细胞。

③ 免疫介导的反应：一些药物可以引发肝脏的免疫反应，导致炎症和肝损伤。这可以通过多种机制发生，包括药物引起的超敏反应、免疫介导的细胞毒性或自身免疫反应。

④ 胆汁淤积：一些药物会干扰胆汁的正常流动，导致胆汁淤积的病症。这可能导致胆汁酸和其他有毒代谢物在肝脏中积聚，导致肝损伤。

⑤ 脂肪变性：一些药物会导致肝细胞中脂肪积聚，导致脂肪变性或脂肪肝。这会损害肝功能并增加肝损伤的风险。

DILI 的具体机制可能取决于多种因素，包括药物类型、剂量、使用持续时间、个体易感性和潜在的肝病[8]。

（2）DILI 发病率　在西方国家，DILI 的发病率估计为 1/100000 ~ 1/10000 之间。然而，因为很多病例都没有被报告，所以真实的数字可能更高。药物的种类和使用频率也可能导致发病率在不同的地区和人群中有所不同。

（3）药物暴露后的起病时间　大部分 DILI 在服药后的几天到几周内发生，但某些药物可能导致延迟数月才表现出相关症状。

（4）临床表现　初步症状可能包括疲劳、食欲不振和腹痛。在严重的病例中，可能出现黄疸、暗色尿液、淡色大便和黄染的眼睛和皮肤。

（5）可疑药物　已知有上百种药物与 DILI 有关。最常见的包括非处方药如乙酰水杨酸（阿司匹林）、对乙酰氨基酚，以及某些抗生素、抗结核药物、抗惊厥药和某些草药或膳食补充剂。

（6）除可疑药物外的其他风险因素

① 年龄：老年人可能对某些药物更为敏感。

② 性别：某些药物诱导的 DILI 在女性中更为常见。

③ 基因：某些人因为遗传原因对特定药物更为敏感。

④ 酒精使用：过量或长期饮酒可能增加 DILI 的风险。

⑤ 肝脏各种感染：如乙型、丙型肝炎等。

⑥ 环境和职业因素：暴露于某些化学物质或有害物质，如有机溶剂或某些重金属，可能增加 DILI 的风险。

（7）**监管要求** 为确保药物的安全性，各国的药物监管机构如美国的 FDA 和欧洲的 EMA 要求制药公司在临床试验和上市后进行 DILI 的严格监测。

（8）**相关风险管理** 确保患者在服用可能导致 DILI 的药物前进行充分的风险评估。患者需要定期进行肝功能检查，特别是在开始新的治疗方案时。医生和患者都应对可能的 DILI 症状有所了解，并在出现症状时及时采取行动。为了预防和管理 DILI，医生和患者需要保持警惕，确保在用药前后进行充分的沟通。

7.36 欧洲肝脏研究协会甄别疑似 DILI 的原则

药物引起的肝损伤（DILI）是最常见、最严重的药物不良反应之一。1969—2002 年，从市场上撤回的 76 种药物中，有 12 种是由于造成肝损伤[9]。DILI 的全球估计年发生率在每 100000 名暴露者中 1.3 ~ 19.1 例之间，占所有急性肝炎病例的大约 10%，以及高达急性肝功能衰竭病例的一半。通常，DILI 的诊断是在排除其他常见的肝病原因后做出的，并且肝活检可以确定 DILI 的诊断。欧洲肝脏研究协会（European Association for the Study of the Liver，EASL）为诊断和管理药物诱导性肝损伤提供了一系列指导原则和建议[10]。EASL 于 2019 年在《肝病学杂志》上发表的《药物性肝损伤的 EASL 临床实践指南》提供了对药物性肝损伤（DILI）的诊断、治疗和预防的宝贵指导。EASL 的指南通常包括以下几个方面来识别和管理疑似 DILI：

（1）**病史收集** 详细了解患者使用的所有药物（包括处方药、非处方药、草药和补充剂），以及药物开始使用的时间和出现肝脏相关症状的时间。

（2）**临床评估** 评估症状是否符合 DILI 的表现，包括黄疸、疲劳、恶心、呕吐、腹痛等。

（3）**实验室检查** 进行血液检查，测量肝功能指标，如转氨酶（AST、ALT）、碱性磷酸酶（ALP）和胆红素水平。

（4）**排除其他原因** 排除其他可能导致类似症状的疾病，如病毒性肝炎、酒精性肝病、自身免疫性肝病等。

（5）**药物相关性评估** 使用特定的评分系统，如 RUCAM（Roussel Uclaf Causality Assessment Method）评分系统，来评估药物与肝损伤之间的因果关系。

（6）**管理和治疗** 如果怀疑 DILI，建议停用可疑药物，并根据患者的具体情况进行监测和治疗。在某些情况下，可能需要使用类固醇或其他免疫抑制剂。

（7）**跟踪和监测** 对于确诊的 DILI 患者，需要定期进行肝功能检测，以监测病情的进展和恢复情况。

《药物性肝损伤的 EASL 临床实践指南》为医疗专业人员提供了宝贵的资源，有助于推动知识的进步、护理的标准化，并改善患有 DILI 患者的预后。它们成为临床医生、研究人员和决策者在应对药物性肝损伤所面临挑战、确保患者安全方面的参考。

7.37 药物诱导的肾损伤（DIRI）

药物诱导的肾损伤（Drug-induced renal injury，DIRI）指由药物引起的肾功能和 / 或结构损害。这些损害可以是暂时性的，也可以是永久性的。DIRI 的临床表现各异，包括肾功能的轻度至重度减退、血尿、蛋白尿、电解质紊乱等。某些药物可能会导致急性或慢性肾脏损伤。

（1）流行病学

① 发病率：药物诱导的肾损伤的具体发病率因地区、人群和使用的药物而异。据估计，DIRI 占所有急性肾损伤的 10% ～ 60%。

② 发病时间：药物诱导的肾损伤的起病时间从几小时到几天不等，这取决于特定的药物和个体的反应。

（2）临床表现

① 急性肾小管坏死：常见的表现为尿频、尿痛和血尿。

② 间质性肾炎：可能出现发热、疼痛、肾功能下降等症状。

（3）案例概述　患者，50 岁男性，因社区获得性肺炎入院，开始接受青霉素类药物治疗。在治疗的第三天，他出现了轻度腹泻和乏力。实验室检查显示血肌酐水平上升（从入院时的 1.0mg/dL 升高到 2.8mg/dL）。尿常规显示轻度蛋白尿和血尿。考虑到这些新出现的肾功能异常与药物有关，医生决定停用青霉素类药物。在接下来的几天里，患者的肾功能逐渐恢复正常。此案例提示，即使是常用的抗生素，如青霉素类药物，也可能导致药物诱导的肾损伤。在药物治疗期间，定期监测肾功能并密切注意任何与 DIRI 相关的症状和体征是很重要的。

（4）常见可疑药物　诱导肾损伤的常见药物包括非甾体抗炎药（NSAIDs）、某些抗生素、某些抗逆转录病毒药、锂盐、某些造影剂等。

（5）可疑药物外的其他风险因素　年龄，老年人更容易受到影响；既往的肾脏疾病；其他并发疾病如糖尿病或高血压；脱水或低血压；与其他可能影响肾功能的药物合用。

（6）法规要求　各国对于药物的研发、上市和使用都有严格的法规和监管机制，确保了患者的安全。对于已知可能引起肾损伤的药物，监管机构通常要求制药公司在产品说明书中明确指出这一点。

（7）相关的风险管理　对于已知可能导致 DIRI 的药物，医生通常会定期监测患者的肾功能，以早期发现并预防问题的发生。

病人被教育关于如何识别 DIRI 的早期症状，并在出现这些症状时立即寻求医疗帮助。有风险的患者可能需要减少剂量或选择其他治疗方案。

7.38　药物引起的急性胰腺炎（DIAP）

药物引起的急性胰腺炎（Drug-induced acute pancreatitis，DIAP）是一种相对罕见 ADR。药物诱导的胰腺炎的确切机制尚不完全清楚，相关动物研究很少，可能与直接的细胞毒性效应、间接的免疫介导效应、胰腺管阻塞或代谢紊乱有关。

（1）流行病学

① 发病率：药物引起的急性胰腺炎相对罕见，其发病率取决于具体药物。据估计，药物引起的胰腺炎占所有急性胰腺炎病例的 1% ～ 2%。

② 发病时间：服药后到胰腺炎症状出现的时间从几天到几周不等，这取决于特定的药物和个体的反应。

（2）临床表现　通常情况下，发生药物诱导的急性胰腺炎的患者没有明显的特征。他们的年龄和性别与预期治疗的原发疾病相符，他们没有过敏性疾病、对其他药物的反应或既往的胰腺、肝脏或血管疾病背景。主要症状包括上腹部疼痛、恶心、呕吐、发热。实验室检查可能显示血清淀粉酶和脂酶水平升高。

（3）病例概述

① 患者：45 岁女性。

② 病史：因为复发性系统性红斑狼疮被开具了用雷公藤治疗的处方。

③ 临床表现：在开始治疗后的 10d，患者出现上腹部剧烈疼痛、恶心和呕吐。

④ 实验室检查：血清淀粉酶和脂酶水平显著升高。

⑤ 诊断和治疗：根据临床表现和实验室检查结果，诊断为急性胰腺炎。停止雷公藤治疗，给予液体复苏和疼痛缓解。随后，患者的症状逐渐缓解。

⑥ 结论：雷公藤与此患者的急性胰腺炎有关。

（4）可疑药物　早在 1959 年，Johnston 和 Cornish 报道了 4 例与噻嗪治疗相关的急性胰腺炎患者[11]。自那时以来，已有报告称至少有 25 种不同药物与胰腺炎有关。以下药物似乎会引起胰腺炎：硫唑嘌呤、噻嗪类药物、磺胺类药物、呋塞米、雌激素和四环素。对于天冬氨酸酶、医源性高钙血症、氯他地啶、皮质类固醇、乙烯吡咯酸、苯乙双胍和普罗卡胺酰胺，存在较少的确凿证据，但仍有暗示性证据。涉及其他药物的证据不足或矛盾。对药物诱导的胰腺炎的发病机制知之甚少。常见的可能导致急性胰腺炎的药物还包括某些抗生素（如哌拉西林 / 他唑巴坦）、某些免疫抑制药物（如雷公藤）、某些抗病毒药（如达卡他韦）、抗癫痫药物（如丙戊酸）、HIV 治疗药物、免疫抑制剂（如环孢素）、利尿剂（如呋塞米）等。

（5）除可疑药物外的其他风险因素　包括酗酒、高脂血症、胆囊疾病、遗传倾向等。

（6）识别和评估 DIAP 的原则

① 药物历史：详细记录患者的药物使用历史，包括处方药、非处方药、草药制品和补充剂，特别是在急性胰腺炎发作前使用的药物。

② 临床表现：急性胰腺炎的典型症状包括突发的严重腹痛（通常位于上腹部，可能放射到背部）、恶心、呕吐和腹部胀满。腹痛是最常见和最典型的症状。

③ 实验室检查：血液检测可能显示血清淀粉酶和 / 或脂肪酶水平升高，这是急性胰腺炎的常见生化标志。

④ 影像学检查：腹部超声、CT 扫描或 MRI 可以用来评估胰腺的情况，帮助诊断急性胰腺炎及其严重程度。

⑤ 排除其他原因：需要排除其他可能导致急性胰腺炎的原因，如胆石症、酒精摄入、高血脂症等。

⑥ 因果关系评估：评估药物与急性胰腺炎之间的因果关系，考虑停药后症状是否缓解和再次暴露是否再次引发症状。

⑦ 管理和治疗：DIAP 的管理通常包括停用可疑药物、支持性治疗（如液体复苏、疼痛管理）、监测和处理并发症。

7.39　药物诱发的贫血（DIA）

药物引起的贫血（Drug-induced anemia，DIA）是指使用或接触某些药物导致血红蛋白水平下降的状况。根据其潜在的机制和病因，药物引起贫血的机制可以各不相同。有些药物直接影响红细胞的产生、成熟或存活，而其他药物可能引起免疫反应攻击红细胞。此外，某些药物可能导致胃肠道出血，导致铁丢失继发的贫血。

药物引起的贫血根据一般临床研究和文献回顾的构成百分比如下：

（1）**缺铁性贫血** 约占药物引起的贫血总数的 30%～40%。某些药物可能干扰体内铁的吸收、利用或储存，导致缺铁性贫血。质子泵抑制剂（proton pump inhibitors，PPIs）和抗酸药可能减少胃酸的产生，影响从食物中吸收铁。非甾体抗炎药可能导致胃肠道出血，导致铁的丢失。

（2）**溶血性贫血** 约占药物引起的贫血总数的 10%～15%。某些药物可能引发红细胞的破坏，导致血溶性贫血。例子包括某些抗生素（例如青霉素、头孢菌素）和抗疟疾药物（例如伯氨喹）。这些药物可能引发免疫反应，攻击并分解红细胞。诊断包括红细胞计数（CBC）、平均红细胞体积（MCV）、网织红细胞计数、外周血涂片、库姆斯试验、血红蛋白、乳酸脱氢酶（LDH）、胆红素和肝功能检测。

（3）**造血减退性贫血** 又称获得性纯红细胞再生障碍（PRCA），约占药物引起的贫血总数的 20%～25%。某些药物可能抑制骨髓产生红细胞的能力，导致造血减退性贫血。化疗药物、免疫抑制剂和某些抗生素与这种类型的贫血有关。诊断包括血液检测 [CBC、铁、总铁结合能力（TIBC）、铁饱和度和铁蛋白] 和骨髓穿刺及活检。

（4）**免疫介导性贫血** 约占药物引起的贫血总数的 10%～15%。某些药物可能引起对红细胞的自身免疫反应，导致免疫介导性贫血。例子包括某些抗生素（例如青霉素）、非甾体抗炎药和某些抗癫痫药物。

（5）**大红细胞贫血** 约占药物引起的贫血总数的 5%～10%。药物引起的维生素 B_{12} 或叶酸缺乏，某些药物可能干扰 DNA 合成和细胞分裂，导致产生较大、不成熟的红细胞（巨幼红细胞）。例如，已知甲氨蝶呤抑制叶酸代谢的药物和某些抗癫痫药物会导致大红细胞贫血。

（6）**骨髓癌样贫血** 约占药物引起的贫血总数的 5%～10%。某些药物可能渗入骨髓，药物引起的 DNA 合成抑制（如化疗），导致骨髓癌样贫血。该病症通常与化疗药物和其他药物有关。诊断包括 CBC、乳酸脱氢酶（LDH）检测、间接胆红素检测、铁和铁蛋白检测、钴胺素缺乏检测、叶酸缺乏检测、网织红细胞增多检测、诊断成像（用于可能的盲环综合征）、骨髓穿刺和活检。

（7）**铁粒幼细胞性贫血** 药物导致骨髓中线粒体内铁积聚，干细胞生物合成受损。诊断包括 CBC、外周血涂片、铁研究（如铁蛋白和总铁结合能力）、骨髓穿刺和活检，根据需要进行其他研究。

（8）**因失血导致的贫血** 由药物引起的肠道出血。诊断包括铁研究以排除慢性疾病引起的铁缺乏、实验室检测（CBC）、直肠检查、内窥镜检查或结肠镜检查。

药物引起的贫血的严重程度和发病时间因个体易感性、用药剂量和用药持续时间而异。及早识别并停用有问题的药物是管理药物引起贫血的重要措施。医疗保健提供者需要仔细评估患者的病史、用药情况和实验室检查结果，确定贫血的原因，并提供适当的治疗和管理策略。在某些情况下，转换为替代药物或调整剂量可能是缓解贫血影响的必要措施。

7.40 药物诱发的免疫性溶血性贫血（DIIHA）

药物诱发的免疫性溶血性贫血（Drug-induced immune hemolytic anemia，DIIHA）是药物引起的贫血中比较少见（构成百分比 10%～15%）但后果严重的一类贫血。DIIHA 是一种由药物引起的自身免疫反应，导致红细胞过早破裂而引起的贫血，对患者造成严重的健康问题。药物诱发的溶血性贫血在儿童中很少见。

（1）DIIHA 发生率 药物诱发的免疫性溶血性贫血并不常见。药物诱发的免疫性血小板减少症和中性粒细胞减少症的发病率相当有很好的文献记录（分别为每百万人 10 ～ 18 例和 2 ～ 15 例）。但是普遍认为这对于 DIIHA 是一个低估，因为只有较显著的溶血反应才会引起适当的调查来证明药物导致免疫性溶血性贫血[12]。DIIHA 的确切发生率难以确定，因为许多病例可能未被诊断或报告。根据不同的研究和文献，DIIHA 的发生率在接受某些特定药物治疗的患者群体中可能会更高。例如，某些类型的抗生素（如青霉素和头孢菌素）、非甾体抗炎药、抗癫痫药物、某些高血压药物被报告与 DIIHA 的发生有关。

（2）DIIHA 发病时间 DIIHA 的发病时间可以从服用相关药物几分钟到几周不等，部分取决于溶血的机制和个体对药物的反应。例如，药物依赖性抗体反应通常在药物首次给药后不久发生，而药物非依赖性抗体反应可能在连续用药数天到数周后才出现。

（3）DIIHA 发生机制 DIIHA 的发生机制通常涉及免疫系统对药物或其代谢产物的反应，这种反应可能导致体内的抗体攻击和破坏红细胞。根据免疫反应的具体类型，DIIHA 可以分为以下几个不同的机制类别。

① 药物依赖性抗体反应：在这种情况下，药物或其代谢物与红细胞表面结合，形成抗原，诱发抗体产生。这些抗体只有在药物存在时才会与红细胞结合，导致溶血。

② 药物非依赖性抗体反应：某些情况下，药物刺激体内产生抗体，这些抗体直接与红细胞结合，导致溶血，而不需要药物作为媒介。

③ 免疫复合物介导的溶血：药物和抗体形成复合物，这些复合物随后与红细胞表面的补体结合，导致溶血。

（4）最常见引起 DIIHA 的药物 包括头孢菌素、达普霉素、左旋多巴、左旋氧氟沙星、甲基多巴、非甾体抗炎药（如伊布普洛芬）、高血压药物（如 α- 甲基多巴）、青霉素及其衍生物、苯磺吡啶、奎尼丁等。

（5）DIIHA 临床症状 有尿液变深、疲劳、皮肤苍白、心率加快、气短、皮肤和眼白发黄（黄疸）等。

（6）DIIHA 检查和测试 体检可能显示脾脏增大。绝对网织红细胞计数，以确定骨髓是否以适当的速度产生红细胞。直接或间接库姆斯试验，检查是否有抗体攻击红细胞，导致红细胞过早死亡。检测间接胆红素水平，检查是否有黄疸。进行红细胞计数。检测血清血红蛋白水平，检查是否有红细胞过早破坏。检测乳酸脱氢酶水平，这与红细胞破坏增加相关。检测尿液血红蛋白，检查是否有溶血。

（7）病例摘要 一名 80 岁的女性患者主诉背痛和呼吸困难已有 4d。她有青霉素轻微过敏、高血压、甲状腺功能减退、痛风、舒张功能不良、高脂血症、短暂性脑缺血发作和非 ST 段抬高型心肌梗死（NSTEMI）的病史。初始检查显示肌钙蛋白和尿液分析中有白细胞 / 细菌升高。胸部计算机断层扫描血管造影显示双基底肺不张 / 实变，怀疑为肺炎。重复血培养结果显示甲氧西林敏感金黄色葡萄球菌（methicillin-sensitive staphylococcus aureus，MSSA）阳性；患者被诊断为严重脓毒症，继发于细菌性肺炎和泌尿道感染。MRI 显示 T1-T2 椎体水平有椎间盘炎和骨髓炎，超声心动图检查发现二尖瓣心内膜炎。给病人先使用哌拉西林 - 他唑巴坦、万古霉素和阿奇霉素治疗后降级为抗生素头孢唑林。

转换为头孢唑林后的 7d，患者的血红蛋白开始下降，需要多次输血。EGD 显示正在愈合的胃溃疡，没有活动性出血迹象。患者的溶血性贫血检查显示乳酸脱氢酶（LDH）、间接胆红素水平升高，血红蛋白结合蛋白水平降低。直接抗人球蛋白试验和补体检测结果均为阴性。外周血涂片显示镰刀样红细胞。鉴别诊断包括药物的副作用、心内膜炎引起的剪切力或自身免疫性溶血性贫血（autoimmune hemolytic anemia，AIHA）。然而，其他血液检查显示从转换为头孢唑林后的第5天开始嗜酸性粒细胞计数上升。初步诊断为可能是对头孢唑林的过敏反应导致的慢性特发性溶血性贫血（chronic idiopathic hemolytic anemia，CIHA）。这个诊断基于她之前已知对青霉素的过敏、血红蛋白下降、溶血性贫血的检查结果，以及在开始使用头孢唑林后嗜酸性粒细胞计数的上升，并排除了其他可能的急性贫血原因。转换为万古霉素后，血红蛋白水平逐渐上升，嗜酸性粒细胞计数下降。患者出院后继续使用万古霉素治疗6周。头孢唑林引起的免疫性溶血性贫血成立。

头孢替丹是一种第二代头孢菌素类抗生素，广泛用于治疗多种细菌感染，包括皮肤感染、骨髓炎、腹部感染、妇科感染等。从1985年批准头孢替丹到1997年，FDA报告了85例头孢替丹引起的溶血性贫血，其中15/85（18%）死亡。血红蛋白（Hb）水平平均下降为6.7g/dL，平均最终Hb为5.2g/dL。约一半患者不得不接受输血，8%的患者出现肾功能不全[12]。

当停用药物时，DIIHA通常很快消失。通常不需要类固醇治疗，而且有有限的数据表明，当DIIHA不是自身免疫性时（即由于药物依赖性抗体引起），类固醇没有任何效果；大多数类似类固醇有助于疗效的病例报告因同时停用药物而产生混淆。

DIIHA的诊断可能相当复杂，需要综合考虑病史、临床表现和实验室检查结果。实验室检查可能包括直接抗人球蛋白试验（direct antiglobulin test，DAT）和间接抗人球蛋白试验（indirect antiglobulin test，IAT），以检测血液中的抗体。

治疗DIIHA的首要步骤是停用可疑药物。在某些情况下，可能需要进一步治疗，如使用皮质类固醇来减少免疫反应，或者在严重情况下进行输血。对于这种病症的管理，密切监测和个体化治疗计划是关键。

7.41　药物诱发的精神病（DIP）

药物诱发的精神病（Drug-induced psychosis，DIP）是一种由药物使用或滥用引起的精神病态，特征是出现幻觉、妄想、思维混乱和行为异常。这种状态可以由多种药物引起，包括处方药、非法药物和某些药用药物（比如OTC药物和草药）。

（1）引起药物诱发精神病的常见药物

① 非法药物：如大麻、可卡因、摇头丸（MDMA）、安非他命（包括冰毒）和卡特（khat）。

② 处方药：某些类型的药物，包括某些抗抑郁药、抗精神病药、抗癫痫药，以及某些中枢神经系统刺激剂，可能会导致精神病症状。

③ 过量使用的常用药物：包括某些过量使用的止痛药和止咳药。

在精神病发作期间，一个人的行为或情绪可能会发生显著变化。对于药物诱发的精神病，最常见的问题是出现幻觉、极度困惑和记忆障碍。

（2）药物诱发的精神病症状　包括幻听（听到不存在的声音）、幻视（看到不存在的事物）、妄想（持有错误的信念，如被迫害妄想）、思维混乱或说话混乱或说话非常不清楚、难以维持对话、记忆问题、缺乏自我照顾和卫生、无缘无故地傻笑或无缘无故发怒、丧失活力或行动减少、与周围环境脱节、成绩下降或工作表现不佳、对他人产生怀疑或妄想（甚至对亲近的朋友和家人也如此）、孤立并且更多时间的独处、有强烈的奇怪或怪异的想法、情感缺失。

并非所有使用这些药物的人都会出现精神病症状。研究发现，大约有 10% 的大麻使用者会出现精神病症状，可卡因的成瘾人中有 90% 的人有妄想症状、96% 的人有幻觉。近 15% 的安非他命使用者和超过 11% 的甲基苯丙胺使用者会有精神病症状。

（3）治疗　治疗药物诱发的精神病首先需要停用引起症状的药物，并评估患者的整体健康状况。在某些情况下，可能需要使用抗精神病药物来控制症状，同时也可能需要心理支持和心理治疗来帮助患者应对经历的精神病症状。

大多数情况下，使用药物时经历的精神病症状只会在药物在体内时存在。药物撤离后，患者所有幻觉、妄想和其他症状都会消失。但在某些情况下，患者的症状可能会持续存在。一项关于对使用甲基苯丙胺的中国人群的研究发现[13]：停止使用甲基苯丙胺 60% 的人在 1 个月后精神病症状消失，30% 的人的症状在 1 ~ 6 个月之间消失。10% 的人症状持续 6 个月以上。

（4）预防　预防药物诱发的精神病的关键在于合理使用药物，遵循医生的处方指导，避免非法药物的使用，以及在使用可能影响心理健康的处方药时进行适当的监测和评估。当重新使用同种药物时，精神病症状重新出现的风险很高。确保症状永远消失的最好方法是不要使用该种药物。

7.42　药物引起的自杀倾向（DIS）

药物引起的自杀倾向（Drug-induced suicidality，DIS）指在使用某些药物治疗过程中出现的自杀思考、自杀企图或自杀行为的增加。这种现象可以发生在不同种类的药物中，包括但不限于抗抑郁药、抗精神病药、抗癫痫药以及某些用于治疗慢性疼痛的药物。值得注意的是，这种倾向并不是所有使用这些药物的人都会经历，而是在个别患者中观察到的现象。

药物引发的自杀性行为的生物学可信度及其机制尚不清楚。这可以是药物对大脑功能的直接效应，或是由于药物的副作用、戒断症状或其他相关因素的间接效应。

药物引发的自杀性行为的发病率或患病率非常低，但由于这一安全问题的严重性，它经常成为监管机构的敏感问题。因为不同类别的药物可能有不同的风险导致这种严重的事件，很难提供药物引起的自杀性行为的一般发病率。

（1）可能引起 DIS 的相关药物

① 抗癫痫药物（antiepileptics）：一些研究指出，托波马特和拉莫三嗪与增加的自杀思想和行为有关。2008 年，FDA 的一项审查发现，服用抗癫痫药物的患者的自杀行为或自杀念头的风险（0.43%）大约是安慰剂（0.22%）患者的两倍。

② 抗抑郁药物（antidepressants）：一些选择性 5- 羟色胺再摄取抑制剂（selective serotonin reuptake inhibitors，SSRIs），如氟西汀、舍曲林和帕罗西汀，尤其是在青少年和年轻成人中，与自杀思想的增加有关。这类药物在青少年和成年人中的自杀风险有所不同。警告表示，抗抑郁药物可能会在刚开始使用时增加自杀念头和行为的风险。FDA 在 2004 年就药物在儿科患者中增加的自杀风险发出了警告，并在 2007 年将警告扩展到了青少年（至 24 岁）。整体风险仍然很低，但有所不同，对于那些服药的人来说，范围是 2% ~ 4%，而对于那些服用安慰剂的人来说，范围是 1% ~ 2%。

③ 异维 A 酸（Isotretinoin）这种药物用于治疗严重的痤疮，与此药物治疗相关的自杀

念头和自杀行为已经被报道，但因果关系仍然是一个争论点。需要密切监控患者的情绪和行为。不同的研究报告了不同的发病率，但 FDA 的一项回顾性审查发现，在 1982 年到 2000 年期间，美国的异维 A 酸用户中有 431 例抑郁、自杀念头和自杀。

④ 干扰素（interferon）：干扰素治疗可能与心理健康问题有关，包括抑郁和自杀念头。那些开始使用干扰素的患者需要进行心理健康评估，以及在治疗期间的持续监控。临床试验显示，使用干扰素的患者中，抑郁症状的发病率不同，范围从 10% 到 40%。自杀念头较为少见，但已被报告。一项回顾发现，在超过 10000 名接受干扰素 -β 治疗的患者中，报告了 8 例自杀。

⑤ 凯瑞克（Chantix，Varenicline）：一种用于戒烟的处方药，其主要成分为氨甲环吡啶。2009 年，美国食品和药物管理局（FDA）发布了关于 Chantix 的警告，要求在包装上加注黑框警告，以告知患者和医生这些潜在的风险。警告中提到，在某些个体中，Chantix 可能与严重的精神健康变化有关，包括自杀念头和自杀行为。虽然这方面的研究结果并不完全一致，许多专家和监管机构仍推荐在使用 Chantix 治疗的过程中密切监测患者的情绪和行为，特别是在治疗初期。

（2）案例示例

① 抗抑郁药诱发的自杀意念：一名 19 岁的女大学生因中度抑郁症开始服用选择性 5- 羟色胺再摄取抑制剂（SSRI）。在治疗的前两周，她感到焦虑加剧，出现了不安和自残的念头。治疗师注意到这些可能是药物诱发的自杀意念，并与她的精神科医生合作调整了治疗方案。在紧密监控和调整治疗的情况下，她的症状得到了缓解。

② 异维 A 酸诱发的自杀意念：一名 17 岁的男孩因严重痤疮开始服用异维 A 酸。治疗两个月后，他变得孤僻，对日常活动失去兴趣，表达出绝望感。他的父母对此表示担忧，遂将此情况告知他的皮肤科医生。医生随后将他转介给精神科医生进行评估。最终决定停止使用异维 A 酸，并开始接受认知行为治疗。随着时间的推移，他的情绪逐渐改善。

（3）药物引起的自杀性行为风险管理措施

① 任何被怀疑可能引起自杀风险的药物，无论是从早期的临床开发中识别出来的，还是有同类药物报告有类似的风险，只要有潜在自杀风险的信号标记，都应被视为"特别关注的不良事件"（AESI）。

② 为其设计特殊的 CRF（Case Report Form，病例报告表）和问卷（Target questionnaire），以便进行更为密切的监控和随访。

③ 治疗前筛查抑郁、自杀意念或尝试自杀的历史，这将帮助识别高风险患者。

④ 在研究方案中创建自杀案例评估的算法。

⑤ 并为潜在风险管理成立一个独立裁定团队。

⑥ 密切监测：尤其是在治疗初期或剂量变化后，频繁检查可以早期发现问题。

⑦ 教育患者及家属：告知可能的副作用，并强调情绪变化或出现自杀意念时寻求帮助的重要性。

⑧ 多模态治疗：将药物与心理治疗结合可能减轻与单独药物治疗相关的风险。

⑨ 定期随访：安排定期的随访检查，以评估患者的情绪和任何自杀的迹象。

⑩ 寻求反馈：鼓励患者立即报告任何情绪变化或不寻常的思想。

7.43　药物诱发的近视（DIM）

近视（myopia）是一种屈光错误，即眼球的角膜和晶状体相对于眼睛的长度来说，屈光力过强。因此，远处物体的图像会聚焦在视网膜前面，从而显得模糊不清。近视被认为是一个与视觉障碍相关的特殊视力障碍，几千年来一直被人们所认知，早在 2000 多年前古希腊人就已经知晓，并进行了描述。很可能是古希腊人创造了"近视"这个词，使用了"myein"（闭合）和"ops"（眼睛）这两个词根来描述那些通过眯缝眼睛来改善远距离视力的人，即针孔效应。远距离平行光线的焦点落在视网膜前面，在近视中产生模糊的图像。近视可能由几种因素引起：一是眼角膜或晶状体的曲率增加，二是晶状体的折射率提高，例如晶状体核硬化的情况。然而，更常见的原因是眼球后部的轴向延长，即眼球的前后长度增加，导致光线聚焦在视网膜前方，形成近视。这些变化使得近处的物体看起来清晰，而远处的物体则显得模糊。

（1）**药物诱发的近视** 药物诱发的近视（Drug-induced myopia，DIM）是一种由特定药物引起的暂时性视力变化，通常在停用这些药物后可以恢复。这种近视主要是药物对眼部结构，尤其是晶状体的厚度和眼球的长度造成的影响。这些变化导致光线无法正确聚焦在视网膜上，而是在视网膜前方聚焦，从而引起近视。此状况一般在停止使用相关药物后可逆。

（2）**诱发近视的常见药物** [14, 15]

有硫酸阿托品、糖皮质激素、非典型抗精神病药、硫酸软骨素等。暂时性近视还可能由其他药物引起，如盐酸异丙嗪、盐酸丙氟氮、胰岛素、IGF1 和 FGF2、鸦片类、四环素、阿立哌唑、阿米舒脲、奥司他韦、酚甲酸、舒芬太尼和麻黄碱（作为厌食剂使用）、马抗淋巴球球蛋白、甲硝唑、阿司匹林、异维 A 酸、硝酸异山梨醇、奎宁等。

（3）**DIM 症状** 药物诱发的近视主要症状是暂时性视力模糊，突然双眼远距离视力下降，特别是在观看远处物体时。其他可能的症状包括眼睛疲劳、头痛，以及需要频繁更换眼镜或隐形眼镜的度数。临床表现是多变的，不是所有患者都有完整的表现。

（4）**DIM 机制** 药物可能通过以下三种机制之一引起眼睛的屈光力改变：

① 睫状肌持续收缩（痉挛），导致晶状体的折射力增加；

② 晶状体内物质吸水引起的晶状体折射力增加；

③ 睫状体突起肿胀，导致晶状体前移。晶状体的折射力增加或持续调节引起的近视。

还有一种可能的机制是药物引起的过敏反应。在药物诱发的近视的发病机制中，睫状肌的持续收缩和睫状体的水肿发挥了重要作用。超声生物显微镜（UBM）能够展示睫状体脉络膜的渗出，这种渗出导致睫状体 - 晶状体 - 虹膜阻塞（光圈）前移以及脉络膜轻微的水肿，最终可能导致近视、前房变浅和闭角型青光眼的发生。已有多种病因被报道可以导致暂时性近视，这些病因可能源于眼部本身，也可能与潜在的全身疾病相关。

（5）**鉴别诊断：其他可能导致暂时性近视的因素**

① 持续进行近距离工作可能引发的暂时性近视。

② 人工晶体植入术后可能出现的暂时性近视移位（潜在并发症）。

③ 炎症后可能引起的暂时性近视移位。

④ 钝性创伤后可能出现的暂时性近视移位。

⑤ 系统性红斑狼疮可能导致的暂时性近视。

⑥ 系统性结核病中可能出现的暂时性近视。

⑦ 玻璃体切割术后可能导致的暂时性近视。

（6）**治疗和管理** 对于药物诱发的近视，最直接的解决方案是停用可能引起问题的药物。在许多情况下，视力问题通常会在停药后几天到几周内逐渐恢复。如遇视力变化，应立即咨询眼科医生或药物治疗的医生，评估是否需要调整药物或更改治疗方案。

（7）预防　预防药物诱发的近视的关键在于充分了解药物的副作用，并在医生的指导下使用药物。在开始使用可能影响视力的药物治疗时，患者应告知医生任何已有的眼部问题，并定期进行眼科检查，以监测视力的任何变化。

7.44　药物引起的皮肤反应（DISR）

皮肤是人体最大的器官，药物引起的皮肤反应（Drug-induced skin reactions，DISR）是药物治疗中常见的副作用之一，可以表现为从轻微的皮疹到严重的皮肤损伤不等的反应。这类反应的发生可能与药物的药理作用、剂量、给药途径、个体敏感性、遗传因素以及与其他药物的相互作用有关。大约有2%的药物诱导的皮肤红斑符合世界卫生组织对严重药物不良反应的定义。

对于许多药物诱导的皮肤疾病，其确切机制并不完全清楚，可能是由免疫和非免疫机制引起的。增加药物诱发过敏反应风险的药物特性包括：①分子量>4000的（如胰岛素、促红细胞生成素）；②含有非人源的外来蛋白质或大的多肽（链激酶、牛或猪胰岛素、嵌合/鼠源性单克隆抗体）；③原始药物或其活性代谢物能够结合到载体蛋白质并形成完整的抗原（青霉素和磺胺类药物）[16,17]。

（1）DISR疾病分类

① 急性皮肤反应：急性药物引起的皮肤反应包括红斑疹；荨麻疹、血管性水肿和过敏性休克；固定药疹；过敏反应综合征；史蒂文斯-约翰逊综合征（Stevens-Johnson syndrome，SJS）和中毒性表皮坏死症（toxic epidermal necrolysis，TEN）；华法林诱发的皮肤坏死；血管炎；类似血清病反应；急性全身性丘疹性脓疱症（acute generalized exanthematous pustulosis，AGEP）；以及光敏感性。

② 慢性皮肤反应：慢性皮肤疾病包括药物诱导的狼疮、痤疮和色素变化。

（2）临床上常见DISR特征

① 红斑反应：红斑反应是药物不良反应中涉及皮肤的最常见形式之一，通常被认为是一种第Ⅳ型延迟型细胞介导的超敏反应。这种皮疹一般在使用某药物后4～14d出现；然而，在停用药物后1～2d内也可能迅速出现。如果再次接触相同药物，皮疹可能会更快出现。

病灶通常表现为对称的红斑斑块或丘疹，这些病变可能会引起瘙痒，常见于躯干或上肢，并可能逐渐融合。患者可能伴有低烧，但通常不涉及黏膜。常见引起此类皮疹的药物包括青霉素、头孢菌素、磺胺类药物、抗癫痫药和别嘌醇。皮疹通常在停用药物后7～14d内自行消退。

对这种皮疹的监测至关重要，应在最初48h内密切观察，以确保不发展为更严重的并发症或反应。红斑反应的鉴别诊断可能包括病毒性皮疹（如巴尔病毒或第六型疱疹病毒感染）、细菌毒素引起的皮疹、急性移植抗宿主病和川崎病。正确诊断这些情况对于确保患者接受适当的治疗至关重要。

② 荨麻疹、血管性水肿和过敏性休克

a.荨麻疹（通常被称为风疹）是一种急性且通常是暂时的反应，常表现为皮肤上的瘙痒、单型红斑性和水肿性丘疹及斑块。这些症状可以在几分钟内迅速出现，并可持续几个小时到24h，新的病变可能会持续出现。

b.血管性水肿涉及皮肤和皮下组织，通常影响面部、颊黏膜、舌头、喉咙和咽喉，表现为苍白或粉红色的肿胀。

c.过敏性休克可能伴有荨麻疹和血管性水肿的症状，并可能涉及更多的身体系统，导致休克和潜在的死亡风险。

这些症状主要由免疫球蛋白 E（IgE）介导的 I 型超敏反应或其他炎症介质（如组织胺）引起。治疗这些反应通常包括立即停用触发药物，并可能需要紧急使用抗组织胺药（H1 阻滞剂）、全身性皮质类固醇和肾上腺素等药物。

此外，有多种药物已知可能引起荨麻疹和 / 或血管性水肿，如对放射对比介质的过敏反应、阿片类药物导致的荨麻疹，以及万古霉素引起的红人综合征等。在使用可能引起这些反应的药物时，应密切监测患者的症状，并在出现反应时及时处理。

③ 固定性药疹：固定性药疹是一种特定类型的皮肤反应，其特征是瘙痒、红色、隆起的病变，这些病变可能形成水疱或发展成斑块。患者还可能感受到灼热或刺痛感。这些病变通常在服用药物后几分钟至几天内发展，并且往往在数天内自行消退，但可能留下长期的色素沉着。固定药疹可发生在身体的任何部位，包括黏膜。如果再次服用引起反应的药物，病变通常会在同一区域复发。治疗固定药疹的主要方法是停用引发反应的药物。该药疹的具体发病机制尚不完全明了。

④ 药物过敏综合征：也称为药物性皮疹伴有嗜酸性粒细胞增多和全身症状（drug reaction with eosinophilia and systemic symptoms，DRESS），是一种严重的过敏反应，其特征包括严重的皮疹、发热、淋巴结肿大和多器官受累。该综合征在非洲人群中较为常见，未经适当治疗可能危及生命。通常，疹子和发热是最初出现的症状，主要影响面部、上躯干和四肢，可能伴有面部水肿。严重的肝炎是与 DRESS 相关的主要死亡原因之一。

在此综合征中，患者常见嗜酸性粒细胞增多，大约有 50% 的患者会出现氨基转移酶、碱性磷酸酶和 / 或胆红素水平升高。DRESS 通常在开始使用致病药物后 1 ～ 6 周内发生，与抗癫痫药物接触的患者中发病率估计为每 1000 ～ 10000 人中约有 1 例。

治疗 DRESS 至关重要，包括及时停用引起反应的药物。此外，治疗可能需要使用局部皮质类固醇治疗皮肤症状，以及在心脏和肺部受影响时使用全身皮质类固醇。即使在停用致病药物后，疹子和肝炎可能会持续或反复发作，且皮肤和内脏受累症状可能持续数周。

⑤史蒂文斯 - 约翰逊综合征（SJS）和中毒性表皮坏死症（TEN）：史蒂文斯 - 约翰逊综合征（SJS）和中毒性表皮坏死症（TEN）是两种罕见且危及生命的皮肤病，大约 70% 的案例由药物引起。SJS 的发病率约为每百万人年 1 ～ 7.1 例，而 TEN 的发病率则是每百万人年 0.4 ～ 1.2 例，HIV 感染者的风险尤为高。

这两种病症通常被视为药物诱导的皮肤疾病。根据皮肤脱落的面积（BSA），分类如下：BSA 小于 10% 的归类为 SJS；10% ～ 30% 的为 SJS/TEN 重叠；超过 30% 的为 TEN。病理机制可能涉及免疫介导的细胞毒性反应，特别是针对表皮细胞。

遗传易感性在 SJS 和 TEN 中也发挥作用，如 HLA-B1502 等位基因与卡马西平引起的 SJS 之间、HLA-B5801 与别嘌呤引起的 SJS 之间的强关联。

这些综合征的症状发展迅速，通常在接触药物后 4 周内出现。症状包括高热、喉咙痛、眼睛刺痛，随后皮肤出现水疱，黏膜侵蚀，大面积表皮脱落。疹子可覆盖全身，初期为不规则红色或紫斑，后逐渐融合，形成特有的尼科尔斯基阳性软疱。受累的黏膜包括口腔、眼睛、鼻和生殖器等。常伴随肝功能异常和白细胞减少，但一般不涉及嗜酸性粒细胞增多。

严重的体液丢失、血压下降、电解质失衡和感染是潜在的严重并发症。SJS 的死亡率在

5%～10%，而 TEN 的死亡率超过 30%。

治疗上，及时停用诱发药物至关重要。主要采取对症支持治疗，皮质类固醇的使用存在争议。目前没有其他治疗方法被普遍接受。已知超过 100 种药物可引发 SJS 或 TEN。

⑥ 华法林诱导的皮肤坏死：华法林诱导的皮肤坏死是一种罕见而严重的并发症，可能在开始服用华法林后 3～5d 内发生。此症状表现为红色、疼痛的斑块，随后可能发展为坏死、出血性水疱和溃疡。大约每 1 万名使用华法林的患者中会有一例出现此类坏死。存在遗传性蛋白 C 缺陷的患者在治疗初期因高凝状态而风险更高。

治疗主要是对症支持性的。关键措施包括立即停用华法林，并采取紧急治疗措施，如给予维生素 K 以逆转华法林的作用，使用肝素维持抗凝状态，以及应用单克隆抗体纯化的蛋白 C 浓缩物来纠正蛋白 C 缺陷。这些治疗方法旨在快速控制病情并预防进一步的组织损伤。

⑦ 药物诱导的血管炎（drug-induced vasculitis，DIV）：药物诱导的血管炎（Drug-Induced Vasculitis，DIV）是一种由特定药物引起的炎性血管病变。尽管具体机制尚不完全清楚，患者可能表现为可触及的紫癜性病变或斑丘疹性皮疹。此外，溃疡、结节、出血性水疱或雷诺病等症状也可能出现，并且其他器官系统可能受累。DIV 通常在初次暴露药物后 7～21d 出现，但这个时间间隔可能有变化。停用引起症状的药物通常可迅速缓解症状。在严重病例中，可能需要使用皮质类固醇或免疫抑制剂。

⑧ 类似血清病反应：是一种包括发热、荨麻疹样疹、关节痛和淋巴结肿大的免疫反应，通常在药物初次暴露后 1～3 周内发生。此反应与血管炎和肾脏损害无关。文献显示，每 2000 名接触头孢克洛的儿童中可能有一例出现此反应，而米诺环素、青霉素和普萘洛尔等药物也已被报告可能引发类似反应。严重症状可能需要使用 5d 以上的全身皮质类固醇治疗。

⑨ 急性全身性脓疱性皮疹：急性全身性脓疱性皮疹（acute generalized exanthematous pustulosis，AGEP）是一种罕见的、急性脓疱性皮疹，超过 90% 的病例由药物引起。AGEP 的典型表现包括发热和弥漫性红斑，伴有灼热感和瘙痒。患者可能出现面部水肿、手部肿胀和黏膜受累。脓疱小而通常非毛囊性，疹子可能持续 1～2 周，随后发生浅表脱屑。治疗主要是对症支持性的，包括停用引发反应的药物，以及可能使用的局部或全身皮质类固醇。

（3）DISR 的鉴别诊断　由于许多皮肤反应在表现上可能相似，正确的鉴别诊断至关重要。可能的诊断包括病毒性、真菌性或细菌性感染，药物过敏综合征（DRESS），急性移植抗宿主病，川崎病，类似血清病反应，药物诱导的血管炎（DIV），青霉素过敏，以及其他药物诱发的皮肤疾病如斑丘疹性疾病。这要求医生整合所有相关数据，以制定最合适的治疗策略。

（4）DISR 的管理和治疗　对于药物引起的皮肤反应，首先应识别并停用可能的致敏药物。轻到中度的皮肤反应可通过使用局部皮质类固醇、口服抗组胺药或冷敷等方法控制症状。对于严重的皮肤反应，如史蒂文斯-约翰逊综合征（SJS）或中毒性表皮坏死症（TEN），需要立即进行医疗干预，可能涉及住院治疗、皮肤护理、补液和其他支持性治疗。

（5）DISR 的预防　预防药物引起的皮肤反应的措施包括：在开始使用可能引起皮肤反应的药物前，详细了解患者的药物过敏史和家族史；对于已知有药物过敏史的患者，避免使用可能引起交叉反应的药物；在使用新药期间，监测患者的皮肤状况，以便于早期识别和处理皮肤反应。

药物引起的皮肤反应涉及多种复杂机制，医生需根据患者的具体情况进行综合评估和制定个性化的治疗方案。

7.45　药物引起的血小板减少症（DITP）

药物诱导的血小板减少症（Drug-induced thrombocytopenia，DITP）是一种药物引起的血液异常，主要表现为血小板计数显著下降（低于 150000 个 / 微升），增加了出血的风险。这种状况通常在患者服用某些药物后不久发生，可能是由于药物直接抑制骨髓的造血功能或通过免疫介导机制导致血小板被错误地破坏。很多治疗用药都可能引起血小板减少。

尽管大多数药物诱导的血小板减少症主要与出血相关，但肝素诱导的血小板减少症（HIT）却常伴有严重的血栓栓塞性并发症，这些并发症可能威胁生命。此外，由于许多住院患者同时使用多种药物，并且可能有其他能导致血小板减少的共病，因此确定哪些药物导致血小板减少非常具有挑战性。在这种情况下，正确诊断和及时停用相关药物是治疗的关键。

（1）DITP 发生的主要机制

① 免疫介导的 DITP：某些药物或它们的代谢产物可能会与血小板表面的特定受体结合，形成药物 - 血小板复合物，被免疫系统错误地识别为异物，导致抗体生成。这些抗体与血小板结合，造成血小板被清除和破坏。

② 非免疫介导的 DITP：某些药物可能直接抑制骨髓中的血小板生成，或直接损伤血小板，导致血小板数量减少。

（2）药物引起的非免疫性血小板减少症（drug-induced non-immune thrombocytopenia，DINITP）　药物引起的非免疫性血小板减少症涉及药物分子对巨核细胞和血小板的直接细胞毒性作用，这可能导致骨髓内血小板生成受阻或循环中血小板破坏增加。常见于抗肿瘤药物，因这些药物中的许多成分对造血干细胞具有直接的毒性效应。例如，抗生素利奈唑胺的主要不良事件之一就包括骨髓抑制。

尽管大部分抗肿瘤药物会通过直接破坏血小板或巨核细胞来引起血小板减少，但某些药物（如奥沙利铂）则可能通过药物诱导的血小板抗体介导急性血小板减少，这种情况往往较为严重。

此外，一些药物被发现能够通过引起血小板内的钙信号变化、线粒体去极化和磷脂酰丝氨酸的暴露来直接诱导血小板的独立于抗体的凋亡。虽然这些机制的发现在理论上具有启发性，但不是所有接受这类药物治疗的患者都会表现出血小板减少症，表明药物诱导的血小板凋亡作为导致临床上重要的血小板减少症的原因还缺乏充分的临床证据。未来的研究需要进一步评估这些凋亡诱导药物对血小板计数的具体影响。

（3）与非免疫性血小板减少症有关的药物　以下是与非免疫性血小板减少症有关的药物清单。这类药物可能通过直接对巨核细胞或血小板的细胞毒性作用，影响血小板的生成或增加其破坏。

① 他莫昔芬：常用于乳腺癌治疗的抗雌激素药物。

② 纳维托克：抗肿瘤药物，具体机制和使用情况较少见。

③ 干扰素 -α：用于治疗多种病毒感染和某些癌症。

④ 甲氨蝶呤：广泛用于治疗癌症和自身免疫疾病。

⑤ 利奈唑胺：一种抗生素，已知可引起骨髓抑制。

⑥ 核因子 -κB 抑制剂：用于抗炎和抗肿瘤治疗，可能影响细胞生存信号。

⑦ 泼尼松龙：一种强效皮质类固醇，用于多种炎症和自身免疫条件。

⑧ 洛伐他汀：一种降低胆固醇的他汀类药物，偶尔与血小板减少相关。

⑨ 噻嗪类利尿药：高血压治疗药物，有时可能影响血小板计数。

⑩ 阿霉素：抗肿瘤药物，已知有骨髓抑制作用。

⑪ 乙醇：长期大量饮酒可导致骨髓抑制。

⑫ 别嘌醇：用于治疗多发性硬化症。

⑬ 噻替哌：用于治疗某些癌症类型。

⑭ 三氧化二砷：主要用于治疗急性早幼粒细胞性白血病。

⑮ 更昔洛韦：抗病毒药，用于治疗 CMV 感染，可能引起骨髓抑制。

⑯ 阿司匹林：虽常用于心血管疾病预防，但可影响血小板功能。

⑰ 万古霉素：一种抗生素，有时会影响血小板计数。

⑱ 氟奋乃静：用于治疗抑郁症和焦虑症的抗抑郁药。

⑲ 两性霉素 B：用于治疗真菌感染，已知可引起血小板减少。

⑳ 环孢素：用于预防器官移植后的排斥反应，可能影响血小板计数。

这些药物由于其潜在的直接细胞毒性作用，需要在医生的监控下谨慎使用，特别是对于可能已有血小板减少风险的患者。在治疗中监测血小板计数是关键，以防发生严重的血小板减少症。

（4）药物引起的免疫性血小板减少症（drug-induced immune thrombocytope-nia，DIITP）　DIITP 的估计人群发病率（每年每 10 万人 1 ～ 2 例），与成人自身免疫性血小板减少性紫癜的估计发病率相似（每年每 10 万人 3.3 例）[18]；然而，在特定药物使用者中，DIITP 的发生率要高得多，比如导致 DIITP 的最常见药物肝素。

超过 300 种药物与 DIITP 有关。一项系统回顾发现，与血小板减少症有明确或可能的因果关系的最常见药物是奎宁、替米特罗普 / 磺胺甲噁唑、万古霉素、青霉素、利福平、卡那霉素、头孢三嗪、布洛芬、米氮平、奥沙利铂，以及糖蛋白 Ⅱ b/ Ⅲ a（GPIIb/IIa）抑制剂阿昔单抗、替罗非班和依替巴肽。

（5）DIITP 的免疫反应的病理生理学

① 经典的药物依赖性抗体（DDAbs）：这些抗体仅在特定药物存在时才能紧密附着于血小板。最常见的靶点是血小板膜蛋白 GP Ⅱ b/ Ⅲ a 或 GP Ⅰ b/ Ⅸ。研究表明，例如奎宁，能够直接与抗体的互补决定区（CDRs）结合，这种结合增强了抗体对血小板整合素的特异性和亲和力。

② 半抗原依赖性 DDAbs：小分子药物（如青霉素，分子量 <5000）需与较大的载体蛋白（主要是 GP Ⅱ b/ Ⅲ a）共价偶联，以诱导特异性抗体。这些抗体主要与小分子药物结合，而不是直接与血小板蛋白结合。

③ 曲非坦型 DDAbs：与曲非坦型血小板抑制剂使用相关的血小板减少症，似乎是因为抗体识别了药物结合到整合素 GP Ⅱ b/ Ⅲ a 时引起的免疫原性构象变化。

④ 药物特异性 DDAbs：例如在使用含有鼠部分的嵌合（小鼠 - 人）单克隆抗体 Fab 片段的药物（如阿贝西酮）后观察到。这些抗体看起来特异性地识别了阿贝西酮的鼠源 CDR3 序列，这是导致 DITP 的原因。

⑤ 自身抗体机制：这类抗体在药物暴露后诱导形成，但它们的作用并不依赖于药物与血小板的直接结合。一些 DDAbs 通过与它们的抗原形成免疫复合物，并能通过 Fc γ 受体激活血小板。

对这些病理生理机制的详细了解有助于在临床上更好地识别和管理 DIITP。

（6）DIITP 的临床特征　药物诱导的免疫性血小板减少症（DIITP）是一种可能危及生命的临床综合征，常见于面临高出血风险的患者。根据一项对 DIITP 病例的回顾性分析发现，患者出现出血的发生率为 9%，致命出血的发生率为 0.8%。血小板减少通常在开始使用相关药物后的 5～10d 内发生，其中最低血小板计数中位数低于 20000 个 /μL。

这种血小板减少的情况主要是由于自体产生的特异性抗体。特别是使用 GP Ⅱ b/ Ⅲ a 拮抗剂时，血小板减少可能在药物暴露后几小时内迅速发生，表现为早期发病型。这要求医疗团队对使用此类药物的患者进行密切监测，尤其是在治疗初期。正确识别和及时处理 DIITP 对于降低患者的出血风险和改善预后至关重要。

（7）如何诊断 DIITP　诊断药物诱导的免疫性血小板减少症（DIITP）比较复杂，尤其是在住院患者中，因为这些患者通常同时使用多种药物，并可能有引起血小板减少的共病。以下是诊断 DIITP 的一些关键步骤。

① 药物暴露历史：确认患者在血小板减少发生前是否暴露于候选药物。

② 血小板计数恢复：在停用候选药物后，血小板计数完全恢复并持续保持正常。

③ 药物独立性：候选药物是在血小板减少发生前唯一使用的药物，或在停用候选药物后，患者继续或重新开始使用其他药物，但血小板计数仍然正常。

④ 排除其他原因：需要排除其他可能导致血小板减少的原因。

⑤ 药物再暴露测试：虽然不总是适用（例如在 HIT 中由于缺乏抗原特异性记忆 B 细胞的情况），但候选药物的再次暴露导致血小板减少的复发可以作为一个强有力的诊断指标。

鉴于单凭临床信息难以将血小板减少症与特定药物关联，因此，进行药物挑战试验或通过体外实验确证存在药物依赖性抗体（DDAbs）是诊断的关键。目前已开发出专门的实验室测试来检测在药物或其代谢物存在的情况下与血小板结合的抗体。这些测试通常基于流式细胞术，需要显示药物依赖性、免疫球蛋白结合及血小板特异性。理想情况下，这些测试应在不同实验室之间具有可重复性。

最近的文献中也提出了关于改进 DIITP 实验室测试的建议，旨在提高测试的特异性和敏感性。然而，即使在临床病史强烈支持 DIITP 的情况下，患者的实验室测试结果可能仍然是阴性，这一现象可能是由于现有测试方法的敏感性不足，或者是由于测试中未使用正确的药物代谢物而无法检测到特定抗体。因此，在处理疑似 DIITP 的患者时，需要综合考虑这些因素，并进行仔细的临床和实验室评估。

（8）肝素相关性血小板减少症（Heparin-induced thrombocytopenia，HIT）　肝素诱导的血小板减少症是使用肝素抗凝治疗后出现的一种严重不良反应，可导致血栓形成，造成器官或肢体血栓栓塞，严重者危及生命。由于 HIT 临床过程隐匿，且症状不典型，易造成误诊和漏诊。

① 非免疫性肝素相关性血小板减少症（HIT 类型 1）

a. 发病机制：在这种类型中，肝素直接与血小板结合，可能引起血小板的轻度活化。未分级肝素（UFH）、低分子肝素（LMWH）或磺达肝癸钠（Fondaparinux）通过与血小板膜上的 GP Ⅱ b/ Ⅲ a 复合体结合，增强血小板的活化和外向信号传导。

b. 临床表现：患者的血小板减少通常是轻度的，血小板计数维持在 80000～100000 个 / μL，且通常在几天内即使继续使用肝素也能自行恢复到基线水平。

c. 临床后果：这种类型的血小板减少症通常不会导致严重的临床后果，如出血或血栓形成，并且通常不需要特别治疗。

② 免疫性 HIT（HIT 类型 2）

a. 发病机制：免疫介导的 HIT 是由于肝素与血小板因子 4（PF4）结合形成免疫原复合物，进而诱发特异性抗 PF4 抗体的产生。这些抗体可以与结合了肝素或其他大分子阴离子的 PF4 结合物结合，并通过 Fc γ 受体活化血小板。

b. 临床表现：免疫介导的 HIT 表现为血小板计数显著下降，通常在肝素治疗开始后 5 ～ 10d 内发生，血小板计数中位数低谷通常低于 150000 个 /μL。

c. 临床后果：与非免疫性 HIT 相比，免疫性 HIT 可能导致严重的血栓形成，需要及时诊断和中止肝素治疗，可能还需使用其他类型的抗凝治疗。

（9）诊断肝素诱导性血小板减少症（HIT）　通常包括几个关键步骤和标准，根据美国血栓和止血学会（THSNA）等组织撰写的指南，这些通常包括以下几个方面。

① 临床评估：首先评估患者是否有临床表现符合 HIT。通常包括血小板计数的下降，这种下降通常在肝素治疗开始后 5 ～ 10d 内出现，如果之前接触过肝素，则可能更早出现。

② 血小板计数的下降：诊断 HIT 的一个关键指标是血小板计数下降至基线值的 50% 以下，或者血小板数显著下降（通常指下降超过 150000 个 /μL）。

③ 排除其他原因：需要排除其他可能导致血小板减少的原因，如感染、药物反应或其他医疗条件。

④ 时间线的考量：血小板下降的时间与肝素暴露的时间关系也是诊断的一个重要因素。如前所述，这通常发生在肝素开始使用后的 5 ～ 10d 内。

⑤ 实验室测试：通过特定的实验室测试来确认抗体的存在。这些测试包括肝素诱导的血小板活化试验（H-PF4 抗体测试）等。这些测试帮助确认诊断，并排除其他可能的原因。

⑥ 4T 评分系统：使用 4T 评分系统（包括血小板计数下降的程度、时间距离肝素首次暴露的时间、血栓形成的证据、其他血小板减少的原因）来评估 HIT 的可能性。这个评分系统帮助医生根据临床表现和实验室数据评估 HIT 的概率。

（10）疫苗引发的免疫性血栓性血小板减少症　疫苗引发的免疫性血栓性血小板减少症（vaccine-induced immune thrombotic thrombocytopenia，VITT）又称"血栓形成伴血小板减少综合征（thrombosis with thrombocytopenia syndrome，TTS）"。VITT 发病率极低。COVID-19 引起的死亡和严重后果风险（包括血栓形成）远高于可能与高效疫苗相关的 VITT 风险。引起 VITT 的机制尚不清楚。奥尔登堡（Oldenburg）等提出 TTS/VITT 是由针对 PF4-聚阴离子复合物的抗体的形成引起的，作为炎症反应和免疫刺激的一部分[19]。

如果在接种疫苗后的 4 ～ 42d 出现以下任何症状，应紧急进行 VITT 医学评估：严重头痛、视觉改变、腹痛、恶心和呕吐、背痛、呼吸急促、腿部疼痛或肿胀、瘀点、容易淤血或出血。

如果怀疑为 VITT，立即进行完全血细胞计数、血小板计数和基于症状的血栓影像检查。如果存在血小板减少或血栓形成，建议紧急咨询具有止血专长的血液学家。在排除 VITT 或确定其他合理的诊断之前，避免使用肝素。

① 初步检查（正常的血小板计数对 VITT 的担忧较少）：包括完全血细胞计数、血小板计数和外周涂片、基于症状 / 体征的血栓影像学检查、PF4-ELISA（HIT 测试）、在进行任何纠正治疗之前抽血、检测纤维蛋白原和 D- 二聚体。

② 确诊要点（必须满足以下五个标准）：症状出现前 4 ～ 42 天接种过 COVID 疫苗，任

何静脉或动脉形成血栓（常在大脑或腹部），有血小板减少症（血小板计数 $<150\times10^9$ 个 /L），PF4 "HIT"（肝素引发的血小板减少症）ELISA 测试呈阳性，D- 二聚体显著升高（大于正常上限的 4 倍）。

药物诱导的血小板减少症是一种严重的临床问题，可能导致出血和血栓并发症。尽管在一些情况下，识别引起血小板减少症的药物可能相对容易，但在其他情况下，特别是在多药治疗的情况下，确定责任药物可能很具挑战性。对于 DITP 和 HIT，诊断需要高度的临床怀疑和实验室测试的支持。一旦确诊，及时停止引起血小板减少症的药物至关重要。对于 HIT 患者，建议使用直接口服抗凝剂作为替代治疗，同时与血栓学专科医生紧密合作，以确定合适的长期抗凝治疗方案。尽管 DITP 和 HIT 的管理仍然具有挑战性，但通过及时诊断和治疗，可以显著改善患者预后，减少并发症的发生。

7.46 药物引起的横纹肌溶解症（DIR）

药物引起的横纹肌溶解症（Drug-induced rhabdomyolysis，DIR）是由某些药物导致的肌肉细胞破坏和溶解，这种情况虽然罕见，但属于严重的药物副作用。这个过程中，受损的肌肉组织会释放大量的肌酸激酶（creatine kinase，CK）等细胞内酶进入血液循环，导致血清 CK 水平显著升高。横纹肌溶解症的典型症状包括肌肉疼痛、肌无力和尿液变色，严重时可能会引发肾功能衰竭和其他并发症。

尽管药物引起的横纹肌溶解症发病率较低，但其严重性使之成为临床和药物研发中的重要关注点。在药物开发过程中，如果发现与横纹肌溶解症相关的不良反应，可能会导致药物开发的暂停或撤回，因为这种并发症对患者健康构成重大风险。

横纹肌溶解症的风险因素多样，包括个体的遗传倾向、同时使用的其他药物，以及患者的整体健康状态。评估药物与横纹肌溶解症之间的因果关系需要进行细致的系统研究。诊断这种症状主要依靠临床表现和实验室检查，特别是监测 CK 水平的变化。此外，医生需要排除其他可能导致类似症状的因素，如物理性运动损伤、感染或其他药物副作用。

（1）**非药物因素引起的横纹肌溶解症** 主要有创伤和肌肉压迫、体力活动 / 体力活动、长时间不动、缺血、感染、炎症和自身免疫性疾病、代谢（包括低钾血症）、遗传（影响心肌细胞能量利用的遗传原因或参与兴奋 - 收缩耦联和肌肉收缩的肌细胞蛋白突变）、营养不良。

（2）**药物因素横纹肌溶解症** 药物引起的横纹肌溶解症（DIR）是一种罕见但严重的药物副作用，涉及多种药物类别，包括他汀类药物、抗病毒药物、抗精神病药物、阿片类镇痛药物，以及某些抗癫痫药物和抗生素。以下是一些主要药物类别及其与横纹肌溶解症关联的详细描述：

① 他汀类药物（如辛伐他汀、阿托伐他汀）

a. 主要用于治疗高胆固醇和高脂血症。

b. 虽然发生横纹肌溶解症的概率较低，但它是这类药物的重要副作用之一。

c. 此副作用具有剂量依赖性，通常发生在使用较高剂量的患者中，而且可能是可逆的。

② 抗病毒药物（如拉米夫定、阿德福韦酯）

a. 用于治疗乙型肝炎病毒感染。

b. 这些药物有时会引起横纹肌溶解症，增加了治疗的复杂性。

③ 抗精神病药物（如奥氮平、氯丙嗪）：这类药物在治疗精神疾病过程中，也有报告显示可能导致横纹肌溶解症。

④ 阿片类镇痛药物：滥用或过量使用阿片类药物可能导致横纹肌溶解症，这通常与药物的毒性作用有关。

⑤ 其他药物

a. 某些抗癫痫药物、抗生素（例如氨基糖苷类和四环素类）、非甾体抗炎药等也有横纹肌溶解症的报告。

b. 这些药物可能通过直接损害肌肉细胞或通过与其他因素的相互作用增加患病风险。

（3）横纹肌溶解症的发生时间　横纹肌溶解症的发生时间是多样化的，取决于个体反应和使用的药物。在一些情况下，横纹肌溶解症可能在药物使用后几小时内发生，而在其他情况下，可能需要几天或更长时间才会出现症状。例如，某些抗精神病药物、抗癫痫药物和一些阿片类镇痛药物可能会在药物开始使用后的几天内引发横纹肌溶解症。然而，对于其他药物，横纹肌溶解症的发生可能相对较晚，可能需要几周或甚至几个月的时间。例如他汀类药物（降血脂药）。

（4）早期检测和治疗横纹肌溶解症　为了有效地早期检测和治疗药物引起的横纹肌溶解症（DIR），医生必须密切监控患者的临床症状和实验室指标。关键的临床表现包括肌肉疼痛、肌无力和尿液变色。若出现这些症状，应立即考虑横纹肌溶解症的可能性，并迅速进行相应的诊断检查。

① 早期干预措施

a. 及时诊断：一旦怀疑 DIR，应迅速测定血清肌酸激酶（CK）水平，同时检查尿液的肌红蛋白含量及肾功能指标。

b. 停用诱因药物：确认横纹肌溶解症后，立即停止使用可能引起此症状的药物。

c. 补液和碱化尿液：通过大量补液和必要时碱化尿液，以帮助清除血液中的肌酸激酶和肌红蛋白，减少其对肾脏的损害。

d. 纠正电解质紊乱：监测并调整血液中的电解质平衡，尤其是钾和钙水平，防止心脏和其他系统并发症。

e. 支持性治疗：根据患者的具体情况，提供必要的支持性治疗，包括疼痛管理和营养支持。

② 严重情况的处理

a. 血液透析：在肾功能严重受损的情况下，可能需要实施血液透析，以帮助清除体内积累的毒素。

b. 密切监护：在重症监护单位中密切监护病情，确保患者生命体征的稳定。

③ 风险管理

a. 风险因素评估：评估患者是否存在 DIR 的已知风险因素，如遗传倾向、并用药等。

b. 药物安全监测：关注患者的药物使用历史，尤其是新近使用的可能相关药物，及时识别并处理不良反应。

7.47　药物诱导的间质性肺病（DIILD）

药物诱导的间质性肺病（Drug-induced interstitial lung disease，DIILD）是一种由药物引起的肺部疾病，它影响肺部的间质，即肺泡周围和血管周围的组织。这种状况可以导致肺部炎症、纤维化（肺组织变硬）或其他形式的肺部损伤，从而影响肺功能和氧气交换。

（1）引起 DIILD 常见药物组类

① 化疗药物：如卡铂、顺铂和紫杉醇等。

② 靶向治疗药物：如表皮生长因子受体（EGFR）抑制剂和血管生成抑制剂。

③ 抗生素：如硝基呋喃类和氨基糖苷类。

④ 非甾体抗炎药。

⑤ 抗风湿药物：如美托洛尔和硫唑嘌呤。

⑥ 心脏药物：如氨基卡那汀。

（2）DIILD 的临床表现　干咳、呼吸困难、乏力和体重下降，但这些症状并不特异，可能与多种肺部疾病相似。影像学上，胸部 X 线或 CT 可能显示肺部散在或局限性浸润。因此，诊断 DIILD 需要仔细评估患者的药物史、症状、影像学检查（如高分辨率 CT 扫描）和有时候需要肺活检。

（3）发病率　药物性间质性肺病的确切发病率尚不明确，因为报告的病例有限并可能存在汇报偏见。不过，在某些特定药物的使用中，其发病率可能高达 1%。

（4）起病时间　药物性间质性肺病的起病时间可以从几天到数月不等，具体取决于所涉及的药物。

（5）易发因素

① 年龄：老年人可能更容易发展 DIILD。

② 吸烟史：吸烟者可能存在更高的风险。

③ 并发疾病：如已有的肺病或其他慢性疾病可能增加风险。

④ 基因遗传：某些基因型可能与增加的风险相关。

（6）治疗　治疗 DIILD 通常涉及停用致病药物并可能使用皮质类固醇或其他免疫抑制剂来减少肺部炎症。然而，即使在停药后，一些患者的肺部损伤可能仍然是不可逆的。

（7）监管要求　由于 DIILD 的潜在严重性，当新药物上市或患者开始使用已知有肺毒性风险的药物时，监测和及早识别肺部副作用变得尤为重要。各国的药物监管机构都有关于新药上市前的安全性评估的要求，这包括对药物可能导致的肺损伤的评估。一旦发现药物与 DIILD 有关，机构可能要求制药公司进行更多的研究，或在药物标签上添加警告。

（8）相关风险管理

① 风险评估：在开处方之前，医生应评估患者的 DIILD 风险。

② 密切监测：处于高风险的患者应该在开始药物治疗后定期进行肺功能测试和影像学检查。

③ 患者教育：医生应该告知患者可能的 DIILD 症状，以及出现症状时应采取的措施。

7.48　药物性 QT 间期延长

药物性 QT 间期延长（Drug-induced QT prolongation）是一种心脏电生理异常，由某些药物引起，表现为心电图（ECG）上 QT 间期的延长。QT 间期是心电图上测量的一个特定时间段，反映了心室去极化和复极化的总时间。QT 间期的延长可以增加患者发生严重心律失常的风险，特别是一种称为尖端扭转型室性心动过速（Torsades de Pointes，TdP）的潜在致命性心律失常。

（1）引起 QT 间期延长的药物

① 抗心律失常药物：例如胺碘酮和索他洛尔。

② 抗生素：如大环内酯类（如红霉素）和氟喹诺酮类（如左氧氟沙星）。

③ 抗真菌药：如伊曲康唑。

④ 抗精神病药：如氯氮平和喹硫平。

⑤ 抗抑郁药：如三环类抗抑郁药和选择性血清素再摄取抑制剂。

⑥ 抗组胺药：如非处方过敏药。

（2）**临床表现**　QT 延长可能会导致心律失常，称为扭转型室性心动过速（Torsades de Pointes，TdP），可能表现为心悸、晕厥，甚至猝死。

（3）**临床诊断**　药物诱导的 QT 间期延长的临床诊断主要依赖于心电图（ECG）测量和对患者用药史的彻底审查。以下是一些关于诊断标准的关键点：

① QT 间隔测量：在心电图（ECG）上，QT 间隔是从 QRS 复合波开始到 T 波结束的时间。为了调整心率的变化，需要计算校正后的 QT 间隔（QTc）。常用的校正公式是 Bazett 公式（$QTc = QT/\sqrt{RR}$，其中 RR 是两次心跳之间的间隔）。然而，在某些情况下，Bazett 公式可能不太准确，这时可以使用其他校正公式，如 Fridericia、Framingham 和 Hodges 公式。

② QTc 阈值

a. 男性 QTc 间隔超过 440ms 和女性超过 460ms 通常被认为是延长的，但这些值可能因来源而略有不同。

b. QTc 间隔超过 500ms 被认为是显著延长，与扭转型室速（TdP）的风险较高相关，这是一种可能危及生命的心律失常。

（4）**发病率**　药物性 QT 延长的确切发病率因所使用的特定药物而异，但许多药物性 QT 延长的事件可能未被报告。某些药物导致的 QT 延长事件发病率可能高达 1% 或更多。

（5）**起病时间**　药物性 QT 延长的起病时间可以从数小时到数天，具体取决于所涉及的药物及其药代动力学。

（6）**风险因素**

① 使用已知可延长 QT 间隔的药物。

② 电解质失衡，特别是低钾血症和低镁血症。

③ 先天性长 QT 综合征或家族史。

④ 心脏疾病，特别是心力衰竭。

⑤ 同时使用多种可延长 QT 间隔的药物。

（7）**管理和监测**

① 审查和调整可能导致 QT 间期延长的药物。

② 监测电解质水平并纠正任何不平衡。

③ 定期进行 ECG 监测，以跟踪 QT 间隔的变化。

④ 如果怀疑先天性长 QT 综合征，考虑进行遗传测试。

（8）**风险管理**　药物性 QT 间期延长风险管理的关键在于识别高风险患者、选择低风险药物并监测治疗期间的 QT 间期。在某些情况下，可能需要调整剂量或更换其他药物。对于已经发生 QT 间期延长的患者，重要的是要识别并纠正任何可能的可逆因素，如电解质失衡，同时可能需要停用或更换致病药物。

7.49　药物性中性粒细胞减少症（DIN）

药物性中性粒细胞减少症（Drug-induced neutropenia，DIN）是一种由药物治疗引起的血液异常，其中中性粒细胞的数量下降到正常值以下（通常被定义为中性粒细胞计数少于 1500 个 /μL）。中性粒细胞是白细胞的一种，对于抵抗感染至关重要。因此，中性粒细胞减少症增加了感染的风险，有时可能导致严重或致命的感染。

（1）引起 DIN 的常见药物

① 化疗药物：这类药物尤其以引起中性粒细胞减少症为人所知，因为它们影响快速分裂的细胞，包括造血干细胞。

② 抗生素：某些抗生素，尤其是那些有广泛抗菌作用的，可能影响骨髓，导致中性粒细胞减少。

③ 抗风湿药物：如甲氨蝶呤和硫唑嘌呤等免疫抑制剂也可能引起中性粒细胞减少症。

④ 精神科药物：如氯氮平等抗精神病药物已知可能导致中性粒细胞减少。

（2）发病率　药物性中性粒细胞减少症的发病率因所使用的特定药物而异。例如，某些化疗药物可能导致高达 40% 的患者出现此症状。

（3）起病时间　起病时间可在接受治疗后几天到数周之间，具体取决于所用的药物。

（4）临床表现　病人可能会有发热、感染迹象或其他与低免疫力相关的症状。

（5）风险因素

① 骨髓功能不全：先天或后天导致的骨髓功能不全会增加风险。

② 营养不良：如缺乏维生素 B_{12}、叶酸或铁。

③ 基因因素：某些基因型可能增加中性粒细胞减少的风险。

④ 并发疾病：某些疾病，如 SLE、风湿性关节炎等可能与此有关。

（6）临床诊断

① 血液检查：通过完全血细胞计数（CBC）检测中性粒细胞数量。通常，中性粒细胞计数低于 1500 个 /mm³ 被认为是中性粒细胞减少症。

② 药物史和时间关系：评估患者最近使用的药物和中性粒细胞减少症之间的时间关系。

③ 排除其他原因：需要排除其他可能导致中性粒细胞减少症的原因，如骨髓疾病、营养不良或病毒感染。

（7）风险管理

① 停用致病药物：识别并停用可能导致中性粒细胞减少症的药物是首要步骤。

② 支持性治疗：在必要时提供抗生素或抗真菌治疗，以预防或治疗感染。

③ 使用刺激因子：在某些情况下，可能会使用粒细胞集落刺激因子（G-CSF）来刺激骨髓产生中性粒细胞。

④ 监测和跟踪：定期进行血液检查，监测中性粒细胞计数的恢复情况。

（8）监管要求　在药物研发和上市批准过程中，对药物可能导致的中性粒细胞减少症进行评估是非常重要的。药物监管机构可能要求制药公司进行额外的研究，或在药物标签上明确注明此风险。

7.50　药物诱导的进行性多灶性白质脑病（DIPML）

药物诱导的进行性多灶性白质脑病（Drug-induced progressive multifocal leukoencepha-lopathy，DIPML）是一种罕见但极其严重的病毒性脑炎，通常与免疫抑制治疗有关。它是由约翰·坎宁病毒（John Cunningham Virus，JCV）引起的中枢神经系统的脱髓鞘疾病。JCV 的无症状感染通常在儿童时期发生，该病毒在正常情况下可能在大多数成年人体内处于休眠状态，健康成人中约有 70% 的抗体。在大多数个体中，JCV 在肾脏和淋巴器官中保持潜伏状态，但免疫抑制可能导致其重新激活，导致大脑白质损伤。

（1）**特定免疫抑制药物**　药物诱导的进行性多灶性白质脑病（DIPML）主要发生在使用特定免疫抑制药物的患者中。这些药物通常用于治疗包括多发性硬化症、风湿性疾病、某些皮肤病和癌症在内的多种疾病。特别是以下几种药物已知可能显著增加 DIPML 的风险。

① 纳他霉素（Natalizumab）：主要用于治疗多发性硬化症和克罗恩病，这种药物通过抑制白细胞迁移从而控制疾病，但同时可能降低机体对 JC 病毒的免疫防御能力。

② 利妥昔单抗（Rituximab）：这是一种针对 CD20 阳性 B 细胞的单克隆抗体，广泛用于治疗某些类型的癌症和自身免疫性疾病。它通过减少 B 细胞的数量来抑制身体的免疫反应，可能导致对 JC 病毒的控制力下降。

③ 其他抗 T 细胞治疗药物：这类药物通过抑制 T 细胞的活性或减少其数量来治疗免疫系统疾病或抑制器官移植后的排斥反应，也可能增加患者患 DIPML 的风险。

（2）**背景和风险因素**　DIPML 通常见于使用特定类型免疫抑制药物的患者，这些药物包括用于治疗多发性硬化症、风湿性疾病、皮肤病和某些癌症的药物。已知增加 DIPML 风险的药物包括纳他霉素（Natalizumab，用于治疗多发性硬化症和克罗恩病）、利妥昔单抗（Rituximab，一种用于治疗某些类型癌症和自身免疫疾病的药物）和其他抗 T 细胞治疗药物。

（3）**临床表现**　DIPML 的症状可能包括但不限于认知功能障碍、运动障碍、视力丧失、语言困难和协调失调。这些症状的进展可能快速且经常导致严重残疾或死亡。

（4）**病例描述**：P 先生，67 岁，由于四肢无力在家中摔倒后，前来医院就诊，主要症状为视力变化和记忆丧失。6 年前，他被诊断患有类风湿关节炎。P 先生目前的药物方案包括每周一次的甲氨蝶呤 20mg 和依达珠单抗 50mg，这个方案已持续使用了 3 年。P 先生最近还被诊断为重度抑郁症，但尚未开始抗抑郁症的治疗。经过完整的检查，P 先生的脑部 MRI 显示白质脱髓鞘。由于这些发现，进行脑活检，最终证实为药物诱导的进行性多灶性白质脑病（DIPML）[20]。

（5）**诊断**　DIPML 的诊断主要依靠脑部磁共振成像（MRI）的结果，MRI 可以显示典型的白质损伤。确诊通常需要对脑脊液分析检测 JCV DNA。在一些情况下，可能还需要进行脑活检。

（6）**管理和治疗**　目前没有针对 DIPML 的特定治疗方法。治疗主要集中在停用潜在的致病药物和尝试恢复免疫功能。在某些情况下，可能会使用抗病毒治疗，如使用 Cidofovir，但其效果不确定。治疗的目标是减缓病程进展和缓解症状。

（7）**预防和监测**　对于使用已知增加 DIPML 风险药物的患者，定期监测和评估是至关重要的。这可能包括定期的神经学评估和脑部 MRI 扫描，特别是在症状出现或改变时。在开始治疗之前评估 JCV 感染的状态也可以帮助确定 DIPML 的风险。

7.51　佐剂诱导的自身免疫 / 炎症综合征（ASIA 综合征）

佐剂是一种添加到疫苗配方中的物质，旨在增强或模拟免疫反应。佐剂可以增强和 / 或延长身体对疫苗的反应，从而提供更持久、更强烈的保护。通过增强免疫系统的反应，佐剂使得身体可以更快速、更长时间地记住病原体，从而在未来遭受真正的感染威胁时能够迅速应对。

佐剂诱导的自身免疫 / 炎症综合征（autoimmune/inflammatory syndrome induced by adjuvants，ASIA）是一个相对新的医学概念，于 2011 年由以色列免疫学家 Yehuda Shoenfeld 提

出[21]。ASIA 描述了一组可能由外部佐剂引起的自身免疫反应，这些佐剂包括疫苗中的添加剂、硅胶（如乳房植入物中的）和某些重金属。这个概念旨在解释一些个体在接触这些佐剂后出现的自身免疫和炎症性疾病。

（1）**ASIA 的特征**

① 慢性疲劳。

② 关节疼痛和肌肉疼痛。

③ 认知障碍。

④ 皮疹或皮肤改变。

⑤ 发热。

⑥ 干燥综合征。

⑦ 纤维肌痛。

⑧ 自身免疫性疾病，如系统性红斑狼疮（SLE）和硬皮病。

这些症状可能会持续数月或数年，且可能会影响患者的日常生活。

（2）**诊断标准** ASIA 的诊断主要基于临床表现和病史，包括暴露于已知佐剂的历史。Shoenfeld 和同事提出了一套诊断标准，包括主要和次要标准，以帮助识别可能的 ASIA 病例[21]。

（3）**争议和挑战** ASIA 作为一个诊断实体，自提出以来一直存在争议。批评者指出，由于其症状和标准的非特异性，很难将 ASIA 与其他自身免疫疾病区分开来。此外，关于佐剂和自身免疫疾病之间的因果关系，科学界还没有达成一致的看法。

（4）**ASIA 的发病机制** 佐剂通过增强和 / 或模拟免疫反应来工作，这些机制被称为佐剂效应。佐剂通过激活先天免疫反应，在注射部位创建局部免疫能力环境。佐剂增强抗原呈递细胞的激活，这些免疫系统的细胞囊括了外来物质并将其分解，将产生的微粒呈现给免疫系统的 T 细胞，从而激活了产生抗体的 B 细胞。但在某些人中，它们可能触发过度的免疫反应，导致身体对自身组织产生攻击，从而引起炎症和自身免疫病。

（5）**风险管理和治疗** ASIA 的管理主要是对症治疗，包括使用非甾体抗炎药、糖皮质激素和免疫抑制剂来控制炎症和自身免疫反应。在某些情况下，移除潜在的触发因素（如硅胶植入物）可能有助于缓解症状。

7.52 药物警示和注意事项部分的重要不良反应考虑因素

"警示和注意事项"部分的设计是为了突出药物使用中可能的重大风险和重要的安全信息，以辅助医疗专业人员和患者做出明智的用药决策。因此，应该谨慎选择具有临床重要性的不良药物反应（ADR）纳入此部分。以下是确定哪些 ADR 应包括在"警示和注意事项"中的关键考虑因素：

（1）**报告频率增高** 如果某种不良反应的报告频率比其他类似药物导致的高，或者与预期频率相比显著增加，这可能表明该 ADR 具有较高的风险性。

（2）**与对照组比较的发生率** 如果在药物治疗组中的不良事件率明显高于安慰剂组或活性对照组，表明药物与这些不良事件之间可能存在直接的因果关系。

（3）**剂量 - 反应关系** 存在剂量和不良反应之间明确关联的证据表明，增加剂量可能增加不良反应的风险。

（4）**药理学一致性** 如果不良事件与药物的已知药理作用一致，这加强了因果关系的可能性。

（5）**时间关联性** 给药与不良事件之间的时间关系可以提供关于因果关系的重要信息。

（6）**解除和再挑战的经验** 如果在停药后不良事件消失，重新给药后再次出现同样的不良事件，则为药物直接引起该事件提供了强有力的证据。

（7）**已知药物引起的不良事件** 对于已经广泛认为是由药物引起的不良事件，应予以重点标示。

（8）**严重不良反应** 包括导致死亡、生命威胁、需要住院治疗或延长住院时间、导致持续或显著的功能障碍、严重影响日常生活的事件，以及先天畸形或出生缺陷等，这些都是重要的警示信息，应明确列出。

综上所述，"警示和注意事项"部分应包括所有严重或临床上重要的 ADR，特别是那些可能影响治疗选择或需要特别监测的情况。这样做旨在提供足够的信息，使医疗提供者和患者能够在使用药物时做出知情的决策，从而最大限度地减少风险并优化治疗效果。

7.53　应急药物安全评估报告需要的重要信息

准备应急药物安全评估报告是一个重要的过程，旨在快速评估药物安全性问题或特定安全信号。这种报告通常在药物监测中发现潜在的安全问题时紧急进行，以支持及时的风险管理决策。比如回应卫生管理机构的询问需要高效、准确地准备应急药物安全评估报告。

（1）**请求或触发信息来源**

① 卫生管理机构的询问：详细记录请求的具体内容、时间和原因。理解卫生管理机构提出查询的背景和目的是关键，这有助于明确报告的重点和方向。

② 内部监测发现：如果是基于内部安全监测程序，如定期安全更新报告（PSUR）、信号检测活动或其他药物安全监测活动触发的评估，需要明确指出发现的潜在安全问题或数据异常。

（2）**明确的研究问题设定** 基于触发信息，形成一个清晰、具体且可操作的研究问题。这个问题应该直接关联安全信号或安全性问题，确保研究的目标明确且具有针对性。仔细阅读卫生管理机构的查询，确保全面理解查询内容和重点。了解查询的背景、目的和涉及的具体问题，以便在报告中针对性地回答。随后，确定研究问题（基于卫生管理机构的查询和内部文献的信息，确定明确的研究问题）。研究问题应该是具体的、可量化的，并与药物的安全性相关。

（3）**需要收集和评估一系列关键的背景信息**

① 药物信息

a.药物的成分、剂型、剂量和给药途径。

b.药物的批准用途和治疗指南。

c.药物的作用机制和药代动力学/药效动力学（PK/PD）特性。

② 安全性资料

a.收集先前的试验数据及文献的相关信息，包括 CCDS、USPI、SmPC 标签文档或其他药物安全文献。这些文献可以提供对感兴趣问题的现有安全信息，并帮助在报告中进行背景说明。

b.已知的不良反应和副作用谱。

c.预先定义的风险和警告，包括产品说明书或药物标签中的安全信息。

③ 特定安全问题或信号的描述

a. 描述引发报告的具体安全问题或信号，包括相关的不良事件或不良反应。

b. 时间线，包括安全问题首次被识别的时间和随后的重要发现。

④ 药物的作用机制（mechanism of action，MoA）：简要说明药物的作用机制，包括药代动力学信息，如药物的半衰期。这有助于理解药物的药效和安全性。

⑤ 可能的生物学机制（biological plausibility）：简要总结生物学可信性（潜在因果关系的科学逻辑），包括指定患者群体和病理生理学、疾病发病原因、疾病风险因素 / 混杂因素（伴随用药、疾病发展风险、既往病史和特定高风险人群，如老年人及肝脏或肾功能障碍患者）。混杂因素可能为感兴趣事件的发病原因提供替代解释。了解患者群体的特点和病理生理学对于评估药物的安全性非常重要。

⑥ 类别效应（class effects）的考虑：涉及类别效应需要特别注意不同药物在类别中可能存在的差异，如受体位点、制剂和反应时间不同等。

⑦ 流行病学和病例数据

a. 与安全信号相关的病例报告和案例研究，包括自发报告系统中的数据。

b. 可能的病例定义和入选 / 排除标准。

c. 疾病的流行病学分析：对于与感兴趣问题相关的疾病，进行流行病学分析，包括疾病的发病率和患病率。将报告中的事件报告率和报告率趋势与背景发病率进行比较，帮助了解药物的安全性和潜在风险。

⑧ 暴露人群的特征

a. 使用药物的人群特征，包括年龄、性别、疾病状态和共病情况。

b. 还需查看受治疗患者群体的人口统计和临床特征。被观察到的疾病状态可能是被治疾病本身的病程结果，或者接受治疗的患者潜在疾病症状，因此不是对药物本身的反应。

c. 暴露人群的估计大小和药物使用模式。

d. 相关的实验室研究或动物研究结果。

⑨ 进行文献综述：通过合理的文献搜索方法，进行相关的文献综述，以确保所检索到的文献是合适的同行评议的文献。不要使用维基百科等不可靠的来源进行研究。文献综述的结果可根据不同的覆盖内容可以分配到报告中的背景、文献综述和讨论部分。您可以使用如 https://cite.mickschroeder.com/ 或 https://citeitin.com/ 等在线工具免费检查引用来源并调整参考文献的格式。

（4）安全评估

① 个案分析和聚合数据分析

a. 个案层面的评估：对每一个具体案例进行深入分析，包括病例的资格鉴定，确保其符合普遍认可的定义。分析患者的个人信息（如年龄、性别）、病史（包括家族病史）、临床表现、病程、用药记录以及任何相关的合并症和伴随用药情况。

b. 因果关联评估：基于药物治疗与不良事件之间的时间关系，进行因果关联的评估，同时排除所有可能的混淆因素和替代解释。

c. 聚合数据分析：将个案数据进行汇总，比较不同病例间的相似性和差异性，总结其共性以识别潜在的安全信号。利用实际患者暴露数据计算不良事件的发生率，通过观察值与预期值的比较（O/E 分析）、大数据挖掘和真实世界的证据（real world evidence，RWE）来分析和解释趋势。

② 综合数据评估和结论

a. 数据整合与分析：将来自不同来源（如临床试验、现实世界证据、文献回顾）的数据进行综合分析，评估数据之间的一致性和可靠性。

b. 讨论与结论：基于综合数据分析，讨论发现的安全问题、潜在的因果关系和存在的不确定性。提供对药物安全性的整体评估，明确指出主要的风险和问题。

③ 行动建议和风险管理

a. 风险管理建议：根据安全评估的结果，提出针对性的风险管理措施，如标签更改、使用限制或需要进一步研究的领域。

b. 监测策略：建议实施的监控策略以持续评估药物的安全性，包括定期安全更新和监测计划的实施。

在所有步骤中，需确保数据的准确性和可信度。同时，需遵循科学方法，避免数据解释的主观性和武断性。报告中的讨论和结论应基于全面数据评估的结果，提供客观、可信的安全性评估和决策建议。

7.54　区分疫苗诱导与感染诱导血清阳性的挑战及解决方案：案例分析

疫苗诱导的血清阳性（Vaccine-induced seropositivity，VISP）和感染诱导的血清阳性（infection-induced seropositivity，IISP）描述了个体免疫系统对特定病原体产生抗体的两种不同机制。这两种情况的核心区别在于免疫应答的触发源：一种是通过疫苗接种引起，另一种则是由自然感染引起。在公共卫生和临床实践中，准确区分 VISP 和 IISP 极为关键，这一区分不仅影响疾病监测的准确性，还直接关联疫苗的有效性和安全性。疫苗无效本身不仅是一种不良事件，还会影响其效益 - 风险比。

然而，在公共卫生和临床实践中，准确区分疫苗诱导的血清阳性（VISP）与感染诱导的血清阳性（IISP）是的一项极大的挑战。

（1）挑战

① 实验室检测的相似性：VISP 和 IISP 在血清学检测上的结果相似，使得仅凭标准抗体检测难以明确区分。这主要是因为无论是疫苗还是真实感染，都可能导致抗体（如 IgG）水平升高。

② 疫苗接种与真实感染的区分：疫苗接种后短时间内出现的抗体阳性可能与真实感染混淆，特别是在流行病学数据不足或疫苗接种记录不明确的情况下。

（2）技术解决方案

① 更精确的血清学测试

a. IgM 和 IgG 亚型的分析：通过同时检测 IgM 和 IgG，可以帮助区分感染的早期（IgM 阳性）与晚期或疫苗引起的免疫应答（IgG 阳性）。IgM 作为急性感染的标志，其出现通常指示新近感染；而 IgG 的出现则可能是由于过去的感染或疫苗接种。

b. 中和抗体测试：对于某些病原体，如病毒性疾病，中和抗体测试可以更加精确地评估免疫保护水平，同时帮助区分疫苗和自然感染引起的免疫反应。

② 分子生物学方法

a. PCR 技术：使用 PCR 检测病原体特定的遗传材料，这种方法因其高度的敏感性和特异性，能够准确地识别出活动感染。PCR 不仅可以检测到病原体的 RNA 或 DNA，还可以通过定量 PCR（qPCR）提供感染负荷的信息。

b. 基因序列分析：在某些情况下，通过对病原体遗传序列的分析，可以进一步确认感染的类型和来源，特别是在流行病学调查中区分疫苗株与野生株的感染。

（3）案例分析的详细说明

① 案例一

a. 背景：一名成年患者在接种乙肝疫苗后进行常规血清检测，结果显示乙肝表面抗原（HBsAg）阳性。

b. 分析：为了区分是疫苗诱导的血清阳性还是真实的乙肝感染，医生决定进行更详细的免疫学检查，包括乙肝核心抗体（anti-HBc）和乙肝表面抗体（anti-HBs）的测试。

c. 解决方案：检测结果显示患者的 anti-HBs 水平升高，而 anti-HBc 为阴性。表明患者的 HBsAg 阳性是由疫苗引起的，而非真实感染。

② 案例二

a. 背景：一名儿童在完成麻疹疫苗接种后进行例行检查，血清检测结果显示麻疹病毒 IgG 阳性。

b. 分析：鉴于疫苗接种后 IgG 阳性可能来源于疫苗反应，需要进一步确认是否为感染诱导。

c. 解决方案：进行麻疹病毒的 PCR 检测和对 IgM 抗体的测试。结果 IgM 为阴性，PCR 未检测到病毒 RNA，确认为疫苗诱导的血清阳性反应，而非活动感染。

通过这两个案例可以看到，准确区分 VISP 和感染诱导的血清阳性需要综合运用血清学检测和分子生物学技术，以及根据病原体和疫苗的不同选择适当的检测方法和解读标准。

7.55 如何处理研究者手册里参考安全信息（RSI）中的同义医学术语

在临床研究中，研究者手册（Investigator's Brochure，IB）是一份关键文档，它提供了有关研究药物的详细信息，包括药物的药理学特性、剂量、用途以及之前研究中收集到的安全性和有效性数据。当 IB 中的参考安全信息（RSI）包含同义医学术语时，处理这些术语需要一种系统化和一致的方法，以确保药物安全信息的清晰、准确和一致性。

在研究者手册中，第 5 章节"药物不良反应（ADR）"和第 6 章"参考安全信息（RSI）"是与药物安全最相关的两个部分。临床试验促进小组（CTFG）于 2017 年 11 月 12 日发布更新了参考安全信息的问答文件（CTFG RSI Q&A Guidance），对 IB RSI 中 AE 的同义医学术语进行了详细说明：RSI 中允许使用真正代表相同医学现象的同义医学术语（如镇静、嗜睡、困倦）。但是不应与同一医学现象的不同表现形式相混淆，例如不同形式的皮疹，如全身性皮疹、斑丘疹性皮疹、丘疹性皮疹、脓疱性皮疹等，这些皮疹不应被视为相同的医学现象，必须在 RSI 中列出其特定的首选术语（preferred term，PT）。

同义医学术语示例 在 RSI 中列出预期 SAR（serious adverse reaction）的 PT——同义医学术语中的"疑似"SARS：肺炎 - 右上叶肺炎；胃肠道出血 - 黑便；低磷血症 - 血磷降低。

在考虑 SAR 的报告率（reportingrate）时，所有同义医学术语应该合计在一起。

然而，凡事都有例外。例如，根据 ICH E2A 指南，如果在试验药物的调查者手册（Investigator's Brochure，IB）中的安全相关信息（RSI）部分已将"呼吸道感染"列为预期的 SAR，那么类似但更具体的事件，如"下呼吸道感染"，则应被视为意外的严重不良反应

（SUSAR）。这是因为尽管下呼吸道感染与呼吸道感染相关，但它具有更具体的临床表现和可能的更严重的健康影响，这超出了原有预期 SAR 的范畴。

以下是处理同义医学术语的常用方法：

（1）建立标准化的术语库　使用标准化的医学术语系统，如 MedDRA（医药品开发和注册术语）或 WHO-ART（世界卫生组织不良反应术语），可以帮助确保研究中使用的术语的一致性。这些系统提供了一个标准的框架来分类和报告医学信息。

（2）使用首选术语　在可能的情况下，总是使用标准化术语库中的首选术语（PT）。这有助于减少混淆，确保在研究文档和通信中使用统一的语言。

（3）明确同义词　当使用到多个术语可能指向相同的医学概念时，应在 IB 中明确指出这些术语被视为同义词，并指定哪个术语被视为首选术语。

（4）术语映射　对于常见的或重要的同义术语，可以创建一个映射表，列出同义词并标明与首选术语的对应关系。这有助于研究者和其他利益相关者在查阅资料时理解术语的使用和转换。

（5）培训研究团队　对研究团队进行培训，确保他们了解使用标准化医学术语的重要性，以及如何正确处理同义医学术语。这包括如何查询标准化术语数据库和使用首选术语。

（6）审查和更新　定期审查和更新 IB 以及其他研究文档，确保安全信息反映了最新的医学术语和研究发现。这包括更新同义词列表和首选术语的使用。

（7）保持一致性　在所有研究相关文档中保持术语的一致性，包括研究者手册、同意书、研究报告和出版物，这有助于减少误解并提高信息的透明度。

通过遵循这些方法，研究团队可以有效地管理和使用同义医学术语，从而提高临床研究文档的质量和可靠性。这不仅有助于确保研究参与者的安全，也支持了监管机构审查和公众对研究结果的理解。

7.56　孤儿药物的药物安全与监管挑战

孤儿药物（Orphan drugs）是指为预防、诊断或治疗罕见疾病而开发的药物。由于罕见疾病的发病率低，所以这些药物的研发面临许多特殊挑战。从药物安全和药物监察的角度，对孤儿药物有以下特殊考虑：

（1）有限的临床试验数据　由于患者数量有限，孤儿药物在上市前的临床试验通常涉及的受试者数量相对较少，这可能限制了对药物安全性和有效性的全面了解。因此对药物的安全性评估需要特别关注。

（2）剂量选择和个体化治疗　由于每种罕见疾病的病理生理过程可能不同，剂量选择和治疗方案需要更加个体化，以确保疗效和安全性的平衡。

（3）长期安全性的未知性　因为临床试验的样本量和观察时间有限，某些长期或罕见的不良反应可能在上市初期不被发现。因此，需要对药物的长期使用和慢性效应进行监测和评估。

（4）副作用监测　由于患者数量有限，罕见疾病患者中的副作用可能不易被发现。因此，需要建立有效的副作用监测系统，及时识别和报告罕见但严重的药物反应。罕见疾病可能只在某些特定的人群或遗传背景中出现，这可能影响药物的安全性和有效性。

（5）交互作用　一些罕见疾病的治疗可能伴随着其他疾病的药物治疗，因此需要考虑药物之间的潜在交互作用，以避免不良反应的发生。

（6）监管审批和迅速上市的压力　对于一些严重的罕见疾病，可能会有压力要求药物迅速上市，尽管其长期安全性和有效性尚未完全证实。对于孤儿药物，监管机构通常会采取灵活的审批政策，以加速药物的上市，但仍需要确保药物的安全性和有效性。

（7）信息共享和合作　由于罕见疾病患者数量有限，国际合作和信息共享对于药物安全和药物监察的有效性至关重要，以收集更多的数据和经验。

总之，孤儿药物在药物安全和药物监察方面的特殊考虑，要求相关机构和制药公司采取更加细致和周到的方法，确保患者的安全和利益。

7.57　何时对药物监督部门的要求说"不"

药物监管部门或卫生监管部门（Health Authorities，HA）要求药品上市持有人（Marketing Authorization Holder，MAH）更改药品标签的情况可能由多种因素引起。以下是一些常见的触发因素：

（1）新的安全信息　当新的不良反应信息或者药物安全性问题被确认时，如通过临床试验、病例报告或药物监测程序发现的新安全风险或严重不良事件，监管部门可能要求更新标签以反映这些新的风险。

（2）更新的效能数据　随着额外临床数据的积累，可能发现药物在某些人群中的效果不如预期，或者发现了新的治疗指征。这些数据的变化可能要求对药品的适应症、剂量或给药方式等信息进行更新。

（3）互动性研究结果　新的药物相互作用研究结果可能影响药物的安全性和效果，需要在药品标签中体现出相应的警告、限制或禁忌。

（4）用法指导　如果药物的用法指导或剂量需要调整，以确保最佳治疗效果或减少风险，卫生主管部门可能会要求 MAH 修改标签，以便医疗专业人员和患者能够正确使用药物。

（5）标签信息不完整或误导性　如果标签上的信息不够详尽或存在误导性，可能会导致患者或医疗专业人员错误地使用药物，卫生主管部门可能会要求 MAH 修正标签，确保信息准确传达。

（6）新的适应症　如果药物获得了新的适应症或扩展用途的批准，卫生主管部门可能会要求 MAH 更新标签，以包括相关的适应症信息。

（7）市场监测结果　监测到的药物使用数据或药物滥用情况可能会促使卫生主管部门要求 MAH 修改标签，以更好地管理药物的风险。

（8）监管政策或指南的变更　监管政策的更新或新的指导原则的实施可能要求所有相关药品更新其标签以符合最新的法规要求。

（9）公众或医疗专业人士的反馈　患者或医疗专业人士对药品标签内容的可理解性或信息不足的反馈也可能促使监管部门要求 MAH 对标签进行更改，以提高信息的清晰度和易读性。

（10）法律诉讼　由于法律诉讼中揭露的问题，监管机构可能要求药品上市持有人更改标签以包括特定的警告或风险信息，以避免未来的法律责任。

例如，药物监督部门（HA）可能基于多种来源的信息要求药品上市持有人（MAH）更改药品标签或在标签文件如 SmPC（Summary of Product Characteristics）、USPI（U.S.Prescribing Information）等中添加新的安全信息。这些信息来源包括文献报告、类别效应，以及 MAH 的汇总不良事件报告（aggregate adverse events report）等。然而，如果 MAH 在进行全面的审查后认为所提供的证据不支持 HA 的要求，他们可以拒绝进行这些更改。以下是一些具体情况，其中 MAH 可以基于充分的证据和评估拒绝卫生主管部门的要求：

（1）证据不足　如果 HA 的要求基于初步或未经充分验证的数据，MAH 在进行了深入分析和评估后，可能得出这些数据不足以支持标签更改的结论。

（2）数据的统计显著性　MAH 可能发现 HA 提供的数据虽然表明有某种关联，但这种关联在统计学上并不显著，因此认为没有必要在药品标签上反映这种信息。

（3）方法学问题　如果 HA 的要求基于的研究存在方法学上的缺陷，例如样本量不足、偏倚风险高、数据收集或分析方法不当等，MAH 可以据此拒绝更改。

（4）不一致的结果　在一些情况下，HA 可能基于特定的研究或报告提出要求，但 MAH 持有的其他研究或更广泛的数据集可能显示与 HA 提出的结论不一致的结果。

（5）风险-效益评估　MAH 可能基于全面的风险-效益分析得出结论，认为即使某些风险存在，其对公众健康的总体影响仍然是正面的，因此不支持更改标签。

（6）更广泛的监测数据　MAH 可以依据从全球市场监测和后续研究中获得的更广泛的数据来反驳 HA 的要求，特别是当这些数据显示药品的安全性和有效性与现有标签一致时。

（7）安全性问题排除　如果 MAH 能够提供充分的数据和分析，证明药物的风险是可以控制的，或者之前药物监督部门所担忧的风险在实际使用中并未成为问题，那么他们可以此为理由拒绝变更。

（8）其他合规性途径　如果 MAH 能够证明他们已经采取了其他合规性措施，以满足药物监督部门的关切，他们可以说明为何不需要按照要求变更标签。

（9）专家意见支持　如果 MAH 能够引用独立专家或权威机构的意见，支持他们的立场，并提供详细的解释，那么这也可以作为拒绝要求的理由。

在拒绝 HA 的要求时，MAH 应提供详尽的科学证据和理由，确保决策过程的透明度和科学性，同时与监管机构保持开放的沟通，以解释其立场和决策依据。这种做法有助于保护公众健康，同时确保药品信息的准确性和最新性。

然而，药物监督部门（HA）有一半以上的概率不会接受 MAH 的回应并坚持要求更改标签。因为在任何情况下，卫生主管部门往往采取相对保守的态度要求 MAH 提供准确的药物安全信息以确保患者的安全用药。即使 HA 相信某个药品安全问题（safetyconcern）可以适用于常规药物监督实践，并且可以在常规 PSUR/PBRER 中周期性更新，如果出现任何新的安全问题，HA 可能会要求重新提出这一安全问题调查或继续延长安全更新报告。

7.58　药物安全评估及药物警戒在药品安全的诉讼中的作用

药品安全的诉讼通常涉及消费者因使用药物而遭受的损害或伤害。这些诉讼可能基于以下问题：药品缺陷、副作用、不当宣传、未充分警告等。消费者可能会寻求赔偿、退款或法律救济。要提起药品安全的诉讼，通常需要律师的帮助来分析证据、准备案件并代表当事人在法庭上进行辩护。不同国家的法律和法规可能有所不同，因此建议在具体情况下咨询专业法律意见。

药物安全评估和药物警戒在药品安全诉讼中扮演着至关重要的角色，它们为评估药物可能的风险和效益、预防不良事件以及在法律责任和监管遵从性方面提供了重要的依据和指导。以下是它们在药品安全诉讼中作用的几个关键方面：

（1）提供证据基础

药物安全性数据：药物警戒系统收集的不良事件报告、临床试验数据、文献报道等构成了评估药物安全性的证据基础。在诉讼中，这些数据可以用来证明药物的安全性和风险管理措施的充分性。

（2）评估风险管理的有效性

风险管理计划（RMP）：药物上市后，制药公司需要实施 RMP 来监控和管理已知或潜在的风险。诉讼过程中，RMP 的有效性和执行情况可能成为审查的焦点，以确定是否采取了适当的预防和干预措施。

（3）制药公司的责任

警告标签和说明书：药物警戒活动中发现的信息更新可能导致药品标签和患者说明书的变更，以反映新的安全信息。在诉讼中，这些更新的时效性和充分性可能被审视，以判断制药公司是否履行了向医疗专业人员和患者提供必要警告的责任。

（4）监管遵从性

监管报告：制药公司有义务向监管机构报告药物安全性信息，包括不良事件报告和定期安全更新报告（PSUR）。这些报告的及时性和完整性在诉讼中可能被用来评估公司的监管遵从性。

（5）影响法律判断和和解

科学证据与法律责任：药物安全评估和药物警戒提供的科学证据对于法律判断和案件的和解具有重要影响。这些证据有助于界定制药公司的责任范围和可能的赔偿责任。

（6）公众信心和透明度

公开沟通：在诉讼中公开药物安全评估和警戒活动的细节有助于提高公众对药品安全监管体系的信心。透明度是维护公众健康和药品市场稳定的关键因素。

药物安全评估和药物警戒在药品安全诉讼中的作用不仅限于提供证据和评估风险管理措施的有效性，它们还关系到制药公司的法律责任、监管遵从性以及与公众信心和透明度相关的更广泛的社会责任。通过这些活动，可以更好地保护患者安全，同时也为制药公司提供了在法律框架下操作的指导。

7.59　新添加的药物不良反应（ADR）如何影响对意外严重不良事件（SUSAR）的评估

在药物临床试验和监测中，调查者手册（Investigator's Brochure，IB）作为评估药物安全性的重要参考资料扮演着至关重要的角色。这份手册通常每年更新一次，以确保其中包含的安全信息与药物的最新临床研究和开发数据保持一致。这种更新通常会与开发安全更新报告（Development Safety Update Report，DSUR）同步进行，两者使用相同的数据锁定点（data lock point，DLP）。

在 IB 中，有一个特别重要的部分是参考安全信息（reference safety information，RSI）表。这个表详细列出了药物的已知安全信息、已知不良反应（adverse drug reactions，ADRs）列表以及其他关于药物安全性的相关信息。RSI 表的主要用途是为药物的安全性评估设定基准，帮助定义哪些不良事件是预期内的。

有必要指出，更新的 IB 在正式生效并可用于临床和安全性评估之前，必须获得卫生授权机构的批准。这个批准过程可能需要几个月时间，因此在新的 IB 生效前，药物安全团队必须继续依据旧的 IB 中的 RSI 表来评估和报告不良事件。这意味着如果 IB 中新添加了 ADR，这些信息在批准前不能用于当前的安全性评估和报告。

由此，如果在更新的 IB 中添加了新的 ADR，但在这一版本生效之前，有疑似的意外严重不良事件（SUSAR）发生，这些疑似事件的判断必须暂时依据旧的 IB 中的 RSI 进行。这可能导致对一些新出现的安全问题的评估存在延迟，从而影响对患者安全的保护和适时的风险管理措施的实施。

7.60　构建还是外包？中小药企药物安全评价团队的一个必选题

在面对初创生物技术或化学药品公司的朋友时，一个常见的问题是：我们的公司是否需要自建内部药物安全评价及警戒团队，还是应该选择外包服务？对此，不同的专家可能会给出不同的答案，因为没有一种完美或标准的解决方案。正如美国作家及哲学家埃尔伯特·哈伯德所言："一台机器可以取代五十个普通人的工作，但没有任何机器可以取代一个非凡人的工作。"最合理的答案往往取决于多种因素的综合考虑，包括公司的项目开发阶段、所在地区的监管规则和要求、所需的专业技能和技术平台的复杂性、产品线的需求、公司的运营规模、战略方向以及预算状况。

一般而言，在药物开发的早期阶段，选择外包药物安全评价及警戒服务可能是更优选择。这种方式不仅成本相对较低，还可以迅速获取关键数据，帮助项目团队和投资者做出更明智的决策。而在药物开发的后期阶段，采用外包与内部关键安全人员协同工作的混合模式可能更为合适。这种模式结合了外部资源的灵活性和内部团队对安全评估和风险管理的专业承诺，从而确保了药物安全工作的连续性和效率。

随着新的监管指南的出台，药物安全评估的责任已经从第三方服务商转移到了化合物或产品的所有者身上。因此，一旦产品获得市场营销批准，建立一个敬业且负责任的内部药物安全评价及警戒团队将变得尤为重要。这不仅是为了满足监管要求，更是为了确保公司能够在激烈的市场竞争中长期稳定发展。

7.61　"买，还是不买？"——制药行业的尽职调查（DD）指南和清单

尽职调查（Due Diligence，DD）对于所有行业的公司都是至关重要的步骤，尤其在制药和生物技术行业中更显重要。这背后的原因主要有两个：一是这些行业受到严格的政府监管；二是在全球范围内频繁进行的大规模并购活动（Mergers and Acquisitions，M&A）。当公司考虑进行潜在的并购时，准确的信息和深入的了解变得至关重要。尽职调查的目的是帮助公司在决策过程中评估收购目标的价值、挖掘潜在的增长机会，并识别可能的风险，从而作出"投资还是放弃？"的决定。

尽职调查的彻底性直接影响并购的成功率。例如，1996 年强生（Johnson & Johnson）成功收购詹森诊断（Janssen Diagnostics）的案例中，强生公司通过这次收购显著扩大了其在全球医疗诊断领域的业务，这不仅增强了公司的市场地位，还促进了业务的多元化发展。然而，并购过程中若缺乏对目标公司充分的了解和评估，也可能带来重大风险。以拜耳（Bayer）2019 年以 630 亿美元收购孟山都（Monsanto）为例，由于未能充分预见到法律诉讼风险，这一交易给拜耳带来了沉重的财务负担，成为一宗昂贵的失败案例。

此外，由于药品的生命周期固有的专利限制，制药公司必须不断寻求新的药物创新或通过并购来获取新的市场和技术。这种"吞并或被吞并"的市场态势使得并购成为制药公司的常态。然而，频繁的并购交易也意味着决策可能更加仓促，从而增加了错误决策的风险。

鉴于制药行业并购的复杂性和高风险性，以下是进行生物技术尽职调查时的一些关键考虑因素：

（1）**市场和竞争环境分析**　了解目标公司的市场地位、主要竞争对手以及行业趋势。

（2）**财务状况评估**　深入分析目标公司的财务报表、收入构成和成本结构。

（3）**法律和合规性审查**　核查所有法律文件，包括专利权、许可协议、法律诉讼等。

（4）**技术和产品线评估**　评估目标公司的研发能力、技术专利和产品管线。

（5）**运营效率和管理团队**　评估目标公司的运营流程、管理团队的能力及企业文化是否与收购方相容。

通过这样全面的尽职调查，制药公司可以更有效地管理并购过程中的风险，确保每次投资决策都是在充分了解和准备的基础上做出的。

以下是生物技术尽职调查清单[22]：

（1）**组建 DD 专责团队**　制药公司在考虑合并或收购（mergers and acquisitions，M&A）前，首先需要组建一个专门的团队，负责研究和调查潜在的并购机会。这个团队应由跨领域经验丰富的专业人员组成，包括但不限于财务分析师、市场专家、法律顾问，以及相关的科研和技术人员。这样的多功能团队可以全面评估目标公司的价值，识别潜在的风险与机遇，确保并购过程中各方面的利益和需求得到平衡和满足。

（2）**建立共享敏感数据虚拟数据平台**　设置用于共享敏感数据的最高安全级别高效的虚拟数据平台。

（3）**准备符合特定要求的清单**　每个 M&A 交易都是不同的，一般应该涉及以下方面：产品和资产、公司结构、财务数据、商业环境、法律方面、文化考虑。

① 产品和资产：列出目标公司拥有或拥有法律权利的所有物品，包括药物和 / 或其他产品、知识产权、房地产、设备等。

a. 公司产品的全面清单，包括现有产品和正在开发中的产品，并提供相关信息，如专利期限；相关通信，如新药研究申请（IND）、正在开发的产品申请以及缺陷信件（如果有）；临床调查记录。尽职调查中的临床信息至关重要。了解这些信息是否已经由 FDA（或其他相关国家机构）审核过；正在进行、计划中或已终止的临床研究。

b. 知识产权和相关专家的列表。包括：现有专利的完整记录、活动的专利申请、专利许可证、有关知识产权的收购或转让的任何协议、特定领域的相关专业知识、在公司内工作或为公司工作的主要科学家的名单。

c. 房地产资产的清单。包括：实体业务单位和生产设施、房地产租赁和其他相关文件。

d. 设备、机械、车辆等物理资产。

② 公司结构

a. 公司内部组织，包括：权力分配、相关等级的层次结构、报告 / 监督结构、业务 / 生产单位的组织方式。

b. 公司章程和公司章程，以及由其分析得出的任何相关结论。

c. 记录所有董事会和股东会议、委员会决议等的记录。

d. 股东名单。

e. 重要的外部联系，包括分销或制造伙伴。

③ 财务数据

a. 财务报表，包括已审计和未经审计的报表，通常为 3～5 年的期间。

b. 公司资产负债表，列出资产、负债和所有者权益。

c. 未来的预测。

d. 现金流量表。

e. 资本支出

f. 有关预算和固定支出的相关分析。

g. 税务信息，包括：适当时间段（通常为 3～5 年，但可能会有所不同）的纳税申报、相关期间的就业税数据、最近的和待处理的审计、适用的税收减免。

④ 审查报告

a. FDA 和其他卫生当局的沟通和承诺、内部和外部审计报告，包括已发现的差距。

b. 最近三年内的任何研究、评估、报告、分析或备忘录的副本。与公司相关的年份（即竞争、产品、定价、技术，开发、产品开发等）。

⑤ 专利的考虑。在进行并购尽职调查时，对目标公司的专利状况进行深入分析是至关重要的。专利权利要求部分详细描述和定义了受保护的发明内容，是评估公司技术和产品的核心。一个坚实的专利组合不仅保护技术领先优势，也是为未来市场投入的重大资金开支提供合理性的关键。以下是在专利审查过程中需要考虑和回答的几个关键问题。

a. 专利权的归属：谁是专利的最终所有者？确保专利权归属清晰无争议。

b. 发明人与投资者的关系：列出的所有投资者是否都是真正的发明者？确保没有虚假声明可能导致的法律风险。

c. 专利权利要求的批准状况：专利局是否已经批准所有权利要求？存在未经批准或待审核的权利要求吗？

d. 专利支持的充分性：权利要求是否得到了充足的实验数据或概念验证（Proof of Concept，POC）的支持？

e. 专利的分配与许可：专利是否已被分配或许可给某一单一实体或公司？合同条款是什么？这些条款可能对并购方的利益产生何种影响？

f. 专利的许可形式：专利是独家许可给某一实体，还是非独占许可给多个实体？是否只有特定的权利要求被许可，影响了哪些方面？

g. 专利的保护期：专利保护还剩多少年？是否足够支持产品的开发和市场化，以实现足够的回报？

h. 国际专利状况：是否存在可能影响整体价值主张的国外专利申请？在主要市场是否已提交或颁发了专利？

⑥ 对目标公司和相关职能部门的关键人员进行面试。面试关键人员是尽职调查过程中极为重要的一环。通过与这些核心团队成员的深入沟通交流，不仅可以获取关键信息和洞察，还可以更全面地了解目标公司的运营现状和潜在风险。这些人员往往被视为与特定项目紧密相关的"活图书馆"，他们的知识和经验对于评估项目的真实价值和潜力至关重要。在并购过程中，保留这些关键人才可能是一个明智的选择，以确保项目的顺利过渡和未来的成功。

尽职调查不仅是一个评估风险和确认价值的正式过程，也被誉为"艺术与科学的结合"。虽然某些人可能将其视为仅仅勾选一份详尽的检查清单，但这只是整个过程的起点。一个由经验丰富的多学科组成并能在紧迫的时间内提供高效服务的团队是确保尽职调查成功的关键。此外，一个具备卓越的跨职能沟通技巧的尽职调查负责人同样不可或缺，他们能够确保整个过程的顺畅和高效。

目标公司有责任向尽职调查团队提供准确而坦诚的信息。遗憾的是，并非所有公司都能做到这一点。通常情况下，这些公司可能存在内在的偏见，倾向于在演示中提升自身价值，同时淡化或隐藏潜在的风险。在这种背景下，尽职调查团队需要具备侦探般的敏锐洞察力，能够挖掘出在初步甚至二次审查中可能不太明显的问题和风险。这种能力是尽职调查中的一种关键无形资产，对揭示深藏的问题至关重要[23]。

总之，尽职调查是一项复杂而多维的任务，需要团队的专业能力、沟通协调技巧以及对细节的敏感度。通过这些综合能力的运用，尽职调查可以有效地帮助决策者做出更明智、更有根据的投资决策。

7.62　附注文件的使用指南：何时以及如何正确使用

附注文件（Note to File，NTF）是一种用于描述和记录临床研究过程中出现的偏差、问题或特殊事件的文档，特别是那些无法通过标准病例报告表（Case Report Form，CRF）或其他研究记录直接记录的情况。

（1）使用附注文件的必要性　附注文件主要用于提供临床试验中特定行为的解释。它通常用于以下情况。

① 澄清程序遗漏或错误执行：解释为何未按照协议执行某项操作或错过了某个重要步骤。

② 文档修正和澄清：对已有报告进行必要的微调或添加，澄清与具体文档位置相关的信息。

③ 特定事件的详细说明：如果某一事件只影响特定的受试者，相应的附注文件应被整理到该受试者的研究档案中；若事件影响整个研究，则应将该文件保存在研究监管文件夹中。

附注文件的创建和使用应当谨慎，记录事件的具体细节及采取的预防措施，以防类似事件再次发生。创建后，附注文件成为永久研究记录的一部分。

（2）创建附注文件的注意事项

① 内容要求：附注文件的内容应清晰、简洁，确保任何阅读者包括未来的研究人员、审计员或审查者都能明确了解事件的性质、原因及采取的纠正措施。

② 详细记录：描述具体问题，包括事件发生的具体日期，并在机构的官方信头纸上打印。

③ 签名和日期：由记录问题的负责人或团队成员签名，并注明日期，以证实内容的准确性和责任归属。

（3）限制与考量

① 非万能解决方案：附注文件并不是解决所有问题的万能钥匙，也不能用于掩盖应当上报的违规行为。

② 审计和审查风险：频繁使用附注文件可能引起审计员或审查者的关注，被视为管理上的"红旗"（red flag），即警示信号。

③ 伦理与合规：附注文件不能替代通知伦理委员会的法定义务，特别是那些涉及受试者安全和合规性的重要事件。

通过以上指南，研究团队可以更有效地使用附注文件，以保证临床研究的透明度、合规性和准确性。

7.63　识别不合格和伪造药品的方法和策略

不合格和伪造的医疗产品构成了对全球公共卫生的重大威胁，这些产品可能未经国家或地区监管机构批准就被销售或分发，严重影响药物的安全性和有效性。这类产品范围广泛，从高价的癌症治疗药物到廉价的止痛药均有可能被伪造，并在非法市场、未受监管的网站以及部分药店、诊所和医院中出售。

在低收入和中等收入国家，估计约有十分之一的医疗产品不符合标准或存在伪造情况。伪造药品可能含有错误的成分、剂量不准确或完全没有活性成分，有时甚至包含有害物质。

识别不合格或伪造药品的方法如下：

（1）外观目测检查

① 检查包装的完整性、是否有拼写或语法错误。

② 核实生产日期和有效期，确保外包装与内包装上的信息一致。

③ 观察药品的颜色、形状是否正常，是否有变色、降解或异味。

④ 如有不良反应或疑问，应立即与药剂师或医生讨论，并向国家药品监管局报告。

（2）互联网与伪劣医疗产品

① 注意不受监管的网站或通过社交媒体平台和智能手机应用程序购买的风险。

② 避免使用缺乏官方认证标志、药品认证或详细联系信息的网站购药。

③ 谨慎对待垃圾邮件广告中的药品，以及那些价格异常低廉或无需处方就售卖处方药的网站。

（3）在线购药检查清单

① 确认收到的药品与订购的是否一致。

② 检查药品的剂量和包装是否完好、清洁，是否附有患者信息传单。

③ 检查药品的外观、质感和气味是否符合标准。

④ 确认安全封条是否完整，包装未被篡改。

⑤ 核对内外包装上的批号和有效期是否一致。

⑥ 检查是否有正确的报关单或邮政标签声明。

通过这些方法，可以有效地识别并避免使用不合格或伪造的药品。为了进一步提升药品安全，需要全球性的关注和合作，包括加强监管、提高透明度、采用先进技术、加强国际合作，并提高公众对此问题的认识。通过这些努力，可以显著降低伪造药品对药物安全和公共卫生的威胁。

7.64　过期药物的识别

使用过期药物或不合格或伪造的药品都属于药物的不良事件。过期药物的药效可能减弱或完全丧失，不再有效。

消费者持有的药品在进入市场后可能已经在不同的条件下储存。因此，很难进行测试以确定在不同条件下长时间储存后有意义且普遍适用的有效期。适当的条件将取决于药物，但可能包括有关温度、湿度和光照的考虑。那么，我们如何判断药物是否为过期药物？

（1）查看有效期或批号　凡经药政机关审核批准生产和销售的药物，在原包装瓶贴上，或盒子标签上都印有生产日期或批号，还有的印有"有效期"。可根据这些资料来判断是否过期。识别有效期的方法：如批号为911001，即表示该药生产日期为1991年10月1日。说明书上可能还印有"有效期限三年"，则三年后过期，即1994年10月1日起失效。

（2）观察药品外观　注意药品外观，如有异味、变色或变质，可能表明药物过期。检查包装是否完整无损。液体药物如有分层或固体沉淀，药片若腐烂、变形或裂痕，均可能是药物已变质。观察液体药中不明沉淀物，以及药片或颗粒是否能正常溶解，这些都可能表示药物失效。冲剂、糖浆若变味，注射药变混浊，软膏水化、变稀、变色或气味改变，或软管内气体充盈致管体鼓胀，粉剂药品变色、结块或有霉味，注射用粉剂溶解后颜色发黄，均是药物不再适宜使用的迹象。

一般来讲，温度、湿度和光照是主要的影响因素，如果药物暴露在氧气、热、光或湿气中，药物可能会在有效期满之前很久就失去效力。为了保持药效，药物应存放在干燥、凉爽和黑暗的地方。对于那些虽有有效期，但因保存环境不相宜而提前过期变质的药，也可按上法鉴别。

美国FDA支持一项涉及其他合作伙伴的公共卫生计划，以延长有限数量的精心挑选的药品的有效期。根据"保质期延长计划（Shelf Life Extension Program，SLEP）"，FDA对储存在环境受控地点的联邦库存中的某些产品进行测试。联邦储备是预防或治疗在突发公共卫生事件期间可能发生的疾病或状况所需的某些药物的储存。被选定的产品经过FDA进行的定期稳定性测试后延长有效期。

为了确保药物的安全和有效性，请始终按照药品包装上的说明和医生或药剂师的建议使用药物。一般而言，服用过期药物或者那些由于未按照标签条件储存而可能已经降解的药物可能会有潜在的药物安全风险和健康危害。如果一种药物已经降解，不仅无法为患者提供预期的效益，而且当药物降解时，它可能会产生有毒化合物，从而导致消费者意想不到的副作用。患有严重和危及生命的疾病的患者可能特别容易受到储存不当的药物的潜在风险。如果怀疑药物已经过期或变质，最好咨询专业人士的意见。

7.65　FDA和EMA对医疗器械研发的安全评估法规要求

美国食品药品监督管理局（FDA）和欧洲药品管理局（EMA）都设有针对医疗器械研发的安全评估法规要求，旨在确保医疗器械的安全性和有效性。这些要求涵盖了从设备设计、临床试验到市场后监测的全过程。下面是FDA和EMA在医疗器械安全评估方面的主要法规要求概述。

（1）医疗器械法规的要求

① FDA的医疗器械法规要求

a. 预市场批准（PMA）：对于高风险医疗器械（如植入式心脏起搏器），FDA要求进行预市场批准过程，这是一种严格的审查过程，要求提供广泛的临床试验数据来证明设备的安全性和有效性。

b. 510（k）通知：对于那些被认为是中等风险的医疗器械，制造商必须提交一份510（k）通知，证明新设备与市场上已有的类似设备（被称为"谓基准设备"）在安全性和有效性上"实质等同"。

c. 分类和标准：FDA根据设备的用途和风险将医疗器械分为三类。FDA还制定了一系列标准和指南，以指导医疗器械的设计、测试和制造过程。

d. 临床试验：对于需要通过临床试验验证其安全性和有效性的医疗器械，FDA 要求提交临床试验申请（IDE），并在获得批准后进行试验。

② EMA 的医疗器械法规要求。EMA 主要通过欧洲联盟的医疗器械法规（MDR）和体外诊断医疗器械法规（IVDR）来监管医疗器械。这些法规于 2021 年和 2022 年分别开始实施，旨在提高医疗器械的质量和安全性。

a. 合规性评估：制造商需要进行合规性评估，证明其医疗器械符合欧盟的相关要求。这可能包括技术文件的编制和风险管理过程的实施。

b. 临床评估：医疗器械制造商必须提供临床评估报告，证明其产品的安全性和性能。这通常需要基于临床数据，包括临床试验数据。

c. CE 标志：经过合规性评估并符合 MDR 或 IVDR 要求的医疗器械可以在其产品上附加 CE 标志，表明该产品符合欧盟市场的要求。

d. 市场后监测：MDR 和 IVDR 要求制造商实施市场后监测计划，以持续评估医疗器械在市场上的表现和安全性。

（2）医疗器械的不良事件报告和安全监测　美国食品药品监督管理局（FDA）和欧洲药品管理局（EMA）在医疗器械的不良事件报告和安全监测方面有具体的要求，以确保医疗器械的使用安全性和有效性。下面是这两个监管机构在医疗器械安全监测和不良事件报告方面的要求：

① FDA 的要求

a. 医疗器械报告计划（MDR）

Ⅰ. FDA 要求医疗器械制造商、进口商和设备使用者在发现任何可能导致或已经导致严重伤害或死亡的医疗器械不良事件时，必须向 FDA 报告。

Ⅱ. 制造商需要在得知事件后 15 个工作日内向 FDA 提交 MDR 报告。

Ⅲ. 设备使用者，如医院和诊所，也必须在发现严重不良事件后 15d 内向 FDA 和器械制造商报告。

b. 主动医疗器械监测（MedSun 计划）：FDA 还运行 MedSun 计划，该计划旨在及时识别和解决医疗器械使用过程中的问题。这个计划通过网络与医疗机构合作，收集有关医疗器械使用安全的数据。

② EMA 的要求

a. 市场后监测

Ⅰ. 根据欧盟的医疗器械法规（MDR），制造商必须制定一个详尽的市场后监测计划，以系统地收集关于其医疗器械性能和安全性的实际使用数据。

Ⅱ. 制造商必须对收集到的数据进行评估，并根据评估结果采取适当的后续措施，必要时对产品进行改进。

b. 欧盟医疗器械数据库（EUDAMED）：EMA 鼓励制造商使用欧盟医疗器械数据库（EUDAMED）来记录和报告不良事件。EUDAMED 旨在提高市场监管的透明度和协调性，通过这个数据库，制造商需提交包括临床调查、证书和不良事件报告在内的相关信息。

c. 不良事件报告：制造商在识别任何可能导致或已经导致严重恶果的不良事件后，需在规定的时间内（通常为 15d）向相关国家的监管机构报告。

通过这些规定和程序，FDA 和 EMA 确保医疗器械在市场上的安全使用，及时发现潜在风险，并采取必要措施以保护公共健康。这些规定也帮助监管机构和制造商收集重要的安全信息，以便对现有产品进行改进和完善。

7.66 化妆品警戒

"药物警戒"一词定义了与药物不良反应的收集、检测、评估、监测和预防相关的活动。最近，"警戒"的范围已扩大到包括草药产品和化妆品的安全性。"化妆品警戒"（Cosmetovigilance）作为一个新术语被引入，用于定义行业为解决化妆品安全问题而进行的监督。Vigan（1997）首次在文献中提出将特定术语"Cosmetovigilance"用于指代化妆品安全性的监控[24]。此概念如今已被全球公共卫生界广泛认可。尽管化妆品通常耐受性良好，但也可能引发不良反应。然而，由于缺乏标准化的报告格式和评估标准，识别和理解这些不良反应颇具挑战。此外，缺乏一个完善的化妆品警戒系统也是一大制约因素。报道指出，即便消费者或患者寻求医疗咨询，化妆品和盥洗用品引起的副作用也常被低估[25]。

化妆品警戒涉及收集、分析和评估美容产品可能引起的不良反应、不良事件或其他安全问题的信息。这些问题可能包括皮肤过敏、炎症、刺激性反应等。监测这些事件的目的是确保美容产品在市场上的安全性和有效性，并在需要时采取适当的措施来保护消费者的健康。

化妆品监测通常是由监管机构、生产商、医疗保健专业人士和消费者等共同参与的。通过收集和共享有关美容产品的安全信息，监测体系有助于发现潜在的安全问题，采取适当的措施来减少不良反应和风险，并提高消费者的保护意识。

需要注意的是，美容产品与药物不同，通常被用于改善外貌、保养皮肤等，但并不治疗疾病。因此，美容药品监测的重点在于确保这些产品的安全性和消费者的满意度。

监管化妆品产品的健康授权有多个，其中欧洲联盟的化妆品产品主要受到欧洲化妆品法规（Regulation（EC）No 1223/2009）的监管。此法规规定了化妆品在欧盟市场上的安全性和合规要求。以下是相关的安全指南：

① 化妆品产品必须符合法规规定的安全评估要求，确保使用时对人体不会产生危害。这需要进行全面的风险评估和安全性评估。

② 化妆品中使用的成分必须在欧洲联盟的禁止或限制清单之内。法规列出了可用于化妆品的成分、浓度限制以及特定用途的规定。

③ 化妆品必须在欧洲联盟境内指定的注册机构进行通知和注册，确保产品符合规定。

④ 法规要求化妆品产品上必须贴上正确的标签，标明成分、使用方法、保质期等信息。消费者需要明确了解产品的使用方式和潜在风险。

⑤ 严格规定了化妆品产品的广告宣传内容，禁止夸大虚假宣传，确保消费者得到真实和准确的信息。

⑥ 法规规定了对于在市场上已知出现问题的产品，应采取适当的紧急措施，例如撤回或召回，以保障公众安全。

⑦ 对于新颖的、尚未在市场上销售的成分，需要进行预市场安全评估和批准。

在 2005 年，欧洲化妆品香料化妆品协会（Colipa；目前命名为 Cosmetics Europe）发布了《不良事件报告管理指南》，作为协调行业关于收集和评估不良事件报告的工具。后上市监测和 Colipa 指南旨在评估化妆品对人类健康的不良效应的因果关系。发病时间、持续时间以及是否出乎意料或在重新挑战后是否可重复出现是评估因果关系的关键因素。

在美国，有类似的法规和部门确保化妆品使用的安全性。以下机构监督化妆品产品：

FDA、FD&C 法规、膳食补充剂和非处方药消费者保护法以及《行业指南：非处方人用药品上市后不良事件报告》。FDA 在美国管理处方和非处方化妆品产品。FDA 还关注产品的标签、制造、安全和疗效、ADR、研究和召回。在某些情况下，某些化妆品产品可能没有获得FDA 批准，但仍然受 FD&C 法规监管，以确保产品安全上市。鼓励消费者、医疗保健提供者和 / 或制造商向 FDA 报告与化妆品相关的 ADR。ADR 可以通过电子表格通过 MedWatch报告给 FDA，或者通过热线电话报告。FDA 还设有消费者投诉主管，以帮助处理 ADR 报告。对于非处方产品，可以填写单独的报告，即个案安全报告。此外，为进一步应对化妆品安全措施，美国通过了两项法案：2012 年的化妆品安全修正法案和 2013 年的安全化妆品和个人用品法案。这两项法案鼓励更多与 ADR 直接相关的报告在 ADR 发生后的 15d 内直接提交给卫生与人类服务部部长。

中国国家药监局 2024 年 3 月发布通告，宣布将《化妆品毒理学试验方法样品前处理通则》等 19 项制修订项目纳入《化妆品安全技术规范（2015 年版）》。此举旨在提升化妆品安全性标准，包括 12 项新增检验方法和 7 项修订检验方法，自 2024 年 12 月 1 日起实施。新增禁用物质 5 种，即刻起纳入执行。提升的化妆品行业安全标准将进一步保护消费者利益，促进化妆品行业健康发展，确保消费者使用化妆品的安全。

这些安全指南旨在确保化妆品产品的安全性和合规性，保护消费者的健康和权益。除欧盟外，其他国家和地区也有类似的监管法规和指南，以确保化妆品产品的安全和质量。

参考文献

[1] Stagg N J，et al. Predictivity/Translatability of Toxicities Observed in Nonclinical Toxicology Studies to Clinical Safety Outcomes in Drug Development：Case Examples[J]. International Journal of Toxicology，2020，39（2）：141-150.

[2] Liu Z，et al. Immune-mediated hepatitis induced by immune checkpoint inhibitors：Current updates and future perspectives [J]. Front Pharmacol，2022，13：1077468.

[3] Sibaud V，et al. Lamotrigine-Induced Stevens-Johnson Syndrome in a Patient Receiving Nivolumab[J]. JAMA dermatology，2018，154（5）：603-605.

[4] Wolchok J D，et al. Overall Survival with Combined Nivolumab and Ipilimumab in Advanced Melanoma[J]. New England Journal of Medicine，2017，377（14）：1345-1356.

[5] Lazarou J，et al. Incidence of adverse drug reactions in hospitalized patients：a meta-analysis of prospective studies[J]. JAMA，1998，279：1200-1205.

[6] Riedl M A，et al. Adverse Drug Reactions：Types and Treatment Options[J]. American Family Physician，2003，68：1781-1790.

[7] Pramatarov K D. Drug-induced lupus erythematosus[J]. Clin Dermatol，1998，16：367-377.

[8] Andrade R J，et al. Mechanisms of drug-induced liver injury. Current opinion in drug discovery & development[J]. 2006. 9：23-30.

[9] Wysowski D K，et al. Adverse drug event surveillance and drug withdrawals in the United States，1969-2002：the importance of reporting suspected reactions[J]. Arch Intern Med，2005，65（12）：1363-1369.

[10] European Association for the Study of the Liver. EASL clinical practice guidelines：drug-induced liver injury[J]. J Hepatol，2019，70（6）：1222-1261.

[11]Kölbel C, et al. Drug-induced pancreatitis: a critical review drug-induced pancreatitis [J]. Gastroenterology, 1980, 78: 813-820.

[12]Garratty G. Drug-induced immune hemolytic anemia[J]. Hematology Am Soc Hematol Educ Program, 2009, 2009 (1): 73 – 79.

[13]Deng X, et al. Long-term follow-up of patients treated for psychotic symptoms that persist after stopping illicit drug use[J]. Shanghai Archives of Psychiatry, 2012, 24 (5): 271 – 278.

[14]No authors listed. Drug-induced myopia[J]. Prescrire Int, 2003, 12 (63): 22-23.

[15]Kai D K W. Induced-drug transient myopia[J]. SAJ Case Rep, 2014, 1: 105.

[16]Aboud DMA, et al. Cutaneous Adverse Drug Reaction [R]. NIH National library of Medicine. 2023, https://www.ncbi. nlm. nih. gov/books/NBK533000/.

[17]Clinard V and Smith J D. Drug-Induced Skin Disorders[J]. US Pharm, 2012, 37 (4): HS11-HS18.

[18]Reese J A, et al. Identifying drugs that cause acute thrombocytopenia: an analysis using 3 distinct methods[J]. BLOOD, 2010, 116: 2127-2133.

[19]Oldenburg I, et al. Erratum: Diagnosis and management of vaccine-related thrombosis following AstraZeneca COVID-19 vaccination: guidance statement from the GTH [J]. Hamostaseologie, 2021, 41 (03): 184-189.

[20]Rainey C, et al. Drug-induced progressive multifocal leukoencephalopathy: Rare but serious[J]. Current Psychiatry, 2022, 21: 38-40.

[21]Shoenfeld Y, et al. 'ASIA' – Autoimmune/inflammatory syndrome induced by adjuvants: A new syndrome to be defined[J]. Journal of Autoimmunology, 2011, 36 (1), 4-8.

[22]Data Room: Pharma Due Diligence: Why It Is So Important and How to Go About It. [DB] https://dataroom-providers. org/blog/pharmaceutical-due-diligence-checklist/.

[23]Pharmaceutical Due Diligence Checklist – Biotech Due Diligence. [DB] https://www. alacrita. com/whitepapers/due-diligence-the-pinnacle-of-expertise-based-consulting.

[24]Vigan M. New allergens in cosmetics. Cosmetovigilance[J]. Ann Dermatol Venereol, 1997, 124: 571 – 575.

[25]Toklu H, et al. Cosmetovigilance: A review of the current literature[J]. J Family Med Prim Care, 2019, 8: 1540 – 1545.

第 8 章
药物安全评价和药物警戒的新趋势

8.1　药物安全评价和警戒：差距与新趋势

药物安全评价和药物警戒领域的当前差距与新趋势往往紧密相关，因为新趋势通常是对现有问题和挑战的回应与解决方案。以下是这些领域的一些当前差距及其相应的新趋势（如何努力解决这些问题）：

（1）当前差距

① 数据孤岛问题：在多个系统和数据库之间存在信息隔离，这限制了对药物安全数据的全面分析和利用。

② 对罕见不良事件的报告和检测不足：现有的药物监测系统可能无法有效识别罕见或长期的不良事件，这是由于数据量不足或缺乏长期跟踪。

③ 患者参与度不足：医务人员对药物安全的重视不够或缺乏经验，由此使患者对药物安全的认知有限，最终导致人们对药物实际安全的了解和报告不全面。

④ 跨国监管合作不足：尽管有所改进，但在全球范围内，监管机构之间的信息共享和合作仍然存在挑战。

（2）最新趋势

① 人工智能和机器学习：人工智能和机器学习越来越多地被用于从大型数据集（包括电子健康记录、保险索赔数据和社交媒体）中识别潜在的不良药物反应。这些技术可以比传统方法更快地处理大量数据，可能更早地识别出安全信号。

② 真实世界数据（RWD）和真实世界证据（RWE）：RWD 和 RWE 在药物安全评价和药物警戒中扮演着更重要的角色。来自电子健康记录、患者注册表和其他来源的 RWD 可以提供药物在临床试验控制环境之外的一般人群中表现的见解。这些信息对于识别罕见副作用和理解药物的长期安全性至关重要。

③ 以患者为中心的方法：越来越多地强调直接让患者参与到药物警戒过程中。这包括通过患者报告结果测量（Patient-reported outcome measures，PROMs）收集患者经历和结果的数据，并让患者参与到有关他们治疗的决策过程中。

④ 生态药物警戒：是关于检测、评估、理解和预防与环境中药物存在相关的不良效果或其他问题的科学和活动。它旨在减少药物作为环境污染物带来的风险，通过检测、评估和预防药物在环境中的不良影响来控制和最小化药物污染源。

⑤ 全球合作与数据共享：监管机构和制药公司越来越多地进行国际合作和数据共享，以改善药物安全监测。国际药品监管机构联盟（International Coalition of Medicines Regulatory Authorities，ICMRA）等的倡议促进了安全信息的交流，并在各国之间协调监管方法。

⑥ 数字健康技术：目前正在研究使用可穿戴设备及其他数字健康工具来监测药物安全性和实时患者健康状况。这些技术能够提供不良事件的早期预警，并收集更细致的患者健康数据。

⑦ 监管创新：世界各地的监管机构正在更新其指南和实践，以适应这些新技术和方法。这包括为监管决策中使用 RWE、药物开发中 AI 和 ML 的使用以及患者参与的新方法制定框架。

这些趋势反映了向更动态、数据驱动和以患者为中心的药物安全评价和药物警戒方法的广泛转变。

8.2　生态药物警戒（EPV）

生态药物警戒（Ecopharmacovigilance，EPV）指针对环境中药物存在可能产生的不良后果进行检测、评估、理解和预防的科学和相关行动。它旨在减少药物污染对环境和人类健康的潜在风险。生态药物警戒的关键包括监测药物及其代谢物在环境中的分布、了解其对生态系统和人类健康的潜在影响，以及开发减少这些物质释放到环境中的策略和技术。

（1）具体案例

① 雌激素对环境的污染：雌激素是为了促进水产动物（鱼、虾及螃蟹等）生长而广泛使用的化学合成的一种激素，在水和土壤中很难自然分解。然而，这些物质会通过养殖场的排水系统进入自然水体，最终可能影响人类的饮用水源。

② 抗生素的环境释放：抗生素在治疗中广泛使用后，可能通过医院和家庭废水排放到环境中，导致水体和土壤中抗生素浓度增加。这种情况可能促进抗生素耐药性细菌的形成和传播，对人类健康构成间接风险。生态药物警戒在这种情况下的应用，包括监测环境中抗生素的浓度、评估其对生态系统的影响，以及推广合理使用抗生素和改进废水处理技术，以减少这些物质的环境释放。

（2）相关指南　包括国际和国家层面对药物环境风险评估和管理的指导原则，如欧盟的药物环境风险评估指南（Environmental Risk Assessment for Pharmaceuticals，ERA）[1]，要求药品上市许可申请者进行环境风险评估，以及采取必要措施减少药物对环境的负面影响。此外，也有针对特定药物或药物类别的管理措施，如限制某些高风险药物的使用和推广环保包装和废弃物处理指导。

生态药物警戒是一个跨学科领域，涉及环境科学、药学、公共卫生和政策制定等多个领域。通过实施有效的生态药物警戒措施，可以促进药物的可持续使用，保护环境和公共健康。

8.3　基因组学和个体化医学及其安全性评价

基因组学（Genomics）和个体化医学（Personalized Medicine）在药物安全性评价中的应用正逐渐成为一个重要的发展趋势。这些领域的进步不仅能够提高药物治疗的效果，还能通过预测药物不良反应的风险来提升药物的安全性。以下是基因组学和个体化医学在药物安全性评价中的应用及其重要性的几个方面：

（1）基因组学在药物安全性评价中的应用

① 药物代谢和响应的遗传差异：基因变异影响个体对药物的代谢和响应，基因组学可以帮助识别哪些个体可能因特定药物而面临更高的不良反应风险或需要不同的剂量。

② 药物诱导的遗传毒性：基因组学技术，如全基因组关联研究（genome-wide association studies，GWAS），可以用来识别与药物诱导的不良反应相关的遗传标记。

③ 免疫原性风险的评估：基因组学可以揭示个体对生物药物产生免疫反应的遗传倾向，从而预测药物的免疫原性风险。

（2）个体化医学在药物安全性评价中的应用

① 个体化治疗方案：基于个体的遗传背景和其他生物标志物来定制药物治疗方案，以最大限度地提高疗效并减少不良反应。

② 精准剂量确定：利用遗传和分子信息来指导药物剂量的个性化调整，避免过量或不足

量给药。

③ 早期风险识别：在药物开发的早期阶段识别哪些患者群体可能对特定药物产生不良反应，从而在临床试验设计中排除高风险群体或进行特定的监测。

（3）安全性评价的特殊考虑

① 数据集成与分析：需要高级生物信息学工具和统计方法来分析和解释大规模基因组数据，以及将这些数据与临床数据集成，形成对药物安全性的全面理解。

② 伦理和隐私保护：基因组数据的敏感性要求在进行药物安全性评价时采取严格的数据保护措施，以保护个人隐私。

③ 监管要求：随着基因组学和个体化医学在药物安全性评价中的应用日益增多，监管机构正在制定相关的指导原则和标准，以确保这些新技术的合理和有效应用。

基因组学和个体化医学为药物安全性评价提供了新的机遇和挑战。通过利用这些方法，可以更准确地预测药物的安全性风险，为患者提供更安全、更有效的治疗方案。

8.4　计算毒理学

计算毒理学（Computational Toxicology）是一门利用计算机和数学模型来预测化学物质对生物体（包括人类）健康影响的科学。它通过整合化学信息、生物活性数据和毒理学知识，旨在评估化学物质的安全性、减少传统毒性实验的需求、加快药物开发进程，并促进环境保护。以下是计算毒理学的一些主要应用领域和方法：

（1）应用领域

① 药物开发：在药物开发早期阶段，计算毒理学可以预测候选药物分子的潜在毒性，帮助筛选出安全性较高的化合物。

② 化学品安全评估：对于工业化学品、农药、食品添加剂等，计算毒理学能够评估其对人类健康和环境的潜在风险。

③ 环境保护：通过预测化学物质在环境中的行为和对生态系统的影响，计算毒理学有助于环境保护和管理。

（2）主要方法

① 定量构效关系（quantitative structure-activity relationship，QSAR）模型：QSAR 模型通过分析化学物质的结构特征与其生物活性或毒性之间的关系，来预测未知化合物的活性或毒性。

② 分子对接和模拟：利用计算机模拟技术模拟药物分子与靶标蛋白之间的相互作用，预测药物的效能和可能的副作用。

③ 毒性通路分析（ToxPath）：通过分析化学物质如何干扰生物体内的正常分子和细胞通路，预测其毒性效应。

④ 生物信息学和系统生物学：整合大量的基因组、转录组、蛋白质组数据，通过系统生物学方法理解化学物质如何影响生物系统。

（3）挑战与未来方向

① 数据质量和可用性：计算毒理学的准确性高度依赖于输入数据的质量和数量。因此，获取高质量、可靠的实验数据是一个重要挑战。

② 模型的透明度和解释能力：提高模型的透明度和用户能够理解模型预测的基础是提升计算毒理学应用的关键。

③ 跨物种外推：如何准确地将动物实验数据外推到人类，是计算毒理学需要解决的另一个挑战。

④ 监管接受度：提高监管机构对计算毒理学方法的认可和接受度，需要通过不断的验证和共识形成过程。

计算毒理学作为一种高效、节约资源的评估方法，正逐渐成为药物开发和化学品管理中不可或缺的工具。随着计算技术和生物科学的不断进步，预计计算毒理学将在预测化学物质安全性方面发挥越来越重要的作用。

8.5 体外模型在药物安全评估中的应用

在新药安全性评价领域，体外模型的创新正在不断推进，这些创新不仅提高了评价的效率和准确性，还有助于减少对动物实验的依赖。以下是几种体外模型创新的例子，它们在新药安全性评价中的应用正逐渐成为研究的热点：

（1）器官芯片（organ-on-a-chip） 器官芯片，又称芯片仿真人体器官，是一种利用微流控技术模拟人体器官微环境的装置，它模拟人体器官的微环境，包括细胞组织的 3D 结构、血液流动和器官间的相互作用。这种技术能够模拟不同器官（如肝脏、心脏、肺部）的生理和病理特征，为研究药物在人体内的动态过程和毒性作用提供一个革命性的平台。

（2）三维（3D）细胞培养 与传统的二维（2D）细胞培养相比，3D 细胞培养技术能够更好地模拟细胞在人体中的自然状态，包括细胞间的相互作用和细胞外基质的影响。3D 细胞培养，如球体培养和 3D 生物打印组织，提供了更为准确的药物反应和毒性评估模型。

（3）人工智能（AI）和机器学习在体外模型中的应用 人工智能和机器学习技术正被用于分析和解释体外模型产生的大量数据，以识别药物的潜在毒性和作用机制。这些技术能够从复杂数据中提取有用信息，预测药物的安全性风险，并指导早期的药物设计和筛选。

（4）组织工程和生物打印 组织工程（Tissue engineering）和生物打印（Bioprinting）技术允许科学家构建复杂的多细胞组织结构，这些结构在生物学和生理学特性上更接近真实的人体组织。这种技术在模拟疾病模型、药物筛选和毒性测试中显示出巨大潜力。

（5）微生物群落模型 微生物群落模型，特别是与人类健康和疾病密切相关的肠道微生物群落模型，为研究药物如何影响肠道微生物群落或药物如何被微生物群落影响提供了新的视角。这些模型有助于理解药物代谢、吸收和可能的毒性变化。

尽管体外模型的创新为药物安全性评价提供了新的工具和方法，但其准确性、可重复性和生物相关性的验证仍是挑战之一。未来的研究需要解决这些技术与传统动物模型和临床研究结果之间的相关性问题，以及如何将这些模型更好地整合进药物开发的早期阶段。此外，监管接受度的提高和标准化流程的建立也将是推动这些创新技术广泛应用的关键因素。

8.6 转化医学在新药安全性评估中的应用与挑战

转化医学（Translational Medicine，TM）在新药安全性评价中扮演着至关重要的角色，其核心目标是将基础科学研究成果快速有效地转化为临床应用，以提高药物开发的效率和安全性。生物标志物（biomarkers）作为转化医学的关键工具之一，对于评估新药的安全性、预测药物反应和监测治疗效果具有重要意义。以下是转化医学和生物标志物在新药安全性评价中的应用和重要性：

（1）转化医学的应用

① 桥接基础研究与临床应用：通过将分子生物学、细胞学和遗传学等基础研究成果应用于药物开发，转化医学帮助识别和验证新的药物靶点和治疗策略。

② 优化药物设计：利用转化研究发现的机制和靶点信息，指导药物分子的设计，以提高其安全性和有效性。

加速临床前评价：转化医学通过整合各种体外和体内模型的研究结果，快速评估药物的安全性和作用机制，缩短药物从实验室到临床试验的转化时间。

（2）生物标志物的重要性

① 早期安全性评估：生物标志物可以在药物开发的早期阶段用于评估药物的潜在毒性，如通过检测肝脏损伤标志物来预测药物的肝毒性。

② 剂量优化：通过监测药物作用的生物标志物变化，可以帮助确定最佳治疗剂量，减少副作用的风险。

③ 个体化治疗：生物标志物能够预测个体对药物的反应差异，为实现个体化药物治疗提供依据。

④ 疗效和安全性监测：在药物上市后，生物标志物的监测可以继续评估药物的长期安全性和疗效，及时发现潜在的不良反应。

尽管转化医学和生物标志物在新药安全性评价中具有巨大潜力，但也面临一些挑战，包括生物标志物的识别和验证、数据解释的复杂性以及临床应用的标准化等。未来的研究需要关注生物标志物的临床相关性和可操作性，以及如何更好地整合转化医学的研究成果，以提高新药开发的成功率和安全性。随着高通量技术和大数据分析方法的发展，预计将发现更多有用的生物标志物，转化医学在新药安全性评价中的作用将日益增强，为患者带来更安全、更有效的治疗选择。

8.7　基因编辑技术在药物安全评估中的应用

基因编辑技术（Gene editing technology），特别是 CRISPR-Cas9 系统，在动物模型的构建和疾病研究中的应用，提高了疾病模型的相关性和精确性。已经成为现代生物医学研究的一项革命性工具。在药物安全评估领域，基因编辑技术的应用正逐步展开，为药物的开发和安全性评价提供了新的策略和方法。以下是基因编辑技术在药物安全评估中的几种应用：

（1）疾病模型的构建　基因编辑技术能够精确地在动物或细胞模型中引入或修正特定的基因突变，从而构建更为准确的疾病模型。这些模型可以用于评估药物对特定疾病的治疗效果及其潜在的毒性和副作用，特别是在模拟遗传性疾病方面具有重要价值。

（2）靶点验证　通过基因编辑技术敲除或敲入特定的药物靶点基因，可以直接评估这些靶点在疾病发生和发展中的作用，从而验证药物靶点的有效性。这一过程对于药物开发初期阶段的靶点选择和验证至关重要，有助于提高药物研发的成功率。

（3）了解药物作用机制　基因编辑技术可以帮助科学家深入了解药物的作用机制，通过在细胞或动物模型中特定修改基因，观察药物如何影响这些改变的生物学路径。这有助于识别和预测药物可能的不良反应，以及开发更为安全有效的治疗策略。

（4）个体化药物治疗　基因编辑技术的应用促进了精准医疗和个体化药物治疗的发展。通过针对患者特定的遗传背景进行基因编辑，可以模拟药物在特定患者群体中的效果，从而优化药物剂量、减少不良反应，实现更加个性化的治疗方案。

（5）安全性标志物的发现　基因编辑技术还可以用于发现新的药物安全性标志物，通过识别药物作用过程中影响细胞存活、增殖或死亡的关键基因，帮助预测药物的潜在毒性和副作用。

尽管基因编辑技术在药物安全评估中展示了巨大的潜力，但其应用仍面临一些挑战，包括技术的特异性、准确性、长期安全性以及伦理和法律问题。随着技术的不断进步和相关法规的完善，预计基因编辑将在未来的药物开发和安全评估中扮演更加重要的角色，为患者提供更安全、更有效的治疗选择。

8.8　基因工程动物模型在药物安全评估中的应用

基因工程动物模型（Genetically engineered mouse models，GEMMs）在药物安全评估中的应用是通过多种方式实现的。GEMMs在药物发现中的主要应用不仅用于验证靶点，确定药物作用的药效动力学标志物，而且还用于预测靶向不良药物反应和评估安全性，尤其是在抗癌药物开发领域非常活跃。这种策略减少了一个主要的限制，即在解释临床前毒性数据时很难定义动物生理反应在多大程度上与人类相似。通过表达外源基因（转基因）或移除特定基因的活性（"敲除"）或替代（"敲入"）的基因工程小鼠将越来越多地用于研究疾病的分子机制，评估创新的治疗靶点，并对新型药物的疗效和/或毒性进行筛选。与毒理学研究相关的最新创新包括构建具有以下特征的基因工程小鼠：①多个工程基因；②可以在特定部位和时间诱导突变的基因；③替换其小鼠同源基因的人类基因（"人源化"小鼠），以允许体内研究外源物毒性。

基因工程小鼠在毒理学中的应用不仅涵盖了基本机制研究，还包括利用新工程小鼠系列进行基因毒性和致癌性筛选。在解析由基因工程小鼠获得的毒性数据时，需特别注意几个关键因素：确保模型表型已经充分表征，了解特定小鼠品系及工程基因背景下的病变类型与发生率，以及评估可能由补偿生理过程掩盖的工程事件结果。基因工程小鼠所提供的毒性数据可作为现有"金标准"生物分析的补充，甚至可能在未来取代之，尤其是在病变发生的潜伏期比野生型小鼠更短的情况下。此外，"人源化"动物模型为直接研究新化学实体对人类代谢途径的影响提供了一种途径，这在临床前毒性评价中尤为重要。这种模型尤其适用于那些新型治疗药物主要与特定人类蛋白相互作用的情况。在此情景下，采用人源化基因工程小鼠作为临床前毒性测试的动物模型之一，能有效地揭示测试物质的潜在机制及其不良效应。然而，需要谨慎对待这些表达人类蛋白的基因工程动物，因为它们仍是动物模型，不能完全等同于人类的自然遗传变异。

8.9　人机链接治疗（BCI）的安全评估

人机链接治疗（Brain-computer interface，BCI）的研究和开发是一个全球性的努力，许多国家都在进行相关的科学研究和临床试验。美国在人机链接治疗领域处于领先地位，拥有多个在此领域进行研究和开发的公司和研究机构，如埃隆·马斯克的Neuralink、其他美国公司如Blackrock Neurotech和Kernel等。中国也在积极进行人机链接治疗的研究，特别是在脑科学和神经工程领域。中国的一些研究机构和大学，如中国科学院、清华大学和浙江大学等都在开展相关的研究工作。

这种人机链接治疗的潜在应用非常广泛，包括帮助治疗帕金森病、癫痫、抑郁症等神经系统疾病，以及帮助瘫痪患者恢复运动能力，甚至未来可能实现直接通过思维控制外部设备或虚拟界面。Neuralink 的技术主要依赖于极细的脑电极植入人脑，这些电极能够高密度、高精度地读取和刺激大脑中的神经活动（图 8-1）。

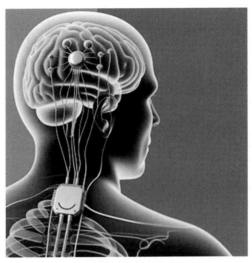

图 8-1　人机链接治疗示意图

　　人机链接治疗的安全评估是一个复杂的过程，涉及技术、生物医学和伦理方面的多重考量。这种评估旨在确保人机交互技术在医疗应用中的安全性和有效性，特别是在神经科学和康复医学领域。以下是进行人机链接治疗安全评估时需要考虑的几个关键方面：

　　（1）**生物兼容性**　BCI 设备，特别是植入式设备，必须使用对人体无害的材料制造，确保植入材料不会引发免疫反应、炎症或长期的身体损伤。

　　（2）**电气安全**　设备应防止任何可能导致伤害的电气故障，包括过电压保护、短路保护和确保设备在意外断电时的安全。

　　（3）**数据安全与隐私**　BCI 设备往往需要收集、传输和处理大量的神经数据。保护这些数据免遭未经授权的访问或泄露至关重要，需符合相应的数据保护法规如 GDPR 或 HIPAA。

　　（4）**功能验证**　BCI 设备的设计和功能必须经过严格测试，以验证其对用户的实际帮助，包括临床试验和用户测试，以确保设备能够按预期工作，且不会因误操作带来危害。

　　（5）**长期稳定性和可维护性**　对于植入式设备，需要评估其在体内长期运行的稳定性及其对周围组织可能产生的长期影响。此外，设备的维护和必要的升级也应当简便可行。

　　（6）**伦理考量**　BCI 技术的应用涉及许多伦理问题，包括患者的自主权、意识和个人隐私等。所有 BCI 应用都应在伦理审查委员会的指导下进行。

　　（7）**技术安全性**　评估与治疗相关的设备和系统的技术可靠性，包括硬件的耐用性、软件的稳定性以及数据传输的安全性。

　　（8）**手术和植入过程的风险**　对于需要植入设备的治疗方式，评估手术过程中的风险以及植入后的长期稳定性和潜在并发症。

　　（9）**功能效果和副作用**　评估治疗对患者功能恢复的效果，包括潜在的正面影响和可能的副作用或不良反应。

　　（10）**长期监测和管理**　制定长期监测患者健康状况和设备性能的计划，以及可能需要的调整或干预措施。

进行人机链接治疗的安全评估需要跨学科团队的合作，包括医生、生物医学工程师、伦理学家和数据科学家等，以全面评估治疗的安全性和有效性，并确保患者福祉。随着技术的发展，这一领域的安全评估标准和指南也在不断进化，以适应新兴技术的挑战和机遇。

8.10　替代动物测试在药物安全评估中的应用

替代动物研究在药物安全评估中的应用是一个日益重要的领域，旨在减少或消除在药物开发过程中对动物的使用。这些方法包括但不限于体外研究、计算机模拟、人体细胞和组织模型以及微生物生态系统模型等。这些替代方法可以提供快速、经济且伦理上更可接受的手段来评估化合物的安全性和有效性。

在过去的 25 年中，产品测试和医药品、医疗设备的临床前测试中使用替代方法的情况有了显著增加。在 1990 年至 2015 年间，使用"替代动物"（如昆虫、鱼类、蠕虫和虾）以及基于计算模拟分析发表的论文数量增长了超过 900%。在 2015 年，使用基于计算模拟的建模方法的研究超过了 88000 篇，而 1990 年仅有 7405 篇。在药物开发中，预测潜在治疗药物的副作用是一个重要目标。药物副作用或毒性的限制是药物在临床试验中失败而无法进入市场的主要原因之一。然而新药研发管道中动物毒性测试几乎不能预测近 50% 的药物毒性，由此造成在Ⅰ期试验的失败和早期市场的撤出，可惜这些"昂贵的失败"的都是在投入了大量时间和资源后才发现的。因此，在药物开发过程中，人们期望替代药物测试方法能够提供更早期、更快速且具有可转化性的人类药物安全性测试结果 [2]。

（1）体外研究（in vitrostudies）　使用人类细胞和组织进行实验，可以在没有动物参与的情况下评估药物的毒性和药效。这些研究通常使用培养的细胞系来测试药物对特定细胞类型的影响。

（2）计算机模拟（in silico modeling）　利用计算机模型和算法模拟药物与生物大分子的相互作用，预测药物的代谢途径、潜在毒性及其对人体健康的影响。这种方法可以在实验室研究之前筛选潜在的药物分子，减少需要进行的动物实验数量。

（3）人体细胞和组织模型（Human cell and tissue models）　包括 3D 打印的组织模型和器官芯片（Organ-on-a-Chip），这些技术可以模拟人体内的生理环境，更准确地预测药物在人体内的行为。

（4）微生物生态系统模型（Microbial ecosystem models）　利用微生物生态系统来评估药物的环境毒性和在生物体内的降解过程，为环境风险评估提供数据支持。

这些替代方法的发展和应用不仅符合"3R"原则（减少、精炼、替代动物实验），而且有助于提高药物安全评估的效率和准确性。随着科技的进步，这些方法预计将在药物研发过程中扮演越来越重要的角色。

8.11　药物警戒的新时代：迈向真实世界数据和数字监测

《21 世纪治愈法案》（21st Century Cures Act）是美国在 2016 年通过的一项重要立法，旨在加速医疗产品的研发和审批流程，以及促进医疗创新。该法案提供了加强美国国立卫生研究院（NIH）资金支持、简化了 FDA 对药物和医疗设备审批程序的规定，并且鼓励采用实际世界数据（RWD）和实际世界证据（RWE）来支持监管决策。RWD 是在日常临床护理过程中收集的电子健康记录（electronic health record，EHR）、医疗收费和其他数据生成活动的数据形式。实际世界证据（RWE）是在临床环境中基于实际世界数据推导出的医疗产品潜在效益的证据。使用 RWD 进行的各种研究设计和分析结果，包括前瞻性和回顾性研究，均被接受为 RWE。在 2019 年新冠病毒（COVID-19）大流行期间，FDA 及 EMA 多次紧急使用授权授予新冠病毒药物和疫苗，凸显了后市场药物监测对维护长期患者安全的关键性。以上立法行为和监管实践导致了对后市场药物监测的增加依赖，以了解药物安全性。创新的药物监测方法需要应对这些挑战，并通过改进不良药物反应（ADR）检测的灵敏性和特异性，以及简化将实际世界数据转化为支持监管决策的实际世界证据的过程。

药物监测的新兴和实验性系统包括基于电子健康记录（EHR）、移动设备和社交媒体的监测工作流程。这些数据源提供了识别行为、环境、药物使用和不良药物反应模式的新机会。特别是，社交媒体数据因其覆盖范围广泛和数据量大，成为药物监测的一个重要领域。尽管在使用社交媒体数据进行药物后市场监测时面临数据非结构化、信息稀缺以及难以准确识别药物副作用等挑战，但近年来这一领域已经取得了显著进展。通过运用统计模型、机器学习技术以及深度神经网络架构，研究人员能够显著提高对于药物副作用的识别准确度。这些高级技术的应用不仅优化了数据的处理方法，也增强了从大量非结构化的社交媒体数据中提取有用信息的能力，为药物安全监测提供了更为有效的工具（表 8-1）。

表 8-1 药物警戒的新时代：走向真实世界数据和数字监测

项目	成熟方法	新兴技术	实验性平台
数据源	病例报告	电子健康记录，保险索赔	在线讨论，传感器数据，报告应用程序
系统性数据或工具	期刊出版物，FAERS（FDA 不良事件报告系统）	哨兵（Sentinel），现实世界的证据（RWE）	社交媒体监控，移动设备
安全分析	经典统计分析	数字信号处理	自然语言处理；机器学习

近年来，在社交媒体数据的后市场监测方面已经取得了一些进展。然而，针对不良药物反应的高性能捕捉仍然是一个挑战，因为特定不良药物反应的文本描述在书面语言中可能存在很大的变化，例如，"胃部"可能被表述为"胃痛""腹痛""腹部疼痛""肚子痛"等。

尽管社交媒体可以提供大量易于获取的数据，但社交媒体的性质对于提取与药物监测相关的信号存在一些挑战。这些挑战包括：①社交媒体帖子中与药物监测相关的内容非常少，大约 0.2% 的推文提到了药物；②信息以非结构化文本形式表示；③药物和医疗状况通常会拼写错误、以缩写或使用俚语进行讨论；④有关医疗事件的提及可能不是第一手的描述；⑤社交媒体报告可能会产生误报，但通常提供的信息比临床病例报告少，因此可靠地从这些数据中识别真实的药物副作用目前还是困难的[3]。然而，社交媒体数据在药物监测中的应用也面临着技术、伦理和法律方面的挑战，包括数据的伪匿名性、开放性和短暂性。研究人员需要在保持研究可重复性和数据集可访问性之间找到平衡。

此外，移动设备作为捕获不良药物反应信息的新途径，为药物监测提供了新的可能性。例如，MyHeart Counts、MedWatcher 和 Hugo 平台等应用正在被用于收集医疗保健系统之外的电子患者报告结果。

总之，随着技术的发展，药物监测领域正在向着利用 RWD 和 RWE、整合数字监测工具的新时代迈进。这些进展预示着未来药物安全评估方法的重大变革，有望提高药物监测的效率和准确性，为患者提供更安全的治疗方案。

8.12 自动化文本挖掘在临床安全评估中的重要性

文本挖掘，也称为文本数据挖掘或文本分析，是一种从非结构化文本数据中提取有价值信息和知识的过程。它涉及应用自然语言处理（NLP）、机器学习和统计技术来分析和解释来自各种来源的文本信息，如文章、文件、电子邮件、社交媒体等。

（1）文本挖掘在临床安全中的应用

① 数据提取和组织：文本挖掘使研究人员和临床医生能够从大量非结构化临床文本数据中高效地提取相关数据，包括电子健康记录（EHRs）、医学文献、不良事件报告和临床试验数据。

② 信号检测：文本挖掘有助于检测潜在的安全信号，这些信号在结构化数据中可能不容易发现。通过分析文本叙述，研究人员可以发现不良事件、副作用或其他与安全相关的信息，这些信息可能无法在标准数据库中捕获。

③ 药物监管：文本挖掘在药物监管中至关重要，该领域致力于监测和评估医疗产品的安全性。它帮助制药公司和监管机构发现与药物和医疗器械相关的潜在安全问题。

④ 文献综述：对于药物开发和临床研究，文本挖掘加快了审查相关医学文献、总结关键发现并确定知识盲点的过程。

⑤ 决策支持：文本挖掘通过从大量文本信息中提供洞察力，帮助医疗专业人员做出明智决策，从而改善患者安全和护理。

（2）文本挖掘自动化工具

① SteMS（Science 中的句法文本挖掘器）：SteMS 是一个针对从科学文献中提取信息的文本挖掘工具。它专注于识别文本中的句法模式和关系。它可以用于提取与安全评估相关的信息，如药物不良反应、药物相互作用和与疾病相关的结果。

② GREAT（genome regulatory architecture tools）：GREAT 主要用于基因组学和遗传学领域，以分析人类基因组中调控区域的功能意义。虽然它不是专门为临床安全评估而设计的，但在基因组数据影响某些药物或疗法的安全评估时，它可能是相关的。

③ SPRINT：SPRINT 是一种文本挖掘工具，用于从生物医学文献中识别潜在的药物候选物。虽然它的主要应用是药物筛选，但它也可以在安全评估的早期阶段提取有关药物性质、作用机制和相互作用的相关数据。

（3）文本挖掘的特殊考虑

① 数据质量：文本挖掘严重依赖输入数据的质量。确保数据准确性和一致性对于获得有意义和可靠的结果至关重要。

② 语义理解：文本挖掘系统应能够理解文本的上下文和语义，以避免误解并提供准确的洞察力。

③ 验证：文本挖掘结果应该由专业领域专家验证，以确认提取的信息的准确性和相关性。

④ 数据隐私和伦理：处理敏感临床数据需要遵守严格的隐私和伦理标准，以保护患者信息。

⑤ 领域特定适应：用于临床安全评估的文本挖掘工具应该专门针对医学和制药领域进行适应和培训，以确保有效地捕获相关信息。

⑥ 与结构化数据的整合：将文本挖掘结果与数据库和电子健康记录中的结构化数据整合，可以提供关于安全相关信息的全面视图。

在某些情况下，可以通过特异性超过 90% 的自动化文本挖掘工具来替代手动过程。这种复杂的叙述搜索技术可以迅速识别出需要积极再评估的关键病例，从而显著缩短数据审核所需的时间。

8.13 新冠病毒（COVID-19）大流行的经验及安全问题关注点

刚刚过去的 COVID-19 大流行让全球人类经历了巨大的考验，同时也让我们在疫苗安全性方面获得了宝贵的经验，这些经验将对未来的疫苗研发和公共卫生策略产生深远影响。COVID-19 大流行加速了药物安全评估和药物警戒领域的许多创新和改进，同时也突出了在未来卫生危机中应对挑战的必要策略和工具。

（1）与疫苗安全相关的教训和实践经验

① 快速响应的重要性：大流行期间，对药物和疫苗的紧急使用授权显示了快速响应对于应对突发公共卫生危机的重要性。这要求药物监管机构和医疗机构能够迅速收集、分析和应用实际世界数据（RWD）和实际世界证据（RWE）来做出决策。

② 实际世界数据的价值：COVID-19 大流行强调了 RWD 和 RWE 在药物安全评估和药物警戒中的作用。通过电子健康记录（EHR）、在线患者社区和社交媒体等渠道收集的数据为监测药物的安全性和有效性提供了重要信息。

③ 数字技术的应用：COVID-19 大流行期间，数字技术，包括移动应用、在线平台和人工智能（AI），在收集健康数据、监测药物副作用和提高公众参与方面发挥了重要作用。这些技术的应用展示了未来药物安全评估和药物警戒工作中的潜力。

④ 全球合作的必要性：COVID-19 大流行证明了全球卫生危机中跨国界合作的重要性。国际药物监管机构、研究机构和医疗保健提供者之间的信息共享和协作对于迅速识别和应对药物安全问题至关重要。

⑤ 透明度和公众信任：在药物安全评估和药物警戒过程中，保持透明度和建立公众信任是至关重要的。COVID-19 大流行期间，及时、准确地向公众传达药物安全信息有助于增强公众对药物监管过程的信任。

⑥ 公众教育：公众对疫苗的认识和理解是推动疫苗接种的关键。COVID-19 大流行期间，针对疫苗的教育和传播活动有助于消除误解和疫苗犹豫。

⑦ 灵活性和适应性：COVID-19 大流行要求药物安全评估和药物警戒系统具有灵活性和适应性，以应对快速变化的情况。监管机构和医疗机构需要能够适应新的挑战，如远程数据收集和虚拟临床试验。

（2）COVID-19 疫苗报告的安全问题和关注点

① 常见的接种后反应：COVID-19 疫苗接种后，一些常见的接种后反应包括注射部位疼痛、注射部位肿胀、疲劳、头痛、肌肉疼痛、关节疼痛、发热、寒战、恶心等。

② 罕见的不良事件：虽然罕见，但有报道称 COVID-19 疫苗接种后发生了严重过敏反应（如过敏性休克）和心脏问题（如心肌炎和心包炎）。这些事件的发生率非常低，并且通常发生在个别高风险人群中。

③ 血栓和凝血异常：接种部分 COVID-19 疫苗后，报告了与血栓和凝血异常有关的安全问题。这包括罕见的血小板减少症和血栓事件，如中枢静脉血栓形成和脑血管血栓形成。

④ 疫苗相关的心肌炎和心包炎：有报告称，COVID-19 疫苗接种后发生了一些心肌炎和心包炎病例。这些事件通常是罕见的，但需要进一步的调查和监测。

值得注意的是，尽管出现了一些安全问题和关注点，但大多数接种者都只出现了轻微的不良反应，并且这些问题的发生率非常低。疫苗的利益远大于风险，并且对于控制 COVID-19 疫情具有重要作用。公众应该继续依据科学证据和医疗专业人员的建议，接种疫苗以保护自己和社区的健康。我们还学会了关注公共卫生和个人卫生。我们对科学和医疗的依赖变得更加明显，也认识到国际合作的重要性。

8.14 人工智能（AI）在药物安全警戒的应用

人工智能（Artificial intelligence，AI）是一种模拟人类智能的科学与技术领域。它涉及构建智能系统，使其能够执行类似人类进行的任务，例如感知、理解、学习、推理、决策和交流。人工智能的核心目标是开发计算机系统，能够模拟和执行人类智能的各个方面，包括使用感知技术，如计算机视觉和语音识别，以使机器能够感知和理解环境。同时，人工智能还涉及机器学习和深度学习等技术，使计算机能够从数据中学习和提取模式，并根据这些模式做出预测和决策。另外，人工智能还涉及专家系统、自然语言处理、机器人技术和强化学习等领域。

人工智能在药物安全警戒的应用包括：

（1）药物剂量优化 人工智能可以利用机器学习和算法优化，帮助确定最佳的药物剂量和给药方案。这可以提高药物疗效，减少副作用，并根据个体特征进行个性化调整。

（2）基因组学和个体化医疗 结合人工智能和基因组学，可以为个体提供定制化的药物治疗方案。通过分析个体的基因信息，可以预测药物疗效和副作用风险，实现个体化医疗和精准用药。

（3）科学文献挖掘 人工智能可以自动化地搜索兴趣文献。在药物安全方面，人工智能可以利用大规模医疗数据和算法，预测患者对药物的不良反应风险，帮助医生和药师更好地评估患者的安全性和选择合适的药物。

（4）不良反应事件的因果评估 人工智能可以分析不同数据源（如临床试验、电子病历和医学文献），快速评估药物与不良反应之间的因果关系，并帮助研究人员确定药物的安全性。

（5）不良反应收集和报告及检测 人工智能可以自动化和优化不良反应的收集和报告过程，从电子病历、社交媒体和医学文献等多个来源中提取相关信息，提高不良反应的监测效率和准确性。人工智能可以自动分析实际世界数据，发现药物使用中的不良反应事件，提供早期安全信号，以支持药物监管机构的决策和行动。

（6）安全信号检测 人工智能可以利用机器学习和数据挖掘技术，自动分析大规模医疗数据，检测药物使用中的潜在安全信号，帮助监管机构和医药公司更早地发现药物安全问题。

（7）药物监测和追踪 人工智能可以帮助监测药物在市场上的使用情况，追踪不良反应的发生和趋势，并及时向相关机构和医疗专业人员提供药物安全信息。

（8）自然语言处理 很多不良事件的报告都可能使用不规范的自然语言，特别是不同国家和地区使用不同的语言名称进一步增加了自然语言复杂性。人工智能可以利用自然语言处理技术，自动分析和摘要医学文献、临床试验报告和药品说明书等信息，提供给医生和研究人员快速和全面的药物安全相关信息。

（9）**药物相互作用预测**　人工智能可以分析不同药物之间的相互作用，包括药物之间的潜在相互作用、药物与个体基因的相互作用等，提供更准确的药物治疗建议，减少不良反应的风险。

（10）**药物安全数据管理**　人工智能可以帮助管理和整合不同来源的药物安全数据，提供高效的数据存储、检索和分析工具，提高药物安全监测和管理的效率。此外，人工智能在实际世界数据挖掘和改善药物监管方面具有潜在角色。

（11）**数据整合和标准化**　人工智能可以帮助整合多个数据源的实际世界数据，并对数据进行标准化和清洗，以便更好地进行分析和挖掘。

（12）**数据关联和趋势分析**　人工智能可以通过分析实际世界数据中的关联性和趋势，识别药物使用和不良反应之间的潜在联系，从而提供更深入的洞察和预测。

（13）**数据挖掘和模式识别**　人工智能可以挖掘实际世界数据中的隐藏模式和关联关系，识别特定患者群体或药物使用情况下的不良反应风险，为药物监管和决策提供科学依据。

（14）**实时监测和警示**　人工智能可以实时监测实际世界数据的变化，警示异常药物使用和不良反应事件的发生，以便及时采取必要的干预措施。

（15）**数据可视化和报告**　人工智能可以生成直观且易于理解的数据和报告，帮助监管机构、医生和研究人员更好地理解和利用实际世界数据，以支持更好的药物监管和决策制定。

尽管 AI 在药物研发及安全警戒中有巨大的机遇，但也存在一些挑战，包括数据的质量和可访问性、算法的透明度和解释能力以及伦理和隐私问题。为了充分利用 AI 的潜力，需要跨学科的合作、严格的数据管理和治理以及持续的技术创新。

8.15　AI 弥补逐字描述与首选术语的标准化的差距

上节介绍了人工智能（AI）在药物安全警戒的应用。人工智能（AI）技术在药物安全性监测领域，特别是在处理和分析不良事件报告方面，展现出了巨大的潜力。此节着重讨论 AI 帮助弥合参与者或报告者提供的逐字描述（case narrative）与基于 MedDRA（医药品监管活动用术语字典）首选术语（preferred term，PT）的标准化医学术语之间的差距。以下是一些关键的应用领域和方法：

（1）**自然语言处理（NLP）**

① 文本挖掘和内容提取：使用 NLP 技术，可以自动从逐字记录的案例叙述中识别和提取关键信息，包括症状、药物名称、剂量、给药途径等。

② 语义理解：NLP 不仅可以识别文本中的单词，还能理解它们在特定医学和临床上下文中的意义，包括同义词、缩写和专业术语的识别。

（2）**机器学习（ML）**

① 自动分类和编码：通过训练机器学习模型，AI 可以自动将逐字描述中的症状和情况映射到 MedDRA 的首选术语上，从而提高编码的准确性和效率。

② 模式识别和关联分析：ML 算法能够识别报告数据中的模式和趋势，例如识别特定药物与某些不良事件之间的潜在关联。

（3）知识图谱和推理

① 构建关系网络：AI 可以用于构建药物、症状、疾病和不良事件之间的知识图谱，这有助于理解不同实体之间的复杂关系。

② 推理和预测：基于知识图谱和历史数据，AI 可以推理可能的因果关系，并预测某些药物可能导致的不良事件。

（4）持续学习和适应

① 反馈循环：通过持续学习参与者报告和专家审核的结果，AI 系统可以不断优化其识别和编码的准确性。

② 自适应算法：AI 算法可以根据新的数据和知识不断调整，以适应医学术语的更新和新的安全性信息。

（5）挑战和考虑

① 数据质量和代表性：确保训练数据的质量和多样性是至关重要的，以避免偏差和误解。

② 解释性和透明度：AI 模型的决策过程需要足够透明，以便医疗专业人员和监管机构可以理解和信任其输出。

③ 伦理和隐私：在处理敏感的个人健康信息时，必须遵守数据保护和隐私法规。

通过实施这些解决方案，可以有效弥合逐字描述和标准化医学术语之间的差距，实现对不良事件的全面和准确报告与分析。

8.16　生物机器人（Biorobots）相关的安全评估

生物机器人，又称为生物机器（Biological robots 或 Biobots），是集成生物组织或生物体来执行特定任务或功能的机器人。这些生物机器人可以使用各种生物材料，如细胞、组织，甚至整个生物体，并经常设计成模仿或复制某些生物过程。虽然生物机器人在医学、环境监测和农业等各个领域有巨大的潜力，但其安全评估是确保这些集成了生物组织或生物体的机器人在设计、开发和使用过程中符合安全标准的重要步骤。目前全球范围内还没有关于如何对生物机器人进行安全评估的共识或规则，但是，在进行安全评估时，需要考虑以下方面：

（1）生物体相容性　确保生物组织与机械部件之间的集成是相容的，不会导致生物体的不适或损伤。需要考虑生物组分的生物相容性，包括细胞、组织和器官等。

（2）生物安全　采取必要的措施，防止生物机器人意外释放和传播，以避免潜在的生物危害风险。这可能涉及对生物机器人的包含、隔离和控制措施。

（3）控制和可预测性　确保对生物机器人的行为有足够的控制和可预测性，以防止不良后果发生。这可能涉及对机器人的编程和控制系统的设计和测试。

（4）环境影响　评估生物机器人对环境的影响，特别是在释放到自然环境中时可能导致的生态后果，需要进行全面的环境风险评估。

（5）长期效应　研究和评估生物机器人在长期使用中可能产生的效应和潜在的健康风险，这需要长期监测和数据收集。

（6）伦理考虑　生物机器人的开发和使用涉及伦理问题，特别是当涉及使用活体生物组织时确保伦理准则和原则得到遵守，尊重生物体的权益和福祉。

（7）规范和标准　确保生物机器人的开发和使用符合适用的规范和安全标准。这可能包括行业标准、法规和伦理指南。

安全评估应该是一个持续的过程，随着技术的发展和应用范围的扩大而不断更新和改进。

只有确保生物机器人的安全性，才能最大限度地发挥其在医疗、环境和其他领域的潜在效益。

8.17　可视化药物安全分析工具的应用

数据可视化在药物安全评估中是一种重要的工具，用于以图形和图表的形式呈现数据，帮助我们更加形象直观地分析和理解药物的安全性信息。以下是药物安全评估中常见的数据可视化方法（图 8-2、图 8-3）。

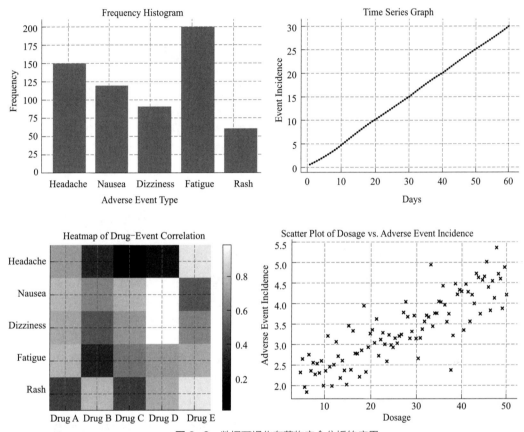

图 8-2　数据可视化在药物安全分析的应用

[左上：频率直方图，显示不同不良事件（如头痛、恶心等）的发生频率，帮助评估某些事件与其他事件相比的常见程度。右上：时间序列图，演示不良事件发生率随时间的变化情况，用于监测治疗过程中的趋势。左下：热力图，通过颜色编码显示不同药物与不良事件之间的关联度，其中较暗或较暖的颜色表示更高的关联性。右下：散点图，展示药物剂量与不良事件发生率之间的关系，突出剂量变化如何影响事件频率]

（1）**频率直方图**　频率直方图可以展示不同不良事件的发生频率，帮助评估事件的相对常见程度。横轴表示不良事件的类型，纵轴表示事件的发生次数或比例。

（2）**时间序列图**　时间序列图显示了药物安全事件随时间的变化趋势。可以用于监测不良事件的发生率随治疗时间的变化，以及随着药物使用量或剂量的增加是否存在相关性。

（3）**树状图**　树状图可用于显示药物安全事件的分类和层次结构。可以根据事件的类型、严重程度或其他特征对数据进行分组和组织，帮助观察事件之间的关系和模式。

（4）**热力图**　热力图通过颜色编码显示不同药物与不良事件之间的关联程度。可以根据不同药物和不良事件之间的关联强度来识别潜在的安全信号和相关性。

（5）散点图　散点图用于显示不同变量之间的关系。在药物安全评估中，可以将药物的剂量、治疗时长等与不良事件的发生率或严重程度进行关联，从而评估变量之间的关联性。

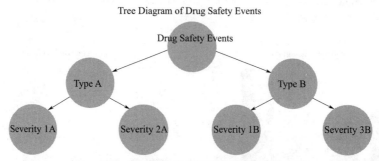

图8-3　数据可视化在药物安全分析的应用

（该树状图展示了"药物安全事件"及其子类别"类型 A"和"类型 B"，并进一步细分为具体的严重程度。这种视觉效果有助于理解不同类型的不良事件是如何被组织和关联的）

这些数据可视化方法可以帮助研究人员和决策者更好地理解药物安全数据，发现潜在的安全问题，识别特定患者群体的安全风险，并支持制定相应的安全管理策略

8.18　大数据分析在药物安全和药物警戒应用及挑战

在药物安全和药物监测领域，大数据（big data）是指通过收集和分析大量、多样化的药物安全数据以获取有价值信息的过程。这些数据包括来自多个来源的大规模临床试验数据、电子健康记录、药品销售数据、药物副作用报告数据库、社交媒体数据等。

"Big data"在药物安全和药物监测中具有重要意义，因为它可以帮助识别罕见的不良事件、监测药物的长期安全性、发现药物之间的相互作用和关联，以及评估药物在不同人群中的安全性。

通过分析大数据，可以利用机器学习、数据挖掘和统计分析等技术来发现潜在的安全信号、预测药物的安全性风险，并提供有关药物使用和监测策略的决策支持。大数据的使用有助于更全面、准确和实时地评估药物的安全性，为药物研发和监管提供重要依据。

（1）大数据分析在安全评估和药物警戒实践中的用途

① 药品上市前的药物安全监测：大数据分析技术在研究中也被证明是有用的。数据挖掘自动化了标准化、统计评分和信号优先排序，降低了劳动成本，提高了对生物学的理解。

② 药品上市后的安全监测：制药行业利用大数据分析进行药物上市后的安全监测，以更早地发现药物安全信号、评估风险和解释临床试验结果。

③ 药品监管决策：监管机构依靠大数据分析来检测不良药物反应（ADR）和疫苗监测中的信号。一旦通过大数据分析识别出信号，监管机构会决定如何实施相关措施，如标签变更和药物效益 - 风险监测。

④ 临床应用：在临床应用中，大数据分析提供了关于疾病、先前的诊断、诊断结果、检测结果和治疗方法的数据，包括血型、过敏反应、疾病、潜在药物和生命体征测量在内的一切都被集中管理并易于搜索。在紧急情况下，大数据分析被用于快速提供准确的信息。

（2）大数据分析在最近 COVID-19 药物和疫苗安全监测中的应用 在 COVID-19 大流行中，利用大数据进行药物安全性分析对于减少虚假信息、向患者提供正确信息和解释药物使用非常重要。这种分析可以生成有关疾病的有用数据，如隐藏模式、未知趋势、相关性和患者偏好。

以下是 COVID-19 中一些重要的药物监测应用：效益 - 风险分析；改进药物和疫苗安全性；更快的合规性；更好的患者保护。

使用大规模数据分析工具通过数据挖掘识别亚人群中的新型和未知的不良事件（AEFI）和不良事件中的特定事件（AESI）。这使得在疫苗推出后能够持续监测这些疫苗的安全性问题[4]。

（3）大数据面临的挑战

① 数据质量：大数据分析的可靠性和准确性取决于数据的质量。大数据可能存在错误、缺失、重复或不完整，这可能导致分析结果的误导性或不准确性。确保数据的准确性和一致性是一个关键挑战。

② 数据隐私和安全：大数据中可能包含涉及患者隐私的敏感信息。保护数据的隐私和安全是一个重要问题，需要确保严格的数据访问控制、匿名化和加密措施，以防止未经授权的访问和数据泄露。

③ 数据集成和标准化：药物安全评估和药物监测涉及来自多个数据源的数据。这些数据可能以不同的格式、结构和标准存在，使数据集成和标准化变得复杂。确保数据的一致性和互操作性是一个挑战，需要制定统一的数据标准和规范。

④ 缺乏专业技能和资源：大数据分析需要专业的技能和资源，包括数据科学家、统计学家和计算机科学家等领域的专业人才。缺乏合适的人才和技术支持可能限制大数据分析在药物安全评估中的应用。

⑤ 数据解释和可解释性：大数据分析可能会产生大量的数据和复杂的模型结果，但如何解释和理解这些结果对于决策者和临床医生来说可能是困难的。确保分析结果的可解释性和可理解性，以便有效地支持决策和行动是一个挑战。

（4）药物监测中的大数据分析展望 大数据可以发现不同数据集中患者数据之间的联系。建立信号检测的标准、采用综合方法进行信号检测、改进数据挖掘软件和工具、将数据挖掘应用于其他产品安全和监管问题以及其他未来的发展方向，将有助于克服大数据分析在药物监测中的当前限制。

生命科学数据，尤其是安全数据，正在呈爆炸式增长。据估计，医药数据每年以 36% 的速度增长。这高于其他数据驱动行业，包括金融（同比增长 26%）和制造业（同比增长 30%）。这一增长的部分原因是数字数据源和新的药物警戒方法在大流行期间为加速疫苗上市而受到重视。因此，如今药物警戒团队必须管理来自各种数据源的数量激增的数据，每年仅来自美国公民的不良事件就超过 250000 起。安全团队需要一种更有效的方式来管理安全案例并有效地利用可用数据来发挥其优势。人工智能（AI）和自然语言处理（NLP）等先进的自动化和数据分析技术简化了不良事件（AE）的摄入和处理活动[5]。

8.19　利用流行病学表型数据进行药物安全评估和药物警戒的实践

利用流行病学工具对实际世界数据进行挖掘和分析，已成为生物制药领域的新趋势。这一方法在新药开发及上市后药物安全监测中受到卫生当局的高度重视。表型，即生物体的可观察特征或性状，由其基因型和环境因素相互作用产生，对于理解个体对药物的反应及识别潜在的药物不良反应（ADR）具有关键意义。

（1）**药物安全评估中的表型应用**　观察和分析与不同个体或人群药物使用相关的特定临床表现和结果，通过检查症状、体征、实验室结果等表型数据，研究人员和临床医生能够识别可能指示药物安全性的模式和关联。

（2）**药物警戒中的表型应用**　药物警戒依赖于表型数据来检测和评估药物不良反应。市场上药物警戒系统通过收集关于报告的 ADR 信息并分析数据，以识别潜在的安全问题，受影响患者的表型对于表征这些不良事件、确定其严重程度以及建立药物与观察到的反应之间的联系至关重要。

（3）**表型数据的来源和应用**　表型数据通常通过各种来源收集，如自发报告系统、电子健康记录、临床试验、观察性研究和登记等，这些数据根据表型特征（包括遗传因素、合并症、年龄、性别和合并用药）帮助识别出风险较高的特定患者群体。

（4）**表型在药物基因组学中的作用**　遗传变异可能影响个体的新陈代谢、药物靶点相互作用或药物转运机制，从而导致药物反应和潜在 ADR 的变化。通过结合遗传信息分析表型，药物基因组学有助于识别可能有较高不良反应风险的患者或可以从个性化药物剂量或替代治疗方案中受益的患者。

（5）**表型数据在药物安全信号检测中的具体例子**

① 不成比例分析：通过将与特定药物或药物类别相关的不良事件频率与其基于背景率的预期频率进行比较，识别潜在信号，表明与特定药物相关的不良事件风险增加。

② 真实世界证据研究：利用电子健康记录、索赔数据库和登记处等不同来源的数据来评估现实世界人群的药物安全性，表型信息对于表征患者群体、识别风险较高的特定亚组以及检测与药物不良反应相关的信号至关重要。

这些实践强调了利用表型数据来识别和评估潜在药物安全问题的重要性，通过分析与药物使用相关的可观察特征和临床结果，研究人员可以加强药物安全信号的检测并改进药物警戒工作

8.20　用 AI 自动检测药物性肝损伤（DILI）

药物性肝损伤（DILI）是药物退出市场的常见原因。早期评估 DILI 风险是药物开发的重要组成部分，但由于引起肝损伤的复杂因素，在临床试验前进行评估具有挑战性。Hy's Law 是一种用于评估药物性肝损伤（DILI）并识别严重肝损伤和不良结果风险较高的病例的临床标准。该标准以首次在 1990 年发表的一项研究中提出该标准的 Hyman J. Zimmerman 博士命名[6]。

Hy's Law 标准基于以下参数：血清丙氨酸转氨酶（ALT）水平超过正常上限（ULN）的 3 倍；血清总胆红素水平超过 ULN 的 2 倍；无明显存在重要肝脏疾病或其他对肝损伤的解释。

自动检测符合海氏定律标准的药物性肝损伤（DILI）是一个复杂的过程，需要分析和整合大量的生物医学数据。海氏定律是一种用于评估药物是否可能引起严重肝损伤的经验法则，其中包括 ALT（丙氨酸氨基转移酶）水平升高超过 3 倍正常上限、ALP（碱性磷酸酶）水平升高超过 2 倍正常上限，以及胆红素水平升高超过 2 倍正常上限的情况。利用 AI 自动检测 DILI，可以采取以下步骤：

（1）数据收集和预处理

① 收集来自电子健康记录（EHR）、药物不良事件报告系统、临床试验数据库等的大量患者数据。

② 对数据进行预处理，包括数据清洗（去除错误和不完整的记录）、标准化（统一测量单位和数据格式）和特征提取（识别相关的生化指标和药物使用信息）。

（2）模型训练

① 使用机器学习算法，如随机森林、支持向量机（SVM）或深度学习模型，对收集的数据进行分析。训练模型识别 DILI 的生物标志物和临床表现，以及符合海氏定律标准的特定模式。

② 进行特征选择，确定哪些生物标志物（如 ALT、ALP 和胆红素水平）和其他相关因素（如性别、年龄、药物剂量和使用持续时间）对预测 DILI 最为重要。

（3）模型验证和测试

① 通过交叉验证和独立测试数据集来评估模型的性能，包括准确性、灵敏度和特异性。

② 对模型进行调优，以提高其在检测符合海氏定律标准的 DILI 案例中的表现。

（4）实施和监控

① 将训练好的 AI 模型集成到临床决策支持系统中，以实时监控患者的肝功能指标和药物使用情况。

② 定期更新模型，以纳入最新的研究发现和临床数据，确保其检测能力与当前最佳医学实践保持一致。

（5）解释和干预

① 开发可解释的 AI 模型，使医生能够理解模型的预测基础，包括哪些因素导致了对 DILI 的高风险评估。

② 在检测到高风险患者时，提供临床干预建议，如调整药物剂量、更换药物或进行更密切的监测。

通过自动化检测 Hy's Law 标准，医疗服务提供者可以节省时间，减少手动操作导致的错误，并可能更早地识别出严重 DILI 病例，从而改善患者结果。值得注意的是，这种自动化系统的实施应经过认真验证和定期更新，以确保其有效性和可靠性[7,8]。

8.21 数字化端点应用于临床疗效和安全性监测

数字化端点（digital endpoints）指使用数字技术和传感器等工具来测量和评估临床试验中的疗效和安全性。传统的临床研究常依赖于主观观察、病人报告和医生的评估，而数字化端点则通过收集实时数据来提供更客观、更精确、更连续的数据。数字端点在临床研究中变得越来越重要，特别是在数字健康、医疗设备和可穿戴设备等领域。数字化端点的应用可以广泛涵盖多个领域，包括疾病诊断、病情监测、治疗反应评估等。例如，可以利用智能手表或移动设备上的传感器监测患者的心率、血压、活动水平等生理指标；利用移动应用程序收集患者的日记记录和医疗事件；利用图像分析技术评估病变的大小和变化等。

（1）临床研究中数字端点应用示例

① 身体活动：可以使用健身追踪器或智能手表等可穿戴设备测量身体活动。这些设备可以提供有关所走步数、燃烧的卡路里以及与身体活动相关的其他指标的连续数据。

② 睡眠质量：可以使用跟踪睡眠模式的可穿戴设备来测量睡眠质量，例如睡眠持续时间、在不同睡眠阶段花费的时间以及患者夜间醒来的次数。

③认知功能：可以使用数字工具测量认知功能，例如评估记忆力、注意力和执行功能的计算机化测试。

④患者报告的结果：可以使用移动应用程序或在线调查等数字工具收集患者报告的结果（PRO）。PRO可以包括生活质量、症状严重程度或治疗满意度的衡量标准。美国药监局FDA不断强化其指导意见——在药物研发中必须首先考虑患者体验包括患者在其自身真实环境中的感觉、功能和生存方式[9]。

⑤生物标志物：如血糖水平或血压，可以使用数字设备测量并以电子方式传输到研究数据库。

⑥坚持治疗：可以使用数字工具监测治疗的依从性，例如记录患者服药时间的药物分配器或提醒患者服药并向研究团队提供反馈的移动应用程序。

（2）数字化端点在安全性监测中的应用具有以下优势

①客观性和准确性：数字化端点利用传感器和自动化工具收集数据，减少了主观因素的干扰，提供更客观、准确的评估结果。

②实时监测：数字化端点可以提供实时的监测和数据收集，使研究人员能够及时了解病情变化和治疗效果，做出相应的调整。例如，在一项药物临床试验中，研究人员可以使用可穿戴设备（如智能手表）来监测患者的心率、血压、睡眠质量等生理指标。这些数据可以通过无线传输到中心数据库进行实时监测和分析。如果患者出现异常的生理反应，如心率增加或血压升高，系统可以自动发出警报，以便研究人员及时采取措施。

③大数据分析：通过收集大量的数字化端点数据，可以应用数据分析和人工智能技术来发现潜在的关联和趋势，为研究提供更深入的洞察。

此外，数字化端点还可以结合患者自报的数据，如疼痛程度、不良反应的描述等，以获取更全面的安全性信息。患者可以通过移动应用程序或电子问卷提供这些数据，研究人员可以对这些数据进行实时监测和分析，以评估药物的安全性。

（3）挑战[10]

①数据质量和一致性：数字化端点所收集的数据可能受到设备故障、操作误差等因素的影响，需要确保数据的准确性和一致性。

②隐私和安全：数字化端点涉及患者的个人健康数据，需要采取相应的隐私和安全措施，保护患者的个人信息不被泄露或滥用。

③数据标准化和互操作性：由于数字化端点涉及多种不同的设备和平台，需要建立统一的数据标准和互操作性，以便数据共享和整合。

数字端点与传统端点相比具有多项优势，包括更高的客观性、精确度和持续监控。数字端点还可以减轻研究参与者的负担，提高数据质量和效率。但是，必须确保数字端点经过验证和可靠，并且以标准化和合乎道德的方式收集数据。应用这一新技术平台的挑战还包括收集和分析系统的确认和验证、临床功能评估和监管验收。

8.22　网络药品的安全监管

随着物流技术和电子商务平台的发展，大众购物的方式和体验随之改变。传统实体药店也不可避免地逐渐开始网络化，药品销售方式的变化为药物安全监管带来了新的挑战。应对这些挑战，需要采取多方位的措施来确保药品的安全和有效性不受影响。以下是一些可能的策略：

（1）加强网络药品销售的法规建设　制定和完善针对在线药品销售的法律法规，确保所有在线销售的药品都符合国家的安全和质量标准，包括确保在线药店获得合法许可、药品来源可追溯、处方药品的在线销售管控等。

（2）优化药品追溯系统的效率 通过采用区块链、大数据等现代信息技术，建立一个覆盖从生产到销售全过程的药品追溯系统。这样的系统可以在每一个环节进行有效监控，确保药品来源的透明性和可追溯性。这不仅提高了药品供应链的安全性，还增强了消费者的信任，有助于快速应对潜在的药品安全问题。

（3）加强对在线药店的监管和检查 通过定期和不定期的检查，确保在线药店遵守相关法律法规，处方药品的销售必须经过医生的审查和批准。同时，加强消费者对于非法药品销售的识别能力的教育。

（4）提升物流配送的安全标准 对于药品的储存和运输提出更高的标准，确保药品在配送过程中的质量不受影响，特别是对于需要冷链运输的药品。

（5）加强消费者教育和意识提升 增强公众对药品安全的认识，教育消费者如何辨别合法的在线药店和安全的药品。同时，鼓励消费者通过正规渠道购买药品，并正确使用药品。

（6）跨部门和跨国界合作 药品的网络销售往往涉及跨地域问题，需要加强国际合作，共享信息，共同打击非法药品销售。

通过这些措施，可以在保证药品在线销售带来便利的同时，有效地控制药品安全风险，保护消费者的健康和权益。

参考文献

[1] EMA. Guideline on the environmental risk assessment of medicinal products for human use[DB]. https://www. ema. europa. eu/en/documents/scientific-guideline/draft-guideline-environmental-risk-assessment-medicinal-products-human-use-revision-1_en. pdf.

[2] Van Norman GA. Part 2: Potential Alternatives to the Use of Animals in Preclinical Trials. Limitations of Animal Studies for Predicting Toxicity in Clinical Trials[J]. JACC Basic Transl Sci, 2020, 5: 387－397.

[3] Lavertu A, et al. A New Era in Pharmacovigilance: Toward Real - World Data and Digital Monitoring[J]. Clin Pharmacol Ther, 2021, 109 (5): 1197－1202.

[4] Edu S. Does big data analytics work for pharmacovigilance?[R]Sollers College, 2023, https://sollers. edu/is-it-possible-to-use-big-data-analytics-to-analyze-pharmacovigilance-data/

[5] Hagel A. Pharmacovigilance － how to deal with the data. [R]Labiotech 18-4-2023. https://www. labiotech. eu/expert-advice/pharmacovigilance-dealing-with-data/.

[6] Zimmerman H J. Hepatotoxicity: the adverse effects of drugs and other chemicals on the liver. Philadelphia: Lippincott Williams & Wilkins, 1990.

[7] Salgado L P, et al. Using an Automated Algorithm to Identify Potential Drug-Induced Liver Injury Cases in a Pharmacovigilance Database[J]. Adv Ther, 2021, 38 (9): 4709－4721.

[8] AVall, et al. The Promise of AI for DILI Prediction[J]. Front Artif Intell, 2021, 4: Article 638410.

[9] USFDA. Statement from FDA Commissioner Scott Gottlieb, M D, on FDA's efforts to enhance the patient perspective and experience in drug development and review[DB]. 2018 Mar. https://www. fda. gov/news-events/press-announcements/statement-fda-commissioner-scott-gottlieb-md-fdas-efforts-enhance-patient-perspective-and-experience.

[10] M Landers, et al. Digital Endpoints: Definition, Benefits, and Current Barriers in Accelerating Development and Adoption[J]. Digit Biomark, 2021, 5 (3): 216－223.

第 9 章
全球主要国家和组织药品法规要求、数据资源及指导原则

9.1　ICH 指南

可能几乎每一个外出旅行的人都有这样相似的经历，到了一个酒店和旅馆，入住的时候总要花点时间来确认客房浴室的水龙头怎么操作，哪边是热水，哪边冷水？这是因为不同的酒店往往有不同的标准。我们先前的新药研发和安全评价过程也是如此，不同国家的药物监管部门，甚至于不同的药物研发公司，就像不同的酒店一样，有不同的规定和标准。其结果是由于不同国家和地区的审批标准不一致，同一个药物的审批和临床结果无法跨区域或跨国家进行审批，数据也不利于相互交流、承认和接受。

国际人用药品注册技术要求协调委员会（ICH），是一个致力于医药品注册要求国际协调的组织。它由监管机构和制药行业的代表组成，最初目的是促进三个地区（欧洲、日本、美国）之间的药品注册要求的协调和统一。通过制定全球通用的科学和技术标准，ICH 旨在确保药品的开发、注册和上市过程更加高效和一致。

ICH 指南对全球药品开发和监管至关重要，因为它们为药品的质量、安全性和有效性评估提供了一致性的标准和方法。这有助于促进全球药品监管当局之间的协调和合作，从而加快新药的上市流程，确保患者可以更快获得安全、有效的治疗方法。通过实施 ICH 指南，可以减少重复的研究，优化资源的使用，并确保全球范围内药品的质量标准统一，从而有利于公共健康保护和促进国际贸易。

ICH 的工作机制基于各成员国和地区的代表组成的工作组和专家组来开展。这些组织负责制定和更新指南，涉及药品的质量、安全性、有效性和生物等效性等方面。ICH 还定期举办会议，让各利益相关方讨论和更新指南内容，确保其反映最新的科学研究和技术发展。

中国于 2017 年成为 ICH 的正式成员国。这标志着中国在全球药品监管领域的地位提升，有助于中国药品监管机构和制药企业更好地融入全球药品研发和监管体系，同时也促进了国际在药品安全、有效性标准方面的交流和合作。

9.2　CHMP/EMA 的审计检查内容和程序

由人用药品委员会（Committee for Medicinal Products for Human Use，CHMP）/欧洲药品管理局（EMA）进行的审计检查（auditing and inspection）旨在评估 MAH 或药物申报者的药物监管系统、实践和流程是否符合适用的法规、准则和规定，以确保药物的安全性、有效性和质量。这种审计检查通常涉及药物监管持有人（MAH）的活动，以验证其在药物开发、生产和市场监管方面的合规性。

（1）**审计检查内容**　审计检查可能涵盖多个方面，包括但不限于：

① 药物安全信号评估：审查药物持有人对不良事件和不良反应的监测和报告，以确保安全性信号得到适当的评估和处理。

② 数据完整性：评估药物开发和监管过程中所涉及数据的准确性、一致性和完整性，以确保可靠的决策基础。

③ 质量管理体系：审查药物监管体系是否具备适当的质量管理措施，以确保制造、分发和监管过程的质量和合规性。

④ 文件和记录的完整性：核实相关文件和记录的完整性，以支持药物的注册和监管活动。

⑤ 报告和沟通：审查药物监管持有人与监管机构之间的沟通和报告，以确保透明度和及

时的信息共享。

⑥ 风险管理：评估药物监管持有人对风险的管理措施，以确保在药物开发和市场上的风险得到适当管理和控制。

（2）审计检查程序

① 预先通知或未予通知的"飞行检查"

② 开启会议与调查员和研究团队：检查员 / 审计员与被检查人 / 被审计人的会议应在检查 / 审计开始时进行。会议持续 60 ～ 90 分钟，应涵盖以下内容：

a. 介绍检查员 / 审计员和研究团队成员。

b. 解释进行检查 / 审计的法律依据，并描述其范围和目标。

c. 提供检查程序的概述，并简要介绍检查 / 审计计划。

d. 给被检查人 / 被审计人提出任何问题的机会。

e. 确认人员 / 文件 / 设施的可用性。

f. 要求主要研究者概述其职责、描述员工培训、解释试验的进行、遵循的程序以及提交的文档。

③ 与研究团队进行访谈：检查员 / 审计员应努力与主要研究者授权的关键职责人员进行访谈，例如研究护士、副研究员、药剂师等。这些访谈可以在检查的任何时间进行，但最好在检查计划中规定的时间进行。进行访谈时，检查员 / 审计员应：

a. 使受访者感到舒适。

b. 解释进行访谈的原因。

c. 要求受访者描述其在试验中的角色、任务、遇到的任何问题以及如何解决。

d. 要求被访者澄清 / 解释在检查 / 审计期间发现的任何严重问题。

e. 主要使用一般性的开放性问题，如谁？何时？在哪里？如何？并避免封闭式（是 / 否）问题。

f. 在访谈结束时感谢受访者。

④ 源数据文件和 CRF：在源数据核查过程中，检查员 / 审计员应仔细审查源数据和 CRF 的样本。源数据核查旨在确定试验是否按照方案进行，以及 CRFs 中记录的数据是否与源文件一致。在某些情况下，可能无法对所有选定的参与者进行完全的源数据核查。首席检查员 / 审计员应确定应检查的患者数据样本，通常使用 $\sqrt{n}+1$，但对于大型研究，可能无法审核所有记录。当无法对所选患者的完整记录进行审核时，建议重点关注以下方面：

a. 验证试验参与者的存在。

b. 遵守纳入和排除标准。

c. 遵守方案评估日程安排。

d. 验证关键疗效和安全性数据（例如警报实验室值）。

e. 验证对合并用药的管理。

f. 不良事件报告（例如 SAE 报告的时间表）、SAE 报告的质量、SAE 随访报告。

g. 调查产品的合规性（管理和退还）。

h. 源数据的核查是监控员、审计员和检查员工作的重要部分。在 GCP 检查中，通常注意到数据在现场的多个位置记录。确定原始记录的位置是重建临床试验的关键。源数据的位置应在临床试验开始之前生成，并在现场和赞助商之间协商一致。源数据位置列表主要是为监察员、审计员和检查员提供的工具，用于验证临床试验是否符合 ICH GCP 准则、当前法规和准则以及试验方案。源数据以电子和 / 或纸质源文档的形式记录。源数据可以在以下文档中找到：病历、实验室报告、受试者日记、护士记录、发放日志、心电图（ECG）打印输出、CRFs、X 射线图像、放射学报告等。如果在检查 / 审计准备过程中，检查员 / 审计员已经发现任何不一致、异常模式或方案偏离，这时应根据现有的源数据进行检查 / 确认。

⑤ 基本文件的审查：组织图表，协议和协议修订，培训记录，SOP，SMT 会议纪要，信号检测文件，调查员或 PVA（如适用）的合同，IB、REC/IRB 的年度报告，生物样本的运输文件和通信，计算机化系统的验证状态。

⑥ 结束会议：结束会议发生在检查 / 审计结束时，通常持续 30 ～ 60 分钟，取决于识别时发现的数量和需要讨论的问题。在此会议期间，检查员 / 审计员应：

a. 给出检查 / 审计进行的概述，简要描述已检查 / 审计的内容。

b. 展示已识别的主要发现，从最重要的开始，以次要的结束。如果有大量发现需要讨论，可能没有时间讨论所有较小的发现。在这个阶段，不需要确定最终发现的数量或等级。检查员 / 审计员可以在回到办公室后思考检查发现，在办公室里有机会审查他们的笔记和在检查期间收集的所有文件。这也是与同事和线路经理讨论任何检查发现及其等级的好机会。强调已识别的试验的积极方面，并根据情况表扬研究团队的努力和辛勤工作。

c. 处理由被检查人提出的任何需要跟进的问题，包括可能需要发送给检查员的任何附加文件。

d. 向被检查人说明，他们的回应不仅是纠正性的，还有预防性的行动。

e. 通知被检查人关于检查 / 审计报告的发布、对发现问题的回应，以及检查 / 审计完成的时间表和流程。这包括明确指出报告发布的日期、被检查人需要采取的具体行动步骤，以及预期的完成时间和后续程序。

f. 一些被检查人在会议闭幕期间可能会感到相当被冒犯并因此防御。因此，重要的是，会议闭幕由检查员 / 审计员以友好和专业的方式进行和引导，不使用侵略性的语言和负面情绪。信息应该清楚和建设性地传达，强调合规性的重要性，并解释给出发现的原因，而不是指出个人的缺点和误解。

⑦ 审核后的发现和行动

a. 严重（Critical，CR）

Ⅰ. 描述：药物监管系统、实践或流程的重大不足，可能严重损害患者的权利、安全或福祉，或可能对公共健康构成潜在风险，或代表严重违反适用的法规和准则。

Ⅱ. 可能后果：数据可能被拒绝使用，且 / 或可能需要采取法律行动。

Ⅲ. 备注：被归类为严重的观察可能包括严重的违规模式、数据质量差和 / 或缺失源文件。欺诈行为也属于此类别。

b. 重大（Major，MA）

Ⅰ. 描述：药物监管系统、实践或流程的不足可能会对患者的权利、安全或福祉产生不利影响，或可能对公众健康构成风险，或代表违反适用法规和准则的行为。

Ⅱ. 可能后果：数据可能被拒绝使用，且 / 或可能需要采取法律行动。

Ⅲ. 备注：被归类为重大的观察可能包括重大的偏差模式和 / 或多次观察。

c. 轻微（Minor，MI）

Ⅰ. 描述：药物监管系统、实践或流程的不足不应对患者的权利、安全或福祉产生显著不利影响，也不构成对公众健康的风险。

Ⅱ．可能后果：被归类为轻微的观察表明需要改进的条件、实践和流程。

Ⅲ．备注：多次轻微的观察可能表明存在质量问题，其总和可能与一个严重的发现及其后果相等。

⑧ 检查员的后续行动：EMA 指出，在某些情况下，检查员可能会要求定期提交 CAPA（纠正和预防措施）实施进展报告。特别是在先前识别了 CAPA 执行中存在问题，或 CAPA 计划包含需要较长时间来实施的措施时，定期的进展报告将显示其实用性。

在检查结束后，EMA 强调应根据风险为基础的方法安排再次检查，以评估 CAPA 计划的执行情况。对于严重的问题，EMA 建议在 12 ～ 18 个月内进行重新检查；对于重大的问题，建议在 24 ～ 36 个月内进行。而对于较不严重的发现，EMA 表示重新检查应作为常规的基于风险的检查计划的一部分进行。这样的安排旨在确保所有必要的纠正措施都得到了适当的实施，并有效地解决了之前检查中发现的问题。

9.3 FDA "表格 483" 与应对步骤

FDA "'表格 483'（Form 483）"，或称 "检查观察通知（Notice of Inspectional Observations）"，是美国食品药品监督管理局（FDA）在现场检查后向被检查机构发出的正式文件。其名称源自联邦法规 21 CFR 20.64 中的 483 条款。该通知概述了 FDA 在检查过程中发现的潜在违规行为、不合规实践或问题。通常，FDA 监管人员会根据现场观察和评估撰写此通知，涵盖生产、制造、实验室测试、药物开发、设备制造等多个领域的问题。

（1）"表格 483" 的内容

① 描述 FDA 检查的日期、时间和地点。

② 列出监管人员在检查过程中观察到的问题和发现的不合规行为。

③ 提供相关法规、准则和规定的引用，以显示哪些实践或行为被视为不合规。

④ 指出潜在的风险和问题，以及它们可能对产品质量、安全性和有效性产生的影响。

（2）MAH 收到 FDA "表格 483" 的常见原因 FDA 的 "表格 483" 是基于 GLP（良好实验室规范）、GCP（良好临床实践）和 GMP（良好生产规范）法规的。通常，MAH 可能在以下情况收到 FDA 的 "483" 通知。

① GLP 方面：如果在进行非临床实验过程中未遵循良好实验室规范，例如实验数据管理不当，或者未按照适当的实验设计和操作程序进行。

② GCP 方面：如果临床试验的设计、执行、记录、监督、审计、分析和报告不符合 GCP 的要求，例如未获得适当的伦理审查批准，未获得研究对象的知情同意，或者临床试验数据的记录和报告不准确。

③ GMP 方面：这是最常见的情况，涉及药品的生产和质量控制。例如，生产设施和设备不适合，质量控制不足，人员培训不足，记录不全或不准确，未遵循适当的操作程序。

FDA 的 "表格 483" 是一种警告，要求 MAH 在特定时间内采取纠正措施，如果 MAH 未能适时纠正，FDA 可能会采取进一步的执法行动，如暂停生产许可、召回产品或者采取法律行动。

当受检查的机构收到 FDA 的 "表格 483" 后，他们通常需立即采取措施纠正和预防不合规行为。具体来说，受检机构需要向 FDA 提交一份书面回应，详细说明他们将如何解决已识别的问题、实施纠正措施，以及制定预防未来相似问题的策略。

"表格 483" 的具体内容及机构的回应将直接影响 FDA 对该产品或机构的监管决策，包括但不限于是否需要进行进一步调查、是否采取法律行动，或是否需要对产品的批准状态进行调整。因此，机构的响应措施需要详尽且切实可行，以确保能够有效地解决 FDA 指出的所有合规问题。

（3）药物持有人（MAH）应对步骤　收到 FDA 的"表格 483"后，药物上市持有人（MAH）可以采取以下一些步骤来应对。

① 评估问题：MAH 首先需要仔细评估"483 通知"中列出的问题和不合规行为。他们应该了解每个问题的性质、严重程度以及可能对产品质量、安全性和合规性产生的影响。

② 收集证据：MAH 需要收集相关的证据和数据，以便更好地理解问题的背景和根本原因。这可能涉及产品记录、文件、实验室数据等。

③ 制定纠正和预防措施（CAPA）：MAH 应制定纠正和预防措施，以解决被发现的问题并预防未来的类似问题。这些措施应该是明确、可操作的，并具有可测量的目标。

④ 书面回复：MAH 必须向 FDA 提交一份书面回复，详细阐述他们所采取的纠正和预防措施，以及解决问题的具体时间表。回复中应清晰且详尽地说明问题的解决方案及预防措施，包括具体的操作步骤和时间节点，确保将来能够有效避免类似问题的再次发生。

⑤ 与 FDA 沟通：MAH 可以与 FDA 保持沟通，讨论问题的解决方案和进展情况。这有助于建立合作关系，确保双方都理解问题的性质和解决方案。

⑥ 改进体系：MAH 可能需要审查他们的内部程序、流程和质量管理体系，以确保这些体系能够适应并防止未来的不合规行为。

⑦ 培训和教育：MAH 可以为员工提供培训和教育，以确保他们了解合规要求和最佳实践，从而避免类似问题的发生。

⑧ 跟进和监督：MAH 需要跟进他们的纠正和预防措施的实施，确保问题得到解决并不再发生。他们还应该建立监督机制，以便在日常业务中及时发现和纠正潜在问题。

⑨ 法律和合规咨询：根据情况，MAH 可能需要寻求法律和合规专业人员的意见，以确保他们的回应和行动是合规的，并且在法律和监管要求下得到满足。

总之，收到 FDA 的"表格 483"后，药物持有人需要迅速采取行动，制定适当的纠正和预防措施，并与监管机构保持透明的沟通。这有助于确保问题得到解决、产品的质量和合规性得到保障。

9.4　FDA"表格 483"与 FDA 警告信之间的区别

FDA 的"表格 483"与警告信之间的主要区别在于它们的正式程度和后续行动的严重性不同。当 FDA 检查制药或生物技术公司的制造设施时，检查可以是预告的也可以是突击的。检查结束后，如果发现了潜在的违规行为，FDA 可能会首先发出"表格 483"，这是一种初步的通知，列出了检查过程中观察到的问题。如果这些问题未能得到妥善解决，FDA 则可能发出警告信，这是一种更正式的法律文件，指出公司必须采取改正措施以避免进一步的法律后果。因此，这两者之间的主要区别在于处理的紧迫性和潜在的法律后果不同。

（1）FDA"表格 483"　FDA"表格 483"是 FDA 在检查后发送给公司的缺陷清单，概述了他们认为需要整改的内容。强烈建议公司对这些表格进行深思熟虑且积极的纠正行动。FDA 希望确保所有制药和生物技术公司能够严格控制其合规计划，尤其是在涉及药物制造时。回应这些表格通常是一个组织中的许多不同团队的共同努力。

重要的是要在 15d 内回应 FDA"表格 483"，因为为了避免收到警告信，需要尽早回应。

（2）FDA 警告信　FDA 警告信是比 FDA"表格 483"一种更严重的情况。警告信通常是针对先前检查中注意到的严重合规缺陷而发出的，这些缺陷是在先前的 FDA"表格 483"中没有得到适当整改的。这些信函应该被非常认真地对待，并在要求的时间内回答。需要实施并坚持遵守经过深思熟虑的补救计划，而且与 FDA 保持一致的沟通至关重要。如果 FDA 认为回应不满意，他们可能会采取进一步行动以确保合规。

（3）应对 FDA"表格 483"或 FDA 警告信的一些建议

① 确定响应活动的时间表：一旦 FDA 检查完成，MAH 收到 483 项观察的列表，计时就开始了。您现在有 15 天时间回复 FDA。建议 MAH 处理 FDA 问题的第一步是设置一个坚定而积极的时间表来准备您的回应。因为 15 天也会很快过去。承诺纠正检查员确定的所有问题。

② 确定根本原因：拿到"表格 483"或 FDA 警告信后，您需要确定问题的根本原因。根本原因分析可能是 MAH 整体 CAPA（corrective action and preventive action）程序的一部分。

③ 发出 CAPA：一旦 MAH 确定了每个 483 观察的根本原因，MAH 应该起草并发布纠正行动计划或 CAPA。建议 MAH 为每个单独的 483 发布单独的 CAPA。

④ MAH 的 CAPA 应明确指定：a. 问题描述，复制并粘贴 FDA 483 观察的确切措辞；b. 根本原因分析；c. 需要立即纠正；d. 预防问题重复发生的纠正行动计划；e. 分派具体任务给 CAPA 计划的所有相关人员。

⑤ 建立解决 483 问题的时间表：FDA 希望 MAH 采取超级积极的态度紧急处理并尽快解决 483 问题。

⑥ 起草初始响应信：建议在响应信件中包含一个附录，概述每一项单独的"483"观察和解决问题必需的纠正措施，还可以包含 CAPA 的副本。

⑦ 持续跟进：在 MAH 的初始响应信中，您应该指定下次将向 FDA 提供更新的时间，以及您将多久发送一次更新。在某种程度上，这将取决于所需更正的幅度。根据经验，建议每 4 ～ 6 周发送更新。在每个后续的更新信中，信件的主体部分可能与初始响应非常相似（包括附录），陈述初始响应中提供的相同信息，同时包括完成项目时的更新。

⑧ 为再次检查做好准备：一旦 MAH 成功完成 483 观察的更正，很有可能 FDA 检查员会再次来访。而且这次访问可能会是未经通知的。这次跟进的目的是验证该公司是否已经解决并适当记录采取的行动，并观察是否已经有效地实施了纠正措施。

成功应对 FDA 以及其他药监部门的检查的关键在于始终保持严格的检查准备状态。然而，一些药物公司可能会变得自满，逐渐回到之前的不良习惯中。为了避免这种情况，药物研发组织应始终维护一个专门的现场检查准备团队（由公司内部的质量保证 QA 部门牵头）。这样的团队可以高效地收集必要的数据，并为 FDA 提供深思熟虑且具有针对性的回应。

9.5　FDA 药物警戒审计中常见的问题

在 FDA 对药物警戒系统进行审计期间，常见的问题主要围绕确保该系统符合药物警戒相关法规。以下是 FDA 审计中可能提出的一些典型问题：

（1）系统描述　您能否描述贵公司的药物警戒系统，以及用于收集、分析和报告不良事件的程序？

（2）产品安全概况　您能否提供产品安全概况的概述？

（3）**事件处理**　如何识别、捕获、记录和评估不良事件？

（4）**错误评估案例**　您能否提供在贵公司的药物警戒系统中遗漏或错误评估的不良事件示例？

（5）**报告及时性**　您如何确保及时准确地将所有不良事件报告给 FDA？

（6）**法规遵守**　您能否证明您的公司遵守所有适用的药物警戒法规？

（7）**风险收益评估**　贵公司如何评估产品随时间推移的风险收益状况？

（8）**信号管理**　您能否描述信号检测、评估和管理的现有程序？

（9）**安全性提升措施**　您能否举例说明贵公司如何响应安全信号或采取措施提高产品的安全性？

（10）**后市场监控**　您如何在批准后监控和评估产品的安全性？

（11）**后市场研究**　您能否描述上市后研究和其他安全监测活动的现有程序？

（12）**信息传达**　贵公司如何确保将所有相关安全信息传达给医疗保健专业人员和患者？

（13）**人员培训与资质**　您能否证明您的人员经过充分培训并有资格履行与药物警戒相关的工作职责？

（14）**质量控制**　您能否描述为确保药物警戒数据的准确性和完整性而采取的质量控制措施？

（15）**数据管理系统**　您能否概述一下贵公司使用的药物警戒数据管理系统？

（16）**数据安全性**　贵公司如何确保药物警戒数据的机密性和安全性？

（17）**电子提交要求**　您能否概述贵公司遵守药物警戒数据电子提交要求的情况？

（18）**合作提高安全性**　您能否举例说明贵公司如何与监管机构和其他利益相关者合作以提高产品的安全性？

（19）**安全信息整合**　贵公司如何确保将所有相关安全信息纳入产品标签和医疗保健专业人员及患者使用的其他材料中 [如患者信息说明书（PILs）、用药指南、医疗保健专业人员的培训材料等]？

这些问题反映了 FDA 对药物警戒系统的全面审查重点，旨在确保药品的持续安全性和有效性管理。根据具体产品和地区的不同，询问的问题细节可能有所调整。

9.6　FDA 和 EMA 在新药申请要求和审批中的相似性和差异性

美国食品药品监督管理局（FDA）和欧洲药品管理局（EMA）是全球两个主要的药品监管机构，它们在批准新药方面有一些相似性和差异：

（1）**相似性**

① 科学标准：FDA 和 EMA 都要求严格的科学和临床试验来证明药品的安全性和有效性。

② 审查过程：两者都进行上市前审查，包括实验室和临床试验数据的评估。

③ 审查团队：两个机构都有由科学家、医生和其他专家组成的团队来评估新药。

④ 透明度：FDA 和 EMA 都力求在审查过程中保持透明，公开发布审查结果和决策。

（2）**差异性**

① 审查时间和程序：FDA 通常有更快的审查时间线。EMA 的审查过程可能包括更多的步骤和协调，因为需要考虑到成员国的意见。

② 监管框架：EMA 在监管框架上需要考虑欧盟成员国的多样性和法律，而 FDA 主要遵

循美国的法律和指导原则。

③ 市场许可范围：EMA 批准的药品可在所有欧盟成员国销售，而 FDA 批准的药品仅限于美国市场。

④ 紧急使用授权：FDA 和 EMA 在对紧急情况下的药物许可的策略和程序上有所不同。

⑤ 患者参与：两者在患者参与审查过程的方式上可能有所差异。例如，FDA 有更多的机制让患者和公众参与决策。

⑥ 临床试验：这两个机构都要求进行临床试验以证明新药的安全性和有效性。然而，FDA 通常需要比 EMA 更广泛的临床试验数据，特别是对于旨在治疗严重或危及生命的疾病的药物。

⑦ 批准程序：FDA 和 EMA 的批准程序略有不同。FDA 的流程涉及多个阶段，包括临床前研究、1～3 期临床试验和新药申请（NDA）审查流程。EMA 的流程涉及类似的步骤序列，但术语略有不同，包括上市许可申请（MAA）而不是 NDA。

⑧ 用户费用：FDA 对新药申请的审评收取用户费用，而 EMA 则不收取。FDA 药物审查的费用可能很高，用于支持该机构的药物审查活动。

⑨ 上市后监督：两家机构都要求对药物进行上市后监督，以监测其上市后的安全性和有效性。然而，FDA 比 EMA 有更广泛的上市后监督要求，包括要求上市后研究或根据新的安全信息对药物的使用施加限制的能力。

⑩ 语言：FDA 要求所有新药申请都以英文提交，而 EMA 接受多种语言的申请，以适应欧盟使用的不同语言。

一项由 FDA 团队进行的研究对 2014～2016 年间 FDA 与欧洲药品管理局（EMA）批准的新药进行了对比分析，进一步揭示了两个机构在新药审批过程中的相似性与差异性 [1]。主要发现包括：

① 批准率和一致性：研究发现 FDA 和 EMA 在最初的市场批准决策中有很高的一致性（91%），在考虑重新提交或重新审查的申请后，一致性提高到 98%。这表明尽管两个机构独立运作，但在监管决策上有很强的一致性。

② 首轮批准率：与 FDA 相比，EMA 的首轮批准率更高（FDA13% 对比 EMA3%）。FDA 较低的比率主要是由于对药品效果的不同结论。

③ 临床数据差异：导致结果不同的一个重要原因是提交支持申请的临床数据的差异。在某些情况下，提交给 EMA 的数据比较成熟，特别是如果 FDA 首先收到申请。

④ 科学和数据解释的相似性：两个机构在科学和数据解释问题上显示出惊人的相似性。大多数 FDA 的第二轮批准基于额外数据，这也是提供给 EMA 的。

⑤ 治疗领域差异：在肿瘤学和血液学中观察到显著差异，其中 EMA 通常收到较晚的提交，包括额外的或相同临床试验中更成熟的数据，这导致与 FDA 相比批准的类型或适应症不同。

⑥ 适应症差异：FDA 和 EMA 在适应症的方法上显示出变化。FDA 通常将适应症限制在研究的人群上，而 EMA 的适应症更广泛。这包括在描述诊断标准或药物基因组学特征（例如，肿瘤亚型或丙型肝炎病毒基因型）时的差异，足以使目标人群有显著不同。

⑦ 该研究的局限性：该队列覆盖时间较短，主要集中在如肿瘤学（队列中 25%）这样的流行治疗领域。研究排除了血液制品、疫苗和再生医药。它依赖于 EMA 和 FDA 的书面审查，

没有包括与机构工作人员的访谈或其他文件。此外，该研究没有系统地比较两个机构在标签实践、批准后要求或申请审查的时间方面的差异。

总体而言，尽管 FDA 和 EMA 对新药申请的要求相似，但在所需临床数据量、审批流程、用户费用、上市后监督和语言要求方面存在一些重要差异。寻求在美国和欧洲销售新药的公司必须准备好应对这些差异并满足这两个机构的要求。

9.7　如何在美国注册临床试验

在美国，注册临床试验是一个详细且规范的过程，主要通过美国国立卫生研究院（NIH）的 ClinicalTrials.gov 平台进行。这个过程包括几个关键步骤，旨在确保临床试验的透明度、可访问性和符合伦理标准。以下是注册临床试验的基本步骤：

（1）确定试验类型和要求

① 确定是否为 FDA 监管的研究：了解你的临床试验是否涉及 FDA 监管的药物、生物制品、医疗器械等，这将决定你需要遵守的具体规定和指导方针。

② 熟悉相关法规：熟悉 21 CFR Part11（电子记录和电子签名）、21 CFR Part50（人体受试者保护）、21 CFR Part56（伦理委员会）、21 CFR Part312（药品研究）等相关法规。

（2）准备研究协议　制定详细的研究计划，包括研究目的、设计、受试者资格标准、治疗方法、评估指标等。

（3）获得伦理委员会（IRB）的批准　所有涉及人类受试者的研究都必须得到一个独立伦理委员会的审查和批准，以确保研究的伦理性和受试者的安全。

（4）注册临床试验

① ClinicalTrials.gov 注册：根据美国法律，大多数临床试验需要在 ClinicalTrials.gov 上注册，这是一个公开的数据库，提供有关公共和私人资助的临床研究的信息。ClinicalTrials.gov 是美国政府基于网络的资源，由美国国立卫生研究院（NIH）的国家医学图书馆（NLM）维护，可以在其中注册临床研究、更新信息，并在需要时发布结果和文件。在世界各地进行的私人和公共资助的临床研究，包括有关研究标题、状态、条件、干预措施和试验地点的信息。

② 遵循国际标准：如果你的研究结果打算在国际上发表，也需要确保符合国际医学期刊编辑委员会（ICMJE）的要求，该委员会要求在公认的注册平台上注册临床试验。

（5）FDA 审查（如适用）

① IND 申请：如果临床试验涉及未经 FDA 批准的药物或生物制品，你可能需要提交一份新药研究申请（IND）给 FDA。

② IDE 申请：如果是医疗器械临床试验，可能需要提交一份研究用医疗器械豁免申请（IDE）。

（6）临床试验执行和监管

① 确保合规性：在临床试验进行过程中，确保所有活动都符合 IRB 的要求、FDA 的规定以及其他相关法规。

② 数据管理和安全监测：建立严格的数据管理和安全监测机制，以确保试验的质量和受试者的安全。

（7）临床试验结果的报告　无论结果是正面还是负面的，都需要在 ClinicalTrials.gov 上更新临床试验结果，这是透明度和科学完整性的要求。

（8）FDA 有哪些关于认证的要求？

为了证明符合 ClinicalTrials.gov 的要求，FDA 要求申请人在某些人用药物、生物制品和器械的申请和提交中完成并提交 FDA 3674 表格。一般而言，FDA 建议在以下申请和提交文件中附上 FDA 3674 表格：①新药研究申请（IND）；②提交给 IND 的新临床方案；③新药申请（NDA）；④已批准 NDA 的功效补充申请；⑤生物制品许可申请（BLA）；⑥已批准 BLA 的功效补充申请；⑦简化新药申请（ANDA）；⑧预上市批准申请（pre-market approval application，PMA）；⑨ PMA 专家小组追踪补充申请；⑩人道设备豁免（humanitarian device exemption，HDE）；⑪涉及临床试验的 510（k）提交。

注意：FDA 不要求在调查设备豁免（IDE）申请中提交 FDA 3674 表格，因为 FDA 并未要求此项。

9.8 美国药品说明书（USPI）概要

美国药品说明书（USPI）是一份提供给医疗保健提供者的关于药物使用、安全性和效能的综合性文件。USPI 由美国食品和药物管理局（FDA）要求，旨在确保医疗保健专业人员能够获取关于药物的详细和标准化信息，以便做出明智的处方决定。

USPI 包含以下关键信息：

（1）黑框警告 如果适用，这是 USPI 的一个突出部分，包含关于药物可能导致的严重或生命威胁副作用的警告。

（2）适应症和用途 详细说明药物被批准治疗的条件或疾病。

（3）剂量和给药方法 提供关于如何正确给药的信息，包括剂量、给药频率和给药途径。

（4）剂型和规格 描述药物的物理形态和可用的剂量强度。

（5）禁忌症 列出了使用药物时的禁忌情况。

（6）警告和注意事项 提供有关药物使用时可能出现的风险和需要注意的情况的信息。

（7）药物相互作用 描述药物与其他药物、食物或测试之间可能的相互作用。

（8）特定人群使用 提供有关药物在儿童、孕妇、哺乳期妇女以及老年人等特定人群中使用的信息。

（9）不良反应 基于临床试验数据，列出已知的副作用。

（10）药物药理 详细描述药物的作用机制和药代动力学特性。

（11）非临床毒理 提供有关药物在非临床试验中的安全性数据。

（12）临床研究 总结支持药物批准的关键临床试验结果。

（13）如何提供 / 存储和处理 提供关于药物包装、标签和存储条件的信息。

（14）患者咨询信息 提供医生应与患者讨论的关键信息，以确保药物的安全有效使用。

USPI 旨在提供必要的信息，以帮助医疗保健提供者做出基于证据的决策，同时确保患者的安全和药物的有效性。

9.9 FDA USPI 和 EMA SmPC 之间的主要区别是什么

美国食品和药物管理局（FDA）的美国药品说明书（USPI）和欧洲药品管理局（EMA）的药品特性总结（SmPC，Summary of Product Characteristics）都是规范性文件，旨在提供关于药物的全面信息。这些文件为医疗保健专业人员提供了有关药物使用、剂量、安全性和效能的重要信息。尽管它们的目的相似，但也存在一些差异。

（1）相似之处

① 目标受众：两者都是为医疗保健专业人员设计的，提供关于药物的详细信息，以支持临床决策。

② 包含的信息：USPI 和 SmPC 都包含关于适应症、剂量、给药方式、副作用、药物相互作用、使用特定人群的信息（如孕妇、哺乳期妇女、儿童和老年人）、药物的药理特性等。

③ 安全信息：两者都强调提供药物安全信息，包括黑框警告（仅 USPI 特有）、警告和预防措施、禁忌症等。

（2）两者差异

① 法规框架和地理适用范围：USPI 是按照 FDA 的要求制定的，主要适用于美国市场。而 SmPC 是根据 EMA 的规定制定的，适用于欧盟成员国。

② 格式和结构：虽然两者提供的信息类型大体相同，但它们的格式和结构可能有所不同。例如，SmPC 的结构和标题可能与 USPI 不完全相同，反映了不同的监管要求和地区偏好。USPI 通常采用标准化的格式，包括适应症、剂量和使用方法、禁忌症、警告和预防措施、不良反应等其他信息。另一方面，SmPC 在格式上更加灵活，可能根据药物和适应症的不同包含更多或更少的详细信息。

③ 审批过程：USPI 和 SmPC 的审批和更新过程可能有所不同，反映了各自监管机构的具体要求和程序。USPI 是作为药品批准过程的一部分由 FDA 批准的，而 SmPC 是作为药品授权过程的一部分由 EMA 批准的。

④ 语言和文化差异：SmPC 需要被翻译成欧盟成员国的官方语言，而 USPI 通常只提供英文版本。USPI 用英语编写，而 SmPC 用多种语言编写，以适应欧洲联盟使用的不同语言。

⑤ 更新频率和过程：两者更新的频率和过程可能不同，部分原因是监管环境和审批过程的差异。

⑥ 不良事件发生率：USPI 非常重视在试验中按百分比数字确定发生不良事件的患者的发生率，而 SmPC 则按频率（"非常常见"到"非常罕见"）更普遍地提供信息。

总的来说，虽然 USPI 和 SmPC 在提供药物信息方面的目标一致，但它们在格式、结构和监管要求方面存在差异，反映了不同的法律和监管环境。医疗保健专业人员在使用这些资源时，需要考虑到这些差异，确保他们基于正确的信息做出临床决策。

9.10　药物说明书标签变更如何分类

（1）FDA 的药物说明书（USPI）标签更改　FDA 将处方药标签更改分为三大类：A、B 和 C。

① 类别 A：这些更改很可能会改变医疗提供者的处方决定，包括但不限于黑框警告、适应症和用法、剂量和给药、禁忌症、警告和预防措施的更改。

② 类别 B：这些更改有中等可能性影响处方决定，可能包括不良反应、药物相互作用以及特定人群的用药（例如，孕妇、老年人）的更改。

③ 类别 C：这些更改影响处方决定的可能性最小，包括对安全性或药物效能影响不大的细小更改和澄清，可能包括临床药理学、非临床毒理学、临床研究、参考文献和与药物安全性或效能无直接关系的标签的其他部分的更改。

请注意，所有标签的更改，无论类别如何，都需要提交给 FDA 审查和批准，然后才能实施。

（2）欧洲药品管理局（EMA）的药物概要文件（SmPC）标签更改

欧洲药品管理局（EMA）的药物概要文件（SmPC）是一份官方文件，包括了药物的特性、适应症、用法用量、不良反应、相互作用、药理学特性等所有相关信息。

SmPC 的标签更改通常可以分为以下几类。

① 重大更改：这通常包括药物的适应症、用法用量、禁忌症的更改。这类更改可能会影响患者的治疗方案，因此通常需要更严格的审查和批准。

② 一般更改：这可能包括药物的不良反应、预防措施、药物相互作用等方面的更改。这类更改通常基于新的临床试验数据或者药物上市后持续监测的数据。

③ 文字更改：这可能包括对 SmPC 文本的更改，例如修正文字错误、更改措辞、更新公司信息等。

所有的 SmPC 更改都需要提交给 EMA 审查和批准。EMA 会根据更改的性质、可能影响的范围以及相关的临床数据，来决定是否批准更改，并可能要求制药公司提供更多的信息或者进行更多的研究。通常情况下，制药公司需要在提交更改申请时，提供足够的数据支持更改的必要性和安全性。EMA 会评估这些数据，决定是否批准更改，或者是否需要更多的信息或者测试。

9.11　EMA 的成员国

EMA 成员国超出了欧盟（EU），目前有 27 个欧盟成员国（包括 6 个创始国——比利时、法国、德国、意大利、卢森堡和荷兰）：奥地利、比利时、保加利亚、克罗地亚、塞浦路斯共和国、捷克共和国、丹麦、爱沙尼亚、芬兰、法国、德国、希腊、匈牙利、爱尔兰、意大利、拉脱维亚、立陶宛、卢森堡、马耳他、荷兰、波兰、葡萄牙、罗马尼亚、斯洛伐克、斯洛文尼亚、西班牙和瑞典，以及 3 个欧洲经济区国家（非欧盟成员国），包括冰岛、列支敦士登和挪威。欧盟（EU）和欧洲经济区（EEA）之间的主要区别在于：欧盟是一个政治和经济联盟，而欧洲经济区则专门处理经济事务。

9.12　EMA 对新药申请和批准采用集中营销授权程序

EMA 对新药申请和批准采用集中营销授权程序：集中程序允许公司向该机构提交单一申请，以从欧盟委员会获得在所有欧洲国家有效的集中（或"社区"）营销授权（MA）。联盟成员国以及冰岛、列支敦士登和挪威所有源自生物技术和其他高科技工艺的药物，以及用于治疗艾滋病毒 / 艾滋病、癌症、糖尿病、神经退行性疾病、自身免疫和其他免疫功能障碍以及病毒性疾病的人用药物，都必须实行集中程序，以及用于生长或增产的兽药。基因治疗、体细胞治疗或组织工程药物等先进治疗药物和孤儿药（针对罕见病）也是强制性实行集中程序。集中程序也对带来重大治疗、科学或技术创新或在任何其他方面符合患者或动物健康利益的产品开放。因此，大多数真正新颖的药物都是通过 EMA 授权的。

9.13　人用医药产品（CHMP）委员会

人用医药产品委员会 [Medicinal Products for Human Use（CHMP）Committee] 是欧洲药

品管理局（EMA）负责人用药品的委员会。CHMP 于 2004 年 5 月取代了原专利药品委员会（CPMP）。欧洲药品管理局（EMA）人用医药产品委员会（CHMP）每月召开一次会议。EMA 发布 CHMP 全体会议的议程、会议记录和要点。

（1）CHMP 的作用　CHMP 在欧盟（EU）的药品授权方面发挥着至关重要的作用。

（2）CHMP 的责任

① 对欧盟范围内的上市许可申请进行初步评估。

② 评估对现有营销授权的修改或扩展。

③ 考虑机构药物警戒风险评估委员会关于市场上药品安全的建议，并在必要时向欧盟委员会建议更改药品的上市许可，或暂停或退出市场。

④ CHMP 还评估了在国家一级授权的药品，这些药品被提交给 EMA，以便在整个欧盟范围内保持统一。

（3）CHMP 推动药品研发与监管进步

① 为研究和开发新药的公司提供科学建议。

② 准备科学指南和监管指南，帮助制药公司准备人用药物的上市许可申请。

③ 与国际伙伴合作协调监管要求。

9.14　英国药品和保健产品监管局（MHRA）

英国于 2020 年 1 月 31 日正式退出欧盟，然后进入了一个过渡期，该过渡期持续到 2020 年 12 月 31 日。在这个过渡期间，英国继续遵循欧盟的规则和法规，包括药品的批准和监管。

2021 年 1 月 1 日，过渡期结束，英国正式脱离欧盟的所有结构和机构。从这时开始，英国的药品和保健产品监管局（Medicines and Healthcare Products Regulatory Agency，MHRA）开始独立于欧洲药品管理局（EMA）运作，负责英国的药品批准和监管。这意味着，自 2021 年 1 月 1 日起，MHRA 负责审查并授权英国的所有新药，而 EMA 则继续负责欧盟其他 27 个成员国的药品批准。

MHRA 负责英国药品、医疗设备和血液制品的监管。MHRA 的角色包括授权新药的使用、监控已授权药物的安全性、监督药物和医疗设备的生产和分销，以及监管药物临床试验。

在英国，新药的批准分为几个步骤。首先，药物的生产商必须提交一份申请，其中包括该药物的所有数据，包括药理学、药效学、安全性、效能、生产、质量控制和包装的数据。MHRA 的专家会评估这些数据，确定药物的质量、安全性和效能是否适合市场。

如果 MHRA 认为药物是安全且有效的，它将给予药物市场授权（MA），也称为营销授权或产品许可，即允许药物在英国销售和分销。

MHRA 还负责监督药品公司的 GLP（良好实验室规范）、GCP（良好临床规范）和 GMP（良好生产规范）合规情况，包括对制药公司进行审计，以确保它们遵循正确的程序和标准。

审计通常包括以下方面：

（1）检查设施和设备　确保它们适合其预期用途，并且得到适当的维护和校准。

（2）审查文件和记录　确保所有相关的文档和记录都是完整、准确的，并且得到适当的存储。

（3）审查员工的培训和资质　确保所有员工都得到适当的培训，并具有执行其分配任务的必要资质。

（4）检查标准操作程序（SOPs）　确保 SOPs 是最新的，得到适当的审批，并且得到正确的执行。

如果 MHRA 的审计员发现任何不合规的地方，他们将要求公司采取纠正措施。在某些情况下，MHRA 可能会暂停或撤销公司的营销授权或制造许可。

9.15　FDA、EMA 及 MHRA 间的"依赖程序"：提高药物审批效率的国际合作

FDA（美国食品和药物管理局）、EMA（欧洲药品管理局）以及 MHRA（英国药品和保健品监管机构）之间的"依赖程序（Reliance Procedure）"是国际药品监管领域的重要合作。自 2017 年，FDA 和 EMA 签署的相互承认协议（MRA）包括了依赖程序，该程序允许这两个机构相互依赖对方对生产设施的检查以及支持某些药物申请的数据。这样的程序有助于避免对药物开发和生产设施的重复检查，简化了药物审批流程，减轻了药物制造商的监管负担。

依赖程序不仅限于 FDA 和 EMA 之间。自 2019 年起，FDA 与 MHRA 也在合作推进类似的依赖程序，旨在允许每个机构在某些药物申请中依赖对方的监管决策。这种合作减少了重复的临床试验和其他研究需求，加快了药物批准过程。

这些依赖程序的实施是提高药物开发和监管过程效率的广泛努力的一部分，同时保持药物的高安全性和有效性标准。计划于 2024 年全面实施的依赖程序，虽然具体时间表可能会根据持续的讨论和谈判调整，但一旦实施，将允许药品制造商向一个机构提交申请，并接受 FDA 与 MHRA 的联合审查，从而大幅缩减药品在两国的批准时间和资源投入。

需要注意的是，依赖程序仅适用于特定类型的药物申请，主要是那些在任何一个参与国家未获批准的新药。它不适用于受不同监管要求约束的仿制药申请。此外，尽管存在依赖机制，各机构仍保留对药物申请进行独立审查和评估的权力。

通过这样的国际合作和协同审评，FDA、EMA 和 MHRA 正在推动药物审评和审批过程向国际标准化和协调迈进，这标志着全球药品监管合作进入了一个新的阶段。

9.16　中国国家药品监督管理局（NMPA）：职责、历史与未来

中国国家药品监督管理局（National Medical Products Administration，NMPA），前身为国家食品药品监督管理总局，是中国负责药品、医疗器械及相关产品监管的国家级机构。NMPA 的历史可以追溯到 1950 年成立的卫生部药品管理局。随着中国经济的快速发展和改革开放，药品监管的重要性日益增加，因此在 1998 年正式设立了国家药品监督管理局。2003 年，药品监管功能整合入新成立的国家食品药品监督管理局，并在 2013 年新建国家食品药品监督管理总局。2018 年，为进一步加强药品监管，设立国家药品监督管理局（NMPA）。

作为国务院直属机构，NMPA 负责在中国境内对药品、医疗器械及相关产品进行审批、监管和管理。其主要职责包括制定监管政策和标准、审批新药和新医疗器械、监督生产和流通过程、确保产品的安全性和有效性。

近年来，NMPA 实施了一系列改革以提高新药审批的效率和透明度，包括简化审批流程、推广电子化提交和审批、加强对创新药物的支持。此外，NMPA 还加强了与国际药品监管机构的合作，促进了国际药品监管标准的对接和信息共享。

为确保药品和医疗器械的质量，NMPA 执行了严格的质量管理体系，包括对生产企业实行良好生产规范（GMP）认证、对流通企业实行良好供应规范（GSP）认证，并定期进行审计和检查。上市后安全监测作为药品监管的重要组成部分，NMPA 建立了全国药品不良反应监测系统，收集和分析药品上市后的安全性数据，这对于及时发现和处理潜在的药品安全问题至关重要。

展望未来，NMPA 将继续推进药品监管体系的现代化，加强国际合作，提高药品审批的效率和质量，同时加强对创新药物的支持和鼓励，以促进中国医药行业的持续发展和国际竞争力。

9.17　日本药品医疗器械管理局（PMDA）

日本药品医疗器械管理局（Pharmaceuticals and Medical Devices Agency，PMDA）是日本的主要药品和医疗器械监管机构，于 2004 年 4 月 1 日成立，与卫生、劳动和福利部紧密合作。PMDA 的主要职责是确保药品、医疗设备及细胞和组织制品的安全性、有效性和质量，从而保护公众健康。

PMDA 负责对药品和医疗设备的上市许可申请进行科学审查，并监控其上市后的安全性。此外，PMDA 还负责为因药品或生物制品引起的不良反应或感染受害者提供救济赔偿。

在审查过程中，PMDA 根据最新的科学技术标准评估产品的质量、效能和安全性。其审查和相关服务包括提供监管咨询、执行 GLP（良好实验室规范）、GCP（良好临床实践）、GPSP（良好后市场监督实践）检查，以确保提交的数据符合道德和科学标准，以及进行 GMP（良好生产规范）、QMS（质量管理系统）、GCTP（良好细胞治疗实践）检查，以保证产品生产设施的质量管理。更多信息请访问 PMDA 官方网站：https://www.pmda.go.jp/english/review-services/outline/0001.html

9.18　韩国食品药品安全部（MFDS）

韩国食品药品安全部（Ministry of Food and Drug Safety，MFDS），前称韩国食品药品管理局（KFDA），是韩国政府负责监管食品、药品、医疗设备和化妆品的一个机构。它成立于 1996 年，并在 2005 年进行了重组，创建了医疗设备管理部门和生物产品技术支持部门，后在 2013 年再次进行了重组，更名并升级为部级机构。

MFDS 的主要职责包括制定和实施相关的法律法规、审批新药和新医疗设备、监督市场上产品的安全性和合规性、评估食品和药品的风险与效益以及推动公共健康教育。此外，MFDS 还负责对进出口的食品和药品进行检疫和监管，确保它们符合国内外的安全标准。MFDS 负责批准医疗设备、GMP 标准以及医疗设备分类过程的前期和后期管理。负责医疗设备的 MFDS 部门是医疗设备安全局。详细信息请参见其网站：http://www.mfds.go.kr/eng/index.do

9.19　澳大利亚的治疗性商品监管机构（TGA）

澳大利亚的治疗性商品监管机构（Therapeutic Goods Administration，TGA）负责药物、

医疗设备和诊断测试等治疗性商品的监管。作为该国卫生部的一部分，TGA 通过对治疗性商品的有效和及时的监管，保护和加强澳大利亚社区的健康。澳大利亚社区希望市场上的治疗性商品能够达到可接受的安全和质量标准。

治疗性商品包括澳大利亚人每天依赖的商品，如维生素片和防晒霜，也包括用于治疗严重疾病的商品，如处方药、疫苗、血液制品和外科植入物。

这是澳大利亚 TGA 的介绍，包括其职责、治疗性商品的定义及其重要性。TGA 负责确保所有治疗性商品符合安全和质量标准，从而保护澳大利亚社区的健康。

澳大利亚的治疗品管理局（TGA）负责监管根据临床试验通知（Clinical Trial Notification，CTN）或临床试验批准（CTA）方案进行的药物和生物制品的临床试验。这些都是 TGA 的良好临床实践（GCP）检查程序的一部分，该程序已发布指南，以通知赞助商有关程序的范围和过程。

临床试验赞助商需要了解澳大利亚进口、出口、制造和供应治疗性商品的要求。有两种方案允许进口和 / 或供应用于临床试验的"未批准"治疗性商品：CTN 方案和 CTA 方案。不涉及"未批准"治疗性商品的临床试验不受 CTN 或 CTA 方案的要求约束。确定产品是否被视为"未批准"的治疗性商品是澳大利亚临床试验赞助商的责任。

TGA 还提供了一些资源，如澳大利亚临床试验手册、关于伦理行为的指南、安全数据管理、临床试验中的安全监测和报告。此外，TGA 创建了一个工具，帮助澳大利亚试验赞助商确定 CTN 或 CTA 方案哪个更适合临床试验，并提供了在线 CTN 表格的用户指南。该表格提供了如何访问 TGA 商业服务、创建新的 CTN、提交 CTN 和付款的分步指南。还有一些指导视频可用，解释在线 CTN 表格和临床试验存储库的作用。

9.20 印度的中央药品标准控制组织（CDSCO）

印度的药品监管机构，中央药品标准控制组织（Central Drugs Standard Control Organization，CDSCO），隶属于印度卫生和家庭福利部，负责监管印度境内的药品和医疗设备。CDSCO 在确保药品、生物制品、医疗设备以及其他化学物质的质量、安全性和有效性方面扮演着关键角色。作为国际卫生规范会议（ICH）的正式成员国，印度与其他国际监管机构共同努力提高药品监管标准。

CDSCO 的主要职责包括审批新药和临床试验、批准用于出口和进口的药品、制定药品和化妆品的标准以及监管市场中的药品和化妆品以确保它们符合规定的标准。此外，该组织还负责协调印度各州药品控制机构的活动，以实施《药品和化妆品法》和《药品和化妆品规则》。

CDSCO 通过与国际药品监管机构合作，不断更新其监管框架和指导原则，以符合全球最佳实践。这包括采纳国际临床试验标准、提高药品审批过程的透明度和效率，以及加强药品监管系统的能力建设。

为了保护公众免受低质量药品的危害，CDSCO 设有药品检验机构和实验室，负责检测市场上的药品样本，并确保它们符合规定的质量标准。此外，CDSCO 还处理与药品和医疗设备相关的不良反应报告，监控药品的安全性，并在必要时采取适当的监管措施。

随着医疗保健领域的快速发展，CDSCO 不断努力提高其监管标准，以确保印度市场上的药品和医疗设备既安全又有效。通过实施严格的监管措施和促进国际合作，CDSCO 致力于成为全球药品监管的领导者，保障印度及全球消费者的健康安全。详细信息请参见其网站：https://cdsco.gov.in/opencms/opencms/en/Home/。

9.21　世界"仿制药之都"：印度

印度被誉为"仿制药之都"和"仿制药研究中心"，印度的仿制药行业具有大量生产、成本效益、高质量标准、强大的研发能力、政府支持和全球市场等特点。

（1）**大量生产**　印度是全球最大的仿制药生产国之一，生产各种各样的仿制药，包括抗生素、抗病毒药、抗癌药等。印度的药品制造商生产的仿制药销往全球各地，包括美国、欧洲、非洲和亚洲的其他国家。

（2）**成本效益**　由于印度的制药成本较低，因此能够以较低的价格生产高质量的仿制药。这使得印度的仿制药在全球范围内具有很高的竞争力。

（3）**质量标准**　印度的制药企业遵循严格的质量控制和制造标准，许多企业获得了世界卫生组织（WHO）和美国食品药品监督管理局（FDA）的认证。

（4）**研发能力**　印度不仅是仿制药的生产大国，也是研究和开发新药的中心。印度的制药公司在药物研发方面拥有强大的能力和技术。

（5）**政府支持**　印度政府通过各种政策和措施支持制药行业的发展。例如，政府为制药企业提供税收优惠、研发补贴以及支持制药企业进行国际市场拓展。

（6）**全球市场**　印度是全球最大的仿制药出口国之一，其药品出口到全球超过 200 个国家和地区。

其实印度被誉为全球的仿制药之都，原因多样且复杂，其中一项显著的因素确实是原创药物的高昂价格使得大多数印度人无法负担。以下是一些更具体的定量信息和例子。

① 经济可负担性：根据世界银行的数据，印度的人均收入大约是 2000 美元。高昂的药品价格使得许多印度人无法负担原创药费用。例如，索瑞沙坦（一种治疗白血病的药物）的原创药一个月的费用超过 2500 美元，而印度的仿制药版本价格低于 400 美元。

② 制药产能：印度有超过 3000 家仿制药生产企业，生产超过 60000 种不同的药品。据有关数据显示，印度是世界上最大的仿制药生产国，负责全球 20% 的仿制药产量。

③ 出口：根据印度药品出口促进委员会（Pharmexcil）的数据，2019—2020 年度，印度的药品出口总额达到了 200 亿美元。

④ 质量认证：大约 30% 的印度药品生产企业获得了世界卫生组织（WHO）的认证，表明它们遵循严格的质量控制和制造标准。

【**仿制药生产商案例**】

① Cipla：Cipla 是印度的一家大型制药公司，也是全球最大的仿制药生产商之一。2001 年，Cipla 宣布将大幅降低其艾滋病药物的价格，使得很多非洲病患能够负担得起治疗费用。

② Dr.Reddy's Laboratories：这是另一家印度的大型制药公司，专注于生产仿制药、原料药和生物技术产品。该公司的药品销往全球超过 100 个国家。

9.22　欧亚经济联盟（EAEU）

欧亚经济联盟（Eurasian Economic Union，EAEU）是一个成立于 2015 年 1 月 1 日的经济联盟，旨在加强成员国之间的经济一体化。该联盟的成员包括俄罗斯、白俄罗斯、哈萨克斯坦、亚美尼亚和吉尔吉斯斯坦。EAEU 的目标是促进自由贸易和商品、服务、资本、劳动力的自由流动，以及在关键经济领域实施统一的政策，包括能源、工业、农业和交通。

EAEU 旨在通过创建一个统一的市场来提高成员国的经济效率和竞争力，类似于欧盟模式。这个联盟还旨在加强成员国在全球经济中的地位，并作为一个协调机构，协调成员国在经济政策和法律法规方面的差异。这些国家建立了合作框架，以确保联盟范围内药物产品的安全性和疗效。

以下是 EAEU 有关药物安全和药物监管方面的功能：

（1）**法规框架**　EAEU 的每个成员国都有自己的监管机构负责监督药物安全和药物监管。例如，在俄罗斯，联邦监督卫生保健事务局负责药物监管和药物监测活动。这些监管机构与世界卫生组织（WHO）和国际人用药物技术要求协调委员会（ICH）等国际组织保持一致。

（2）**药物注册**　在欧亚经济联盟内部市场上市和分销之前，药物必须经过严格的注册程序。监管机构根据制造商提供的数据评估药物的安全性、质量和疗效，包括临床前和临床试验数据、制造信息和详细标签。注册程序确保只有安全有效的药物可供公众使用。

（3）**药物监测体系**　欧亚经济联盟成员国建立了药物监测体系，监测和收集市场上药物的安全信息。这些体系旨在识别和评估与药物有关的不良药物反应和其他安全问题。医疗专业人员，如医生和药师，被鼓励向各自的药物监测机构报告任何疑似的 ADR。通过这些体系收集的数据有助于持续评估药物的安全性，并可能引发必要的监管行动，如标签更改、产品召回或甚至撤回。

（4）**合作与信息共享**　欧亚经济联盟成员国积极开展合作并分享药物安全和药物监管的信息。他们参与区域和国际网络，例如世界卫生组织国际药物监测计划，以交流知识、经验和最佳实践。这种合作加强了对潜在跨境药物安全问题的检测和管理。

（5）**不良药物反应报告**　在欧亚经济联盟中，不良药物反应的报告对药物监管至关重要。医疗专业人员和公众被鼓励向各自的药物监测机构报告任何疑似的不良事件或 ADR。监管机构已建立报告体系和渠道，包括在线门户、热线和指定的报告表格。这些报告将进行评估和分析，为药物安全的总体评估做出贡献。

（6）**风险管理**　欧亚经济联盟的监管机构还着重于药物产品的风险管理策略。这包括定期的安全评估、上市后监测和风险最小化活动。如果发现安全问题，监管机构可能发布警告、更新产品标签或对药物的使用施加限制，以确保患者的安全。

9.23　海湾合作委员会（GCC）

海湾合作委员会（Gulf Cooperation Council，GCC）是一个政治和经济联盟，由中东阿拉伯国家中的六个海湾国家组成，包括沙特阿拉伯、科威特、阿联酋（阿拉伯联合酋长国）、卡塔尔、巴林和阿曼。GCC 成立于 1981 年 5 月 25 日，旨在加强成员国之间的协调和合作，提高它们在政治、经济、社会、文化和安全领域的整体实力。

GCC 的主要目标包括促进成员国之间的经济合作，实现区域经济一体化，包括建立共同市场和海关联盟。此外，GCC 还旨在协调成员国的外交政策，增强区域安全和防御能力，以及促进成员国之间的科技、教育和文化交流。GCC 地区的药品注册和安全监测是由 GCC 药品注册中央委员会（GCC-DR）协调的，这是一个由 GCC 国家的卫生部长组成的专门技术委员会。该委员会负责创建和更新 GCC 国家的药品、草药的注册、定价和监控的共同指导方针和要求。

以下是 GCC 有关药物安全和药物监管方面的功能：

（1）共同技术文件（CTD）　希望在 GCC 国家注册新药的制药公司必须提交一个包含药物的所有必要信息（包括其质量、安全性和有效性）的共同技术文件（CTD）。

（2）注册过程　注册过程包括 GCC-DR 对 CTD 的彻底审查，然后向 GCC 国家的卫生当局提出建议。然后，每个成员国将自行决定是否批准该药物。

（3）药物警戒　GCC 国家有一个共同的药物警戒程序，用于监控上市后药物的安全性。制药公司需要向 GCC 国家的卫生当局提交定期的安全更新报告（PSURs）。

（4）协调　GCC-DR 致力于协调 GCC 国家的药品注册要求和程序。这有助于促进该地区的药物注册，并确保药物安全监控的一致性。

（5）质量控制　GCC 国家有药品质量控制测试的共同指南，确保了 GCC 地区上市的所有药物都符合相同的质量标准。

虽然 GCC-DR 提供药品注册和安全监控的共同指南和建议，但关于药品的最终批准和监控决定权仍在各 GCC 国家的卫生当局手中。

9.24　东南亚药品监管协调体（ASEAN）

ASEAN 为东南亚国家联盟（Association of Southeast Asian Nations），是一个由 10 个东南亚国家组成的区域性政府间组织，成员国包括印度尼西亚、马来西亚、菲律宾、新加坡、泰国、文莱、越南、老挝、缅甸和柬埔寨。ASEAN 成立于 1967 年 8 月 8 日，旨在促进成员国之间的政治与经济合作以及区域稳定。ASEAN 有一个名为"东南亚药品监管协调体"（ASEAN Drug Regulatory Harmonisation，ADRH）的倡议。这个倡议旨在加强东南亚国家之间在药品监管方面的合作和协调。

每个东南亚国家通常有自己的国家药品监管机构，负责药品的注册、许可和监测。例如，泰国的药品监管机构是泰国食品药品管理局（Thai Food and Drug Administration，Thai FDA），越南的药品监管机构是越南药品管理局（Vietnam Drug Administration，VDA）。

虽然东南亚国家之间在 ASEAN 框架下有一定的合作，但每个国家仍然有自己的药品注册和安全监控系统。

9.25　南美洲国家的药品审批和检查

在南美洲，药品的审批和监管由各国的卫生当局负责，主要目标是确保药品的安全性、有效性和质量控制。各国根据自己的具体法规和程序来执行药品的注册、市场准入和市场上的持续监督。这一体系确保了药品在达到市场之前和市场上时都符合各国的安全标准，保护消费者免受劣质药品的危害。

药品审批过程通常包括对药品的质量、安全性和疗效进行综合评估。这涉及审查临床试验数据、药品生产条件和质量控制标准等。一旦药品获得批准，卫生当局还会进行定期检查和评估，以确保药品持续符合安全和效能标准。

南美洲的一些主要药品监管机构包括巴西的国家卫生监督局（ANVISA），阿根廷的国家药品、食品和医疗技术管理局（ANMAT）和哥伦比亚的国家食品和药品监督局（INVIMA）。这些机构在各自国家内负责制定药品监管政策、审批新药以及监督药品市场。

近年来，南美洲国家在加强药品监管方面取得了进展，包括更新法规、引入新的审批流程和加强国际合作。例如，通过泛美卫生组织（PAHO）和世界卫生组织（WHO）的支持，南美洲国家正在努力提高药品监管系统的能力，以及促进区域内药品监管的协调和合作。

9.26　非洲国家的药品审批和检查

在非洲，药品审批和监管由各国卫生当局负责，这些机构致力于确保药品的安全性、有效性和质量。尽管非洲各国在药品管理的制度和能力方面存在差异，但多数国家正在积极加强其药品监管框架，以更好地保护公众健康，包括改进药品审批流程、强化市场监督和提升质量控制标准，以适应全球药品监管的发展趋势和挑战。

药品审批流程通常包括对新药的评估，以确定其是否安全、有效且符合质量标准。这一过程可能涉及对临床试验数据的审核、药品制造过程的评估以及对药品成分的检查。一旦药品被批准上市，卫生当局还将进行定期检查和监控，以确保药品继续满足安全和质量标准。

非洲一些国家已经建立或正在建立药品监管机构，这些机构负责药品的审批、监管和检查。例如，南非的药品监管局（SAHPRA）、尼日利亚的国家药品监管和管理局（NAFDAC）及肯尼亚的药品和毒品管理局（PPB）等。

此外，非洲国家间也在增加协作，以加强药品监管。如非洲药品监管协调机构（AMRH），旨在通过促进技术协调和合作，加快药品审批过程，确保药品的质量、安全和有效性。

尽管面临诸多挑战，如资金不足、专业技术人员短缺和基础设施不完善等，非洲各国的卫生当局仍致力于提高药品监管的效率和效力，以更好地保护公众健康。通过国际合作和区域合作，非洲国家正在逐步提高其药品监管的能力和水平。

9.27　全球多个国家和地区药品监管机构的新药审批时间线的参考信息

以下是全球国家和地区药品监管机构的新药审批时间线的一般信息（仅供参考，实际时间线请查看当地卫生部门）：

（1）美国食品和药物管理局（FDA）

① 标准审查：新药申请（NDA）和生物制品许可申请（BLA）通常需要 10 个月。

② 优先审查：FDA 计划在 6 个月内完成对提供现有治疗的重大改进的药物的审查。

（2）欧洲药品管理局（EMA）

① 集中程序：EMA 计划在大多数申请的 210 天（7 个月）内提供意见。

② 加速评估：对于重大公共卫生利益的产品，审查时间缩短到 150 天（5 个月）。

（3）中国国家药品监督管理局（NMPA）

① 新药批准：审查时间可能会有所不同，但新药通常需要大约 1～2 年。

② 优先审查：对于针对重大疾病或公共卫生紧急情况的药物，NMPA 可能会加快审查。

（4）巴西卫生监管机构（ANVISA）　总体中位数批准时间为 795 天，现在的目标是 365 天。

（5）澳大利亚治疗品管理局（TGA）

① 处方药：标准评估的目标时间框架为 255 天（8.5 个月）。

② 优先审查：TGA 计划在 150 天（5 个月）内完成对具有重大临床效益的药物的审查。

（6）沙特阿拉伯食品药品管理局（SFDA）　420 个日历天或 290 个工作日。

（7）新加坡卫生科学局（HSA）　395 个日历天。

（8）加拿大卫生部（HealthCanada）

① 新药提交（NDS）：标准审查的目标是 300 天（10 个月）。

② 优先审查：加拿大卫生部计划在 180 天（6 个月）内完成对具有重大治疗效益的药物的审查。

（9）土耳其药物和医疗设备管理局（TITCK）　总体批准目标时间表是 210 个日历天，优先加速审查为 180 个日历天，高度优先产品为 150 个日历天。

（10）日本药品和医疗设备管理局（PMDA）

① 常规审查：新药的审查过程大约需要 12 个月。

② 优先审查：PMDA 计划在 6 个月内完成对解决重大疾病或未满足医疗需求的药物的审查。

（11）世卫组织（WHO）　世界卫生组织（WHO）于 2013 年启动了一个旨在加速注册已通过资格预审的成品药品（FPP）的计划。此计划的目的是简化和加速低收入和中等收入国家获取关键药品的过程，特别是那些用于治疗 HIV/AIDS、结核病、疟疾等重大公共卫生问题的药品。通过此计划，WHO 旨在促进这些药品的更广泛和更快速的可用性，从而提高全球健康水平。在程序完善的国家，国家监管机构（National Regulatory Authority，NRA）承诺在收到完整信息包后 90 天内做出注册决定。

请注意，这些时间表可能会因为不同产品类型、档案复杂性、监管要求和监管机构工作量，法规更新等因素会有所不同。请务必查阅特定卫生当局的指南和法规以获取准确和最新的信息。

9.28　全球主要的制药行业联盟

制药行业联盟的宗旨是促进全球制药行业的合作、协调和发展，推动药物研发、创新和安全，提高全球医疗保健水平，确保公众的用药安全，并维护制药行业的利益。

全球制药行业联盟包括许多国家和地区的制药行业协会，以下是其中几个代表性的联盟：

（1）美国制药研究与制造协会（PhRMA）　PhRMA 是美国主要的制药行业协会，代表着美国研发制药公司的利益。它的宗旨是促进新药研发、推动医疗创新、提高医疗保健水平，并倡导政策改革来支持创新和竞争力（phrma.org）。

（2）国际制药企业协会联盟（IFPMA）　IFPMA 是一个国际性制药行业组织，代表着全球制药公司的利益。它的宗旨是推动全球药物研发与创新，加强全球卫生合作，提高全球医疗保健水平，并倡导药物知识产权保护（ifpma.org）。

（3）日本制药企业协会（JPMA）　JPMA 是日本的制药行业协会，代表着日本制药企业的利益。它的宗旨是促进药物研发与创新，确保药物安全与质量，提高医疗保健水平，为公众提供高质量的药物产品（jpma.or.jp）。

（4）欧洲制药企业协会联盟（EFPIA）　EFPIA 是欧洲的制药行业协会，代表着欧洲制药企业的利益。它的宗旨是促进跨国合作与创新，推动药物研发与生产，改善药物市场准入，提高患者用药选择和医疗保健质量（ifpma.org）。

（5）中国研发型制药企业协会（RDPAC）　RDPAC 是中国的制药行业协会，代表着中国研发型制药企业的利益。它的宗旨是推动药物创新与研发，提高药物质量与安全，促进产业合作与发展，为中国患者提供更好的医疗选择（rdpac.org）。

这些制药行业联盟在各自地区和全球范围内发挥着重要作用，推动着医药行业的发展与进步，为公众的健康福祉做出贡献。

9.29　欧洲药物流行病学和药物警戒中心网络（ENCePP®）

欧洲药物流行病学和药物警戒中心网络（European Network of Centres for Pharmacoepidemiology and Pharmacovigilance，ENCePP®）是由欧洲药品管理局（EMA）协调的网络。该网络的成员（ENCePP® 合作伙伴）是参与药物流行病学和药物警戒研究的公共机构以及合同研究组织（CRO）。研究兴趣不仅限于药物的安全性，还可能包括药物的效益和风险、疾病流行病学和药物利用。参与 ENCePP® 是自愿的。详细信息请参见其网站：https://www.encepp.eu/index.shtml。

9.30　全球药物食品安全监管机构网站

全球药物食品安全监管机构的网站提供了关于药品、食品、医疗设备和其他健康产品的监管信息、指导原则、批准流程以及安全警告等重要信息。详细信息请参见全球监管机构网站（Global regulatory authority websites）[2]。

以下是一些主要药物食品安全监管机构及其网站的列表：

（1）美国食品药品监督管理局（FDA）　网站为 https://www.fda.gov，负责监管美国市场上的食品、药品、化妆品、医疗设备和生物制品。

（2）欧洲药品管理局（EMA）　网站为 https://www.ema.europa.eu，负责评估和监督欧盟成员国市场上药品的使用。

（3）中国国家药品监督管理局（NMPA）　网站为 http：//www.nmpa.gov.cn，负责监管中国市场上的药品、医疗器械和化妆品。

（4）印度中央药品标准控制组织（CDSCO）　网站为 http：//cdsco.nic.in，负责监管印度市场上的药品和化妆品。

（5）日本厚生劳动省药品医疗器械综合机构（PMDA）　网站为 https://www.pmda.go.jp，负责监管日本市场上的药品、医疗设备和食品。

（6）英国药品和保健产品监管局（MHRA）　网站为 https://www.gov.uk/government/organisations/medicines-and-healthcare-products-regulatory-agency，负责监管英国市场上的药品和医疗设备。

这些网站是获取官方药品和食品安全信息的重要资源，包括药品审批信息、安全警告、政策和指导原则等。

9.31　全球主要国家和组织药品安全数据库

全球主要卫生当局维护着安全数据库，以监控和评估药品、医疗设备和其他健康产品的安全性。这些数据库收集不良事件报告、临床试验数据以及其他相关信息，是药物安全监测和风险管理的关键工具。以下是一些主要卫生当局的药物和疫苗安全数据库以及它们的简介：

（1）**疫苗不良事件报告系统（VAERS）**　VAERS 是由美国疾病控制与预防中心（CDC）和食品药品监督管理局（FDA）运营的被动监测系统。它允许医疗专业人员以及公众报告接种疫苗后发生的不良事件。

（2）**疫苗安全数据联盟（VSD）**　VSD 是美国疾病控制与预防中心（CDC）与多家医疗机构合作的项目。该项目通过电子健康记录数据，近实时地监测和评估疫苗的安全性。

（3）**世界卫生组织（WHO）全球疫苗安全数据库（VigiBase）**　VigiBase 由 WHO 运营，由瑞典的乌普萨拉监测中心维护。它收集和分析来自全球 130 多个国家的药物不良反应（ADR）和疫苗接种后不良事件（AEFI）的报告。

（4）**美国食品和药品监督管理局（FDA）不良事件报告系统（FAERS）**　FAERS 是由 FDA 维护的数据库，收集在美国市场上销售的药物，包括疫苗，相关的不良事件报告，其中包含提交给 FDA 的不良事件报告、用药错误报告和导致不良事件的产品质量投诉。该数据库旨在支持 FDA 针对药物和治疗性生物制品的上市后安全监督计划。FAERS 数据库的信息结构遵循 ICH 发布的国际安全报告指南 E2B。不良事件和用药错误使用监管活动医学词典（MedDRA）术语中的术语进行编码。医疗保健专业人士、消费者和制造商向 FAERS 提交报告。FDA 直接从医疗保健专业人员（如医生、药剂师、护士等）和消费者（如患者、家庭成员、律师等）那里接收自愿报告。医疗保健专业人员和消费者也可以向产品制造商报告。如果制造商收到来自医疗保健专业人员或消费者的报告，则需要按照法规的规定将报告发送给 FDA。FAERS 中的报告由药物评估与研究中心（CDER）和生物制品评估与研究中心（CBER）的临床审评员进行评估，以监测产品获得 FDA 批准后的安全性。

（5）**欧洲药品管理局（EMA）EudraVigilance**　EudraVigilance 是欧洲药品不良反应数据库，用于收集和管理在欧洲经济区（EEA）授权使用的药物，包括疫苗的疑似不良反应报告。

（6）**黄卡计划（MHRA）**　英国药品和医疗保健产品监管局（MHRA）运营的计划，允许医疗专业人员以及公众报告与药物（包括疫苗）相关的疑似副作用或安全问题。

（7）**加拿大 Vigibase**　Vigibase 是由加拿大健康部管理的加拿大药物和疫苗不良反应数据库，收集和分析加拿大市场上销售的药物和疫苗的不良反应报告。

（8）**全球疫苗安全倡议（GVSI）数据库**　GVSI 是由 WHO 和其他国际合作伙伴领导的全球倡议。其目标是加强低收入和中等收入国家疫苗的安全监测。

（9）在中国，药品安全和不良事件监测主要依赖以下两个药物安全系统。

① 中国不良反应监测系统（Adverse Drug Reaction Monitoring System，ADRMS）：这是中国用于监测药物不良反应（ADR）的国家级系统。ADRM 负责收集和管理来自医疗机构和其他报告者的不良事件报告。ADRM 是一个重要的药物安全监测工具，有助于及时发现和处理药物不良反应事件，确保药品的安全使用。

② 中国不良事件监测和报告平台（China Adverse Drug Events Reporting System，CADERS）：CADERS 是一个用于药品不良事件报告的在线平台，它由 NMPA 管理。医疗机构、药店、生产企业等单位可以在 CADERS 平台上进行不良事件的报告和录入。该平台有助于更加及时、全面地了解和监测药品的安全性。

这些系统与其他监测系统相结合，形成了中国对药品安全和不良事件进行监测和评估的综合体系。NMPA 根据收集到的数据和信息，采取措施保障药品的安全性，确保公众健康。

9.32　主要公共药品安全数据库的局限性

公共药品安全数据库，如美国食品药品监督管理局（FDA）的 FAERS（药物不良事件报告系统）和世界卫生组织（WHO）的 VigiBase，提供了宝贵的信息，用于监测市场上药品的安全性。然而，这些数据库存在一些局限性，影响了其在药品安全性评估和监控中的应用。主要局限性包括：

（1）**自发报告的偏差**　这些数据库主要依赖于自发报告系统，可能导致数据的不完整和偏差。例如，只有发生不良事件的医疗保健提供者和患者才会报告这些事件，可能会导致报告的数量低于实际发生的数量。

（2）**数据质量和完整性问题**　报告的质量可能因报告者的知识水平和报告意愿而异，导致信息缺失或不准确。有些报告可能缺乏足够的细节，如患者的医疗历史、并用药物或具体的不良事件描述，这限制了数据分析的深度和准确性。

（3）**因果关系的确定困难**　由于自发报告系统通常不包括对照组，因此很难确定药物与报告的不良事件之间的因果关系。报告的不良事件可能与药物无关，而是由患者的疾病状态或其他因素引起的。

（4）**重复报告**　同一事件可能被多个来源报告，导致数据库中的信息重复。虽然存在数据清理和去重复的程序，但这些努力可能不能完全消除重复数据的问题。

（5）**报告的选择性偏差**　某些类型的不良事件可能更有可能被报告，特别是媒体报道过或者公众高度关注的事件，而其他常见但被视为"已知"风险的不良事件可能被较少报告。

（6）**分析和解释的挑战**　从这些数据库中提取的数据需要谨慎解释。数据的分析和解释需要专业知识，以区分信号和噪声，识别真正的安全性风险。

尽管存在这些局限性，公共药品安全数据库仍是药物监测和公共卫生研究的重要工具。通过改进报告机制、采用先进的数据分析技术和加强卫生专业人员的教育培训，可以进一步提高这些数据库的价值和效用。

9.33　适用于 OTC 药物开发的 ICH 指南概览

虽然国际人用药品注册技术要求协调委员会（ICH）尚未专门为非处方药（OTC 药物）开发制定特定指南，但多个通用 ICH 指南也适用于 OTC 药物的开发过程。这些指南为药物的质量、安全性和有效性提供重要的国际标准，以下是几个与 OTC 药物开发相关的关键ICH 指南：

（1）ICH　Q3A（R2）　新药物物质中的杂质——此指南提供了关于新药物物质中杂质的鉴定、确认和控制的指导。它特别关注原料药中未反应的起始物料、副产品、降解产物及任何可能的残留溶剂。

（2）ICH　Q3B（R2）　新药物制剂中的杂质——此指南提供了关于新药物制剂中杂质的鉴定、确认和控制的指导。它着重于成品药品中由于制造过程引入的杂质，例如原料药的杂质、加工助剂，以及与包装材料相互作用产生的杂质。

（3）ICH　Q6A　新药物物质和新药物制剂的测试程序和验收标准：化学物质——详细介绍了为化学药物物质和新药物制剂设定测试程序和验收标准的方法，确保全球范围内的质量一致性和合规性。它涵盖了规格设定、分析方法验证、批间一致性和稳定性测试等关键方面。

（4）ICH　Q6B　生物技术 / 生物制品的测试程序和验收标准——此指南专注于为生物技术和生物制品建立测试程序和验收标准。考虑到生物制品的复杂性和生产过程中可能的变异，这一指南详细说明了如何评估生物制品的特性，包括其生物活性、纯度和免疫原性等关键质量属性。

（5）ICH　Q7　药用活性成分制造的良好生产实践指南——此指南为药用活性成分（APIs）的生产提供了全面的良好生产实践（GMP）框架。它详细说明了从原材料的选择、制造过程的控制，到最终产品测试和质量保证的所有环节，确保 APIs 的质量、安全性和追溯性。

（6）ICH　Q8（R2）　药物开发——此指南提供了关于药物产品从早期开发阶段到商业生产的全过程指导，特别强调了质量设计（Quality by Design，QbD）原则的应用。通过系统地理解和控制配方及生产过程，Q8（R2）旨在提高产品的质量和生产效率。

（7）ICH　Q9　质量风险管理——提供了实施质量风险管理的策略和方法。它旨在帮助制药企业识别、评估和控制质量相关的风险，从而确保药品的质量和安全性。此指南强调了风险管理应贯穿药品开发和生产的全过程。

（8）ICH　Q11　药物物质的开发和制造——此指南提供了药物物质开发和制造过程中应考虑的关键方面的指导，同样强调质量设计（QbD）原则的应用。它涉及从药物物质的设计、选择合适的合成途径，到制造过程的控制和验证等多个方面，旨在通过设计来保证产品的质量。

这些指南为 OTC 药物的开发提供了全面的质量和安全框架，有助于确保这些广泛使用的药物符合全球监管要求。监管机构，如美国食品和药物管理局（FDA）和欧洲药品管理局（EMA），在评估和批准 OTC 药物产品时，会参照这些指南确保药品的质量和安全性。

9.34　世界卫生组织标准化药品信息

WHODrug Global 是一个由世界卫生组织（WHO）支持的国际药品编码数据库，由乌普萨拉监测中心维护。这个数据库提供了标准化的药品信息，广泛用于临床试验和药品监管中的药物分类和标识。它帮助全球医疗专业人员、研究人员和监管机构准确记录和报告药物使用情况。WHODrug Global 凭借其独特的药物代码层次结构和广泛的覆盖范围，在全球近 150 个国家 / 地区对药物名称进行编码，并评估包括活性成分在内的药品信息。这一词典是识别药物及其对应的解剖学位置和治疗分类的重要工具，帮助医疗专业人员和监管机构准确分类和管理药品信息。

WHODrug 数据涵盖常规药物和草药。常规药物包括处方药、非处方药（OTC）和药剂师配药，以及生物技术和血液制品、诊断物质和造影剂。美国食品和药物管理局（FDA）和欧洲药品管理局（EMA）注册的产品和物质也经常被记录。

WHODrug 数据不断更新，一般每年更新两次，分别于 3 月 1 日和 9 月 1 日发布新版本，订阅者可以通过文本和 csv 文件或通过浏览工具 WHODrug Insight 获得。在此处可以了解有关如何实施 WHODrug Global 的更多信息 [https://who-umc.org/whodrug/whodrug-global/]。

WHODrug Global 的标准化数据极大地便利了在临床试验和药物警戒中识别药物相关问题，从而有助于开发更安全的药物。通过使用 WHODrug 进行数据编码，可以支持更高效的数据分析和加速监管提交流程。这种系统化的编码方法确保了数据的准确性和一致性，从而提高了药物安全性研究的质量。

在使用世界卫生组织的全球不良事件报告数据库 VigiBase 进行药物安全问题的解析和评估中，WHODrug Global 是一个关键的资源。这个数据库允许以各种精度进行药物识别和数据整合，确保安全信号分析的有效性和准确性。全球监管机构越来越重视以标准化格式提交药物数据的必要性，以及在临床试验和药物安全监测中使用统一字典和准确术语的价值。自2019 年 3 月 15 日起，WHODrug Global 已获得美国 FDA 的授权，并由日本药品和医疗器械局（PMDA）推荐。

WHODrug Global 也在推动其中文版，以支持中国在药物警戒方面的快速进步和与国际药品监管体系的整合。WHODrug Global 现在为直接用中文编码提供标准化和质量保证的信息。它还通过即时翻译中英文药品信息，简化了中国境内外的监管提交流程。

9.35　国际人用药品技术术语和定义

国际人用药品技术术语（International Human Pharmaceuticals Technical Terms）和定义包含在许多国际标准和指导文件中，这些文件旨在促进全球药品研发、审批、监管和监测的统一性，以确保药品的安全和有效使用，避免不必要的药物不良反应和相互作用。国际人用药品技术术语的意义还在于为全球药品研发、审批、监管和市场监控提供了一个共同的语言基础，确保了各国监管机构、制药公司、研究机构以及其他相关组织在交流和合作时的明确性和一致性。

以下是一些重要的技术术语和定义：

（1）药品（Pharmaceuticals）　指用于诊断、治疗、缓解、治愈或预防疾病，或用于影响生理功能的任何物质或制剂。

（2）活性药物成分（Active Pharmaceutical Ingredient，API）　药品中负责其预期治疗效果的主要活性成分。

（3）临床试验（Clinical Trial）　对一种或多种干预措施（如药物、医疗设备、手术程序）在人群中的效果和安全性进行系统研究。

（4）生物等效性（Bioequivalence）　指两个药品释放其活性成分到体循环中的速率和程度在统计学上没有显著差异，通常用于评估仿制药与原研药之间的等效性。

（5）药物不良反应（Adverse Drug Reaction，ADR）　在正常使用条件下药物引起的有害和非预期的反应。

（6）药物警戒（Pharmacovigilance）　涉及检测、评估、理解和预防药品使用过程中不良效果或任何其他药物相关问题的科学和活动。

（7）药代动力学（Pharmacokinetics，PK）　药物在体内的吸收、分布、代谢和排泄过程。

（8）药效学（Pharmacodynamics，PD）　药物与其作用靶点的相互作用及其在生物体内引起的效应。

（9）新药申请（New Drug Application，NDA）　在美国，制药公司向 FDA 提交的正式提案，以请求批准一种新药物上市销售。

（10）市场授权申请（Marketing Authorization Application，MAA）　在欧盟，制药公司向药品监管机构提交的申请，以求得药品的批准上市。

国际人用药品技术术语和定义词汇表结合了 ICH 指南中包含的术语和定义。它由国际医学科学组织理事会（Council for International Organizations of Medical Sciences，CIOMS）根据 ICH 网站上的公开指南编制而成。CIOMS 根据 ICH 的公开指南编制了本词汇表，从 ICH 质量、安全、疗效和多学科指南等方面反映了国际上对药物注册科学和技术方面的共识。词汇表第 1 版于 2022 年 9 月发布，可在以下网站免费获得：https://cioms.ch/publications/product/glossary-of-ich-terms-and-definitions/#description。

9.36　药物安全和药物警戒相关的主要国际会议／交流平台

在药物安全和药物警戒领域，有许多国际会议和交流平台专注于讨论相关的问题、最新的研究成果、经验分享等。以下是 25 个与药物安全和药物监测相关的会议和交流平台，供参考：

（1）非临床安全评估

① Annual Meeting-Society of Toxicology（SOT）：毒理学学会年会，每年在美国不同城市举行（通常在 3 月底）。

② American College of Toxicology：美国毒理学学院。

③ Annual Meeting of Safety Pharmacology（SPS）Community：安全药理学年会。

④ Congress of the European Societies of Toxicology（Eurotox）：欧洲毒理学协会大会。

⑤ International Congress of Toxicology：国际毒理学大会。

（2）临床药物安全与药物警戒

① The clinical safety topics or components are often integrated in international clinical conferences or meetings in different therapeutic fields：临床安全性主题通常集成在不同治疗领域的国际临床会议或会议中。

② DIA Global Annual Meeting（Pharmacovigilance and Safety Tracks）：DIA 全球年会（药物监测和安全领域）。

③ Global Pharmacovigilance and Clinical Trials Summit：全球药物监测和临床试验峰会。

④ International Conference and Exhibition on Pharmacovigilance & Drug Safety：国际药物监测与药物安全会议及展览。

⑤ Pharmacovigilance Europe Congress：欧洲药物监测大会。

⑥ Global Pharmacovigilance Summit：全球药物监测峰会。包括领域：药代动力学和药效学、药房实践及其挑战、药物监测和风险管理、临床研究和统计、制药环境增长策略。

⑦ International Society for Pharmacoepidemiology Conference（ICPE）：国际药物流行病学协会会议。

⑧ World Drug Safety Congress Europe/Americas：世界药物安全大会（欧洲／美洲）。

（3）其他药物安全和 PV 国际交流平台

① 国际药物安全监测协会（International Society of Pharmacovigilance，ISoP）：该协会定期举办国际药物安全监测大会，提供一个全球范围内分享药物安全信息的平台。

② 美国药物与毒物控制中心年会（American Association of Poison Control Centers，AAPCC）：每年举办，聚焦药物毒理学和毒物控制领域，涵盖了药物安全的多个方面。

③ 美国临床药理学会年会（American Society for Clinical Pharmacology and Therapeutics，ASCPT）：这个会议汇集了临床药理学和治疗学领域的专业人士，探讨了药物安全性、药物相互作用等话题。

④ 欧洲药品监督管理局（European Medicines Agency，EMA）：EMA 组织了许多关于药物

安全性和监管的会议，包括药物监管委员会（Pharmacovigilance Risk Assessment Committee，PRAC）的会议。

⑤ 世界卫生组织（World Health Organization，WHO）：WHO 定期举办关于药物安全性和监管的国际会议，促进全球范围内的合作和信息交流。

⑥ 国际药物流行病学与治疗风险管理会议（International Conference on Pharmacoepidemiology & Therapeutic Risk Management，ICPE）：该会议聚焦药物流行病学和治疗风险管理，为专家们提供一个分享研究成果的平台。

⑦ 国际临床试验会议（International Conference on Harmonisation of Technical Requirements for Registration of Pharmaceuticals for Human Use，ICH）：虽然 ICH 主要关注药物开发、注册和监管，但也涵盖了药物安全性和监测方面。

⑧ 药物安全与临床风险管理国际会议（International Conference on Drug Safety and Clinical Risk Management）：这个会议专注于药物安全和临床风险管理，提供了一个讨论和交流的平台。

⑨ IA 全球年会（DIA Global Annual Meeting）：由药物信息协会（Drug Information Association，DIA）主办，聚集了来自医疗保健生态系统各个领域的专业人士，讨论药物安全、监管事务等相关话题。

⑩ 国际药物流行病学协会（International Society for Pharmacoepidemiology，ISPE）：ISPE 每年举办一次药物流行病学会议，重点讨论药物安全、流行病学等议题。

⑪ 国际药物流行病学与药物经济学协会（International Society for Pharmacoepidemiology and Pharmacoeconomics，ISPE）：该协会举办涵盖药物安全、药物经济学等领域的会议和活动。

⑫ 世界药物安全大会（World Drug Safety Congress）：此活动汇集了全球药物监测和药物安全领域的专家，分享见解、经验和最佳实践。

⑬ DIA 药物监测与风险管理策略会议（DIA Pharmacovigilance and Risk Management Strategies Conference）：该会议专门关注制药行业中的风险管理和药物监测策略。

⑭ Marcus Evans 药物监测和风险管理会议：Marcus Evans 举办一系列会议，专注讨论药物监测、风险管理和药物安全的各个方面。

⑮ 国际药物流行病学协会亚太地区会议（ISPE-AP）：这是一个区域性会议，关注亚太地区的药物流行病学和药物安全议题。

⑯ 亚洲药物流行病学会议（ACPE）：此会议为讨论亚洲背景下的药物安全、药物流行病学等议题提供了一个平台。

⑰ 欧洲药物监测与临床试验会议：这个活动涵盖了欧洲监管框架内药物监测、临床试验和药物安全的最新发展。

⑱ LexisConferences 药物流行病学与临床研究会议：探讨药物流行病学、临床研究和药物安全等议题。

⑲ 国际药物安全监测协会非洲会议（ISoP Africa）：此会议关注非洲地区特定的药物安全挑战和解决方案。

⑳ PDA（Parenteral Drug Association）年度药物安全会议：PDA 每年举办会议，讨论与药物安全相关的关键问题，包括制造、监管合规性和上市后监测等。

（敬请核实这些会议的最新信息，因为名称、日期和焦点领域可能会随时间变化。）

9.37　安全评价和药物警戒的主要国际期刊

据不完全统计，安全评价和药物警戒的主要国际期刊主要有：

（1）非临床药物安全（Nonclinical drug safety）领域　包含 *Annual Review of Pharmacology and Toxicology*、*Aquatic Toxicology*、*Archives of Environmental Contamination and Toxicology*、*Archives of Toxicology*、*Biomarkers in Toxicology*。

Bulletin of Environmental Contamination and Toxicology、*Cell Biology and Toxicology*、*Chemical Research in Toxicology*、*Clinical Toxicology*、*Critical Reviews in Toxicology*、*Journal of Analytical Toxicology*、*Journal of Pharmacological & Toxicological Studies*。

（2）药物警戒（Pharmacovigilance）领域　包含 *Journal of Pharmacovigilance*、*Symbiosis online Journal of Pharmacovigilance*、*International Journal of Pharmacological Research*、*Pharmacology and Pharmacovigilance Journal*、*National Journal of Physiology*，*Pharmacy and Pharmacology*、*Journal of Evaluation in Clinical Practice*、*International Journal of Risk & Safety in Medicine*、*Clinical & Experimental Pharmacology*、*Clinical Pharmacology & Biopharmaceutics*。

9.38　国际人用药品注册技术要求协调委员会（ICH）指导原则大全

国际人用药品注册技术要求协调委员会（ICH）制定并发布准则，旨在确保全球制药产品的质量、安全性、疗效和可靠性。这些准则是通过欧洲、日本、美国、加拿大和瑞士等地的监管机构和制药行业之间的合作努力而制定的。中国 NMPA 目前已经对大部分 ICH 指导原则参照执行。ICH 准则是药物开发和监管审批的全球认可标准。以下是分类的 ICH 指导原则。

（1）药效学研究指南

E1

药物治疗非威胁生命条件的长期治疗所涉及的人群接触程度的评估临床安全范围

第四步（最终版）；1994 年 10 月 27 日

The Extent of Population Exposure to Assess Clinical Safety for Drugs Intended for Long-Term Treatment of Non-Life Threatening Conditions

Step 4（final）；27 October 1994

https://database.ich.org/sites/default/files/E1_Guideline.pdf

E10

临床试验中对照组的选择和相关问题

第四步（最终版）；2000 年 7 月 20 日

Choice of Control Group and Related Issues in Clinical Trials

Step 4（final）；20 July 2000

https://database.ich.org/sites/default/files/E10_Guideline.pdf

E11（R1）

《儿科人群的药物临床研究》补充说明

第四步（最终版）；2017 年 8 月 18 日

Addendum：Clinical Investigation of Medicinal Products in the Pediatric Population

Step 4（final）；18 August 2017

https://database.ich.org/sites/default/files/E11_R1_Addendum.pdf

E11A EWG

儿童推导

第二步（草案）；2022 年 4 月 4 日

Paediatric Extrapolation

Step 2（draft）；4 April 2022

https://database.ich.org/sites/default/files/ICH_E11A_Document_Step2_Guideline_2022_0404_0.pdf

E12

新型降压药物临床评估原则

当前主要文件；2000 年 3 月 2 日

Principles for Clinical Evaluation of New Antihypertensive Drugs

Current principle document；2 March 2000

https://database.ich.org/sites/default/files/E12_Guideline.pdf

E14

非抗心律失常药物 QT/QTc 间期延长和心律失常潜力的临床评估

第四步（最终版）；2005 年 5 月 12 日

The Clinical Evaluation of QT/QTc Interval Prolongation and Proarrhythmic Potential for Non-Antiarrhythmic Drugs

Step 4（final）；12 May 2005

https://database.ich.org/sites/default/files/E14_Guideline.pdf

E14 Q&As（R3）

问题与回答（R3）。ICH E14 指南：非抗心律失常药物 QT/QTc 间期延长和心律失常潜力的临床评估

第四步（最终版）；2015 年 12 月 10 日

Questions and Answers（R3）.ICH E14 Guideline：The Clinical Evaluation of QT/QTc Interval Prolongation and Proarrhythmic Potential for Non-Antiarrhythmic Drugs

Step 4（final）；10 December 2015

https://database.ich.org/sites/default/files/E14_Q%26As_R3_Q%26As.pdf

E14/S7B IWG

问题与回答：QT/QTc 间期延长和心律失常潜力的临床和非临床评估

第四步（最终版）；2022 年 2 月 21 日

Questions & Answers：Clinical and Nonclinical Evaluation of QT/QTc Interval Prolongation and Proarrhythmic Potential

Step 4（final）；21 February 2022

https://database.ich.org/sites/default/files/E14-S7B_QAs_Step4_2022_0221.pdf

E15

基因组生物标志物、药物基因组学、药物遗传学、基因组数据和样本编码类别的定义

第四步（最终版）；2007 年 11 月 1 日

Definitions for Genomic Biomarkers，Pharmacogenomics，Pharmacogenetics，Genomic Data and Sample Coding Categories

Step 4（final）；1 November 2007

https://database.ich.org/sites/default/files/E15_Guideline.pdf

E16

与药物或生物技术产品开发相关的生物标志物：合格提交的背景、结构和格式

第四步（最终版）；2010 年 8 月 20 日

Biomarkers Related to Drug or Biotechnology Product Development：Context，Structure and Format of Qualification Submissions

Step 4（final）；20 August 2010

https://database.ich.org/sites/default/files/E16_Guideline.pdf

E17

多区域临床试验计划和设计的一般原则

第四步（最终版）；2017 年 11 月 16 日

General principles for planning and design of Multi-Regional Clinical Trials

Step 4（final）；16 November 2017

https://database.ich.org/sites/default/files/E17EWG_Step4_2017_1116.pdf

E18

基因组数据的采样和管理

第四步（最终版）；2017 年 9 月 6 日

Genomic Sampling and Management of Genomic Data

Step 4（final）；6 September 2017

https://database.ich.org/sites/default/files/E18_Guideline.pdf

E19

在特定后期获批或获批后临床试验中进行安全数据收集的选择性方法

第四步（最终版）；2022 年 9 月 27 日

A Selective Approach to Safety Data Collection in Specific Late-Stage Pre-approval or Post-Approval Clinical Trials

Step 4（final）；27 September 2022

https://database.ich.org/sites/default/files/ICH_E19_Guideline_Step4_2022_0826_0.pdf

E20　EWG

适应性临床试验

第一步

Adaptive Clinical Trials

Step 1

（2）临床安全和药物警戒研究指南

E2A

临床安全数据管理：加速报告的定义和标准

第四步（最终版）；1994 年 10 月 27 日

Clinical Safety Data Management：Definitions and Standards for Expedited Reporting

Step 4（final）；27 October 1994

https://database.ich.org/sites/default/files/E2A_Guideline.pdf

E2B（R2）

临床安全数据管理的 ICH 指南维护：个体病例安全报告传输的数据元素

第四步（最终版）；2001 年 2 月 5 日

Maintenance of the ICH guideline on clinical safety data management：Data elements for transmission of individual case safety reports

Step 4（final）；5 February 2001

https://admin.ich.org/sites/default/files/inline-files/E2B_R2_Guideline.pdf

E2B（R3）EWG/IWG

个体病例安全报告（ICSR）的电子传输实施指南。数据元素和消息规范

版本 5.02；2016 年 11 月 10 日

Implementation Guide for Electronic Transmission of Individual Case Safety Reports（ICSRs）. Data Elements and Message Specification

Version 5.02；10 November 2016

See link to Step 4 ICH IG package at https://ich.org/page/e2br3-individual-case-safety-report-icsr-specification-and-related-files

E2B（R3）Q&As｛version 2.4｝

临床安全数据管理问题与回答：个体病例安全报告的数据元素传输

第四步（最终版）；2023 年 1 月 17 日

Questions and Answers：Clinical Safety Data Management：Data Elements for Transmission　of Individual Case Safety Reports

Step 4（final）；17 January 2023

https://database.ich.org/sites/default/files/ICH_E2B-R3_QA_v2_4_Step4_2022_1202.pdf

E2C（R2）

周期性利益 - 风险评估报告

第四步（最终版）；2012 年 12 月 17 日

Periodic Benefit-Risk Evaluation Report

Step 4（final）；17 December 2012

https://database.ich.org/sites/default/files/E2C_R2_Guideline.pdf

E2C（R2）Q&As

问题与回答：周期性利益 - 风险评估报告

第四步（最终版）；2014 年 3 月 31 日

Questions & Answers：Periodic Benefit-Risk Evaluation Report

Step 4（final）；31 March 2014

https://database.ich.org/sites/default/files/E2CR2_Q%26As_Q%26As.pdf

E2D

后核准安全数据管理：加速报告的定义和标准

第四步（最终版）；2003 年 11 月 12 日

Post-Approval Safety Data Management：Definitions and Standards for Expedited
Reporting

Step 4（final）；12 November 2003

https://database.ich.org/sites/default/files/E2D_Guideline.pdf

E2D（R1）EWG

后核准安全数据管理：加速报告的定义和标准

第一步

进行中

Post Approval Safety Data Management：Definition and Standards for Expedited Reporting

Step 1

Work in progress

E2E

药物警戒计划

第四步（最终版）；2004 年 11 月 18 日

Pharmacovigilance Planning

Step 4（final）；18 November 2004

https://database.ich.org/sites/default/files/E2E_Guideline.pdf

E2F

开发安全更新报告

第四步（最终版）；2010 年 8 月 17 日

Development Safety Update Report

Step 4（final）；17 August 2010

https://database.ich.org/sites/default/files/E2F_Guideline.pdf

E3

临床研究报告的结构和内容

第四步（最终版）；1995 年 11 月 30 日

Structure and Content of Clinical Study Reports

Step 4（final）；30 November 1995

https://database.ich.org/sites/default/files/E3_Guideline.pdf

E3 Q&As（R1）

问题与回答：临床研究报告的结构和内容

第四步（最终版）；2012 年 7 月 6 日

Questions & Answers：Structure and Content of Clinical Study Reports

Step 4（final）；6 July 2012

https://database.ich.org/sites/default/files/E3_Q%26As_R1_Q%26As.pdf

E4

支持药品注册的剂量反应信息

第四步（最终版）；1994 年 3 月 10 日

Dose-Response Information to Support Drug Registration

Step 4（final）；10 March 1994

https://database.ich.org/sites/default/files/E4_Guideline.pdf

E5　Q&As（R1）

问题与回答：外国临床数据的可接受性与种族因素

第四步（最终版）；2006 年 6 月 2 日

Questions & Answers：Ethnic Factors in the Acceptability of Foreign Clinical Data

Step 4（final）；2 June 2006

https://database.ich.org/sites/default/files/E5_Q%26As__R1_Q%26As.pdf

E5（R1）

外国临床数据的可接受性与种族因素

第四步（最终版）；1998 年 2 月 5 日

Ethnic Factors in the Acceptability of Foreign Clinical Data

Step 4（final）；5 February 1998

https://database.ich.org/sites/default/files/E5_R1__Guideline.pdf

E6（R2）

良好临床实践（GCP）

第四步（最终版）；2016 年 11 月 9 日

Good Clinical Practice（GCP）

Step 4（final）；9 November 2016

https://database.ich.org/sites/default/files/E6_R2_Addendum.pdf

E6（R3）EWG

良好临床实践（GCP）

第二步（草案）；2023 年 5 月 19 日 *

Good Clinical Practice（GCP）

Step 2（draft）；19 May 2023*

https://database.ich.org/sites/default/files/ICH_E6%28R3%29_DraftGuideline_2023_0519.
pdf

E7

支持特殊人群的研究：老年学

第四步（最终版）；1993 年 6 月 24 日

Studies in Support of Special Populations：Geriatrics

Step 4（final）；24 June 1993

https://database.ich.org/sites/default/files/E7_Guideline.pdf

E7　Q&As

问题与回答：支持特殊人群的研究：老年学

第四步（最终版）；2010 年 7 月 16 日

Questions & Answers：Studies in Support of Special Populations：Geriatrics

Step 4（final）；16 July 2010

https://database.ich.org/sites/default/files/E7_Q%26As_Q%26As.pdf

E8（R1）

临床研究的一般考虑事项

第四步（最终版）：2021 年 10 月 6 日

General Considerations for Clinical Studies

Step 4（final）；6 October 2021

https://database.ich.org/sites/default/files/E8-R1_Guideline_Step4_2022_0204%20

%281%29.pdf

E9

临床试验统计学原则

第四步（最终版）：1998 年 2 月 5 日

Statistical Principles for Clinical Trials

Step 4（final）；5 February 1998

https://database.ich.org/sites/default/files/E9_Guideline.pdf

E9（R1）

附录：临床试验统计学原则

第四步（最终版）：2019 年 11 月 20 日 Addendum：Statistical Principles for Clinical Trials

Step 4（final）；20 November 2019

https://database.ich.org/sites/default/files/E9-R1_Step4_Guideline_2019_1203.pdf

（3）多学科研究指南

M1

MedDRA——用于监管活动的医学词典

第四步（最终版）：1999 年 1 月 1 日

MedDRA——Medical Dictionary for Regulatory Activities

Step 4（final）；1 January 1999

MedDRA not considered in this glossary

M1 PtC WG

MedDRA 考虑要点

此词汇表中不考虑 MedDRA

MedDRA Points to Consider

MedDRA not considered in this glossary

M10 EWG

生物分析方法验证和研究样品分析

第四步（最终版）：2022 年 5 月 24 日

Bioanalytical Method Validation and Study Sample Analysis

Step 4（final）；24 May 2022

https://database.ich.org/sites/default/files/M10_Guideline_Step4_2022_0524.pdf

M10 Q&As

问题与回答：生物分析方法验证和研究样品分析

第四步（最终版）：2022 年 11 月 16 日

Questions and Answers：Bioanalytical Method Validation and Study Sample Analysis

Step 4（final）；16 November 2022

https://database.ich.org/sites/default/files/ICH_M10_QAs_2022_1111.pdf

M11 EWG

临床电子结构化协议（CeSHarP）

第二步（草案）；2022 年 9 月 27 日

Clinical electronic Structured Harmonised Protocol（CeSHarP）

Step 2（draft）；27 September 2022

https://database.ich.org/sites/default/files/ICH_M11_draft_Guideline_Step2_2022_0904.pdf

M12 EWG

药物相互作用研究

第二步（草案）；2022 年 5 月 24 日

Drug Interaction Studies

Step 2（draft）；24 May 2022

https://database.ich.org/sites/default/files/M12_Step1_draft_Guideline_2022_0524.pdf

M13 EWG

即释放固体口服剂型的生物等效性

第二步（草案）；2022 年 12 月 20 日

Bioequivalence for Immediate-Release Solid Oral Dosage Forms

Step 2（draft）；20 December 2022

https://database.ich.org/sites/default/files/ICH_M13A_Step2_draft_Guideline_2022_1125.pdf

M14 EWG

规划和设计利用真实世界数据进行药物安全评估的流行病学研究的一般原则

进行中

General principles on planning and designing pharmacoepidemiological studies that utilize real-world data for safety assessment of a medicine

Work in progress

M2

监管信息传输的电子标准

词汇表。不适用于正式的 ICH 步骤过程；2015 年 6 月 11 日

Electronic Standards for the Transfer of Regulatory Information

Glossary.Not subject to the formal ICH Step process；11 June 2015

https://admin.ich.org/sites/default/files/inline-files/M2_Glossary_v2%200%20_11%20June%202015.pdf

M3（R2）

关于进行人类临床试验和药物上市的非临床安全研究的指南

第四步（最终版）；2009 年 6 月 11 日

Guidance on Nonclinical Safety Studies for the Conduct of Human Clinical Trials and Marketing Authorization for Pharmaceuticals

Step 4（final）；11 June 2009

https://database.ich.org/sites/default/files/M3_R2__Guideline.pdf

M3（R2）Q&As（R2）

问题与回答：关于进行人类临床试验和药物上市的非临床安全研究的指南

第四步（最终版）；2011 年 6 月 15 日

Questions & Answers：Guidance on Nonclinical Safety Studies for the Conduct of Human Clinical Trials and Marketing Authorization for Pharmaceuticals

Step 4（final）；15 June 2011

https://database.ich.org/sites/default/files/M3_R2_Q%26As_R2_Q%26As_0.pdf

M4 Q&As（R3）

问题与回答：注册人用药品的通用技术文件的组织

第四步（最终版）；2004 年 6 月 10 日

Questions & Answers：Organisation of the Common Technical Document for the Registration of Pharmaceuticals for Human Use

Step 4（final）；10 June 2004

https://database.ich.org/sites/default/files/M4_Q%26As_R3_Q%26As.pdf

M4（R4）

包括提供文件位置和页码指导的组织性文档

第四步（最终版）；2016 年 6 月 15 日

Organisation Including the Granularity document that provides guidance on document location and paginations

Step 4（final）；15 June 2016

https://database.ich.org/sites/default/files/M4_R4__Guideline.pdf

M4E Q&As（R4）

问题与回答：关于药效学的通用技术文件

第四步（最终版）；2004 年 6 月 10 日

Questions & Answers：CTD on Efficacy

Step 4（final）；10 June 2004

https://database.ich.org/sites/default/files/The_M4_Efficacy_Questions___Answers__R4_.pdf

M4E（R2）

关于药效学的通用技术文件

第四步（最终版）；2016 年 6 月 15 日

CTD on Efficacy

Step 4（final）；15 June 2016

https://database.ich.org/sites/default/files/M4E_R2__Guideline.pdf

M4Q Q&As（R1）

问题与回答：关于质量的通用技术文件

第四步（最终版）；2003 年 6 月 1 日

Questions & Answers：CTD on Quality

Step 4（final）；1 June 2003

https://database.ich.org/sites/default/files/M4Q_Q%26As_R1_Q%26As.pdf

M4Q（R1）IWG

质量

第四步（最终版）；2002 年 9 月 12 日

Quality

Step 4（final）；12 September 2002

https://database.ich.org/sites/default/files/M4Q_R1_Guideline.pdf

M4Q（R2）EWG

M4Q（R1）的修订

进行中

Revision of M4Q（R1）

Work in progress

M4S　Q&As（R2）

问题与回答：关于安全性的通用技术文件

第四步（最终版）；2003 年 11 月 11 日

Questions & Answers：CTD on Safety

Step 4（final）；11 November 2003

https://database.ich.org/sites/default/files/M4S_Q%26As_R2_Q%26As.pdf

M4S（R2）

关于安全性的通用技术文件

第四步（最终版）；2002 年 12 月 20 日

CTD on Safety

Step 4（final）；20 December 2002

https://database.ich.org/sites/default/files/M4S_R2_Guideline.pdf

M5

药品词典的数据元素和标准

没有指南，参考 E2B（R3）

Data Elements and Standards for Drug Dictionaries

No guideline，refers to E2B（R3）

M6

病毒和基因治疗载体散布和传播

此主题已于 2011 年 4 月停止

Virus and Gene Therapy Vector Shedding and Transmission

Topic ceased in April 2011

M7（R2）

评估和控制药品中 DNA 反应性（致突变）杂质，以限制潜在的致癌风险

第四步（最终版）；2023 年 4 月 3 日

Assessment and Control of DNA Reactive（Mutagenic）Impurities in Pharmaceuticals to Limit Potential Carcinogenic Risk

Step 4（final）；3 April 2023

https://database.ich.org/sites/default/files/ICH_M7%28R2%29_Guideline_Step4_2023_

0216_0.pdf

M7（R2）Addendum

将 ICH M7 指南原则应用于化合物特异性可接受摄入量的计算。M7（R2）的附录

第四步（最终版）；2023 年 4 月 3 日

Application of the principles of the ICH M7 guideline to calculation of compound-specific acceptable intakes. Addendum to M7（R2）

Step 4（final）；3 April 2023

https://database.ich.org/sites/default/files/ICH_M7%28R2%29_Addendum_Step4_2023_0216.pdf

M7（R2）Q&As

问题与回答：评估和控制药品中 DNA 反应性（致突变）杂质，以限制潜在的致癌风险

第四步（最终版）；2022 年 5 月 24 日

Questions and Answers：Assessment and Control of DNA Reactive（Mutagenic）Impurities in Pharmaceuticals to Limit Potential Carcinogenic Risk

Step 4（final）；24 May 2022

https://database.ich.org/sites/default/files/M7R2_QAs_Step4_2022_0407.pdf

M8 eCTD v3.2.2

电子通用技术文件（eCTD）v3.2.2

第四步（最终版）；2008 年 7 月 1 日

Electronic Common Technical Document（eCTD）v3.2.2

Step 4（final）；1 July 2008

https://admin.ich.org/sites/default/files/inline-files/eCTD_Specification_v3_2_2_0.pdf

M8 eCTD v4.0

电子通用技术文件（eCTD）v4.0

第四步（最终版）；2015 年 12 月 10 日

Electronic Common Technical Document（eCTD）v4.0

Step 4（final）；10 December 2015

https://admin.ich.org/sites/default/files/inline-files/eCTD%20v4.0%20Implementation%20Package%20v1_5.zip

M8 EWG/IWG

电子通用技术文件（eCTD）

第四步（最终版）；2018 年 8 月 6 日

Electronic Common Technical Document（eCTD）

Step 4（final）；6 August 2018

See https://ich.org/page/electronic-standards-estri

eCTD version documentation not considered in this glossary

M9

基于生物制剂分类系统的生物等效性豁免

第四步（最终版）；2019 年 11 月 20 日

Biopharmaceutics Classification System-based Biowaivers

Step 4（final）；20 November 2019

https://database.ich.org/sites/default/files/M9_Guideline_Step4_2019_1116.pdf

M9 Q&As

问题与回答：基于生物制剂分类系统的生物等效性豁免

第四步（最终版）；2019 年 11 月 20 日

Questions and Answers：Biopharmaceutics Classification System-based Biowaivers

Step 4（final）；20 November 2019

https://database.ich.org/sites/default/files/M9_QAs_Step4_2021_0106.pdf

MIDD DG

基于模型的药物开发

没有指南。

Model-Informed Drug Development

No guideline. See https://ich.org/page/reflection-papers under "Discussion Groups"（DG）

（4）质量相关研究指南

Q1/Q5C EWG

ICH 稳定性指南系列的有针对性修订

进行中

Targeted Revisions of the ICH Stability Guideline Series

Work in progress

Q10

药品质量体系

第四步（最终版）；2008 年 6 月 4 日

Pharmaceutical Quality System

Step 4（final）；4 June 2008

https://database.ich.org/sites/default/files/Q10%20Guideline.pdf

Q11

药物物质（化学实体和生物技术 / 生物实体）的开发与制造

第四步（最终版）；2012 年 5 月 1 日

Development and Manufacture of Drug Substances（Chemical Entities and Biotechnological/Biological Entities）

Step 4（final）；1 May 2012

https://database.ich.org/sites/default/files/Q11%20Guideline.pdf

Q11 问与答

问题与答案：药物物质制造的起始原料选择和理由

第四步（最终版）；2017 年 8 月 23 日

Questions & Answers：Selection and Justification of Starting Materials for the Manufacture of Drug Substances

Step 4（final）；23 August 2017

https://database.ich.org/sites/default/files/Q11_Q%26As_Q%26As.pdf

Q12

药品产品生命周期管理的技术和法规考虑因素

第四步（最终版）；2019 年 11 月 20 日

Technical and Regulatory Considerations for Pharmaceutical Product Lifecycle
Management

Step 4（final）；20 November 2019

https://database.ich.org/sites/default/files/Q12_Guideline_Step4_2019_1119.pdf

Q12 IWG

药品产品生命周期管理的法规和技术考虑因素培训

不是指南

Training on Regulatory and Technical Considerations for Pharmaceutical Product Lifecycle
Management

Not a guideline

Q13

药物物质和药品的持续生产

第四步（最终版）；2022 年 11 月 16 日

Continuous Manufacturing of Drug Substances and Drug Products

Step 4（final）；16 November 2022

https://database.ich.org/sites/default/files/ICH_Q13_Step4_Guideline_2022_1116.pdf

Q14

分析程序开发

第二步（草案）；2022 年 3 月 24 日

Analytical Procedure Development

Step 2（draft）；24 March 2022

https://database.ich.org/sites/default/files/ICH_Q14_Document_Step2_Guideline_2022_
0324.pdf

Q1A（R2）

新药物质和产品的稳定性测试

第四步（最终版）；2003 年 2 月 6 日

Stability Testing of New Drug Substances and Products

Step 4（final）；6 February 2003

https://database.ich.org/sites/default/files/Q1A%28R2%29%20Guideline.pdf

Q1B

稳定性测试：新药物质和产品的光稳定性测试

第四步（最终版）；1996 年 11 月 6 日

Stability Testing：Photostability Testing of New Drug Substances and Products

Step 4（final）；6 November 1996

https://database.ich.org/sites/default/files/Q1B%20Guideline.pdf

Q1C

新剂型的稳定性测试

第四步（最终版）；1996 年 11 月 6 日

Stability Testing for New Dosage Forms

Step 4（final）；6 November 1996

https://database.ich.org/sites/default/files/Q1C%20Guideline.pdf

Q1D

新药物质和产品的稳定性测试的范围取样设计和矩阵设计

第四步（最终版）；2002 年 2 月 7 日

Bracketing and Matrixing Designs for Stability Testing of New Drug Substances and Products

Step 4（final）；7 February 2002

https://database.ich.org/sites/default/files/Q1D%20Guideline.pdf

Q1E

稳定性数据评估

第四步（最终版）；2003 年 2 月 6 日

Evaluation of Stability Data

Step 4（final）；6 February 2003

https://database.ich.org/sites/default/files/Q1E%20Guideline.pdf

Q1F

针对气候区 Ⅲ 和 Ⅳ 的注册申请的稳定性数据包

已撤回，详见 2018 年世界卫生组织技术报告第 1010 号，附录 10

Stability Data Package for Registration Applications in Climatic Zones Ⅲ and Ⅳ

Withdrawn，see WHO TRS 1010 2018，Annex 10

https://database.ich.org/sites/default/files/Q1F_Stability_Guideline_WHO_2018.pdf

Q2（R1）

分析程序的验证：文本和方法学

第四步（最终版）；2005 年 11 月 1 日

Validation of Analytical Procedures：Text and Methodology

Step 4（final）；1 November 2005

https://database.ich.org/sites/default/files/Q2%28R1%29%20Guideline.pdf

Q2（R2）

分析程序的验证

第二步（草案）；2022 年 3 月 24 日

Validation of Analytical Procedures

Step 2（draft）；24 March 2022

https://database.ich.org/sites/default/files/ICH_Q2-R2_Document_Step2_Guideline_2022_0324.pdf

Q2（R2）/Q14 EWG

分析程序开发和 Q2（R1）分析验证修订

第二步（草案）；2022 年 3 月 24 日

Analytical Procedure Development and Revision of Q2（R1）Analytical Validation

Step 2（draft）；24 March 2022

See Q2（R2）and Q14

Q3A（R2）

新药物质中的杂质

第四步（最终版）；2006 年 10 月 25 日

Impurities in New Drug Substances

Step 4（final）；25 October 2006

https://database.ich.org/sites/default/files/Q3A%28R2%29%20Guideline.pdf

Q3B（R2）

新药品中的杂质

第四步（最终版）；2006 年 6 月 2 日

Impurities in New Drug Products

Step 4（final）；2 June 2006

https://database.ich.org/sites/default/files/Q3B%28R2%29%20Guideline.pdf

Q3C（R8）

残留溶剂指南

第四步（最终版）；2021 年 4 月 22 日

Guideline for Residual Solvents

Step 4（final）；22 April 2021

https://database.ich.org/sites/default/files/ICH_Q3C-R8_Guideline_Step4_2021_0422_1.pdf

Q3C（R9）维护 EWG

残留溶剂指南的维护

第一步

进行中

Maintenance of the Guideline for Residual Solvents

Step 1

Work in progress

Q3D 培训

元素杂质指南的实施

不是指南

Implementation of Guideline for Elemental Impurities

Not a guideline

Q3D（R2）

元素杂质指南

第四步（最终版）；2022 年 4 月 26 日

Guideline for Elemental Impurities

Step 4（final）；26 April 2022

https://database.ich.org/sites/default/files/Q3D-R2_Guideline_Step4_2022_0308.pdf

Q3D（R3）维护 EWG

元素杂质指南的维护

进行中

Maintenance of the Guideline for Elemental Impurities

Work in progress

Q3E EWG

药品和生物制品中可萃取物和溶出物的评估和控制

第一步

进行中

Impurity：Assessment and Control of Extractables and Leachables for Pharmaceuticals and Biologics

Step 1

Work in progress

Q4A

药典的协调

通过药典讨论组（PDG）进行协调；详见 Q4B 和附件

Pharmacopoeial Harmonisation

Harmonisation through the Pharmacopoeial Discussion Group（PDG）；see Q4B and Annexes

Q4B

对在 ICH 地区使用的药典文本的评估和推荐

第四步（最终版）；2007 年 11 月 1 日

Evaluation and Recommendation of Pharmacopoeial Texts for Use in the ICH Regions

Step 4（final）；1 November 2007

https://database.ich.org/sites/default/files/Q4B%20Guideline.pdf

Q4B 附件 1（R1）

灼烧残渣 / 硫酸化灰通用章节

第四步（最终版）；2010 年 9 月 27 日

Residue on Ignition/Sulphated Ash General Chapter

Step 4（final）；27 September 2010

https://database.ich.org/sites/default/files/Q4B%20Annex%201%28R1%29%20Guideline.pdf

Q4B 附件 10（R1）

聚丙烯酰胺凝胶电泳通用章节

第四步（最终版）；2010 年 9 月 27 日

Polyacrylamide Gel Electrophoresis General Chapter

Step 4（final）；27 September 2010

https://database.ich.org/sites/default/files/Q4B%20Annex%2010%28R1%29%20Guideline.pdf

Q4B 附件 11

毛细管电泳通用章节

第四步（最终版）；2010 年 6 月 9 日

Capillary Electrophoresis General Chapter

Step 4（final）；9 June 2010

https://database.ich.org/sites/default/files/Q4B%20Annex%2011%20Guideline.pdf

Q4B 附件 12

分析筛分通用章节

第四步（最终版）；2010 年 6 月 9 日

Analytical Sieving General Chapter

Step 4（final）；9 June 2010

https://database.ich.org/sites/default/files/Q4B%20Annex%2012%20Guideline.pdf

Q4B 附件 13

粉末的堆密度和打捆密度通用章节

第四步（最终版）；2012 年 6 月 7 日

Bulk Density and Tapped Density of Powders General Chapter

Step 4（final）；7 June 2012

https://database.ich.org/sites/default/files/Q4B%20Annex%2013%20Guideline.pdf

Q4B 附件 14

细菌内毒素试验通用章节

第四步（最终版）；2012 年 10 月 18 日

Bacterial Endotoxins Test General Chapter

Step 4（final）；18 October 2012

https://database.ich.org/sites/default/files/Q4B%20Annex%2014%20Guideline.pdf

Q4B 附件 2（R1）

注射制剂可提取体积试验通用章节

第四步（最终版）；2010 年 9 月 27 日

Test for Extractable Volume of Parenteral Preparations General Chapter

Step 4（final）；27 September 2010

https://database.ich.org/sites/default/files/Q4B%20Annex%202%28R1%29%20Guideline.pdf

Q4B 附件 3（R1）

微粒污染试验：亚可见微粒通用章节

第四步（最终版）；2010 年 9 月 27 日

Test for Particulate Contamination：Sub-Visible Particles General Chapter

Step 4（final）；27 September 2010

https://database.ich.org/sites/default/files/Q4B%20Annex%203%28R1%29%20Guideline.pdf

Q4B 附件 4A（R1）

非无菌产品的微生物学检查：微生物计数试验通用章节

第四步（最终版）；2010 年 9 月 27 日

Microbiological Examination of Non-Sterile Products：Microbial Enumeration Tests General

Chapter

Step 4（final）；27 September 2010

https://database.ich.org/sites/default/files/Q4B%20Annex4A%28R1%29%20Guideline.pdf

Q4B 附件 4B（R1）

非无菌产品的微生物学检查：特定微生物试验通用章节

第四步（最终版）；2010 年 9 月 27 日

Microbiological Examination of Non-Sterile Products：Tests for Specified Micro-Organisms General Chapter

Step 4（final）；27 September 2010

https://database.ich.org/sites/default/files/Q4B%20Annex4B%28R1%29%20Guideline.pdf

Q4B 附件 4C（R1）

非无菌产品的微生物学检查：制药制剂和制药用物质的接受标准通用章节

第四步（最终版）；2010 年 9 月 27 日

Microbiological Examination of Non-Sterile Products：Acceptance Criteria for Pharmaceutical Preparations and Substances for Pharmaceutical Use General Chapter

Step 4（final）；27 September 2010

https://database.ich.org/sites/default/files/Q4B%20Annex4C%28R1%29%20Guideline.pdf

Q4B 附件 5（R1）

瓦解试验通用章节

第四步（最终版）；2010 年 9 月 27 日

Disintegration Test General Chapter

Step 4（final）；27 September 2010

https://database.ich.org/sites/default/files/Q4B%20Annex%205%28R1%29%20Guideline.pdf

Q4B 附件 6

剂量单位的均匀性通用章节

第四步（最终版）；2013 年 11 月 13 日

Uniformity of Dosage Units General Chapter

Step 4（final）；13 November 2013

https://database.ich.org/sites/default/files/Q4B%20Annex%206%20Guideline.pdf

Q4B 附件 7（R2）

溶出度试验通用章节

第四步（最终版）；2010 年 11 月 11 日

Dissolution Test General Chapter

Step 4（final）；11 November 2010

https://database.ich.org/sites/default/files/Q4B%20Annex%207%20%28R2%29%20Guideline.pdf

Q4B 附件 8（R1）

无菌试验通用章节

第四步（最终版）；2010 年 9 月 27 日

Sterility Test General Chapter

Step 4（final）；27 September 2010

https://database.ich.org/sites/default/files/Q4B%20Annex%208%28R1%29%20Guideline.pdf

Q4B 附件 9（R1）
片剂耐磨性试验通用章节
第四步（最终版）；2010 年 9 月 27 日
Tablet Friability General Chapter
Step 4（final）；27 September 2010
https://database.ich.org/sites/default/files/Q4B%20Annex%209%28R1%29%20Guideline.pdf

Q4B　FAQs
常见问题解答：对用于 ICH 地区的药典文本的评估和推荐
第四步（最终版）；2012 年 4 月 26 日
Frequently Asked Questions：Evaluation and Recommendation of Pharmacopoeial Texts for Use in the ICH Regions
Step 4（final）；26 April 2012
https://database.ich.org/sites/default/files/Q4B_FAQs_FAQs.pdf

Q5A（R1）
人类或动物细胞系衍生的生物技术产品的病毒安全评估
第四步（最终版）；1999 年 9 月 23 日
Viral Safety Evaluation of Biotechnology Products Derived from Cell Lines of Human or Animal Origin
Step 4（final）；23 September 1999
https://database.ich.org/sites/default/files/Q5A%28R1%29%20Guideline_0.pdf

Q5A（R2）EWG
人类或动物细胞系衍生的生物技术产品的病毒安全评估
第二步（草案）；2022 年 9 月 29 日
Viral Safety Evaluation of Biotechnology Products Derived from Cell Lines of Human or Animal Origin
Step 2（draft）；29 September 2022
https://database.ich.org/sites/default/files/ICH_Q5A%28R2%29_Step2_draft_Guideline_2022_0826.pdf

Q5B
生产 r-DNA 衍生蛋白质产品细胞中表达构造物的分析
第四步（最终版）；1995 年 11 月 30 日
Analysis of the Expression Construct in Cells Used for Production of r-DNA Derived Protein Products
Step 4（final）；30 November 1995
https://database.ich.org/sites/default/files/Q5B%20Guideline.pdf

Q5C
生物技术产品的质量：生物技术 / 生物制品的稳定性测试
第四步（最终版）；1995 年 11 月 30 日
Quality of Biotechnological Products：Stability Testing of Biotechnological/Biological Products

Step 4（final）；30 November 1995

https://database.ich.org/sites/default/files/Q5C%20Guideline.pdf

Q5D

用于生物技术／生物制品生产的细胞底物的衍生和特性化

第四步（最终版）；1997 年 7 月 16 日

Derivation and Characterisation of Cell Substrates Used for Production of Biotechnological/ Biological Products

Step 4（final）；16 July 1997

https://database.ich.org/sites/default/files/Q5D%20Guideline.pdf

Q5E

生物技术／生物产品的可比性，在其制造过程中遇到变化

第四步（最终版）；2004 年 11 月 18 日

Comparability of Biotechnological/Biological Products Subject to Changes in their Manufacturing Process

Step 4（final）；18 November 2004

https://database.ich.org/sites/default/files/Q5E%20Guideline.pdf

Q6A

药品新药物质和新药品的规格：化学物质的测试程序和验收标准

第四步（最终版）；1999 年 10 月 6 日

Specifications：Test Procedures and Acceptance Criteria for New Drug Substances and New Drug Products：Chemical Substances

Step 4（final）；6 October 1999

https://database.ich.org/sites/default/files/Q6A%20Guideline.pdf

Q6B

生物技术／生物产品的规格：测试程序和验收标准

第四步（最终版）；1999 年 3 月 10 日

Specifications：Test Procedures and Acceptance Criteria for Biotechnological/Biological Products

Step 4（final）；10 March 1999

https://database.ich.org/sites/default/files/Q6B%20Guideline.pdf

Q7

活性药物成分制药生产质量管理实践指南

第四步（最终版）；2000 年 11 月 10 日

Good Manufacturing Practice Guide for Active Pharmaceutical Ingredients

Step 4（final）；10 November 2000

https://database.ich.org/sites/default/files/Q7%20Guideline.pdf

Q7 Q&As

常见问题解答：活性药物成分制药生产质量管理实践指南

第四步（最终版）；2015 年 6 月 10 日

Questions and Answers：Good Manufacturing Practice Guide for Active Pharmaceutical

Ingredients

Step 4（final）；10 June 2015

https://database.ich.org/sites/default/files/Q7%20Q%26As%20Questions%20%26%20
Answers.pdf

Q8（R2）

药品研发

第四步（最终版）；2009 年 8 月 1 日

Pharmaceutical Development

Step 4（final）；1 August 2009

https://database.ich.org/sites/default/files/Q8%28R2%29%20Guideline.pdf

Q8/9/10 Q&As（R4）

常见问题解答（R4）。Q8/Q9/Q10-实施

第四步（最终版）；2010 年 11 月 11 日

Questions and Answers（R4）. Q8/Q9/Q10-Implementation

Step 4（final）；11 November 2010

https://database.ich.org/sites/default/files/Q8_Q9_Q10_Q%26As_R4_Q%26As_0.pdf

Q9（R1）EWG

质量风险管理

第四步（最终版）；2023 年 1 月 18 日

Quality Risk Management

Step 4（final）；18 January 2023

https://database.ich.org/sites/default/files/ICH_Q9%28R1%29_Guideline_Step4_2022_1219.pdf

（5）非临床安全性研究指南

S10

药品的光毒性评价

第四步（最终版）；2013 年 11 月 13 日

Photosafety Evaluation of Pharmaceuticals

Step 4（final）；13 November 2013

https://database.ich.org/sites/default/files/S10_Guideline.pdf

S11

支持儿科药物开发的非临床安全性测试

第四步（最终版）；2020 年 4 月 14 日

Nonclinical Safety Testing in Support of Development of Paediatric Medicines

Step 4（final）；14 April 2020

https://database.ich.org/sites/default/files/S11_Step4_FinalGuideline_2020_0310.pdf

S12

基因治疗产品的非临床生物分布考虑事项

第四步（最终版）；2023 年 3 月 14 日

Nonclinical Biodistribution Considerations for Gene Therapy Products

Step 4（final）；14 March 2023

https://database.ich.org/sites/default/files/ICH_S12_Step4_Guideline_2023_0314.pdf

S1A

药品的致癌性研究的必要性

第四步（最终版）；1995 年 11 月 29 日

Need for Carcinogenicity Studies of Pharmaceuticals

Step 4（final）；29 November 1995

https://database.ich.org/sites/default/files/S1A%20Guideline.pdf

S1B

药品的致癌性试验

第四步（最终版）；1997 年 7 月 16 日

Testing for Carcinogenicity of Pharmaceuticals

Step 4（final）；16 July 1997

Integrated in S1B（R1）EWG

S1B（R1）EWG

药品的致癌性试验

第四步（最终版）；2022 年 8 月 4 日

Testing for Carcinogenicity of Pharmaceuticals

Step 4（final）；4 August 2022

https://database.ich.org/sites/default/files/S1B-R1_FinalGuideline_2022_0719.pdf

S1C（R2）

药品的致癌性研究剂量选择

第四步（最终版）；2008 年 3 月 11 日

Dose Selection for Carcinogenicity Studies of Pharmaceuticals

Step 4（final）；11 March 2008

https://database.ich.org/sites/default/files/S1C%28R2%29%20Guideline.pdf

S2（R1）

用于人用药物的基因毒性测试和数据解释指南

第四步（最终版）；2011 年 11 月 9 日

Guidance on Genotoxicity Testing and Data Interpretation for Pharmaceuticals Intended for Human Use

Step 4（final）；9 November 2011

https://database.ich.org/sites/default/files/S2%28R1%29%20Guideline.pdf

S3A

毒代动力学指南：毒性研究中全身暴露的评估

第四步（最终版）；1994 年 10 月 27 日

Note for Guidance on Toxicokinetics：The Assessment of Systemic Exposure in Toxicity Studies

Step 4（final）；27 October 1994

https://database.ich.org/sites/default/files/S3A_Guideline.pdf

S3A　Q&As

常见问题解答——毒代动力学指南：全身暴露的评估——微量采样为重点

第四步（最终版）；2017 年 11 月 16 日

Questions and Answers：Note for Guidance on Toxicokinetics：The Assessment of Systemic Exposure-Focus on Microsampling

Step 4（final）；16 November 2017

https://database.ich.org/sites/default/files/S3A_Q%26As_Q%26As.pdf

S3B

药品的药代动力学：重复给药组织分布研究指南

第四步（最终版）；1994 年 10 月 27 日

Pharmacokinetics：Guidance for Repeated Dose Tissue Distribution Studies

Step 4（final）；27 October 1994

https://database.ich.org/sites/default/files/S3B_Guideline.pdf

S4

动物（啮齿类和非啮齿类）慢性毒性测试持续时间

第四步（最终版）；1998 年 9 月 2 日

Duration of Chronic Toxicity Testing in Animals（Rodent and Non Rodent Toxicity Testing）

Step 4（final）；2 September 1998

https://database.ich.org/sites/default/files/S4_Guideline.pdf

S5（R3）

修订版：检测药品对人体的生殖毒性的指南

第四步（最终版）；2020 年 2 月 18 日

Revision of S5 Guideline on Detection of Toxicity to Reproduction for Human Pharmaceuticals

Step 4（final）；18 February 2020

https://database.ich.org/sites/default/files/S5-R3_Step4_Guideline_2020_0218_1.pdf

S5（R4）Maintenance　EWG

修订版：检测药品对人体的生殖毒性的指南

没有指南；涉及 S5（R3）的附件更新

Revision of S5 Guideline on Detection of Toxicity to Reproduction for Human Pharmaceuticals

No guideline；concerns updates to annexes of S5（R3）

S6（R1）

生物技术制剂的非临床安全性评估

第四步（最终版）；2011 年 6 月 12 日

Preclinical Safety Evaluation of Biotechnology-Derived Pharmaceuticals

Step 4（final）；12 June 2011

https://database.ich.org/sites/default/files/S6_R1_Guideline_0.pdf

S7A

人用药物的安全性药理学研究

第四步（最终版）；2000 年 11 月 8 日

Safety Pharmacology Studies for Human Pharmaceuticals

Step 4（final）；8 November 2000

https://database.ich.org/sites/default/files/S7A_Guideline.pdf

S7B

药品引起延迟心室复极（QT 间期延长）的潜在非临床评估

第四步（最终版）；2005 年 5 月 12 日

The Non-Clinical Evaluation of the Potential for Delayed Ventricular Repolarization（QT Interval Prolongation）by Human Pharmaceuticals

Step 4（final）；12 May 2005

https://database.ich.org/sites/default/files/S7B_Guideline.pdf

S8

人用药物的免疫毒性研究

第四步（最终版）；2005 年 9 月 15 日

Immunotoxicity Studies for Human Pharmaceuticals

Step 4（final）；15 September 2005

https://database.ich.org/sites/default/files/S8_Guideline_0.pdf

S9

抗癌药物的非临床评估

第四步（最终版）；2009 年 11 月 18 日

Nonclinical Evaluation for Anticancer Pharmaceuticals

Step 4（final）；18 November 2009

https://database.ich.org/sites/default/files/S9_Guideline.pdf

S9 Q&As

常见问题解答：抗癌药物的非临床评估

第四步（最终版）；2018 年 4 月 27 日

Questions and Answers：Nonclinical Evaluation for Anticancer Pharmaceuticals

Step 4（final）；27 April 2018

https://database.ich.org/sites/default/files/S9_Q%26As_Q%26As.pdf

参考文献

[1] Kashoki M，et al. A comparison of EMA and FDA decisions for new drug marketing applications 2014－2016：concordance，discordance，and why[J]. Clinical Pharmacology & Therapeutics. 2020，10：195-202.

[2] Global Regulatory Authority Websites[DB]. https://www. pda. org/scientific-and-regulatory-affairs/regulatory-resources/global-regulatory-authority-websites.